宋光瑞肛肠病
临证经验实录

宋太平　巩跃生　主编

中国中医药出版社

·北京·

图书在版编目（CIP）数据

宋光瑞肛肠病临证经验实录 / 宋太平，巩跃生主编 . —北京：中国
中医药出版社，2018.6

ISBN 978 - 7 - 5132 - 5026 - 9

Ⅰ . ①宋… Ⅱ . ①宋… ②巩… Ⅲ . ①肛门疾病—中医临床—
经验—中国—现代 ②直肠疾病—中医临床—经验—中国—现
代… Ⅳ . ① R266

中国版本图书馆 CIP 数据核字 (2018) 第 108077 号

中国中医药出版社出版

北京市朝阳区北三环东路 28 号易亨大厦 16 层
邮政编码 100013
传真 010-64405750
廊坊市晶艺印务有限公司印刷
各地新华书店经销

开本 787×1092 1/16 印张 22.5 彩插 0.5 字数 411 千字
2018 年 6 月第 1 版 2018 年 6 月第 1 次印刷
书号 ISBN 978 - 7 - 5132 - 5026 - 9

定价 78.00 元
网址 www.cptcm.com

社 长 热 线 010-64405720
购 书 热 线 010-89535836
维 权 打 假 010-64405753

微信服务号 zgzyycbs
微商城网址 https://kdt.im/LIdUGr
官 方 微 博 http://e.weibo.com/cptcm
天猫旗舰店网址 https://zgzyycbs.tmall.com

如有印装质量问题请与本社出版部联系（010-64405510）

宋光瑞肛肠病临证经验实录

编 委 会

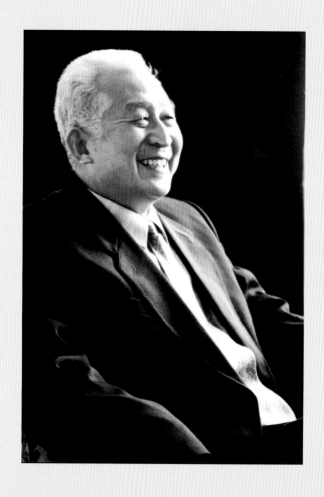

宋光瑞，河南中医药大学附属郑州市大肠肛门病医院党委书记、院长，主任医师，教授，全国名老中医，享受国务院政府特殊津贴专家，国医大师候选人，中国肛肠病杂志副主编。宋老从事肛肠临床工作 60 年，对大肠肛门疾病的诊疗有丰富的经验，提出了诸如"诊当整体，治必辨证"等学术思想。宋老在临证中注重专科检查，强调患者来诊必须行肛门直肠指诊检查，在治疗时，宋老认为在内治的基础上切莫忘外治，尤重经直肠给药。宋老先后发明了数十项专利及专科制剂，填补了国内多项空白。

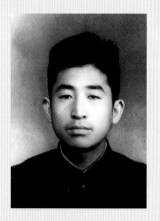

学生时期的宋光瑞

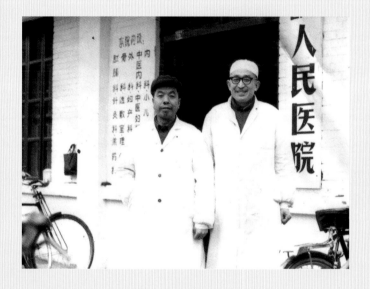

任郑州市向阳中心医院院长，与同事合影

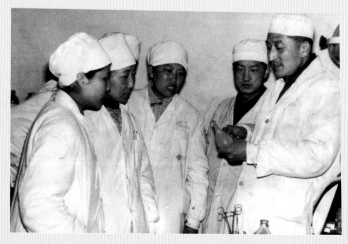

宋老向医护人员传授气囊压迫止血的原理及操作技巧

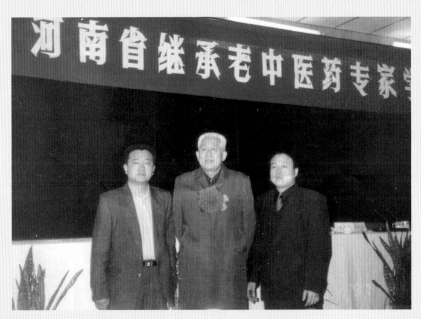

宋老与学术继承人巩跃生和宋太平合影

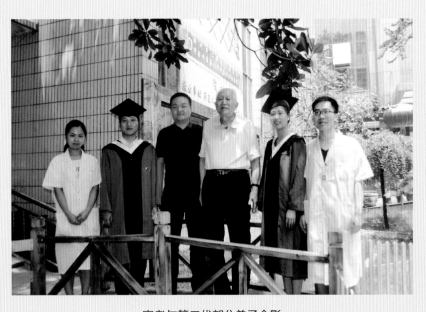

宋老与第二代部分弟子合影

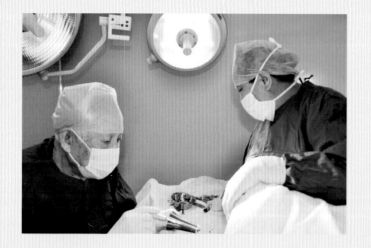

宋老 74 岁仍坚持亲自操刀手术。因白内障曾做过 2 次手术，而今仍不遗余力的解除患者的痛苦及传授弟子手术技巧

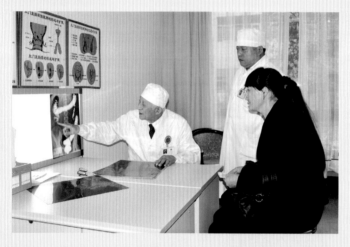

宋老师向患者解答疑难病证

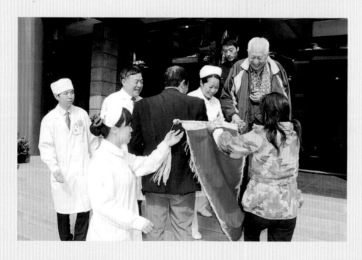

2014 年，宋老左手骨折，忍受疼痛而不忍拒绝远道而来求医的患者。复诊的患者送来锦旗

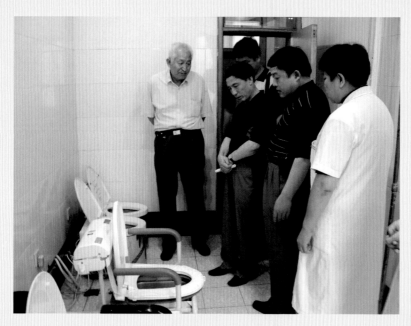

宋老研制的半自动肛门熏洗机

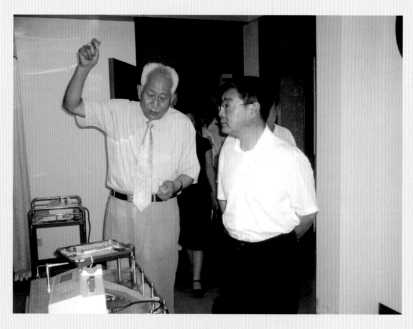

宋老向参观者介绍研制的点滴灌肠器

前言

宋光瑞教授为原人事部、原卫生部、国家中医药管理局认定的全国首批500位名老中医之一，第二批全国老中医药专家学术经验继承工作指导老师，享受国务院政府特殊津贴专家。宋老祖父以上四辈皆行医，医术享誉乡里，受多重因素的影响，宋老父辈未承祖业。1956年，宋老以优异的成绩考入河南汲县医学专科学校（现新乡医学院）医学专业，初入医界，而后毕业。

宋老在接诊疗病中渐习中医，后手不释卷，刻苦自学。涉猎《黄帝内经》《难经》《伤寒杂病论》等经典，以其为根本，又阅览《千金要方》《外科正宗》《三因极一病证方论》等中医名著以及金元四家经验，打下了牢固的理论基础。其治学态度严谨，坚持每日读书及临证诊治。其方领张仲景《金匮要略》及《伤寒论》之真谛，案推叶天士《临证指南医案》之妙诀；立方遣药味少方精，重视佐药使药之功，配伍法度严谨。师古不泥古，灵活变通，加减应用。同时运用《内经》的理论和辩证思维指导实践，又力主中西汇通。宋老重视科研，先后发明了数十项专利及专科制剂，填补了国内多项空白。先后主编了《中国大肠肛门病学》《中国肛肠病学》《中医肿瘤治疗学》等十余部著作，参编了《中西医结合肛肠病学》等数十部肛肠著作。其中《中国大肠肛门病学》为1985年我国首部出版的关于大肠肛门病的诊疗专著，先后参加香港、莫斯科、东京等地书展并获奖，其中香港《文汇报》称该书为"精品"，为中医肛肠的发展及学术推广做出了突出的贡献。发表学术论文百余篇。

　　2013 年，国家中医药管理局组织的全国名老中医药专家传承工作室建设项目顺利开展，宋光瑞全国名老中医药专家传承工作室建设也如期细致地实施。在整理宋老的学术经验、发掘宋老的中医诊疗理论过程中，我们发现宋老的经验细致而丰富。故而，团队决定将宋老学术经验整理成册，以便更好地传承。2016 年，"宋光瑞肛肠病临证经验实录"在河南省中医管理局立项。

　　本书内容分为医家传略、学术思想、方药理瀹、专病论治、外科治验、未病防护等六个部分。系统地总结了宋光瑞教授对痔病、肛瘘病、肛裂病、脱肛病、肛门性病、便秘病、炎性肠病和大肠癌等治疗的经验和手术的方法，分类编写，全面展示宋老在肛肠疾病方面的学术主张和创新、临床用药特色和辨证施治之精妙处。书中疑点难点及手术部分配有线条图，以便读者阅读和理解应用。

　　本书可供肛肠科及中医外科临床工作者、院校学生以及中医爱好者参考与学习。由于我们水平有限，可能对文献收集和理解不够全面，若有失误之处，敬请读者提出宝贵意见。

《宋光瑞肛肠病临证经验实录》编委会

2018 年 5 月

• 专病论治 / 121

一、痔病 / 122

二、钩肠痔 / 131

• 未病防护 / 335

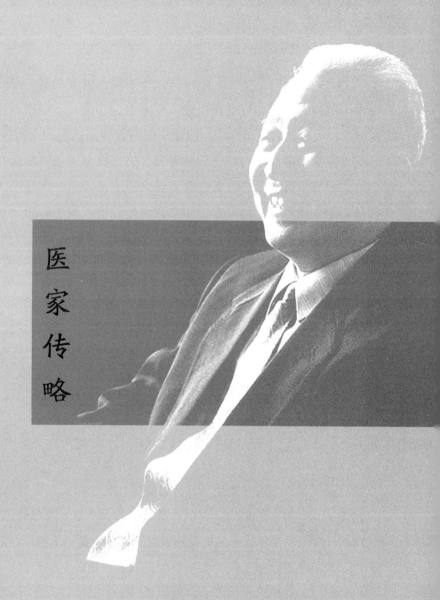

医家传略

宋光瑞，男，汉族，1939年出生于河南省安阳县。郑州市大肠肛门病医院（河南中医药大学附属肛肠病医院）党委书记、院长，中国共产党党员。教授，主任医师，原人事部、原卫生部、国家中医药管理局认定的全国首批500位名老中医之一，终身享受国务院政府特殊津贴专家。第二批全国老中医药专家学术经验继承指导老师，中华中医药学会肛肠专业委员会副主任委员，世界中医学会联合会肛肠专业委员会副主任委员，河南省中医学会常务理事，河南省中医（中西医结合）肛肠专业委员会主任委员，中国肛肠病杂志副主编。先后获得"河南省劳动模范""河南中医事业终身成就奖""河南省优秀共产党员"等荣誉称号；2013年被定为"全国名老中医药专家传承工作室"建设项目专家。河南省第七次党代会代表，河南省第五、六、七、八届政协委员。《中国肛肠病杂志》副主编。近六十年来，宋老一直从事中医肛肠的医疗、教学、科研工作，临床经验丰富，学术思想严谨，态度一丝不苟，擅长肛门病、大肠病的中医药治疗和手术治疗。时至今日，宋老每天仍在自己的传承工作室接诊患者，每周固定时间指导弟子肛肠疾病理论及临证实践。宋老医研兼程，治愈患者数十万例之多，获得数十项国家专利，填补国内外多项空白。培养了数百名肛肠人，为河南肛肠事业，乃至全国肛肠事业的发展贡献了力量。

宋老祖父以上四辈皆行医，医术享誉乡里。抗日战争时期，其三祖父曾为共产党抗日提供了许多医疗救助，并将自家居住的3间大瓦房腾出来让患者疗养（见《安阳县志》)。受多重因素的影响，宋老父辈未承祖业，决心兴实业救助乡邻。宋老出生于国内外混战动荡年代，又加上当地缺医少药，食不果腹，亲邻遭受疾病及饥饿的折磨。祖辈及父辈寄希望于宋老参军报国，取名"光瑞"即光复祖业、瑞映乡里之意。宋老自幼聪慧，有忠忠报国之心，但他想到战争混乱终有止时，疾病而无止时，受外祖父西医医术医理的影响，暗暗发誓，发奋读书，习西医济众。

1956年，宋老以优异的成绩考入河南汲县医学专科学校（现新乡医学院）医学专业。悉心学习解剖、病理、生理及医理医案，勤奋好学多问，深得老师及校长器重，被时任校长魏文超认为是最有前途的3名学生之一。宋老在校期间积极参与医学活动，1958年参加由学校组织的流行病学大普查，对当时负责普查的肠炎及肛门病比较认真，而且印象深刻，对肠道疾病的发病率之高以及没有特效药物而深深自责半年有余；

在对肛门病的调查中发现，百姓几乎人人有病，就医意识差，而且害怕看病。据有些人叙述，得了痔疮治疗需要忍受疼痛，因为没有麻药。治疗时需趴在长条凳上凭赤脚医生钢刀蘸火割去，疼痛3月有余，至今谈起，仍心有余悸。这些经历给宋老以后的就业选择指明了方向。1959年他以优异的成绩毕业于河南汲县医学专科学校医学专业。宋老响应政府号召支援大办钢铁建设，被郑州市第三钢铁厂以高材生的身份引入，从事钢铁工人的医疗救助，正式开始医学生涯。

受当时经济及几千年的社会习俗影响，当时第三钢铁厂的患者并不是很多，主要是外伤，整个工厂就宋老一个医生，一个正规的护士都没有，当时的医院还继续着传统的师带徒模式，医生行医，徒弟护理打杂。宋老是第一个大学毕业生，没有老师带教，更没有徒弟跟着帮忙，更何况自己还是个初入医界的生手。最可怜的是当时的患者还不承认西医能治病，所以一天下来，就没几个正经愿意接受治疗的患者。但宋老学习勤奋，几十元钱的工资都买了书籍，成了月光族。随着郑州市第三钢铁厂扩大生产，工人的队伍壮大，就医的工人就多了起来。因钢铁工人大多性子急躁，粗粗咧咧，稍微急慢就恶语相加，宋老性子也急，但为人谦逊随和，而且能用医学常识教会工人在工作时应如何防止事故的发生，慢慢地就得到了工人及厂领导的认可，在原有一间房子的基础上另外给宋老两间诊室。有的工人甚至将家里生病的老婆孩子接到厂里让宋老医治。有一个厂领导的母亲患慢性结肠炎十几年了，去了很多医院都没治好。宋老接诊后发现老太太全身极度虚弱，一天便次无数，服药无数，总不见好，而且性格多疑。在与宋老的接触中，通过谈话慢慢打开了心结，建立了信任。宋老发现治疗结肠炎的药物就那几样，再这样用下去也不会取得好的疗效。宋老应用中医"补中益气汤"和"附子理中汤"两个方一天四次让患者服用，3天后，患者身上有劲了，大便次数也少了，但患者不愿吃药了，怎么办？宋老翻阅书籍发现中医学里记载有灌肠的方法，但是灌肠是帮助排便的，宋老查阅大肠的解剖生理，发现大肠有吸收水分的功能，但没有阐述其吸收药物的机理。宋老认为，大肠既然能吸收水分，中药汤剂应该也能吸收，与患者沟通后，让患者吃西药，灌中药，患者是死活不同意，经多个人的沟通，老太太半信半疑地总算答应了。但是，第一次灌肠灌得太多了，本身肛门和大肠就比较敏感，刚灌进去，5分钟就基本上全排出来了。宋老没敢告诉老太太和她的家属，晚上翻来覆去地睡不着，想"大肠真的不能保留药物吗？大肠真的不能吸收药物吗？溃疡性结肠炎该咋治？"迷迷糊糊地就到天明了，8点半左右，见到老太太满脸高兴的样子，还没等宋老说话，老太太就先说到"宋仙，你真是神仙啊，以前到这个点我最少拉3次了，今天到现在还没拉，接着治吧，治好了我真得给您送个大牌匾！"宋老一愣，忽然间就明白了，药物灌肠有用！通过改进灌肠方法及灌肠药物剂量，半年后，老太太的慢性结肠炎基本痊愈了，这给宋老在治疗炎性肠病方面积累了丰富的临床经验，而且让宋老对中医药有了新的思考。慢慢地，随着患者的增多，宋老一个人从早到晚都忙不过来，厂里就抽派两名女工给宋老帮忙。

工厂的工人和领导对宋老的医术极其肯定，以至于向市里申请将宋老调到厂里担任医疗部负责人，厂里安排宋老的一切就业关系，市里同意了，但宋老不同意。宋老说，虽然厂里工人需要我的救治，但是我不想一辈子只做这个简单的外科手术匠，社会上还有更多需要我去做的事情。接着，厂里又招聘了一名李姓医生，在跟着宋老学习一段时间后，厂里工人也基本认可李医生的技术，宋老发现李医生已经基本能够胜任工作后，宋老也就慢慢放开手让李医生进行单独诊治。

1961年春天，因第三钢铁厂需要整体搬迁，厂里要求宋老也随厂矿一同搬迁，而宋老因回家探亲错过了搬迁转移的机会。而此时，在原钢铁厂附近又建了一个蔬菜生产基地，同样没有医生，蔬菜基地的领导很看重宋老的医术，多次劝说宋老留下支持农业发展。宋老想了想，在哪里都是为祖国建设贡献力量，最后就同意了蔬菜基地领导的邀请。因为蔬菜生产不同于钢铁生产，多是雇用当地的农民进行种植，下工就回家。基地里固定的技术员又很少，宋老慢慢地感觉到英雄无用武之地。宋老开始后悔留下了，但不能这样闲着啊，于是宋老想起了三祖父摇铃走街串巷行医，借了辆破自行车，简单修理后，每天下班后开始了兼职"游医"生活，主要活动在管城区南部几个乡镇村落，由于其勤奋，而且熟读医书，医学知识丰富，掌握了大量的验方偏方，帮助很多老百姓解除了痛苦，而且花费较少，甚至于不花钱就能治好病，很快被当地百姓所熟知，尊称为"宋仙"。记得当地的一个被救治过的患者因阑尾炎前去基地诊所就医，而接诊的医生正是宋老，疾病得到很好的救治，患者回去后向邻里之间传开："宋仙是个大医生，我的阑尾炎就是宋仙治好的，宋仙真了不起，手术做的好哇！"宋老的名声在当地得到极大的巩固，大家都知道宋老隔三天就会来一次，有些人很早就在门口等着宋老的到来，端茶倒水，将攒了好几天的鸡蛋煮熟，甚至有人专门蒸几个白馒头给宋老。宋老行医从不拿群众一针一线，有些贫困的患者，宋老还将收到的诊费给他们买药，甚至将变相的诊费如"白馒头""熟鸡蛋"等给营养不良的患者吃。宋老的名头在当地更响亮了，不但医术好，而且菩萨心肠。

1965年，宋老的父亲因常年劳累，得了痔疮，用了很多方法效果仍然不佳，宋老也是一筹莫展，翻阅大量书籍后发现明矾液注射对痔疮的治疗有一定的作用，市面上没有销售现成的药品，宋老利用晚上的时间自己熬制，但都以失败告终。几天后听到有人用甘油注射痔疮的例子，但效果一般，宋老夜间就将甘油和明矾一块配比熬制，由于比例不合适以及熬制工具的简陋，还发生过一次爆炸事件。这给了宋老一个深刻的教训。经过连夜拜访化学专家，改进工艺，反复试验，终于熬成了，但遗憾的是，因玻璃注射器密闭不严而药液又比较涩而无法注射，通过减少明矾的比例，勉强可以注入。可喜的是经过两次注射，宋老的父亲所患的痔疮再也没有犯过。

1966 年，基地很欣赏宋老的刻苦钻研精神，经过与管城区卫生部门沟通，将基地的诊所与南关卫生院（后来并入郑州市向阳中心医院）合并，既方便了基地职工看病就医，又为宋老增加了病员。宋老主要收治痔疮患者，还有了 2 间病房，方便偏远的患者住院治疗。随着经验的积累和良好的口碑，来找宋老看痔疮的病人绵绵不绝。由于疗效确切，1968 年宋老任南关卫生院院长，已在郑州声名鹊起，很多其他地区的患者慕名而来。宋老在后来的治疗中发现，大多数患者惧怕手术，对注射治疗情有独钟，殊不知，不是所有的肛门病都是痔疮，也不是所有的痔疮通过注射都能取得好的疗效。

1972 年，郑州市管城区卫生系统进行医疗资源整合，南关卫生院等 4 家卫生院合并成郑州市向阳中心医院（现在的管城区人民医院），宋老被评为住院医师，任肛肠科主任。70 年代，随着社会发展，饮食结构及生活节奏的改变，人们逐渐对肛肠疾病重视起来，增强了就医意识，肛肠疾患就诊率日益增加。为了更好地为患者服务，宋老顺应市政府关于提升医务人员素质的要求，公费前往北京进修学习 3 个月。通过对北京的大部分医院走访发现，只有中医院的肛肠患者比较多，西医院的患者很少，都是手术治疗的。最后发现北京广安门医院的痔疮患者较多，而且其他肛门病患者也很多，当时都在疮疡外科收治。宋老发现，他们医院有很多种治疗方法比如中药坐浴法、肛门塞药法、痔疮注射法、痔疮切除结扎法等，还有针对肛裂和肛瘘以及脱肛的治疗方法。宋老通过一个半月的学习发现，中医药对痔疮确有疗效。再有半月就到两个月了，就可以跟师了，宋老知道自己的中医理论差，毅然决然地离开了医院回到郑州市向阳中心医院，潜心学习中医知识。

宋老曾说过，他人生最大的捷径就是用时间和生命阅读和拥抱了世上一流的书。正是读经典，读那些能够改变我们生命轨迹的书籍，让我们不管走到哪个领域，都能比别人走得稍微远一点。因为那些书不是字，是生命，是对读者生命的一种引领。由于宋老学习了三年西医知识，加上几年的临床实践，对肛肠解剖了然于心，悉知大肠肛门生理，但对中医知识属于半个门外汉。咋这样说呢？因为宋老从小在三祖父那里耳濡目染，多少知道一些中医理论，但不系统，后来阅读的书籍大部分都是西医书籍，中医方面只是简单地了解了些偏方验方知识，但这些知识只能应付大部分患者。要想系统地把肛肠学科发展下去，这些还远远不够。去北京这一趟很有收获，大概了解了肛肠病的治疗方法。一边照样治疗，一边购买中医书籍系统学习中医理论。初涉中医，犹如眼前一片汪洋大海，从何处学习是困扰很多中医人的一个共同问题，宋老也不例外。要想像学西医那样分块学习，根本不行，要想直接读肛肠书籍，不但少而且简直如空中楼阁，有一种"上不上、下不下"的感觉，又不太懂五脏六腑、四诊八纲、整体观念、辨证论治，对性味归经、君臣佐使更是一窍不通。宋老思考两个月有余，觉得不学中医不能治好病，但学习中医绝不是几年几月的事情。于是终下决心，潜心学习，正所谓"有余力，则学文"。

宋老因对肛肠学科近乎痴迷的热爱，因种种原因苦于没有传授的老师，宋老只有自学，求助于中医书籍。白天坐诊上班，夜间埋头苦读。而中医书籍虽少尤多，但读医学书籍又是最基本的要求。所以既然选择走中医之路，就要以中医学为主，有选择性地去阅读，先从读经典开始，中医的四大经典《黄帝内经》《难经》《伤寒杂病论》《神农本草经》等没有一本是好读好懂的，其中的文言文以及通假字，没有几年的功底，阅读断句都成问题，因为当时还没有合适的注释本。就如同一个人走夜路，只有自己给自己壮胆。因此读到的经典条文也不完全明白其意义，更不敢轻易地用经典。好在此时，医院里一名李姓中医师的一句话点醒了迷茫中的宋老，宋老至今仍清楚地记得那句话："宋哥，您那么聪明学中医一定比我更好，就算没底子也不怕，先从四小经典再到四大经典然后各家医论，十年后，您是我的老师。"中医"四小经典"即《医学三字经》《濒湖脉学》《药性歌括》《汤头歌诀》。大部分西学中的医生基本都是以"四小经典"开始学习中医的。这是中医师启蒙学经典丛书之一。"四大经典"因其文字古奥，寓理深邃，初学者实难以问津。中医"四小经典"乃明清以来中医师传教育的经典教材，其内容浅显易懂，多以歌赋成分，诵之朗朗上口，易于记诵。果不其然，读完"四小经典"，再读"四大经典"，心里透亮了很多，再读各家著作，意境已初现。在随后的 1 年时间里，宋老发现自己的工作和生活都离不开中医了，读书读的是中医书籍，看病用的是中医理论西医方法。一天，一位省卫生部门的同志找宋老看病，无意间提到"西学中班"的事情，宋老如获至宝，在仔细了解情况后，于 1976～1978 年，参加了河南中医学院组织的西学中班。宋老将遇到的困难和老师的解答整理成册，有几千页之多。通过学习，宋老建立中医思维和中医理念，而且了解了医学写作技巧，对后来宋老的论文书写及图书编写有很大的帮助。可以说这次"西学中班"，宋老虽然没有学到很多想要的东西，但意外收获颇丰，为今后的医学生涯开辟了新的路径。

现在宋老仍常教诲弟子"读经典，做临床"，而且自己以身作责，经典条文、经典方剂、经典治则等像挂在嘴边一样，应用灵活。宋老常说中医经典是中医之魂、中医之根，熟谙中医经典才能够提高中医思维能力，中医学当溯本求源，古为今用，继承是基础，创新是归宿，切实指导临床工作，促进临床辨证水平和临证疗效的提高，而且可以通过临床实践灵活运用而创立新的理论，推动学术的发展，进而解决中医当下面临的发展瓶颈问题，更好地为人类的健康服务。如唐代孙思邈在《大医习业》中说："凡欲为大医，必须谙《素问》、《甲乙》、《黄帝针经》、明堂流注、十一经脉、三部九候、五脏六腑、表里孔穴、本草药对、张仲景、王叔和、阮河南、范东阳、张苗、靳邵等诸部经方。又须妙解阴阳禄命，诸家相法，及灼龟五兆、《周易》六壬，并须精熟，如此乃得为大医。"宋老践行"读经典，做临床"，虽年逾古稀，而谨记《内经》《难经》经条常读，不忘伤寒、温病原文熟诵，在诊治病人遣药组方时，主张在辨明医理的基础上，用药精当，勿忘经典，他认为古方经典之形成，是前人经过千锤百炼治疗经验的总结，又经过反复使用证明其特效而成为后世的楷模，值得我们去认真地学习、研究、发掘、整理、探讨，进行理论创新，使之发扬光大。但使用古方时，切忌生搬硬套，胶柱鼓瑟，必须在辨证下化裁，重新组合，使之符合当下病情，这样才能切中病机而取效。同时熟读经典的过程中不但有助于中医思维的形成，还有助于高尚医德情操的培养，诸多名医大家莫不是德艺双馨，如孙思邈在《备急千金方》开篇着有"大医习业"和"大医精诚"。要想成为一个"苍生大医"，必须"博极医源，精勤不倦，不得道听途说"，治病时"必当安神定志，无欲无求，先发大慈恻隐之心，誓愿普救含灵之苦"。对于来求诊的病家则要做到"不得问其贵贱贫富，长幼妍媸，怨亲善友，华夷愚智，普同一等，皆如至亲之想，亦不得瞻前顾后，自虑吉凶，护惜身命"。遇到病家求救，则"见彼苦恼，若己有之，深心凄怆，勿避险巇、昼夜、寒暑、饥渴、疲劳，一心赴救"。反之则是"含灵巨贼"。

　　1978年，宋老前往沈阳市肛肠医院进修学习肛肠病诊疗技术。这是宋老第二次出来进修学习，也是宋老最后一次进修。这一年，对宋老来说也是关键的一年。有十几年的工作经验做基础，以中医理论和西医技术为抓手，学习的目的性就比较强。在当时，沈阳市肛肠医院是在全国较早开展肛肠疾病治疗的专科医院，由于是工业城市，经济相对较发达，各方面的资金投入都较大，医疗卫生发展也走在前列。由于沈阳市肛肠病医院专科性较强，技术过硬，吸引了很多国内的医生前来进修学习。由于是专科医院，对肛门病的研究较早，疾病分科较细，对每个疾病的治疗都较为具体，他们总结了一套方案，可操作性很强。而且还购买了一定的专科设备。开展了相关疾病的研究工作，总结出一套行之有效的新技术和新方法，很大程度上促进了肛肠疾病治疗水平的提高。宋老仔细梳理，认真学习做笔记，将自己的经验与医生们进行交流，从而使双方在对肛肠疾病的认识和治疗上都有所提高，对不同疾病的不同术式，进行比较学习，研究其手术的机理和目的。进修回来后，宋老对肛肠病的重新梳理，从肛门病到大肠病按病种分类，每个疾病的诊疗从理论到临床治疗都整理出自己的一套方案。

宋老发现单纯靠西医无法解决问题，结合自己学习的中医理论，内科疾病以中医治疗为主，适量应用西药，外科病以中医传统手术和西医手术相结合，探索创新的手术方式，所有的诊疗以病人的需求为出发点。宋老既无家传又无师承，靠刻苦自学，涉猎《黄帝内经》《难经》《伤寒杂病论》《神农本草经》《医学三字经》《濒湖脉学》《药性歌括》《汤头歌诀》等经典，以其为根本，又阅览《千金要方》《外科正宗》《三因极一病证方论》等中医名著以及金元四家经验，为学术思想的建立打下了牢固的理论基础。其治学态度严谨而坚韧，坚持每日读书和临证诊治。其方领张仲景《金匮要略》及《伤寒论》之真谛，案推叶天士《临证指南医案》之妙诀，立方遣药味少方精，重视佐药使药之功，配伍法度严谨。师古不泥古，灵活变通加减应用。同时运用《内经》的理论和辩证思维指导实践，每诊治病人均感到得心应手，思路明确，论理豁达，又力主中西汇通。

宋老在每个疾病的诊疗过程中都以经典理论为基础，以六经辨证为纲领。肛肠疾病虽属于局部病变，但与五脏六腑关系密切，诊治时都以"整体观念"为出发点。但要处理好局部与整体的关系、方药配伍与病证的关系、内治法与外治法的关系等，从经典条框里是找不出来的。既然要以中医治病，就必须以经典理论为纲，找出具体的理论证据，这就需要从病因病机、医理医话、治则方药等方面去做研究。宋老从临床到科研及教学，从理论到实践，然后再到理论，最后到实践，刻苦钻研，深究经典，自始至终贯穿着整体观、系统观和辩证观的哲学思想。牢牢地掌握《黄帝内经》和《伤寒杂病论》的理论核心，在医疗、科研、教学中善于运用整体观、系统观和辩证观的方法去分析问题，认清问题的实质。同时，宋老认为中医的发展必须沿袭其自身的理论特点和理论基础，同时也要与现代科学相结合，参考西医之所长，宏观辨证与微观检查相结合。宋老通过数十年的临床实践形成了自己独到的临证思路与遣方用药特点。他的学术思想、临证经验和思维方法等都体现在其所做过的中医研究和优秀成果之中。

宋老在泄泻（溃疡性大肠炎）的治疗中，同样坚持整体观念和辨证论治，而且归纳出自己的诊治要点，并大胆地采用了内服、直肠给药的方法，中西医结合治疗。宋老认为泄泻是一种全身性疾病的局部表现，其特点为整体多虚，局部多实，本虚标实。在治疗溃疡性结肠炎时分清整体与局部、标与本的关系，以健脾益气为主，结合化湿、理气、抑肝、导滞、和血、温阳、补阴、补肾、固涩等为具体法则。局部治疗以清热、解毒、利湿、活血、凉血、祛腐生肌为原则。扶正祛邪兼顾，以"虚则补之，实者泻之"为原则，扶正祛邪并施。根据大肠的生理病理特点，用药以疏导为主，慎用涩敛。根据"同病异治"的原则制定个体化方案，主张因人、因时、因地制宜和情志的调节。宋老非常重视直肠给药的治疗方法，根据具体方法可分为保留灌肠法、直肠点滴给药法、直肠喷粉法和栓剂塞肛法等，其中保留灌肠法为临床最普遍而常用的方法。此法使药物直达病所，又可避免上消化道酸碱度和酶对药物的影响，保持药物性能，并能延长药物作用时间，从而使肠黏膜修复、溃疡愈合而达治疗目的。

1978 年至 1980 年间，通过对 120 例泄泻（慢性非特异性溃疡性结肠炎）病人进行辨证论治以及经肛门直肠给药，每个患者依据证型进行相应的治疗。分为三个证型。

1. 脾虚夹湿型：证见初期或发作期时，腹痛，腹泻，里急后重，便次增多，便中挟有脓血，纳呆胸闷，面色萎黄，乏力，舌质淡，苔腻或白，脉滑数或濡软。治法：健脾除湿止泻。方药：参苓白术散加减，如党参、白术、怀山药、扁豆、苍术、当归、焦三仙、秦皮等，水煎服，日一剂，两次温服。灌肠方：黄芪、党参、甘草、苦参、白及等煎煮至 100mL，每日晚上睡前灌肠 1 次。15 日为 1 疗程。

2. 脾肾两虚型：证见病程迁延日久，肠鸣腹泻，或便中挟有黏液或黏液血便，多在黎明前泄泻，泻后则安，形寒腹冷，面色㿠白，腰膝酸软，睡眠欠佳，健忘，舌淡苔白，脉沉细无力。治法：补脾益肾止泻。处方：白参、白术、白芍、黄芪、黄精、枸杞子、菟丝子、吴茱萸、木香、肉桂、生地、升麻、葛根、附子、干姜等，水煎服，日一剂，两次温服。灌肠方：①白参、黄芪、白及、甘草等煎煮至 100mL，每日晚上睡前灌肠 1 次。②白及煎煮至 100mL，加云南白药，每日晚上睡前灌肠 1 次。15 日为 1 疗程。

3. 血瘀肠络型：证见泄泻不爽，有虚急感，腹痛有定处，按之痛甚，面色晦滞，舌边有紫斑或色暗红，口干，多不欲饮，脉弦细涩。治法：活血化瘀，理肠通络。处方：生当归、生赤芍、桃仁、杏仁、丹参、蔻仁、滑石、川厚朴、竹叶、木通等，水煎服，日一剂，两次温服。灌肠方：乳香、没药、莪术、白及、丹参等煎煮至 100mL，每日晚上睡前灌肠 1 次。15 日为 1 疗程。

1980 年，宋老参加首次中华中医药学会肛肠专业委员会学术会议（福州），会议录选 3 篇关于治疗溃疡性结肠炎的论文，将其中《120 例慢性非特异性溃疡性结肠炎临床分析》一文在大会上进行了宣读，受到与会领导和专家的一致好评，新华社报道说"治疗溃疡性结肠炎有了新对策"，并被多家省级报纸转载。1982 年被《新中医》

杂志发表。1983 年被全文翻译编入日本《中医临床讲座》一书，并被日本大肠肛门病学会会长高野正博邀请前往日本讲学。该研究获得河南省科技成果，并于 1983 年获得郑州市科技进步二等奖。后经多次论证，筛选相应的药物，形成多个协定方剂在临床应用，都取得很好的疗效。

宋老在研究便秘病的诊疗时提出辨证论治，根据病因病机诊断出相应的证型，逐个攻克。在治疗气虚型便秘时，结合多年诊疗经验，遣药组方，取得很好的疗效。这其中既有"整体观念、辨证论治"的中医思维，又有"同病异治"的临证发挥。宋老查阅文献，发现《黄帝内经》时期就提出了关于便秘的记载"大便难"，《伤寒论》中有"阳结""阴结"及"脾约"等名称，后世根据病因病机不同，又有"热秘""气秘""虚秘""冷秘"等分类。脾约、阴结、阳结、秘涩、秘结或大便涩滞、大便难均是便秘的别称，认为是人体阴阳、脏腑、气血、情志失调而引起粪便滞留于肠间，排出困难的一个局部症状。《济生方·秘结论治》云："《素问》云：大肠者，传导之官，变化出焉。平居之人，五脏之气，贵乎平顺，阴阳二气，贵乎不偏，然后精液流通，肠胃益润，则传送如经矣。摄养乖理，三焦气涩，运掉不行，于是乎壅结于肠胃之间，遂成五秘之患。夫五秘者，风秘、气秘、湿秘、寒秘、热秘是也。"宋老认为气虚型便秘多因，罹患他病，久伤正气，或伤气，或伤阳，或伤阴血。温热病日久，余热留恋，阴津耗伤。肠道津亏，失于润降，则大便燥结而秘。多汗、呕吐、泄泻、多尿等病变，津液亡失过多。妇女崩漏、产后，以及各种原因所致的出血性病变，均可导致血虚，阴血亏少，津液不足，以致肠道失润而干涩，引起便秘。久病伤气，寒性病变伤阳，气虚大肠传导无力，阳虚肠道失于温润，可致排便困难而便秘。久病及血，血行不畅，或失血之后，血积不行，或跌打损伤，均致血瘀停积，津停失润，亦可发生便秘。

宋老治疗气虚型便秘以黄芪汤作为基本方，经过加减命名为"益气润肠丸"。由黄芪 30g、生白术 30g、枳实 15g、厚朴 15g、肉苁蓉 15g、桃仁 15g、当归 15g、桔梗 10g、胖大海 10g、火麻仁 10g 等组成，炼蜜成丸。方中黄芪、生白术健脾益气共为君药。枳实、厚朴消腐积、理气滞，肉苁蓉补肾壮阳、润肠通便共为臣药。桃仁与当归相配伍，桃仁得当归，活血之力乃强，当归配桃仁，润肠之功倍增，两药相得益彰，肠润而便通，二者共为佐药。桔梗宣通肺气，起提壶揭盖之效，胖大海、火麻仁润肠通便，蜂蜜甘润，润肠通便，补益五脏，调和诸药共为使药。诸药配伍，共奏健脾益气、行气化滞、活血化瘀、润肠通便之效，通下不伤正，护肠不留邪。通过对 120 例气虚型便秘患者的临床研究发现，疗效肯定。2016 年 1 月，经鉴定获得河南省科技成果，2017 年 3 月获得河南省中医药管理局科技进步三等奖。

宋老在研究大肠癌时发现，肿瘤是全身性疾病的局部表现，是一类病而不是一种病。中医学对大肠癌的记述散见于"肠积""积聚""肠蕈""肠风""癥瘕""脏结""脏毒便血""下痢""锁肛痔"等疾病的范围之内。如《外科大成》中说："锁肛痔，肛门内外如竹节锁紧，形如海蛇，里急后重，粪便细而带扁，时流臭水。"与大肠癌症状颇为相似。其致病因素是比较复杂的。祖国医学比较重视内因，认为本病是由于下述原因致成：忧思郁怒，饮食不节，久痢久泻，脾失健运，气机不畅，毒邪侵入，湿热蕴结，下注大肠，滞留积聚，凝结成积。如《灵枢·水胀》："肠蕈者，寒气客于肠外，与卫气相搏，气不得荣，因有所系，癖而内著，恶气乃起，息肉乃生。"是指机体失调，再加上外来的因素，是诱发大肠癌的原因之一。然邪毒侵入主因是正气虚弱不足，即"邪之所凑，其气必虚"。《医宗必读》中所说："积之成也，正气不足，而后邪气踞之。"这说明人体正气不足，机体阴阳失调，脏腑、经络、气血功能失调，引起气滞、血瘀、痰凝、热毒、湿聚等互相交结，再加外来因素，以致形成肿瘤。在临床上常是几种因素相互交叉出现，互为因果，相互联系，如气滞血瘀、痰凝湿聚、痰瘀互结、邪实正虚等。但其主要是机体阴阳失调，正气虚弱，抵抗力低下，这是发病的主要因素，即内因。所谓外因，是指各种邪气、邪毒等因素长期不断侵袭，时而久之，导致肿瘤的发生。这说明，正气虚弱是形成积聚癥瘕的内在根据。在一定条件下，外因也能起决定的作用，但主要还需通过内因而起作用。因为癌症是全身性疾病的局部表现，因此，在治疗癌肿时，除应用理气、活血、化痰、软坚、清热、利湿等病因疗法外，还必须从整体的全面观点出发，调整脏腑、经络的机能，扶正祛邪，调动机体的内在因素，来达到消除肿瘤的目的。

宋老认为，大肠癌的发病与内因和外因都有关系，本病的发生多责之于"气"，气乃一身之根本，气行则血行，气滞则血瘀，久则郁结成瘤。大肠癌的基本病机可概括为虚、实两个字，"虚"指气虚、血虚、脏腑机能低下，表现为正气虚；"实"指毒盛，邪气盛，癌瘤生长迅速，脏毒蕴结于大肠，痰湿瘀血互结助长其型，表现为邪气实。虚不补则不足以抗邪，邪不祛则难以固其本，故治疗应掌握病机，辨证虚实，有的放矢，既要健脾益气，扶正固本，又兼解毒散瘀，消肿化坚。借鉴先贤之经验，结合现代药理研究成果，参合数十年临证诊治大肠癌心得，遣药组方，名曰"抗癌液"。抗癌液从古方举元煎（出自《景岳全书》）、莪术散（出自《寿世保元》）化裁而来。黄芪补气升阳、生津养血，党参大补元气、补脾益肺、生津安神，共为君药；三棱、莪术为臣药，破血行气，消积止痛；土茯苓、白花蛇舌草、败酱草、瞿麦共为佐药，清热解毒，利湿通淋，祛瘀止痛；炙甘草补虚、解毒，调和诸药，为使药。全方九味药，君臣有序，佐使有节，使邪去而不伤正，标本兼治，共奏益气扶正、消瘤散结之效。现代药理学研究表明，方中的许多单味药均有不同程度的抗肿瘤作用，临床疗效可靠。制成汤剂、丸剂以及栓剂等，通过不同途径给药，在大肠癌患者术前、术后以及无法手术的晚期患者治疗中取得十分满意的疗效，具有显著的增效减毒作用，提高了患者的生活及生存质量，明显提高患者的 5 年生存率，有些患者生存达 10 年以上。

后期通过实验研究证明：抗癌液对人大肠癌裸鼠移植瘤有确切的抑瘤效果，其作用与 5-FU 的抑瘤作用大致相当；具有抑制人大肠癌细胞增殖的作用，其机理可能与改善肿瘤细胞核形态、降低核内物质合成代谢、诱导细胞重新分化逆转归正及调节 VEGF、EGFR 和 p53 的表达有关；抗癌液与 5-FU 联合应用协同增效作用非常明显。该项研究 2016 年 1 月，经鉴定获得河南省科技成果，2017 年 3 月获得河南省中医药管理局科技进步三等奖。

宋老在诊治肛门疾病时强调诊当整体，治必辨证，始终坚持整体观念，以病位为根本，以五脏为中心，以阴阳五行学说为指导，了解中医学对大肠肛门的解剖和功能的认识。如在痔疮的治疗时，病因病机以经典为准，如《素问·生气通天论》云："因而饱食，筋脉横解，肠澼为痔。"《内经》提出痔是"筋脉横解"之后，历代均认为痔是血管经脉的病变，《内经知要》云："脉入肛，故为痔……痔乃筋脉。"《外科正宗》云："气血纵横，经络交错……浊气瘀血，流注肛门。""气血侵入大肠，致谷道无出路，结积成块而为痔。"《普济方》云："盖热则血伤，血伤则经滞，经滞则气不周行，气与血俱滞，乘虚而堕入大肠，此其所以为痔也。"更明确地阐明了痔是经脉气血俱滞而引起的病变。清·陈士铎《洞天奥旨》卷九云："痔疮生于谷道肛门之边，乃五脏六腑受湿热之毒而生者也……虽痔之形状甚多，而犯湿热则一也。"均在此明确提出了湿邪致病的突出地位。湿性重着，常先伤于下，故肛门病中因湿而发病的较多。在治疗上，宋老以经典治法和术式为主，又加以自己的经验，以《内经》"散者收之，坚者软之，衰者补之，强者泻之，下者举之，结者散之"等治则为指导，提出泻火凉血、祛风除湿、清热润燥、解郁补虚等具体治则。方药以经典方剂为主，稍有加减。在术式上以传统的外剥内扎为主，在器械选择上加以创新，既到达微创治疗的目的，又减轻了医护人员的劳动强度。

宋老在对肛漏病 20 年的临床诊疗中发现，高位复杂性肛漏病在治疗中存在着病人痛苦大，治疗不彻底，而且易复发的特点，通过翻阅古籍，查阅文献，均没有找到最合适的根治办法。偶然间看到院中的一株月季花正在盛开，有的刚出来花骨朵，有的含苞待放，有的完全开放，而完全开放的月季花可看到花心和柱头，宋老顿时无比兴奋，心想，这不就如同"肛瘘之花吗！"于是提出"花瓣样切口根治高位复杂性肛瘘"的观点，在不损伤肛门括约肌的情况下，开窗引流与对腔引流相结合，直通内口，橡皮筋虚挂，达到根治的目的。

宋老通过翻阅文献发现中医学对本病有较多论述，如《内经》云："陷脉为瘘。"《奇效良方》云："至有失治而成瘘者，成瘘而穿臀及有穿肠成孔，粪从孔中出者。"此指有内外口的完全肛瘘。《医学入门》云："瘘有穿肠、穿臀、穿阴。"指肛门直肠瘘、坐骨直肠瘘、肛门阴道瘘。《外科十三方考》云："曲尺痔，此痔生于肛门侧边约一寸处，如疽如疖，穿头后时出脓水不干。延至数日后，患部即隆起化脓，再数日后，又有一枚肿起成脓，脓水不干，延至穿溃三四孔后内中即结成玺。"指支管横生的多发瘘；又云："瓜蒂瘘，此症先成一瘘，历数年后即延至胯上，或三五或六七不等。初则一孔疼痛出脓，继则牵连孔口出脓，故又名瓜藤瘘，瘘孔又一硬痕，如牵藤样。"指复杂肛瘘有无数外口及硬索状瘘道。再云："雌雄瘘，此瘘生于肛门外，隔一寸穿一孔，左右相对，一点不差，有时左孔流水而右孔闭。有时右孔流水而左孔闭。若受辛劳则瘘孔出脓。"指蹄铁形肛瘘。《外科大成》云："肾囊瘘，瘘管通入于囊也。缠肠瘘，为其管盘绕于肛门也。屈曲瘘，为其管屈曲不直，难以下药至底也。串臀瘘、蜂窝瘘两症，若皮硬色黑，必内有重管。"指比较复杂的肛门瘘管。《河间六书》云："盖以风热不散，谷气流滋，传于下部，故令肛门肿满，结如梅李核，甚至乃变而为瘘也。"《疮疡经验全书》云："脏毒者，生于大肠尽处肛门是也……。蓄毒在内，流积为痈，肛门肿痛，大便坚硬则肿痛，其旁生小者如贯珠，大者如李核，兼寒作热，疼痛难安，热盛则胀，翻凸虚浮，早治早愈，失治溃烂。"此即肛瘘急性发作或并结缔组织型外痔。中医学认为，肛瘘的发病原因多为肛痈溃后久不收口，湿热余毒未尽；或痨虫内侵，肺、脾、肾三脏亏损；或因肛裂损伤日久染毒而成。包括外感风、寒、湿、热等邪，饮食不节，肺、脾、肾三阴亏损，负重奔走，劳碌不停，妇女生产用力、房劳过度、体弱病衰、虚劳久嗽等，导致机体阴阳失调，经络壅塞，气血不畅，正气内伤，毒邪乘虚而入；或机体脾胃功能受损，内生湿热，湿热下注，郁久不化，热腐成脓，穿肠穿臀而成脓肿、肛瘘。

宋老发现古籍对本病的治疗有较为详细的记载，中医也是最早主张开展痔瘘手术的，目前仍在世界上保持着绝对的领先水平。如《五十二病方》中有"杀狗，取其脬，穿签，入直（直肠）中，饮（吹）之"，再牵拉使痔瘘灶暴露之后，加以切除的肛瘘牵引切开术。《外科正宗》主张："凡创毒即已成，当托其脓；脓即已成，当用针通，此举世自然之良规也。"《外科图说》还发明了镰形刀切开法。首见于明代《古今医统》引《永类钤方》挂线术有："至于成漏穿肠，串臀中，有鹅管，年久深远者，必用《永类钤方》挂线法，庶可除根。"并云："予患此疾十七年，遍览群书，悉遵古治，治疗无功，几中砒毒，寝食忧惧。后遇江右李春山，只用芫根煮线，挂破大肠，七十余日，方获全功。病间熟思，天启斯理，后用治数人，不拘数疮，上用草探一孔，引线系肠外，坠铅锤悬，取速效。药线日下，肠肌随长，僻处既补，水逐线流，未穿疮孔，鹅管内消……不出二旬，线既过肛，如锤脱落，以药生肌，百治百中。"清代《外科图说》又创造探肛筒、过肛针、弯刀等，使挂线法更为完善。

宋老的手术方法为：麻醉后，患者取侧卧位或加强截石位，先触知了解瘘管走行分布情况，再用探针自外向瘘管走向的方向及内口探入，若不能顺利通达内口及分支，可用双氧水冲洗管道，冲洗后注入20mL亚甲蓝做标记，沿亚甲蓝显示的主管道行放射花瓣样切开，用探针或弯止血钳探查管道内口及病灶腔和支管的分布。左手食指扩开皮下组织及肌肉间隙，直达内口及病灶腔，化脓期要将脓腔内的间隔全部分开。彻底清除病灶、管壁、肛隐窝、肛腺导管及肛腺。采用冲洗、搔扒，或用干纱布擦拭等。若病灶腔位置高于内口或超过耻骨直肠肌，可在病灶腔的顶端造一个内口挂橡皮筋，保护括约肌使其缓慢切断，原发内口也同样挂一个橡皮筋留置，待第一个橡皮筋脱落后，再紧缩第二个橡皮筋，防止内外括约肌同时切断，要注意观察主管向两旁蔓延扩大的支管及病灶，对一侧通向肛门后正中的高位瘘要考虑对侧也有同时存在的可能，根据支管及病灶腔的分布，沿肛缘，选择3～4个呈花瓣状放射切口，以达到主管与支管病灶腔及主管道与各花瓣样切口之间的通畅，这是彻底清除病灶保护引流通畅根治的关键。原则是：①外口的形状为放射花瓣状，大小为病灶腔的两倍，内腔病灶清除要彻底。②花瓣状切口之间要保留充足的健康皮桥。③花瓣状引流口要保持距肛缘0.5～1.0 cm。④花瓣状创口和病灶腔之间不能存在直角，防止滞留感染物及粪便残渣。最后查无残留病灶及支管后将皮瓣修剪成花瓣样，查无活动性出血及病灶腔和支管存在后，用纱条填塞、纱布覆盖，加压固定。丁字带包扎，术毕。

宋老认为花瓣样大创口是根治肛瘘的关键，治疗肛瘘传统的手术方法，弧形切口或短小切口或者采用一个主管引流，都给肛瘘手术后的引流、愈合、换药带来一定的困难，很难彻底清除病灶。手术失败原因很多，都认为关键在切口不合理，引流不通畅，病灶腔得不到彻底清除，传统的挂线也不能完全解决这些问题。宋老根据肛周解剖学生理学特点，吸取国外医学的手术优点，采用手术创缘修剪成花瓣状并充分扩大引流通道，凡有病灶腔的部位均建立引流通道，并将皮肤创口修剪呈花瓣状，彻底清除引流通道中的粪便及分泌物，通道长轴无直角呈放射状，花瓣状切口的数目根据感染灶及病灶腔分布情况而选择。经过357例临床观察，认为该切口：①符合肛周解剖生理学特点，易于有效发挥挂线的优点。②保证在肛瘘手术后愈合的过程中保持引流通畅，又不易贮留粪便残渣。③防止了桥形愈合及盲袋的形成。④能有效保护肛门括约肌功能及肛周皮肤功能的完整性。⑤防止肛门变形，增加了术后肛门的美观。

宋老同时提出，彻底清除感染灶是手术成功的重要因素，正确理解肛瘘的发病机制与位于括约肌间隙的肛腺和导管感染有密切关系，由于肛门周围解剖及生理的特点，原发感染灶可能在括约肌间隙中上下播散，甚至进入骨盆直肠的间隙或者水平播散或者环状播散。由于感染播散的广泛性，所以决定对感染腔要彻底打开进行扩创搔刮，用干纱布反复擦拭，再加上反复用甲硝唑、双氧水、盐水混合液冲洗。在不影响括约肌功能的前提下，尽量扩大，以求彻底，对所有感染腔及管道均用钝性分离法，使之保持相通，对于主管道以外的支管或感染腔，均在保留充分皮桥的情况下将相应的皮肤呈花瓣状切开进行引流。另外还要充分掌握挂线的原则，在手术时不仅需切断外括约肌皮下浅层，而且需切断深层和耻骨直肠肌，甚至有的需两处切断。宋老通过长期的临床探索，严格掌握挂线的松紧度，将括约肌缓慢勒割，并使周围组织产生慢性炎症反应，致使局部纤维化，将括约肌断端与周围组织粘连固定，当括约肌被橡皮筋缓慢割断时，组织一边创开，一边修复，保持原位粘连固定，所以分离后的括约肌断端距离就很小，修复后指诊触不出被分离的断端，由于损伤小，不至于发生括约肌大豁口而大便失禁。

宋老特别强调，加强术后疗法是不可忽视的措施。肛瘘手术做得再高明、再理想，如果术后疗法跟不上，同样要招致失败或复发。肛漏病手术后的中药汤剂辨证论治、中药坐浴熏洗、每日换药冲洗、肛门功能锻炼等都要付出相当努力。宋老认为出色完成手术仅是成功的一半，要取得完全的成功，术后必须认真换药并系统观察伤口变化及愈合情况，随时发现问题，及时改变换药方法及调整用药方案，必要时对感染分泌物作细菌培养，有目的地应用抗生素，对感染较重窦道及分泌物较多的伤口选择抗生素液加适量双氧水冲洗是提高疗效减轻换药痛苦的优选方法。

本项研究结果也是非常好的，共 357 例患者，其中痊愈 356 例，有效 1 例。此方法为肛漏病的治疗提出了新术式，对肛漏病的治疗和预后贡献了新思路。本课题为 1981 年郑州市科技攻关项目，1985 年 6 月，获得河南省科学技术进步三等奖。该术式目前仍在医院应用，治愈患者共计 5 万余例。

宋老自从学校毕业到郑州市向阳中心医院工作，期间一直都在想着如何更好地发挥西医学的优势、充分应用现有的医疗资源和创新性地继承发扬中医学等这三个问题。60 年代以后，不同于以往的医学模式，虽原有的"家庭诊所"和"中医馆"仍在延续，但随着改革开放及医学院校的兴盛和医学生的增加，这两种旧的医疗场所受到很大的冲击进而数量在持续递减，一些有成就的医学大家及家族性的中医馆将自己的秘方献给祖国，甚至有些前辈带领弟子弃堂馆而投医院，大兴己之所长，为祖国医疗事业大放异彩。正如南京的丁泽民教授（1920～2014年）出身于江苏丁氏痔科，嗣续祖业，迄今数百年，为第八代传人。幼承庭训，民国十二年，16岁起即随父著名中医丁氏痔科七代传人丁辅庭行医，后又拜师于两淮官医朱霞林门下，系统学习中医内科知识。1943年离家到扬州行医，而后在南京地区开办诊所，医术享誉四方。1956年，他放弃私人诊所的优厚待遇，将祖传的专科器械和验方献给政府，创建了南京市中医院肛肠科，并担任肛肠科主任中医师。宋老属于新时代的医生，但有一个可供自己发展的环境是再必需不过的。虽然社会在发展，医学及医院也在发展，但这些远远落后于我们激情澎湃的思想，宋老也逃脱不了这个定律。此时，宋老已在谋划自己未来10年的征程。

在当时，医院科室少，病床少，病人也不多，基本上是几个性格合得来的医生组成一个小团队，啥病都看。医院领导看到这个情况也急在心里，因为招来的医生要不是从诊所过来的，要不就是部队转业复员的，其父母在家开诊所，自己多少知道点医学知识，正规院校分配的屈指可数。而医学如汪洋大海，中医、西医如两大主流，学科如涓涓支流，要想入海，必先入流。医学的治疗似乎不关乎河流湖海，但这样想就错了，正是因为医学的发展需要条条大道，1956年毛泽东主席提出"中西医结合"方针，开辟了一条独特而快捷又充满挑战的康庄大道。进而，中西医结合医学研究在我国有组织、有计划地开展。实践证明，中西医结合医学作为我国独特的医学学科，同中医、西医一起组成了我国的医学科学体系。中西医结合提高了防治疾病的能力，又提出了一些新的诊疗方法、技术和新的理论或假说，促进了中医药及现代医学的发展。从而在我国有了第三辆快车与中医、西医并驾齐驱。宋老结合数年来自己的医学理论和诊疗特点，决定走中医学的"中西医结合"道路，就像现在的医生执业类别一样，大方向是中医学，具体的是中西医结合诊疗模式。

科室刚成立的时候，只有宋老一个医生和一名护校刚毕业的护士，5张病床。因为以前宋老诊治的肛肠病人多是门诊治疗的，主要治疗痔疮、肛裂和肠炎等病种。宋老利用晚上下班的时间，阅读书籍、翻阅资料，将接诊的病人医治情况分为手术和保守治疗两个情况，写成书面的文字，闲下来的时间就抄写几份，这样就节省出大量的时间来做其他的事情。刚开始大家还以为宋老在那闹着玩呢，可连续几个月，就诊的病人有增无减，甚至有的时候，宋老劝病人早点出院，大多数时间，宋老还抽出时间去患者家里进行诊治。虽然病人多了，但宋老诊治时从来没有推诿病人或者不尽心治疗的。宋老虽然整天忙得不亦乐乎，但离自己的目标还有很大的距离，由于人手不够，床位紧张，这些具体的困难让宋老也只能暂时面对，而无他法。1979 年，宋老不仅治愈了无数患者，而且领导有方，对工作踏实认真，年年是医院经济效益最好的科室，经院党委及管城区卫生局联名推荐，区委组织部及人事部研究决定任命宋老为副院长，主管医疗业务。宋老对医院的科室进行重整和详细分科，分派相关医护人员去进修学习，为医院的进一步发展奠定了基础。1984 年，宋老被管城区委任命为郑州市向阳中心医院院长，医院的医疗技术居于郑州市前列。而医疗一线工作从没有放下，肛肠科病床扩充到 60 张，肛肠疾病的诊疗范围由原来的三个病种扩展到痔病、肛裂病、肛漏病、肛痈病、脱肛病、直肠炎、大肠炎、克罗恩病、肠痈、锁肛痔、大肠癌、大肠息肉以及其他肛肠疾病等十几个病种，制定了相关诊疗方案及相应的诊断标准，为中医肛肠的后期发展开辟了新的路径。

1985 年，郑州市政府为了更好地推动中原区域医疗发展，更好地发展中医，决定成立一到两个中医专科医院。宋老听闻消息后，连夜召开院委会，拟利用好郑州市政府提供的这次机遇，在现有医院的基础上建立一所中医肛肠病医院，但因种种原因，没有通过院委会及职工代表大会。宋老不愿意放弃这次机会，无论如何要把握住，实在不行的话就自己单独办院。其多次向郑州市政府咨询，因当时政府的目的是在原有医院的基础上新开一所医院，或扩大规模，或一院两址，新开医院的话，需要相当长的时间去稳定，在一定程度上，与市政府的政策不相符。好在其他单位都没有申请，或者有些条件不符合。宋老又多次询问情况后，得到的结果是同意，但必须 2 年内建成，3 年内发挥出医院的服务能力。如果向阳中心医院所有职工都同意的话，宋老是有信心办成医院的，但当宋老拿着市政府的批示文件在全院职工大会上向所有职工游说各种利好条件和政策后，却没有超过半数的职工同意。经过多次召开职工代表会议，结果都是一样的，不同意。实在是没办法呀，于是宋老决定自己领办一所中医专科医院。

宋老在建院初期的决心随着各种具体事情不断涌现在面前开始动摇了，但已经没有了退路。在各种与医疗不沾边的事情的压力下，宋老一夜之间急白了头发，直到今天，都没有再黑过。大的事情如选址征地、购买建筑材料、建筑合同以及贷款等都需要宋老亲自去做，主体建成后的装修风格及科室分配和人员招聘等具体的小事更是让宋老应接不暇，而且也不敢有半点马虎。好在原单位肛肠科的几名职工不离不弃日夜相伴，搬砖、和泥、平板车拉材料等与宋老一同坚持着。功夫不负有心人，1986 年 9 月，在郑州市政府的支持下，社会各界的帮扶下，宋老在郑州市陇海东路与城东路交叉口创建了首家经市编委批准的诊疗大肠肛门疾病的中医专科医院——郑州市大肠肛门病医院。1990年经郑州市编委批准我院增挂"郑州市大肠肛门病研究所"牌子；1997 年被郑州市卫生局定为"郑州市大肠肛门病防治中心";1997 年被河南省卫生厅定为"河南省肛肠病医疗中心";2006 年被河南省中医管理局定为"河南省重点肛肠专科医院";2007 年被国家中医药管理局定为"全国重点肛肠专科医院";2010 年被定为"郑州市肛肠病工程技术研究中心";2011 年被卫生部定为"全国临床重点肛肠专科医院";2012 年被授予"全国三级甲等中医肛肠专科医院";2012 年被批准为"河南中医学院附属肛肠病医院"。时至今日,医院在宋老的领导下已获得多项荣誉称号。

宋老为河南省第七次党代会代表及河南省第五、六、七、八届政协委员,即:1983 年 4 月至 1988 年 1 月,任第五届河南省政协委员;1988 年 1 月至 1993 年 1 月,任第六届河南省政协委员;1993 年 4 月至 1998 年 1 月,任第七届河南省政协委员;1998 年 1 月至 2003 年 1 月,任第八届河南省政协委员。2001 年 10 月,当选为河南省第七次党代会委员。

在任政协委员的 20 年中,宋老曾有 151 条建议以提案形式提出,78 条提案被采纳执行。为河南省医疗卫生的发展及规划提出很多具有建设性的提案,特别对我省中医药的发展及具体问题的解决有较大的贡献。直接对河南省中医事业发展有建设性的提案有 25 条被采纳,如:河南省中医管理局人员编制问题的探讨建议(1982年);河南省中医院建设立项问题的建议(1984 年);关于医护人员职称晋级"评"与"聘"分开的提案(1993 年)等。

宋老把名利看得很淡,他说,所有的荣誉背后虽然包含自己辛勤的汗水和付出,但那都是过去,是党和国家的信任,是中医肛肠同仁的抬举,作为一名中医生,不要常把虚名挂嘴边,还是要把工作重点放到中医上,仔细继承,认真发扬中医精神,把中医学做好才是他应该做的事情。

宋老从事中医临床工作近 60 年来,先后研制出"双白健脾胶囊""云竹润肠丸""黄地清肠丸"等三十余种专科用药。宋老从 60 年代就开展中药经肛门直肠给药的方法治疗炎性肠病、便秘、晚期大肠癌等相关治疗与研究,临床疗效突出。宋老还主持研发了"自动洗肠机""蹲位检查机""直肠点滴给药机""自动升降检查床"及"痔瘘熏洗机"等多种专科设备。先后获得了国家发明专利 2 项,国家实用新型专利 8 项,发表学术论文百余篇。先后主编了《中国大肠肛门病学》《中国肛肠病学》《中医肿瘤治疗学》等十余部著作,参编了《中西医结合肛肠病学》等数十部肛肠著作。其中《中国大肠肛门病学》为 1985 年我国首部出版的关于大肠肛门病的诊疗专著,先后参加香港、莫斯科、东京等书展并获奖,其中香港《文汇报》称该书为"精品"。为中医肛肠的发展及学术推广做出了突出的贡献。

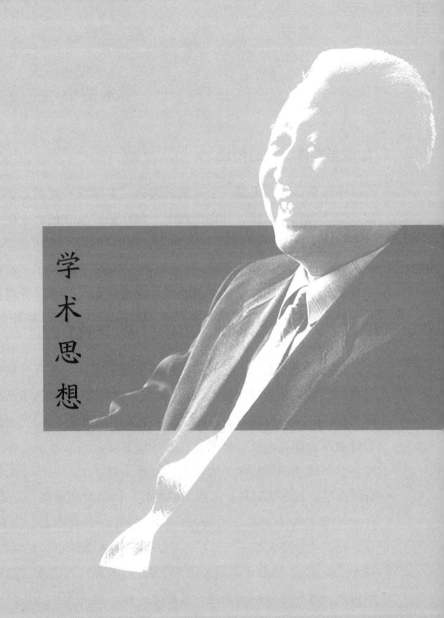

学术思想

一、学术精华

1. 诊当整体，治必辨证

中医学认为，人是一个有机的整体。整体统一性的形成，是以五脏为中心，通过经络"内属于脏腑，外络于肢节"的作用而实现的。中医学以阴阳五行学说为指导，阐释人体生理病理和疾病的防治规律，形成了整体观念、辨证论治等一整套独特的理论体系，创立了多种多样的治疗方法，并积累了丰富的经验而传承至今。宋老认为，中医肛肠病学是中医学的一个重要组成部分，其同样遵循着中医学的整体观念及辨证论治，因此，宋老在诊治大肠肛门疾病时强调"诊当整体，治必辨证"的临床思维。

我国古代医家对大肠肛门的解剖于两千多年前就有比较详细的记载。早在商周时期，即对人体做过实地解剖。《灵枢·肠胃》云："谷所从出入、浅深、远近、长短之度；唇至齿长九分，口广二寸半……咽门重十两，广一寸半，至胃长一尺六寸；胃纡曲屈，伸之，长二尺六寸，大一尺五寸，径五寸，大容三斗五升；小肠后附脊左环，回周迭积，其注于回肠者，外附于脐，上回运环十六曲，大二寸半，径八分分之少半，长三丈三尺；回肠当脐左环，回周叶积而下，回运环反十六曲，大四寸，径一寸寸之少半，长二丈一尺；广肠傅脊，以受回肠，左环叶脊，上下辟，大八寸，径二寸寸之大半，长二尺八寸。肠胃所入至所出，长六丈四寸四分，回曲环反，三十二曲也。"又如《灵枢·经水》云："若夫八尺之士，皮肉在此，外可度量切循而得之，其死可解剖而视之，其脏之坚脆，腑之大小，谷之多少，脉之长短，血之清浊，气之多少，十二经之多血少气，与其少血多气，与其皆多血气，与其皆少血气，皆有大数。"明·李梴《医学入门》云："魄门上应阑门长二尺八寸大八寸，受谷九升三合八分（魄门者肺藏魄也，又名广肠，言广阔于大小肠也，又云肛门，言其处似车缸形也）。肛之重也，仅十二两，肠之重也，再加二斤，总通于肺，而心肾膀胱连络系膈（肛门亦大肠之下截也，总与肺为表里，大小肠之系自膈下与脊膂连心肾膀胱，相系脂膜筋络散布包括，然各分纹理罗络大小肠与膀胱，其细脉之中乃气血津液流走之道）。"

从上可以看出大肠肛门和其他脏腑的解剖关系。从功能上说，大肠具有传导排泄水谷糟粕等作用，肛门具有调节和控制排便的功能。《素问·五脏别论》云："夫胃、大肠、小肠、三焦、膀胱，此五者，天气之所生也，其气象天，故泻而不藏。此受五脏浊气，名云传化之府，此不能久留，输泻者也。魄门亦为五脏使，水谷不得久藏。"又云："六腑者，传化物而不藏，故实而不能满也。所以然者，水谷入口，则胃实而肠虚；食下，则肠实而胃虚。故云实而不满，满而不实也。"《灵枢·本输》云："肺合大肠，大肠者，传道之腑。"金·李杲《兰室秘藏》云："夫大肠庚也，主津，本性燥，清肃杀之气。本位主收，其所司行津，以从足阳明旺则生化万物者也。足阳明为中州之土，若阳衰亦殒杀万物，故云万物生于土而归于土者是也。"

大肠属六腑之一，以通为用，传导排泄糟粕。从形态上来看，大肠为一管状结构，内腔较小肠大而广，回运环曲亦少。这一形态结构，是与大肠排泄功能相一致的。如由于某种原因致肠腔形态改变，就会产生传导障碍。《疡医大全》谓："经曰：大肠者传导之官，变化出焉，上受胃家之糟粕，下输于广肠，旧谷出而新谷可进，故字从肉从易又畅也，通畅水谷之道也。"大肠以通为用，以降为顺的这一生理特性，对维持人体饮食物的消化吸收和水液代谢起到了重要作用。故《灵枢·平人绝谷》云："平人则不然，胃满则肠虚，肠满则胃虚，更虚更满，故气得上下，五脏安定，血脉和利，精神乃居，故神者，水谷之精气也。"

大肠主津，靠肺肾气化。《灵枢·经脉》云："大肠……是主津液所生病者。"张景岳注："大肠与肺为表里，肺主气而津液由于气化，故凡大肠之泄或秘，皆津液所生之病。"《脾胃论》云："大肠主津，小肠主液，大肠小肠受胃之营气乃能行津液于上焦。"大肠参与津液之代谢，并分泌产生某些物质，有的可润滑肠管，帮助排便。如此功能正常，则大肠濡润，粪便成形，排出较易；有的参与机体的其他生理活动。

大肠传导功能的实现，还有赖于气血的推动和濡养，只有气血旺盛，血脉调和，大肠才能传导有序，排泄正常。其传导，主要靠肺气之下达，才能承小肠之传物，故在生理上与肺、小肠的关系更为密切。肺气宜降，肺气不降则大肠易滞。《医经精义》云："大肠之所以能传导者，以其为肺之府，肺气下达，故能传导。"

大肠变化靠小肠余气，太过则实，不及则虚。大肠的变化功能与小肠密切相关，是小肠泌别清浊功能的延续。所以，小肠之余气，直接影响大肠的"变化"功能。小肠通过泌别清浊，清者上输于脾，浊者下输至大肠，其中还有部分未被小肠吸收利用的水液和精微物质，则要靠大肠的"变化"作用来完成，即将浊中之清重新吸收，浊中之浊由魄门排出。

宋老指出，大肠肛门功能的完成离不开五脏的调摄与影响。构成人体的各个部分之间，各个脏腑形体官窍之间，结构上不可分割，功能上相互协调、相互为用，病理上相互影响。如《素问·五脏别论》云："魄门亦为五脏使，水谷不得久藏。"人体脏腑之间在功能上既有明确分工，又有密切联系，既能相互促进，又能相互制约，从而保持着机体内外环境的统一，维持着人体的正常生命活动。大肠之所有功能，均与其他脏腑相关。

（1）肺主气与宣发肃降，表里相互为用：肺与大肠，一阴一阳，表里相合，脏腑相配，肺主气，主宣发与肃降。肺与大肠共应于皮毛，如《灵枢·本藏》云："肺合大肠，大肠者，皮其应。"这说明皮毛与大肠肛门也有着密切的联系。临床上，外感泄泻就是在外邪侵入皮毛后，内应于大肠而发病，如胃肠型感冒，既可见到发热、恶寒、咳嗽、舌淡脉浮之表证，又可见到腹泻腹痛之里证。而某些大肠肛门病也可出现于皮毛，即有诸内必形诸外。如痔瘘疾患可在眼球结合膜、唇系带和背部找到相应的痔征等。

肺气的肃降，有助于大肠的传导。肺的生理功能正常，肺气充足，则大肠传导功能能顺利进行。若肺气虚弱或宣降失常，可导致大肠传导功能失常。如肺气虚弱之气虚便秘，肺热下迫大肠可致脱肛等。而大肠肛门的通降功能，又有利于肺气的宣发和肃降，二者在生理上相辅相成，病理上又相互影响。如大肠传导失司，腑气不通，魄门不能输泻浊气，则可影响肺的肃降，产生咳喘胸闷，故古人用泻白承气汤治疗肺热喘满、大便秘结，机理就在于此。若大肠传导过度，魄门失司，久泻耗气，则可出现气短乏力、语声低微等肺气不足之证。

（2）脾主运化升清，关连大肠之传导：脾为后天之本，气血升化之源，脾气主升，胃气主降为气机升降的枢纽，气机升降有序，则肛门启闭正常。脾主统血，有统摄血液在经脉中运行、防止溢出脉外的功能。沈月南在《金匮要略注》中云："五脏六腑之血，全赖脾气统摄。"即是此意。若脾的统摄功能失常，则可出现便血。另外，脾气具有升清固脱作用，肛门直肠位置低下，之所以能正常舒缩而不致脱垂，全赖脾之升举固脱，若脾气虚弱，升清固脱失常，一方面可出现水谷精微不化等大肠传导功能的障碍，产生腹泻；另一方面则可因摄纳无权而发生脱肛。中气下陷脾虚运化失职，大肠传导无力，魄门开启迟缓，也会出现气虚便秘。反之，若久泻久痢则可伤脾，出现神疲倦怠、形体消瘦、纳食呆滞等脾气亏损之象，浊气不降，也可影响脾胃转枢气机的功能，出现腹胀、腹痛、脘闷嗳气、食欲减退，甚则呕吐。

（3）肾开窍于二阴，主司魄门之启闭：肾开窍于前后二阴，司二便，二阴的开合与肾的气化功能有关。《素问·脉要精微论》云："五脏者，中之守也……仓廪不藏者，是门户不要也……"《薛氏医案·脱肛》云："肾主大便，故肾虚者多患此证。"肾中精气充足，气化功能正常，则肛门启闭有度。若肾阳虚损，不能温煦下元，常可致五更泻；肾阴亏虚可致肠液枯涸，魄门不利，出现便秘；肾的封藏失司，关门不利，可出现久泻滑脱。反之，如肛门受损，泻利日久，又可损伤肾阴、肾阳，而出现腰膝酸痛、畏寒肢冷等。

（4）肝主疏泄，调畅气机：肝之功能正常，则人体气机升降出入疏通畅达，魄门功能正常。肝气不和，气机壅滞，魄门启闭不利，则腹满胀闷，大便涩滞。肝气郁结，疏泄失常，可致肝脾不和。肝主筋，亦可影响大肠筋脉之功能。

（5）心藏神，魄门亦为心使：心为"五脏六腑之大主"。心神主宰魄门的启闭，"主明则下安"，心神正常则魄门启闭有序，排便有时有节。心神不明，则魄门启闭无序，大便失禁，无时无节。

宋老认为，人生活在自然和社会环境中，人体的生理功能和病理变化，又受到自然环境、社会条件的影响。肛肠病虽然属于身体的局部病变，但诊病切莫顾此失彼，顾重失轻，一叶障目。"整体"即中医之整体观念，它是中国古代哲学思想和方法在中医学中的具体体现，是同源异构及普遍联系思维方法的具体表达。宋老常要求徒弟在处理有关肛肠疾病等问题时，必须注重人体自身的完整性及人与自然社会环境之间的统一性和联系性。对于人的生理、病理、诊法、辨证、养生、防治等各个方面不可忘却整体观念，它是中医学的基础理论，也是临床实践的指导思想。

宋老在临床实践中指出，所有的疾病都需要辨证，特别是中医临床实践中，病证无辨无据，何谈治法？从"辨证论治"的字义可以看出其意义。辨，判也。证，谏也。论，议也。治，水出东莱曲城，阳丘山南入海。由此可见，辨证，是在认识疾病的过程中确立证候的思维和实践过程，将四诊所收集的有关疾病的症状和体征运用中医学理论进行分析、综合，辨清疾病的原因、性质、部位及发展趋向，然后概括、判断为某种性质的证候的过程。论治，是在通过辨证思维得出证候诊断的基础上确立相应的治疗原则和方法，选择适当的治疗手段和措施来处理疾病的思维和实践过程。辨证论治是中医学认识疾病和处理疾病的基本原则，宋老发现，在现代中医基础理论框架建立后，辨证论治与整体观念为中医学理论体系的两大主要特点。"辨证论治"是中医学中的核心内容。长期以来一直被认为是中医学理论体系中最具特色的学术精髓，而且作为一种原则、一种技术规范几乎支配着中医临床实践的全过程。是开展中医诊治、研究必须遵循的一个重要原则。辨证中，既要掌握本腑病症，又要了解涉及的其他五腑所表现的病症，另外还要结合四诊情况。只有这样，才能真正地了解此时本病所属的证型，确立针对证型的治则，有目的的按照君臣佐使的原则遣药组方。

宋老在临床诊治中总结出自己的辨证论治步骤模式。即先诊病，次辨证，再论治。诊病：即追询病史、探求病因、落实病位、阐明病机、分清病性、详悉病势、确定病名。提出辨证论治的现代化需要从中西医结合的角度入手，结合理化检查，结合微观辨证与现代药理研究，进行疾病的中西医结合治疗，丰富辨证论治的内容，弥补其不足。辨证：即运用四诊等手段诊察疾病的证候或信息。对症状进行比较、鉴别和初步的辨识，运用现代理化检测技术和方法又进一步扩大和发展中医的诊察方法。辨病因、病位、病性、病情、病势、标本、病机等进而确定证型。论治：即根据证型，确定治则，然后遣药、组方。

2. 异病同治，同病异治

宋老认为，中医学博大精深，要想充分地了解和掌握它，需循序渐进，博览群书，手不释卷，要深钻，要学活。病治异同是中医学辨证论治的特点之一，包括"同病异治"和"异病同治"两个方面。如清·陈士铎的《石室秘录》所言："同治者，同是一方，而同治数病也……异治者，一病而异治也。"由于症状和体征是病和证的基本要素，疾病和证候都由症状和体征构成，有内在联系的症状和体征组合在一起即构成证候，证候反映疾病某一阶段或某一类型的病变本质；各阶段或类型的证候贯串并叠合起来，便是疾病的全过程。中医学"同病异治"和"异病同治"实际上都是辨证论治的精神实质即"证同治亦同、证异治亦异"思想的具体表现形式，反映了中医学诊治疾病着眼于对证候的辨析和因证候而治的特点，证同则治同，证异则治异，正如高士宗在《黄帝内经素问直解·异法方宜论》中所言："杂合以治，各得其宜，治各不同，故治所以异，而病皆愈者，得病之情，知治之大体也。"首先说，"异病同治"是指在不同的疾病过程中，由于病因、病理、发展趋势等的相似而出现了相同的病机变化，即出现了相同的"证"，这时可以采用相同的治疗措施和方法，包括治法相同、方剂相同或相类，如便秘和泄泻后期出现的气虚血弱证，都可以用补气养血的治法；"同病异治"则是指相同疾病发生于不同病人，出现不同证候，以及同一病人在疾病的不同病理阶段，由于病因、病机、发展趋势等的不同，出现不同的证候，这时需要采用不同的治疗方法和手段，即同病异治的法则，如内痔病的风伤肠络证和湿热下注证，就需要不同的治法。

宋老在治疗肠道炎症疾病时主张先辨别疾病，再辨证论治，同种疾病可因不同的病证采用不同的治则和方药，不同的疾病可因相同的病证采用相同的治则和方药。发生在大肠的炎症性疾病因解剖部位的不同可分为阑尾炎、溃疡性结肠炎、溃疡性直肠炎及肛隐窝炎。而阑尾炎又分为急性阑尾炎和慢性阑尾炎，属于中医学"肠痈"范畴，又称"肠癰"，亦作"肠疽"。肠痈最早记载于《素问·厥论》："少阳厥逆……多为肠痈。"肠痈按疼痛部位的不同，可分为大肠痈和小肠痈；痛处接近右下腹天枢穴者称大肠痈；在关元穴附近者称小肠痈。临床以大肠痈为常见。汉·张仲景《金匮要略·疮痈肠痈浸淫病脉证并治》云："肠痈之为病，其身甲错，腹皮急，按之濡如肿状"；《后汉书·方术传下·华佗》云："军史李成苦欬，昼夜不寐，佗以为肠癰，与散两钱服之"；《三国志·魏志·华佗传》作"肠癰"，或因右下腹剧痛，右腿屈曲，难以伸直，故又名"缩脚肠痈"，或向腹壁脐部溃穿者，叫"盘肠痈"。

溃疡性结肠炎因有无致病菌分为特异性结肠炎和非特异性结肠炎。特异性结肠炎又分为细菌性肠炎、阿米巴肠炎、结核性肠炎及血吸虫性肠炎，非特异肠炎又分为慢性非特异性溃疡性结肠炎和克罗恩病，还有一类特殊性肠炎如放射性肠炎、伪膜性肠炎等。结肠炎根据病程长短又分为急性和慢性两种。本病属中医学"肠澼""休息痢""泄泻""痢疾""下利""肠风"等范畴，有黏液血便、便溏、便前腹痛、里急后重及久泻不止等临床特征。在《黄帝内经》《伤寒论》《诸病源候论》等医籍中均有论述。《内经》中论及肠澼者共九处，《素问·生气通天论》云："因而饱食，筋脉横解，肠澼为痔。""帝曰：肠澼便血何如？岐伯曰：身热则死，寒则生。帝曰：肠澼下白沫何如？岐伯曰：脉沉则生，脉浮则死。帝曰：肠澼下脓血何如？岐伯曰：脉悬绝则死，滑大则生。帝曰：肠澼之属，身不热，脉不悬绝何如？岐伯曰：滑大者曰生，悬涩者曰死，以藏期之。"《素问·太阴阳明论》曰："故犯贼风虚邪者，阳受之；饮食不节，起居不时者，阴受之。阳受之则入六府，阴受之则入五藏。入六府则身热、不时卧、上为喘呼；入五藏则䐜满闭塞，下为飧泄，久为肠澼。"《素问·至真要大论》曰："少阴之胜，心下热善饥，脐下反动，气游三焦，炎暑至，木乃津，草乃萎，呕逆躁烦，腹满痛，溏泄，传为赤沃。"《难经·五十七难》曰："凡泻有五，其名不同。有胃泄，有脾泄，有大肠泄，有小肠泄，有大瘕泄，名曰后重"；又曰："小肠泄者，溲而便脓血，少腹痛；大瘕泄者，里急后重，数至圊而不能便，茎中痛"。下利病是由于寒、热、湿邪侵袭，影响脾胃运化功能，清浊不分所致。以大便稀薄，次数增多或以大便脓血、里急后重为主要症状的一类疾病，是泄泻和痢疾两种疾病的总称。

肠道炎症疾病在疾病早期多表现为实证，如疾病早期，六淫之邪伤人，肠胃功能失调，能使人发生泄泻、肠澼。《素问·生气通天论》曰："因于露风，乃生寒热。是以春伤于风，邪气留连，乃为洞泄"，又曰："风客淫气，精乃亡，邪伤肝也。因而饱食，筋脉横解，肠澼为痔"。《灵枢·百病始生》曰："是故虚邪之中人也，始于皮肤，皮肤缓则腠理开，开则邪从毛发入，入则抵深，深则毛发立，毛发立则淅然，故皮肤痛。留而不去，则传舍于络脉，在络之时，痛于肌肉，其病时痛时息，大经乃代。留而不去，则传舍于经，在经之时，洒淅喜惊。留而不去，传舍于输，在输之时，六经不通，四肢则肢节痛，腰脊乃强。留而不去，传舍于伏冲之脉，在伏冲之时，体重身痛。留而不去，传舍于肠胃，在肠胃之时，贲响腹胀，多寒则肠鸣飧泄，食不化，多热则溏出糜"，又曰："厥气生足悗，悗生胫寒，胫寒则血脉凝涩，血脉凝涩则寒气上入于肠胃，入于肠胃则胀，胀则肠外之汁沫迫聚不得散，日以成积。卒然多食饮，则肠满，起居不节，用力过度，则络脉伤，阳络伤则血外溢，血外溢则衄血，阴络伤则血内溢，血内溢则后血。肠胃之络伤，则血溢于肠外，肠外有寒汁沫与血相抟，则并合凝聚不得散而积成矣"。治疗均可采取清热利湿，解毒止泻的治法，方药可用黄芩、黄连、芍药、当归、木香、槟榔、大黄、金银花等清热利湿行气之品。

在疾病后期多损伤气血及出现脏腑的虚证之表现，如《证因脉治》曰："七情内伤痢之因，忧愁思虑则伤脾，脾阴既伤……气凝血泣，与稽留之水谷与相胶固，则脾家壅滞，而滞下之证作矣。"《景岳全书》曰："泄泻之本，无不由于脾胃。盖胃为水谷之海，而脾主运化，使脾健胃和，则水谷腐熟而化气化血，以行营卫；若饮食失节，起居不时，以致脾胃受伤，则水反为湿，谷反为滞，精华之气不能输化，乃至合污下降，而泻痢作矣。"脾主运化，胃主受纳，若因长期饮食失调，劳倦内伤，久病缠绵，均可导致脾胃虚弱，中阳不健，运化无权，不能受纳水谷和运化精微，清气下陷，水谷糟粕混杂而下，遂成泄泻。肾为先天，脾为后天，肾阳助脾阳腐熟水谷，促进肠胃之消化吸收。若久病或久泻，可损伤肾阳；肾阳不足，命门火衰，不能温煦脾阳，虚寒内生，运化无能，便泄不固，或五更作泻。如《素问·至真要大论》曰："诸厥固泄，皆属于下。"《医宗必读》曰："独怪世之病痢者，十有九虚，而医之治痢者，百无一补……然而尤有至要者，则在脾肾两脏，如先泻而后痢者，脾传肾为贼邪难疗；先痢而后泻者，肾传脾为微邪易医。是知在脾者病浅，在肾者病深，肾为胃关，开窍于二阴，未有久痢而肾不损者。"肾主水，肾阳虚，气化失司，则水液内停而成湿。又脾为阴土，得阳始运，脾之运化，有赖于肾阳的温煦，即"脾阳根于肾阳"。其治疗多以祛湿止泻、健脾温肾之剂，如党参、白术、黄芪、枸杞子、菟丝子、吴茱萸、木香、肉桂等。此所谓异病同治也。

然对于每个疾病，在病程发展的各个时期，会出现不同的证候，需根据证而确立治法及方药，此所谓同病异治。

3. 辨证与辨病相结合

中医学在认识和处理疾病的过程中，既强调辨证论治，又讲究辨证与辨病相结合。证，即证候，是疾病过程中某一阶段或某一类型的病理概括，一般由一组相对固定的、有内在联系的、能揭示疾病某一阶段或某一类型病变本质的症状和体征构成，是病机的外在反映，能够揭示病变的机理和发展趋势，病机是证候的内在本质。由于病机的内涵中包括了病变的部位、原因、性质和邪正盛衰变化，故证候能够揭示病变的机理和发展趋势，中医学将其作为确定治法、处方遣药的依据。病，即疾病，是致病邪气作用于人体，人体正气与之抗争而引起的机体阴阳失调、脏腑组织损伤、生理机能失常或心理活动障碍的一个完整的生命过程。在这一过程中，始终存在着损伤障碍与修复调节的矛盾斗争。疾病一般都有一定的发病原因及病理演变规律，有较固定的临床症状和体征，有诊断要点和与之相似疾病的鉴别点。宋老主张在临床诊治中要以辨病为先、以辨证为主、病证结合。一种疾病有基本的病机变化和理化指标改变，有基本的发生、发展转归等病理演化过程，是某种疾病的共性，有病才有证，证是在病之后才产生的，先辨病，有利于掌握疾病的这种共性，把握疾病基本病机，指导辨证治疗，同一证型可出现在不同的疾病发展演变过程中，但也伴有该病所固有的特点，发展和转归也是有差别的，因此用药也相应不同。同时某些病还可用有特异性治疗作用的中药单方或复方治疗，通过长期的临床实践总结的专病专法、专病效药及专病特药，如肛漏、肛痈常需手术，痢疾一般可用黄连、三颗针、马齿苋等治之，疟疾常用青蒿、常山等，肠痈一般可用大黄牡丹汤治之等。另一方面，随着现代医学科技与传统中医学的结合，先辨病有助于临床上更快捷地采用现代医学的诊疗手段以提高临床疗效。《内经》记载的13方，如生铁落饮、泽泻汤之类，多为针对疾病一病一方一药的单验方。再如《伤寒论》和《金匮要略》中，也是首重辨病，再行辨证论治。但是多数疾病都有比较长的过程，在这个过程中每个阶段的病理变化不尽相同，又多呈现出不同的类型，很难确定划一的治疗方法，只能根据疾病发展过程中的证来确定治疗方针，也就是说，不是根据病，而是根据证来确定治疗方法，因此要以辨证为主，正所谓异病证同可同治，同病证异需异治，治随证立，方随证出。因此，辨病为先，先从整体水平上认识疾病的基本病机和发展的总趋势，确定该病的基本治则。然后在此基础上辨证为主，根据患病个体不同的具体情况和病变阶段的病机概况而分别治疗。只有这样，病证结合，使两者相互联系，相互补充，才能更准确地把握病情，提高治疗效果。正如清代徐灵胎在《兰台轨范·序》中云："欲治病者，必先识病之名，能识病名，而后求其病之所由生，知其所由生，又当辨其生之因各不同，而病状所由异，然后考其治之之法"。此外，临床诊治过程中还存在"无病可见"却"有证可医"、"无病从证"或"无证从病"以及"舍病从证"与"舍证从病"的诊疗现象。

宋老在诊疗疾病过程还大力支持中西医相结合，宋老认为随着医学的发展，中西医学的汇通交流，中西医结合已渗透到临床的每个角落，中医院已广泛开展西医诊疗，很多西医院也有中药、针灸等治疗方法，因此我们在临床诊疗过程中不但要坚持中医辨病、辨证相结合，还应与西医辨病相结合，有助于开拓思路、增添诊治手段、提高疗效。同时宋老也认识到，中西医存在广泛的差异，就目前为止尚未找到特别有效的结合途径，因此我们中医人既要积极采用西医西药的有效诊疗措施服务于我们临床，又要保持足够的中医自信，突出我们中医的优势，保持独立中医整体思维，全面把握，坚持辨证论治。

4. 重视六经八纲

六经八纲是中医的重要内容，宋老治病时指出，百病生于六经，诊治莫忘八纲。《素问·热论》中论述："伤寒一日，巨（太）阳受之……二日阳明受之……三日少阳受之……四日太阴受之……五日少阴受之……六日厥阴受之。"六经是一个整体，六经辨证实质上是对疾病不同阶段的综合性认识，它是机体正气盛衰、内外邪气强弱、病情转归趋势以及外在表象的综合。六经之间，周而复始，灌注全身，一经之病可以传变他经，大肠属阳明之经，与太阴肺经相表里，与阳明胃经相呼应，与太阳、少阳、厥阴、少阴皆有联系，因此诊治阳明经大肠之病，勿忘其与心、肝、脾、肺、肾五脏及胃、小肠、胆、三焦和心包之间的联系。明代著名医家张景岳深谙六经八纲辨证的重大意义，特著《景岳全书》"阴阳篇"与"六变辩"，对阴、阳、表、里、寒、热、虚、实进行了深刻的理论与临床实践相结合的论述："审阴阳乃为医道之纲领，阴阳无谬，治焉有差？"又说："六变者，表、里、寒、热、虚、实也，是即医中之关键。明此六者，万病皆指诸掌矣。"后程钟龄据此将诊病总要概况为阴、阳、虚、实、表、里、寒、热八字。虽然肛肠病变多以局部表现为主，但由于人体的内部气血、经络以及脏腑之间的联系，局部病变往往是气血、经络或其他脏腑为病的反映。故《外科启玄》云："凡疮疡，皆由五脏不和，六腑壅滞，则令经脉不通而生焉。"此即"有诸内者，必形诸外"的传变关系。所以，诊断肛肠疾病时应有整体辨证观，必须辨清疾病的阴阳属性、表里关系、寒热之象、虚实盛衰、经络所在、发病缓急、病程长短、病位深浅，以及肿、痛、痒、脓等病症的性质，才能做出准确的诊断。肛肠疾病的肛痈、肛漏等疾，阴阳辨证更为重要，阴证者，初起时顶平根散，皮色不变，不热不痛或微痛；已成时肿硬色暗，不作脓，不溃腐；已溃后皮烂肉坚，肿仍不消，疫胀不减，或脓水清稀，腐肉虽脱，新肌不生，色败臭秽，难消、难溃、难敛。阳证者，初起顶高根活，色赤发热，焮肿疼痛，逐渐加剧；已成焮痛、皮薄光亮；已溃脓水稠厚，色鲜不臭，焮肿易消，疼痛易止，腐肉自脱，新肌即生，易消、易溃、易敛。看似无从着手的中医，掌握了六经八纲就像正式地走进了中医的大门，至此方可领略中医的浩瀚与奇妙。在学习中医以及运用中医诊治病患时，才能高屋建瓴，统观全局。在临床上，理论联系实际，有条不紊，有理有据，切合实际，在处理诸多疑难重症时方可得心应手，左右逢源，收到意想不到的效果。

5.切脉观舌，四诊合参

宋老诊病，力主认证，将证认清，治之则如同启锁，一推即开。认证之根本在于辨清病的本质，勿以外象而乱之，不可一观病患，不闻脉舌，妄下治法、方药，此治必反病本而伤阴阳。若细观详查，先辨阴阳，以求其本，病本既明，虚实寒热则迎刃而解。宋老在诊断大肠肛门疾病时始终把脉诊、舌诊辨证放在首位，强调四诊合参。认为问诊在于得其病情，别其寒温，审其虚实，反对"医者不屑问，病者不肯言"的态度。

问诊是医生有目的、有步骤地询问患者或其家属，以求全面地了解疾病的有关情况，为辨证论治提供依据。问诊是诊断疾病的重要步骤，历来为医家所重视，张景岳认为，问诊是"观察之要领，临证之首务"。问诊内容包括一般情况、主诉、现病史、既往史、个人史、家族史等，与现代医学基本相同。但在询问时，必须根据中医的基本理论，从整体出发，按辨证要求，有目的地进行问诊。肛肠疾病，在问诊时，还应结合肛肠病的部位特点，有目的、有重点、有次序地加以询问。

问寒热：询问是否发热、恶寒，并注意寒热的轻重、出现形式及久暂。如发热伴有恶寒，发热较急的，多见于肛痛早期；若发热较高或过高，而不恶寒者，为里热证，多见于肛痛溃脓期，或见于邪毒内陷的败血症。如为潮热，按时而至，常于午后发热，肛肠疾病所表现的潮热有虚实之分，实证潮热多见于肠胃痞满燥实之阳明腑实证；虚证潮热多见于肛周慢性特异性感染之阴虚证。若久病畏寒而不发热，多为阳虚证，可伴有口淡不渴、腹痛泄泻等里寒症状，可见于慢性结肠炎，以及部分肛周慢性感染性疾患。一般急性感染性疾患病位越表浅者，寒热见症出现得越晚，或不出现，表现越轻；反之则出现得越早，表现越显著。

问汗：了解是否出汗及汗出的多少、时间及其兼症。肛肠病而见汗出者，多属实热证、痛证或虚证。若肛周红肿热痛，身热盛而大汗出者，多为热邪迫津外泄。肿疡初期，正气较盛，病邪常可随汗而出，故有时可见汗出热退，肿痛渐消；若汗出热不退，则表明热毒炽盛，难以内消，势必成脓。肛肠病痛证中常以大汗出为其伴发症状，肛痛剧烈难耐，气急于内，逼汗于外，此尤多见于表虚之人。若动则汗出，且身无寒热，而伴有气短乏力者，多为气虚阳虚。气虚便秘者可伴有自汗。肛漏溃脓日久，耗伤阴血，患者常有盗汗，并伴有潮热、乏力等症，此乃阴虚热扰，津液外泄所致。若肛肠手术后，忽见汗出淋漓，并伴有面色㿠白、心慌、头晕、肢软等症，多为大出血迹象，须高度重视。

问饮食：包括饮食嗜好、冷热喜恶、食量多少、食欲、食后感觉、口渴情况和口味等。许多肛肠疾病的发生发展均与饮食有关。如痔疾、肛周脓肿、肛瘘等，常因过食肥甘辛辣醇酒而引发或加重。不思饮食，进食乏味，食量减少，多为内伤饮食；喜热食，或食后常感饱胀，多为脾胃虚寒。对于突发肛门剧痛、便血者，应注意询问是否曾误吞骨刺、果核等尖锐硬物。在诊治过程中，注意经常询问患者的饮食变化情况，并借以推断患者的病情预后。若患者胃纳不减，乃脾胃无恙、正气尚足之象；若食欲大减甚者不思饮食，乃胃气衰败，正虚邪进之象。另外还须注意了解患者的口渴情况。口渴多饮常见于热证；大渴喜冷饮，为热盛伤津；口渴而不多饮，常见于急性热病，多属热入营血，也可见于湿热证。

问大便：肛肠病变与大便的异常有着重要的联系，对肛肠疾病的诊断有着重要的临床价值。问大便时，应注意询问大便的次数、质地、排便时感觉和粪便的颜色、形态及伴随症状等。大便经常秘结不通，排便时间延长，粪质干燥、干硬，或有便意而排便困难者，即属便秘。如便次增多，粪便稀薄者，即属泄泻。暴泻者，多由湿热困脾所致；久泻者多属脾虚，水湿不化所成。如便中夹有未消化食物者，多为脾胃气虚阳弱，或风、湿、寒、热诸邪客犯肠胃所致的飧泄。如大便时干时稀，肠鸣腹痛，泻后仍腹痛者，多由肝脾不和所致。若大便先干后溏，多属脾胃虚冷；水粪夹杂，下利清谷或五更泄泻，多为脾肾阳虚。如便次增多有脓血黏液伴有里急后重者，多为湿热蕴结，气血瘀滞，肠络受损所致。赤多白少为热重于湿，白多赤少为湿重于热，常见于大肠炎症性病变或肿瘤。如排便时肛门有灼热感，多为热毒炽盛，热迫大肠所致；大便时肛门有重坠感，多为湿热内阻大肠，或为气虚下陷所致。如患者排便不爽，伴有腹痛，矢气较多，排出即舒者，多为大肠气机不畅；伴有腹胀、呕恶且泻下酸腐者，多为伤食积滞；伴有里急后重，且便中夹有黏液，甚至脓血者，多为湿热蕴结。如患者大便不能自控，滑脱不禁，甚者便出而不自知者，即为大便失禁。多为脾肾失约，魄门外伤所致。发生于疫毒痢高热神昏之时者，多为热毒内闭，神志昏蒙，肛门失司；发生于久泻久痢之后，且伴形寒肢冷，腰酸耳鸣者，多为脾肾阳虚，肛门不固；发生于久病之后或见于年老体衰，且伴有纳呆乏力者，多为脾气虚陷，肾气不固。如粪便变扁、变细或表面出现沟痕，应考虑是否患有肛门直肠肿瘤，但严重的内痔也可出现类似变化，可结合兼症予以鉴别。便血为肛肠疾病最为常见的症状之一。问便血着重询问便血的方式、血色、血量等，并结合临床其他症状，对便血的性质做出全面的分析。如便血质清色鲜，血出如射或点滴而下，兼见便秘口渴者，多为风热燥邪伤及血络之肠风下血。如便血污浊，兼见便下不爽，胸腹痞满者，多为大肠湿热蕴于血分之脏毒下血。如血色淡红且量多，兼见纳呆、便溏、乏力者，多为脾气虚弱，摄血无权所致。如便血深红，且量少，兼见口干、烦热、消瘦、腰酸等症者，多为肝肾阴虚，虚火内扰动血所致。一般而言，血色鲜红者出血部位较低，血色愈暗，往往出血部位愈高。但有些直肠低位出血，由于返流蓄积于直肠壶腹，时间较长者，也可见血色紫黑而暗，或有血块。便血常因粪便通过时造成局部损伤而致。因此，便血量的变化也可反映病变部位损伤的程度。

问脱出：脱出是指病变组织脱出肛门外的症状。可见于内痔、直肠脱垂、直肠息肉等疾病。问诊时，应对脱出的诱因及还纳的方式进行准确的辨别。一般来说，用力排便时脱出，还纳较易者，病情轻；非排便时增加腹压即可脱出，还纳较难者，病情重。伴有肛门坠胀灼热，大便不爽，且脱出物表面鲜红、糜烂、渗出较多者，属湿热下注之实证；经常脱出，肛门松弛，排便无力，伴有神疲、气短者，多属气虚下陷。若脱出物嵌顿于肛缘，不能自行纳入，疼痛较甚者，即为气血瘀滞。

问肛周潮湿：肛周潮湿是肛肠病常见症状，由肛门异常分泌所致。可见于肛门湿疹、肛瘘、肛门失禁、脱肛等多种疾病。由于肛门部位隐蔽，患者难以直接观察到，故问肛门潮湿时，除问患者局部感觉外，还可询问分泌物污染内裤情况。若滋水量多质稠多为实证，滋水清稀多为虚证。热重于湿者皮肤潮红、糜烂；湿重于热者，滋水淋漓不断，但皮色不红。

问肛门瘙痒：肛门瘙痒是一种可见于多种肛门疾病的症状。瘙痒的发生常由风、湿、热、虫之邪客于皮肤，或血虚风燥所致。问诊时应根据瘙痒表现的特点及兼症的不同加以鉴别。如瘙痒无度，部位不定，无潮湿糜烂者多为风胜；瘙痒伴有黄水淋漓，表皮蚀烂者多为湿胜；肛周皮肤灼热作痒，且皮色潮红，甚至糜烂者多为热胜；如虫行皮中，夜间痒甚者多为虫淫；皮肤燥痒，脱屑，很少糜烂者，多为血虚。如瘙痒发生在肛周脓肿初起之时，多是毒势炽盛，为病变将进一步发展之象；如瘙痒发生在肛周脓肿溃后或术后，且局部创面焮热奇痒，多为创面不洁所致；如在溃疡腐肉已脱，新肉渐生之时，刨面皮肉间微微作痒，常是将要收口的佳象。

问疼痛：多数肛周疾患，均有不同程度的疼痛症状。临床上，认真询问疼痛的特征，并结合兼症加以分析，不仅有助于鉴别诊断，而且有助于确定病变的性质和程度。问疼痛时，应着重询问疼痛的部位、性质和时间。凡疼痛剧烈，按则痛甚者多为实证；痛势隐隐，按之痛减者，多属虚证；灼痛，遇冷痛缓者，多属热证；冷痛，得热痛减者，多属寒证；痛处胀闷，时感抽掣，喜缓怒甚者，多属气滞；痛如针刺，痛处不移而拒按者，多属血瘀。

问其他：除上述问诊内容外，临床还应注意询问患者以往患病情况，生活起居情况，以及女性患者的经带胎产情况等。

闻诊以辨别声音之韵为主要，以五声五音五脏之变，声音相应为无病，反则乱而为病，盖情志之表现，为内有所感，而发于外也。其他如语言、呼吸、咳嗽、嗳气、呃逆、呕吐等声，皆可据以为诊。闻诊除听声外，还包括嗅味，亦应重视。

肛肠科的局部望诊尤为重要，可直接观察病变部位、性质、特征等，甚至通过局部望诊即可确定诊断。

望诊是医生运用视觉对病人的神、色、形态、舌象以及分泌物色、质的异常变化，进行有目的的观察，以测知脏腑病变，诊断疾病情况的一种方法。中医学通过长期大量的医疗实践，逐步认识到人体外部，特别是面部、舌部与脏腑的关系非常密切。如果脏腑气血阴阳有了变化，就必然反映到体表，正如《灵枢·本脏》云："视其外应，以知其内脏，则知所病矣。"《丹溪心法》云："欲知其内者，当以观乎外，诊于外者，斯以知其内。盖有诸内者，必形诸外。"由此可知，望诊在诊断上占有重要的地位。在肛肠科，局部望诊尤为重要，可直接观察病变部位、性质、特征等，甚至通过局部望诊即可确定诊断。

望目，目为肝之窍，但五脏六腑之精气皆上注于目，故目的异常变化，不仅关系到肝，而且也能反映其他脏腑的病变。根据目与脏腑的关系，望目还可识痔。方法是将眼球分成八个区域（图2-1）。不同的区域代表人体一定的脏腑与组织器官，而右眼的右下方和左眼的左下方是"乾"位，属肺经。在生理功能和脏腑关系上，肺与大肠相表里。内痔发生在大肠的末端，可以从目的乾位反映出来，这就是中医学中所说的"有诸内者，必行诸外"。望目时，如医生见患者乾位有增粗、迂曲、颜色紫暗的血管，则表示有内痔，并根据这种异常的血管数，判断内痔的数。如右眼乾位有1支异常血管，左眼乾位有2支异常血管，据此推断肛门内右侧有一个内痔，左侧有二个内痔，初步诊断共有三个内痔。

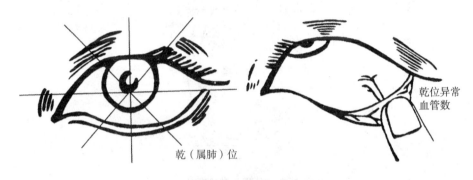

乾（属肺）位

乾位异常血管数

图 2-1　观眼识痔

望唇可知许多疾病，望唇系带还可诊断痔与肛瘘（图 2-2）。望唇系带诊痔，是根据上唇系带的小白点来诊断痔疮。检查方法是：医者以左手或右手拇、食二指，翻起被检查者上唇，注意唇内正中与牙龈交界处的唇系带，有形状不同、大小不等的小滤泡及小白点，对痔疮诊断有相当大的价值。唇系带白点诊断痔疮的原理，系因痔疮生于肛门的内外，与任督二脉有密切关系。督脉起长强，并于脊里之上，经风府，越百会，终于唇系带龈交之处；任脉起于会阴（会阴为任督交会之处），以上至毛际，循腹里，上关元，至咽喉间，终于下唇之承浆。故肛门有痔疮可以反映至唇系带上。观察痔核的方法：凡在唇系带上有点状结节者，标示有痔核。一个小点标示一个痔，若有数个大小不相同的小点，标示有数个大小不同的痔。部位：小点在唇系带正中线上，多是外痔；小点在正中旁，多是内痔；小点在唇系带左侧，标示痔核在肛内左侧；小点在唇系带右侧，标示痔核在肛内右侧；小点在唇系带上端，痔核多靠近肛门12点；小点在唇系带下端，痔核多靠近肛门6点。色泽：小点色白而硬，标示痔核生长时间久，色红而软，标示痔核初生或时间短，红多白少，标示肛门括约肌松弛，或因痔核引起脱肛，往往脱肛与痔核同时并存。

观察瘘管的方法：凡在唇系带上有长条形结节者，标示瘘管。部位：长条形结节越靠近唇系带正中线，标示瘘管浅，靠近肛缘；反之，标示瘘管深，若沿唇系带上下排列，标示瘘管在肛门周围。

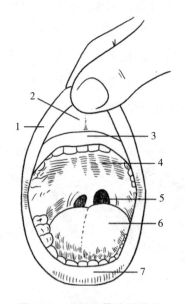

图 2-2　观唇系带诊断痔瘘

1.上唇；2.上唇系带；3.牙龈；4.软腭；5.咽峡；6.舌；7.下唇

望舌诊更为重要。舌为五脏六腑之总使。心开窍于舌，胃咽上接于舌，脾脉夹舌本；肾肝之脉络亦上系于舌根，因此可以通过望舌观测脏腑经络的寒热虚实。宋老认为，舌诊是中医诊断疾病的重要手段之一，也是肛肠科辨证的重要依据。故《辨舌指南》云："辨舌质可辨五脏之虚实，察舌苔可观六淫之深浅。"通过对患者舌质、舌苔的观察，可以判断肛肠病变的寒热、虚实。如舌质淡白，多为气血不足，常见于长期便血之患者；舌质胖嫩而淡白者，多为脾肾阳虚；舌红苔黄腻，则多属热毒壅盛，湿热内蕴，可见于肛痈、痔疾及大肠炎症病变。若舌绛多为热证，实热多为邪入营血之征，虚热常属阴虚火旺之象；如舌绛而色暗或有瘀斑瘀点，是血瘀挟热；如舌苔厚腻，表示湿偏重；若舌苔干燥，表示津液已伤。下利日久如见舌淡且边有齿痕，多属脾阳虚衰，水湿不化之象。根苔厚腻，不思饮食，为肠内积滞。若见黑苔则为大热大寒之证。其他肛肠疾患也可根据舌质和舌苔的变化，结合全身情况对疾病进行诊察辨证。

望肛门：望肛缘有无肿物，赘生物，其大小、位置、性质如何。如见患者排便时肛内有团状黏膜样肿物脱出，便后能自行还纳或手托复位者为内痔；如在肛门或一侧见到赘生样肿物，则多为外痔；如在肛门一侧见到光滑呈暗紫色的肿物，则多是血栓性外痔；脱出物为圆形，如樱桃状，色暗红（鲜红）而有蒂者，多为肥大肛乳头瘤或直肠息肉；若见患者排便或下蹲用力时有肿物脱出肛外，外观呈球形、圆椎形、牛角形或"腊肠样"表面附有黏液或溃疡糜烂，脱出物有螺旋状折叠的皱襞，则为直肠脱垂。若见肛门附近有淡红色或污灰色湿润小丘疹，逐渐成疣状增殖，凸凹不平，大小不等甚或如鸡蛋，形如菜花者，或连成片状，为肛门疣。

望肛门周围有无裂口及溃口，并注意其位置、数目以及与肛缘的距离。如肛管部有梭形溃疡，周围皮肤增厚并有赘生物者为肛裂。肛外有溃口（或有愈合后的点状瘢痕），流脓水者为肛周脓肿溃破或肛瘘；如外口皮下呈潜行性空洞、肉芽苍白水肿、分泌物稀薄者，多为结核性肛瘘。

望肛门周围皮肤及血迹、分泌物、脓液。若肛周皮肤皱襞某侧消失，继而膨隆，则可能有脓肿发生。若肛周皮肤糜烂或有密集的小丘疹，潮湿发痒者多为肛门湿疹。若肛门皮肤有白斑，则有恶变可能。如有血迹，则应考虑为内痔、肛裂、直肠息肉或肛管癌等。如有分泌物或脓液，则应考虑肛窦炎、肛周脓肿或肛瘘。

望大便：大便稀溏如糜，色深黄而粘，多属肠中有湿热；大便稀薄如水样，夹有不消化食物，多属寒湿；便如粘冻，夹有脓血，为痢疾；色白者为病在气分，色赤者为病在血分，赤白相杂者，多属气血俱病，先便后血，其色黑褐的为远血；先血后便，其色鲜红的为近血；便血如坏枣水样或混合状态的血性糊状便多是直肠癌；粪便形状为软便，水样便，黏液便，一日数次或十数次者，多为克罗恩病。

望脓液：脓液稠厚者，元气较充；淡薄者，元气多弱。若先出黄色稠厚脓液，次出黄稠滋水，为将敛佳象；若薄脓转为厚脓，为体虚渐复，收敛佳象；若厚脓转为薄脓，为体质渐衰，一时难敛；若溃后脓水直流，但其色不晦，其气不臭，未为败象；若脓稀似粉浆污水，或夹有败絮状物质，而色晦腥臭者，为气血衰竭，是属败象。若黄白质稠，色泽鲜明，为气血充足；黄浊质稠，为气火有余；黄白质稀，色泽洁净者，气血虽虚，不是败象；脓色绿黑稀薄者，为蓄毒日久，有损伤筋骨之可能，脓中夹有瘀血、色紫成块者，为血络受伤。脓色如姜汁，则每多兼患黄疸，病势较重。脓液透明呈粉液胶状，应考虑黏液癌。脓液黏液呈白色浆糊状，多为汗腺炎。脓液中有均匀黄色小颗粒，多为放线菌感染，脓液色绿多为绿脓杆菌感染。

脓液色黄白而臭，多为大肠杆菌感染。脓液稀薄，呈米泔样或夹杂败絮状物，多为结核杆菌感染。脓液混有鲜血，为脓肿溃破不久。脓液黏稠而厚，多为急性炎症。

宋老认为四诊之切诊以切脉为重中之重。《素问·三部九候论》云："人有三部，部有三候，以决死生，以处百病，以调虚实，而除邪疾。"这是以三部九候来诊治全身的诊法。三部，指人的头、手、足三部；三候，指每部分为天、地、人。故称三部九候。从《脉经》的序言中可以知道："脉理精微，其体难辨……在心易了，指下难明。"脉诊是一门很难掌握的诊断技术。它包含的脉学内容非常丰富。脉象受脏腑功能病理改变的影响，通过错综复杂的现象，显示出脉搏形象的变化，从而把疾病的变化和脉搏的变化有机地联系起来，从中找出辨认病理的迹象，找到论治疾病的理法方药依据。

宋老认为，一个称职的肛肠科医师必须把 28 种脉象烂熟于心，而且要明白相兼之脉对应相兼之病，切莫强置于六纲之中，牵强附会，悬想臆断，并非真知。应该明确，今天我们看待脉诊，不但要发扬它的用途，亦应知依脉诊病，乃四诊中的重要环节，证实望、闻、问三诊之是否，就必须验证于脉诊，而且寸、关、尺分主人体上中下三部的病苦，也有一定的核实价值。宋老认为，肛肠疾病的发生，是人体脏腑气血病理变化在局部的表现，而肛肠局部的病变又必将不同程度地影响到有关的脏腑、经络，促使脉象发生变化。因此，脉诊在肛肠病的诊断中，具有重要的临床价值。正如《疡科选粹》中所说："痈疽固有形之病，目可得而识也。其真元之虚实，治法之补泻，不脉何以知之？"临床脉象甚多，肛肠病证中较为常见的脉象有如下 8 种。

浮脉：轻取即得，重按稍弱，如水上漂木，即为浮脉。主表证。有力为表实，无力为表虚。此脉常见于肛肠病初期，邪毒初犯肛肠，病位尚浅者，或兼有表证时。肛周脓肿脓已成而未溃，热毒较盛，有时也可见浮脉兼数。若脓肿溃后而见浮脉，且浮而无力则多是正气已虚，邪毒未尽之象。痢疾初起，肺系感染每多浮脉。

沉脉：轻取不应，重按始得，如石沉水底者为沉脉。主里证。有力为里实，无力为里虚。肛肠病日久邪深者，多见沉脉。如肛漏长期溃漏脓血，可见脉沉细或兼数。阳气虚陷不能升举所致的脱肛症，常见脉沉而无力。若肛周脓肿未溃而见脉象沉迟者，其病位多较高深，其脓难溃；若已溃而见脉沉者，则多为病深而遗毒难去之象。脉沉实有力，根苔黄厚，多为肠有积滞。

迟脉：一息三至，脉来去极慢者为迟脉，主寒证。有力为寒实疼痛，无力为阳损虚寒。迟脉常见于肛肠病之阴寒证。肛周脓肿脉迟，多属寒邪凝滞，未溃者经年累月，难脓难溃，已溃者，脓液稀薄如涎涕，疮口难敛。迟脉亦可见于久泻、久痢而证属脾肾虚寒者。肛漏病久，阳气虚损，阴寒内伏，亦可见迟脉。

数脉：一息五六至，脉流薄疾者为数脉。主热证。有力者为实热，无力者为虚热。数脉在肛肠病中最为常见，是热毒为患的征象。常见于肛周脓肿、肛瘘发作、内痔嵌顿、肠痈、肠炎等疾患。脓肿初成，酿脓欲溃，正气尚足，热毒炽盛，此时脉多滑数而有力。脓肿已溃，毒邪外泄，气血耗伤，此时脉多数而无力。肛周脓肿或肠痈常有浮数、紧数、洪数等几种相兼脉象，若见浮数之脉，脓虽未成，有消散之可能；若见紧数之脉，脓虽未成，但毒已结聚，消散无望。紧脉去但见数脉者，为脓势已成，若见洪数之脉，则脓必大成。肛瘘溃脓日久，脉数且沉细无力，多为阴血亏耗，虚阳偏亢。

滑脉：脉象往来流利，应指圆滑，如盘走珠者为滑脉。主痰盛、食滞、实热诸证。常人亦可见有滑脉，因血旺气盛，故脉来流利。肛周脓肿成脓时，若见脉滑数者，多为热毒炽盛，正气尚足之象；脓已溃而仍见滑脉者，多为热邪未消，余毒未尽之征。此外，大肠湿热泻痢，或有饮食积滞者，均可见到滑脉。

弱脉：脉象极软而沉细，按之乃得，举之无有即为弱脉。常见于气血不足及阴精阳气亏虚者。肛肠疾病中属慢性消耗性疾患者多见。长期溃脓的复杂性肛瘘、便血日久等症，脾胃虚弱之久泻、久痢、脱肛等症以及肛肠手术失血过多，也可见弱脉。

芤脉：脉象浮大而软，按之中空，状如葱管者为芤脉。主亡血、伤精，是阴血亏虚于内的表现。常见于大量失血之后或手术失血过多及术后并发大出血者。此为危象，凡见芤脉，当立即予以救治。

牢脉：指沉取实大弦长，坚牢不移。牢脉轻取、中取均不应，沉取始得，但波动有力，势大形长，多见于阴寒内盛，疝气，积证如大肠癌。

6. 取长补短，中西结合

宋老习医从不因循守旧，固步自封，而是思想开明，乐于接受新生事物。自1959年从西医院校毕业，就从事医学诊疗工作，苦于当时医疗资源的限制，很多疾病在医学上无法解释，而在接触中医的过程中，他又力图用科学的道理来揭示中医治疗的原理，并不断用现代医学观点来拓宽自己的思路，后来发现虽然可以用中医理论进行解释，但是缺乏直观的证据。他说："中医博大精深，但也不能骄傲自大，视若无物，西医也同样存在了很长时间，而且发展地有声有色，凡有用的东西，都应兼收并蓄，中医和西医要取长补短，化为神奇。"宋老最欣赏张锡纯的治学主张，虽到耄耋之年，仍虚心学习西医的诊断技术与检验知识，志在"西为中用"，使中医有所创新、有所发展。宋老在诊治疾病时常把西医的"症状""体征"与中医的"证候"结合起来，联合诊断。而且善于运用现代生理学和解剖学的观点解释脉象的原理，从血液流动与血管的关系上解释中医的脉象变化，在中西医结合上迈出了可喜的步伐。随着现代医学的不断发展，他又系统学习了中医，并且与现代医学紧密结合起来，在中医临床工作中，经常参考西医学的有关内容。在病因和发病机制上有了更深入的了解与认识，对指导中医的临床实践起到了积极的作用，制订出中医治疗的理想方案，并收到了显著效果。在学术研究上他一贯反对盲目自大、固步自封、妄自菲薄，主张实事求是，学以致用，齐头并进。中医以辨证为主，它强调整体观念和因时、因地、因人的个体化治疗。因此，将西医的辨病与中医的辨证相结合，建立病证结合模式是中西医结合临床及科研的基本思路。宋老一生不追求名利，只把救死扶伤作为自己的天职，体现了他高尚的医德和品质。在年迈体弱的今天，仍不顾领导和家人的劝说坚持医院门诊。他说，我看到病人时是最开心的，说明大家还在想着我、信任我，一想到慕名而来的病人，我的心也踏实，我的生活也是充实的，这数十年的医学知识没有浪费，还能为社会贡献自己的微薄之力。

二、临证特色

1. 注重专科检查

肛门直肠指诊是肛肠科突出中医特色的专科检查，可减少直肠癌的漏诊，因为约 80% 的直肠癌都位于手指可触及的部位。指诊还可以了解肛周及直肠远端的其他疾病，了解有无肿块，以及软硬度、光滑度、压痛感、波动感等，有无条索状物，了解肛门直肠有无狭窄，在内痔区细心触摸痔体的大小，有无动脉波动。宋老认为肛门直肠指诊痛苦小、准确率高、简便易行，举手之劳可得回天之力。在临床上指诊除了肛门急性炎症期或高度狭窄不能插入外，应作为便秘、腹泻、下消化道出血、下腹痛、腹水、腹会阴部不快感及疑有恶性肿瘤病的常规检查方法。

指诊体位一般为左侧卧位或膝肘卧位，也可采用半蹲位。检查者右手戴手套或指套，并在手套或指套的食指端涂布均匀的水溶性油剂，左手在被检者肛门的左侧，协助右手分开臀部，右手食指先在肛周缘轻轻按摩数下（图 2-3）。这样，一方面使患者有精神上的准备，另一方面可把周围的阴毛推开，徐徐使手指通过肛管，直达直肠壶腹部，正常情况下可触及环状凹陷，此为括约肌间沟，再进入，可触及括约肌的上缘，食指长的可触及提肛肌的内面，在背侧可触及骶骨，具有活动性，正常的直肠后壁是软的（图2-4）。

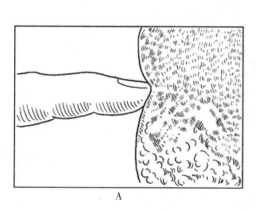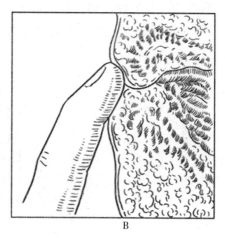

图 2-3　指诊方法示范

A. 错误指诊方法；B. 正确指诊方法

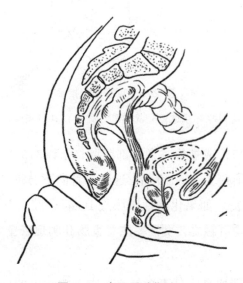

图 2-4　直肠后壁指诊

指诊首先从肛周开始，需注意肛门周围有无条索状的肿物，并触知其方向及距皮肤的深浅。如有溃破口及点状瘢痕，并有间断的愈合及破溃反复发作史，即考虑为肛门瘘管。如有波动性肿物，触之疼痛，可能为肛周皮下脓肿。次之，食指插入肛管后，需先了解括约肌的功能，若处于高度痉挛状态，又必须肛门指诊时，宜在局麻下进行。如肛管产生强烈收缩，患者疼痛感甚，再进一步可触及纵形条状物，位于截石位6点或12点者，要考虑是否为肛裂。

手指插入直肠内，男性前方有尿道球部及前列腺，需注意前列腺有无肿大及肿瘤。一般触及前列腺沟消失为前列腺肿大（图2-5）。

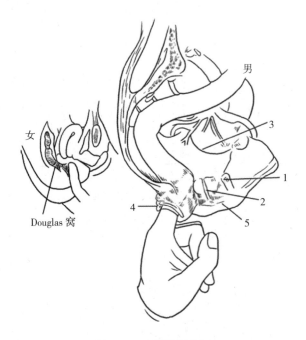

图2-5 直肠前壁指诊

1.前列腺；2.前列腺部尿道；3.提肛肌弓腱；4.肛门皮肤；5.尿道会阴膈膜

有时检查者手指短，或被检查者臀部肥胖，指诊的深度便有差异，如果把食指插入从肛门口到直肠前壁为8～10cm，这时患者向下努责，内脏下移，便可触及腹膜反折处的直肠膀胱窝。如果化脓性腹膜炎Douglas腔有脓液，或胃癌时有腹膜转移的硬结，在此窝内均可触之，女性要注意直肠和阴道膈壁之间可触之硬的子宫颈，需与病理性肿物区别。

指诊还需注意肛管和直肠有无狭窄。首先了解狭窄的性质深度，与周围组织的关系等，必要时进行活体组织检查而定性。另外要注意直肠和肛管的四周，有无硬结、肿物，其位置与周围组织的关系。结合病史，要注意与近期直肠手术或注射痔核后所致的硬节加以区别，病理活体组织检查可确诊。了解直肠两侧和后面有无肿物波动，如有肿物，并有烧灼感者，一般为直肠周围脓肿，如果小的硬块压痛明显，活动度大，多为血栓痔。

探针检查：探针是用于肛窦的探查及各种类型肛瘘的诊断和治疗的重要工具。常用的探针种类见图 2-6。检查时要选择好体位，局部进行清洁消毒，必要时行局部麻醉。一般选用银质柔软的探针，从瘘道外口轻轻插入，沿管道走行探到内口，另一手食指伸入肛门直肠内接应探针的尖端通过。若探针通过受阻，可能是管道狭窄或阻塞，切记不要强行探入，造成假管道，需考虑可能因管道弯曲，此时可牵拉外口使弯曲管道呈垂直方向再继续探入。对于盲瘘，要在分叶肛门镜协助下用弯钩形探针，探得其深度与走向。

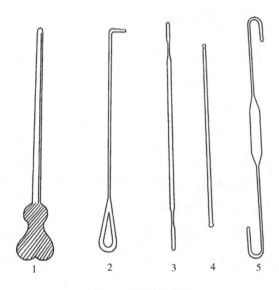

图 2-6　探针的种类

1.有槽探针；2.单钩探针；3.探棒；4.双球头探针；5.双钩探针

在诊疗大肠病时，宋老把乙状结肠镜检查纳入常规检查，并提出谁检查谁诊治，乙状结肠镜检查是一种简单、实用、安全、基本无痛苦的方法，它可在直视下了解病变部位、病灶大小，直肠黏膜的颜色、充血程度、出血及溃疡的面积、肿物大小等，采用此法提高了大肠病的确诊率。

肛门镜检查是肛门直肠疾病的常规检查方法之一，适用于肛管、直肠末端及齿线附近的病变，还可进行活体组织检查。该方法不仅简单易行，而且临床价值大。电子内窥镜的发展彻底改变了传统检查的不足，对于痔疮，肛乳头肥大，肛瘘，肛裂等症状能够迅速并准确地了解其病灶的部位以及发展程度，通过采用医用视频及摄像技术，医患双方在检查过程中可同时清晰地观察到放大数十倍的病灶部位。同时可将病灶锁定后打印成像，为治疗前后进行比较提供可靠依据，有利于肛肠疾病的诊断及其鉴别诊断。电子结肠镜的应用是肛肠病学上的一个重要进展，对全大肠的直接观察、采取活检进行组织病理学检查、疾病的早期诊断提供了重要手段。对有蒂的息肉可在镜下应用高频电源装置进行切除。在手术台上可帮助术者检查肠腔内的病变，避免遗漏和不必要的过多切除肠管。

肛肠疾病的临床症状如脱出、便血，多是在蹲、坐位排大便时发作，肛肠疾病中如痔病、脱肛病的诊断需要根据脱出长度及脱出组织性质进行分期诊断，坐、蹲位检查既避免了医生诊断的不便，使肛肠疾病病变在检查时更加逼真地显现，同时可以减少患者的痛苦，避免了误诊和漏诊，为疾病的后期治疗提供不可或缺的帮助。蹲位检查是患者在排便努挣状态下进行的检查，由于不方便往往被省略，有很多肛肠疾病是以脱出、出血等为主症前来就诊的，仅据患者的自述及肛门镜检查，很难确定脱出物的形态、大小，是局部脱出还是环状脱出，出血点在什么部位等。蹲位检查可直接观察，定位准确，给诊断治疗提供直观的依据。

大肠造影检查：结肠造影检查可分为单对比造影检查或结肠双重造影检查。单对比造影检查是将钡剂或水溶性造影剂经直肠导管注入直肠和结肠。结肠双重造影检查又称结肠气钡双重造影检查，是将钡剂经肛门注入直肠和结肠至横结肠中部，然后注入气体，使钡剂在结肠黏膜表面良好涂布后开始摄片。应用荧光透视良好显示结肠及直肠黏膜，避免相互重叠，能够显示单对比造影不能显示的结肠黏膜形态。气钡双重造影通过良好的黏膜涂布、适量的气体充盈、不同体位的摄片可以良好显示微小的黏膜异常。

肠管直肠压力测定是一个状态描述性检测，即是对目前肛管、直肠功能状态的一个描述。它是一种安全、无创的客观检查技术。直肠感觉检测常包括直肠初始感觉容量、直肠便意感觉容量、直肠最大耐受量，常常与肛肠压力测定同时完成。

2. 重视外治法，尤重直肠给药

在治疗肛肠病时，宋老认为在内治的基础上切莫忘外治，外治法可使药物直接作用于患部，针对性强，药物吸收迅速，无创伤，可荡涤污浊毒邪，使经气血脉通畅，气机调和，腠理疏通，能起到立竿见影的效果。如中药熏洗、坐浴、外敷、红外线照射、栓剂纳肛、保留灌肠，特别是直肠给药等在肛肠疾病的治疗上能取得十分满意的效果。

直肠给药是指通过肛门将药物送入肠管，通过直肠黏膜的迅速吸收进入大循环，发挥药效以治疗全身或局部疾病的给药方法。直肠给药是目前TDDS制剂（靶向给药系统中诸多黏膜给药新剂型发展中的一种，也是中医学的传统外治方法。按其给药方法可分为：栓剂塞入法、保留灌肠法、直肠点滴法；按其药物组成又可分为：西药直肠给药、中药直肠给药、中西医结合直肠给药。直肠给药的应用历史源远流长，在世界许多地方都留下它的脚步，在中医学中称其为"导法"，早在《史记·仓公列传》就有类似肛门栓剂的早期记载，在古埃及、古印度、古巴比伦等也都留下了直肠给药应用的脚步，但囿于各种原因，如人们的用药习惯、对肛管肠道的认识等，在古代社会，尤其我们国家并未广泛应用，主要为一些医家的绝技密法而流传于世。直到20世纪60年代在研究直肠给药能起全身作用的方面获得显著成绩后才引起了世界各国的重视。宋老在国内较早广泛运用直肠给药治疗肛肠疾病，当时适逢建国，党和国家实行"百花齐放、百家争鸣"的文化政策，各种思想比较活跃，宋老有感于前苏联一篇关于"直肠能够吸收牛奶"的报道及对肛肠疾病的生理病理认识，在继承和发展的基础上开始尝试用直肠给药的方法治疗肛肠疾病，于1960年开始采用中医药辨证施治配合中药保留灌肠的方法治疗溃疡性结直肠炎，取得了满意的临床效果。但是，囿于当时人们的认识，反对的声音很大。随着医疗实践的发展，直肠给药治疗肛肠疾病的疗效才逐渐被人们所接受，现在药理学表明：直肠给药在治疗肛肠疾病中不仅能够可直达病变部位，迅速发挥局部作用：促进局部血液循环，改善组织营养，降低毛细血管通透性，减少炎症渗出，有利于抑制结缔组织增生，促进炎症包块吸收和痉挛的解除，对肛管、结直肠直接发挥润滑、消炎、消肿、止血、收敛、止痒、止痛、导泻、杀虫及局部麻醉、抗肠道肿瘤等局部作用，局部治疗药力集中，直接作用于病灶，药效维持时间长、疗效好。并且直肠给药因其药效成分及其赋形能有效地保护创面，减轻粪便对肛肠疾病手术切口的不良刺激，间接地减轻术后肛门疼痛，促进了肛周的血液循环，从而有利于切口的愈合；还通过直肠上静脉、直肠中静脉、直肠下静脉、肛管静脉及直肠淋巴管吸收而发挥全身作用，同时经直肠中静脉、直肠下静脉、肛管静脉及直肠淋巴管吸收可避免肝脏的首过消除和胃小肠消化酶和酸碱度对药物的破坏作用而提高药物的生物利用度，而且还能避免对胃肠道的刺激并减轻肝脏的代谢负担。宋老坚持辨病与辨证相结合、中西医相结合，将直肠给药作为治疗肛肠疾病的常规疗法，为此，将其临床疗效确切的经验方药制成肛门栓剂、灌肠方剂，并广泛应用于临床，如甲硝唑栓、通便栓、抗癌栓。针对传统灌肠法对肠壁刺激性大、灌肠液保留时间短的不足，宋老成功研制出直肠点滴给药机，应用该机保留灌肠，具有给药缓慢匀速、药液恒温、自动震荡等优点，灌肠液保留时间长，药物吸收充分，从而提高了临床疗效。针对中药汤液体积大、不易携带的缺点，宋老将中药煎液、滤过、浓缩，制成颗粒，干燥、过筛，装入胶囊，如灌肠粉、黏液停等。

宋老认为，采用外治法治疗肛肠疾病具有操作简单、适应范围广泛、疗效可靠、很少受条件限制、创伤小等多种优势，便于临床应用及自行应用。

3. 调和阴阳，重甘草之功

宋老认为，所病者，皆因阴阳失和，当平调之，此国老（甘草）效见也。宋老重视中医的辨证论治，辨证的首纲就是辨阴阳，无论患病的时间长短，都会出现阴阳的失调，阴或阳太过、不及的病机变化，出现阴偏盛、阴偏衰、阳偏盛、阳偏衰及阴阳皆衰等情况。正如《素问·阴阳应象大论》指出："阴胜则阳病，阳胜则阴病，阳胜则热，阴胜则寒。"治当以平为期，或顺而和之，即顺应正气抗邪的趋势，以顺调正气为主，因势祛邪，采取或吐，或下，或汗等诸法，使正气"自和"。如《素问·阴阳应象大论》曰："其高者，因而越之；其下者，引而竭之；中满者，泻之于内。"或逆而调之，即补偏救弊，促进和合，如《素问·至真要大论》所言："高者抑之，下者举之，有余折之，不足补之，佐以所利，和以所宜……寒者热之，热者寒之……燥者濡之，急者缓之，散者收之，损者温之，逸者行之，惊者平之。"在实际的诊疗过程同时还要"适事为故"，不能太过，也不可不及。在调和阴阳方面，宋老特别重视甘草的使用，甘草，性甘，平，归肺、脾、胃经，具有补脾益气，清热解毒，调和诸药的作用。如清·黄元御在《长沙药解》中论甘草"味甘，气平，性缓。入足太阴脾、足阳明胃经。备冲和之正味，秉淳厚之良资，入金木两家之界，归水火二气之间，培植中州，养育四旁，交媾精神之妙药，调济气血之灵丹"。临证施方虽可避免"十八反""十九畏"等情况，但也有滋阴如生地、麦冬、芍药之药，补阳有肉桂、巴戟天、附子之品，用甘草和之，具补阳滋阴之效，而无伤阳耗阴之虞，用药少而效宏，能达到补阴、助阳及调和阴阳的预期效果。

4. 治泄泻当全面考虑

1968 年，宋老涉入了溃疡性结肠炎的研究与治疗，并大胆地采用了内服、直肠给药的方法。认为溃疡性结肠炎是一种全身性疾病的局部表现，其特点为整体多虚，局部多实，本虚标实的一种疾病。宋老治疗溃疡性结肠炎的经验总括为"七个不能忘"：

（1）不能忘整体与局部、标与本的关系。宋老认为局部病变往往是整体病变的反应。本病虽为大肠的局部病灶，但和机体的整体病变密切相关。因而调整全身脏腑阴阳气血的平衡，可促进局部病灶的吸收。而局部病灶的好转，又有助于整体机能的恢复。然本病本在脾、标在肠，治脾是整体治疗的关键，临床应以健脾益气为基本，结合化湿、理气、抑肝、导滞、和血、温阳、补阴、补肾、固涩等为法则。局部治疗当以清热、解毒、利湿、活血、凉血、祛腐生肌为原则，此多与整体治疗同用，能够提高临床疗效，是局部结合整体、标本兼治的体现。

（2）不能忘扶正祛邪的关系。本病病机虽然复杂多变，但不外虚实两端，故治之当以"虚则补之，实者泻之"为原则，即证属虚者，当用扶正之法，如本病见便溏，神疲乏力，不思饮食，舌淡，脉弱之脾虚证，当治以健脾益气；脾虚中气下陷，见久泻脱肛者，当补中益气，升举阳气；脾虚及肾，见便下稀薄，五更即泻，身倦食少，畏寒肢冷之脾肾两虚证，又当双补脾肾；泻久伤阴，见有阴虚者，治以滋补阴液；脾肾虚弱日久，气血生化无源，精不化血，可见乏力、头晕、消瘦等气血虚证，以补益气血，此皆属扶正之法也。而证属实者，又当取祛邪之法，如泻下赤白脓血，肛门灼热，脉滑数，证属湿热证，当清泻肠中湿热；泻下赤白黏液白冻，夹脓血，腹中冷痛，拒按，证属寒湿证，当温散寒湿；见腹泻，便下臭如败卵，或夹脓血，脘腹胀满，厌食之食积之证，当消食导滞；腹泻，便下脓血鲜红，或纯下血水，不能食，腹痛，里急后重，舌质绛，脉滑数之热毒之证，又当清热解毒；泻下脓血，血色紫暗，或有血块，腹部刺痛，面色晦滞等瘀血之证，又当活血化瘀，如此等，均属祛邪之法。本病虽不离虚实之证，但往往是虚实互见，以虚为本，故治疗当扶正祛邪并施，注意扶正配以祛邪，祛邪勿伤正。

（3）不能忘顾护脾胃，用药宜温运。本病以脾虚为本，虽有湿热、食积、气滞、血瘀之变，其根本仍为中阳不振，脾虚不运，在立法施药上应健脾益气，温运化湿，宜用温运，慎用苦寒。脾胃得以顾护，正气强壮，寒湿等邪则无处可容，有利于本病的治疗和康复，故对本病的治疗应始终照顾脾胃，即便有湿热之征，亦宜在温运化湿的基础上兼用少量的苦寒清热之品，特别是久病更须注意及此。

（4）不能忘疏导为主与慎用涩敛。本病病因多端，有兼寒兼气滞血瘀及食积之不同。在治疗上还应注意疏泄导滞，运化祛湿，活血祛瘀，消除食积，这样不但使邪去，也有利于正气的恢复，湿去食消则脾胃功能才能得以恢复，大肠得以通畅。本病日久不愈，病久入络，湿邪内伏常致瘀血气阻，不可轻投收敛固涩之品，即便当用固法时，也要兼顾导滞，否则易致水湿等病邪内遏，生闭门留寇之弊，而延误病机。

（5）不能忘因人、因时、因地制宜。中医治病立法往往不离整体观念及辨证论治的特点。对于本病应该根据病人的年龄、性别、体质、生活习惯特点及不同的气候特点、不同地区的地理特点来考虑治疗用药的原则，根据辨证的结果确立治疗方法，具体情况具体分析，才能取得满意的效果。

（6）不能忘调节情志。宋老非常重视情志失调在本病发生过程中的作用。或因忧郁恼怒，精神紧张，以致肝失条达，失于疏泄，肝气横逆，乘脾犯胃，脾胃受制，气滞血涩，饮食难化，日久胶结，可渐成泻下赤白粘冻而发病；亦可由于情志失调日久，耗伤肝阴，损伤肝气，肝阴不足，相火上亢侮脾可泻，肝气不足，疏泄不及，非但脾土失其疏条之助，肠腑也会乏其束要调运而发本病。由情志失调而产生本病，大都是在脾气素虚，或本有食滞、湿阻的情况下随触而发的，所以始终要坚持调节情志。

（7）不能忘直肠给药要辨证选药。直肠给药疗法主要有保留灌肠法、直肠点滴给药法、直肠喷粉法和栓剂塞肛法等，其中保留灌肠法为临床最普遍而常用的方法。现代医学认为本病为主要侵犯肠黏膜或黏膜下层，伴有糜烂和浅表溃疡的非特异性疾病。病变以远端结肠为主，而此法使药物直达病所，又可避免上消化道酸碱度和酶对药物的影响，保持药物性能，使药物吸收更为奏效，并能延长药物作用时间，从而使肠黏膜修复、溃疡愈合而达治疗目的。

5. 便秘以通为顺，注重生活调节

便秘是指由于大肠的形态、动力、肠腔内微生态、自主神经功能调节、直肠周围组织的变化等，影响肠腔内容物顺利排出，粪便在肠管内通过困难，运出时间延长，排出次数减少，粪便硬结，排便痛苦的一组症状，如排便习惯改变、排便不尽等，一般包括连续 6 个月排便间隔时间超过 3 天；每次排空粪便的时间超过 5 分钟，有排便不尽或不爽感，甚至需用手法帮助排便；在正常饮食情况下每天大便的重量低于 150 克；大便的性质为干硬大便或成形软便。便秘并不是一种疾病，而是多种疾病的一组综合症状。《黄帝内经》提出了关于便秘的记载"大便难"，《伤寒论》中有"阳结""阴结"及"脾约"等名称，后世根据病因病机不同，又有"热秘""气秘""虚秘""冷秘"等分类。脾约、阴结、阳结、秘涩、秘结或大便涩滞、大便难均是便秘的别称，认为是人体阴阳、脏腑、气血、情志失调而引起粪便滞留于肠间，排出困难的一个局部症状。宋老在长期的诊疗中发现，近年来随着饮食结构、工作方式、社会压力、人口老龄化等因素的影响，便秘的发生率越来越高。而且是痔、肛裂、肛周脓肿、肛管直肠癌的常见症状。凡腹满胀痛，拒按而大便秘结的，多为燥热内结，患者常伴有面赤、口臭、身热、心烦、小便短赤、舌质红、苔黄燥、脉数等症状多为胃肠积热，腑气不通；凡腹满作胀不痛、喜按而大便秘结的，患者常伴有面色㿠白、头晕心悸、神疲乏力、舌质淡、脉细无力等症状，多为血虚肠燥；虽有便意，但临厕努挣难出或便而不畅，伴肛门坠胀，头晕，气短，疲倦乏力，舌淡，脉虚无力等，证属气虚便秘；如伴午后潮热，盗汗，口燥咽干，咳嗽咯血，舌红少苔，脉细数，为阴虚火旺。

本病以中老年女性为多，器质性便秘者很少，功能性便秘者居多，并且很多患者都已多方求治，药物治疗效果不佳，手术治疗取效较差，见大夫话语不停，诉症状杂乱繁多，这些病人往往思想负担比较大，对医生的依从性比较差，三剂不效，即更他医。针对这种情况，宋老常常倾听宽慰以顺其意，大剂通下及灌肠取效以安其心，嘱患者调畅情志，规律生活，多饮水，多食蔬菜水果，常按摩腹部，多参加户外活动，养成定期排便的习惯。使患者明白，便秘缓解症状很易，短期彻底纠正很难，需长期的饮食、生活调理及药物治疗等多种方法方能奏效，因此不要急于求得疾病全面的缓解，只要通过药物、生活等调理能维持大便正常排出，不影响正常的生活和工作，然后再渐进取效，徐图根治。宋老还主张，便秘像其他慢性病一样，带病生活也是便秘患者可以采取的积极生活态度。同时宋老还建议便秘患者，尤其是年轻便秘患者，定期洗肠以清宿便，减轻宿便在肠道长时间停留造成毒素等被肠道重吸收对身体的影响，为此宋老还带领我院科研团队研发洗肠机，在我院成立了洗肠室，很受便秘患者的欢迎。

6. 大肠癌求"四早"，力主综合治疗

大肠分为盲肠（包括阑尾）、结肠（包括升结肠、横结肠、降结肠和乙状结肠）和直肠（包括肛管），发生在此部位的癌肿，称为大肠癌，是人类主要的恶性肿瘤之一。大肠癌的好发部位以直肠多见（50%），其次为乙状结肠（20%）、盲肠及升结肠（16%）、横结肠和降结肠（6%），少数病例为同时多原发癌。近年来，右半结肠癌的发生率有所上升，而直肠、乙状结肠癌则相对下降。严重危害人类的健康，国家提倡"三早"即早发现、早诊断、早治疗，目前很有必要提倡"四早"，即"三早"+早普及。"早普及"即使医护人员尽早地将大肠肛门恶性肿瘤的发病机制及处理手段普及给患者，从源头上增加诊治本病的力量。根据全国肿瘤登记中心的统计，我国2007年大肠癌发病率为29.6/10万人，居第三位，死亡率为14.15/10万，居第五位。大肠癌发病明显呈现出城市高于农村、高收入地区高于低收入地区、男性高于女性、老年人高发的特征。

宋老针对大肠癌，强调 4 个"早"，一经发现，及早治疗，尽量手术切除，主张术中以无瘤、无菌、无血及根治为原则。因直肠指诊可发现距肛门 7cm 以内的肿瘤，且大肠肿瘤发于肛门直肠部者最多，因此在诊疗过程中宋老特别注重直肠指诊。针对大肠肿瘤有家族遗传、易发倾向的特点，宋老临诊特别强调对患者肿瘤家族史的询问，有肿瘤家族史者，无论其有何肠道症状，都强烈建议其进行电子结肠镜以行肠道肿瘤筛查。肿瘤已成者，尤其是恶性肿瘤，宋老主张采用综合疗法，充分发挥我们中医药的优势，比如宋老主张中医药配合化疗，运用中医的辨证施治以制约化疗药物的毒性反应，运用中医的扶正培本增强机体的免疫功能，给予化疗以免疫支持，以提高机体对化疗药物的耐受性，这就为晚期肿瘤病人创造了化疗的条件，以充分发挥化学药物的疗效，如宋老用于大肠癌的经验方抗癌汤、抗癌丸及抗癌灌肠液。在大肠肿瘤的治疗中，宋老还主张多学科团队协作，包括具有专业知识、技能和丰富经验的专家，如外科专家、肿瘤内科学专家、病理学专家、放射学专家等聚集在一起，以患者为中心，为患者提供高质量的诊断、循证医学的临床决策和最佳的治疗方案。

7. 治疗肛门病注重术式改良，强调功能恢复

痔、漏、裂、脱肛肠科四大疾病，治疗多以手术为主，宋老注重中医传统术式与现代医学术式相结合，取长补短，改良出更适合临床的新术式。

痔疮是最常见的肛肠科疾病，痔是中国医学最早记载的疾病之一，素有"十男九痔""十女十痔"的说法。宋老认为，本病的发生多与便秘时用力排便努责、喜食辛辣食物、门静脉内压升高及循环障碍等有关，另外，也跟不良的作息姿势及作息规律有关。主要症状是出血、脱出，部分患者会有疼痛（血栓性外痔）与肛门潮湿或瘙痒。本病的治疗多以保守治疗能够奏效，如栓剂纳肛、药物坐浴、药膏外涂等，但有些患者反复发作或症状较重者需手术治疗。宋老在我们传统中医的结扎疗法的基础上，结合现代机械学知识，自制套扎器治疗痔疮、脱肛，使手术更加便捷，手术效果更加确切。再如，套扎疗法和注射疗法均为治疗痔疮、脱肛的常见手术方式，宋老将两者联合，改良为"套扎+注射"的并用，套扎使注射的范围更加局限明确而以免坏死过多，注射使套扎更加牢固而无过早脱落之虞，缩短了病程，提高了手术效果。

肛门直肠瘘简称肛瘘，是指肛门直肠因肛门周围间隙感染、损伤、异物等病理因素形成的与肛门周围皮肤相通，形成异常通道的一种疾病。一般多为肛门周围脓肿破溃后的后遗疾患。肛瘘一般由原发性内口、瘘管和继发性外口三部分组成。内口为原发性，绝大多数在肛管齿线处的肛隐窝内；外口是继发性的，在肛门周围皮

肤上，常不止一个。宋老认为，肛瘘的发病原因多为肛痈溃后久不收口，湿热余毒未尽；或痨虫内侵，肺、脾、肾三脏亏损；或因肛裂损伤日久染毒而成。而高位复杂性肛瘘在治疗上存在一定的难题，如手术不彻底、易复发、肛门功能损伤等。宋老通过多年的临床经验总结，根据传统的挂线技术及切除术而进行术式改良，改良术式为"对口开窗引流＋高位挂线术（花瓣样切口肛瘘根治术）"。手术特点为：①外口的形状为放射花瓣状，大小为病灶腔的两倍，内腔病灶清除要彻底；②花瓣状切口之间要保留充足的健康皮桥；③花瓣状引流口要保持距肛缘 0.5～1.0cm；④花瓣状切口和病灶腔之间不能存在直角，防止滞留感染物及粪便残渣；⑤内口处高位挂线。最后查无残留病灶及支管后，将皮瓣修剪成"花瓣样"，查无活动性出血及病灶腔和支管存在后，油纱条填塞、纱布覆盖，加压固定。丁字带包扎，术毕。使术后引流通畅，治愈率高，疗程短，后遗症少，此方法获得河南省科技进步三等奖、郑州市科技进步二等奖。

直肠脱垂，是指直肠黏膜、肛管、直肠全层和部分乙状结肠向下移位而脱垂于肛门外的一种疾病，又称肛管直肠脱垂。属于中医学"脱肛""盘肠痔""重叠痔""脱肛痔""截肠"等范畴。宋老在本病的治疗中多采用中西医结合的治疗方式，手术常采用"黏膜下柱状注射＋肛门紧缩术"治疗Ⅱ、Ⅲ度直肠脱垂。一般用注射器连接长针头吸取消痔灵注射液（生理盐水等量稀释），进针直肠黏膜下层后，从上向下，边注药、边退针，在截石位 3、7、11 点处黏膜下层柱状注入药液，使黏膜与肌层粘连固定成条柱，还纳复位。宋老采用钢丝进行肛门紧缩术，钢丝为煅制后的牙科用钢丝，一头预先制成小环形圈，无菌消毒备用。具体操作为：将脱出的肠管还纳复位后更换手套，在距肛缘截石位 1 点和 7 点各 1.5 cm处，沿肛缘做放射状切口，一般 1 cm左右，然后将切口分离，由 1 点处用无齿弯钳夹持钢丝的环形部进入，从肛门外括约肌外侧 7 点处穿出，再依前法由 7 点处穿至 1 点处引出。将食指放入肛门，以容二指为度，用骨科钳结扎钢丝圈，剪除多余部分放入隧道内，缝合前后切口，外敷灭菌纱布，胶布固定。应用此方法，患者一般预后较好，再配合宋老总结的肛门功能锻炼方法，临床上很少出现复发及反复等情况。其方法具体为：患者取膝肘卧位，臀部尽量抬高，腹部放松压低，调匀呼吸。首先用力吸气，吸气时收缩肛门，闭气约 5 秒钟；然后慢慢呼气，呼气时肛门放松，用时约 5 秒钟。如此反复，一次约 30 分钟。每天一次或二次，临睡前及晨起前锻炼效果较佳。

此外，宋老认为肛门部手术治疗的目的是既要求根治又要求保留肛门括约肌的功能，重在消除症状和促进肛门功能的恢复，而不是消除病灶和恢复形态的完整。

针对时下社会上过分强调手术的微创和术后的美观，宋老总是谆谆地告诉这些病人手术瘢痕不可怕，功能的恢复最重要，比如痔疮本身就是人体正常组织——肛垫的病理性肥大或下移，具有协助排便等重要功能，因此治疗上不宜切除过多的肛垫组织，达到消除症状即可，要保留黏膜桥和肛垫；再如，肛周脓肿和肛瘘等感染化脓性疾病，手术的关键是清除感染坏死病灶，不要怕手术创面大，更不要怕因挂线引流而造成术后创面愈合时间延长。

8. 治肛肠病需重视肠道微生态平衡

微生态学（microecology）是 20 世纪 70 年代兴起的一门新学科，是现代生命科学的一个新分支，是生态学从细胞水平和分子水平研究正常微生物群之间及其与宿主之间相互关系的生命科学。它研究微生物与其宿主（人类、动物、植物）之间的对立统一形成的生态系统的变化和规律。寄居于皮肤、口腔、消化道、呼吸道和泌尿生殖道中的细菌在正常情况下保持动态平衡，形成正常的微生态群。中医学以整体观为指导，系统地阐述了人体的生理、病理、病因等，形成了完整的理论体系。中医学的理论或包含着大量的微生态问题，随着微生态学研究，发现中医药与微生态之间理论相通的关系。在理论上，微生态学以现代生态学为基础，中医学以"天人合一"的生态学为基础，微生态学的理论与方法研究为中医药学的现代化研究提供了新的思路和新的研究方法。人体微生态是一个独立的体系，其寄居的环境就是整个人体，因此对于人体微生态来讲，人体就他们的"自然界"。新生儿从产道开始接触微生物，降生后 1～2 小时微生物进入肠道，在与母亲及环境的接触中，全身可定植的部位很快被微生物占领，形成特定的微生态系统。据测定，一个健康的成年人自身的细胞约有 10^{13} 个，而所带各种微生物约有 10^{14} 个，微生物的总重约 1271g，其分布大约是肠道 1000g，皮肤 200g，口腔、肺脏、阴道各 20g，鼻腔 10g，眼睛 1g。可见微生态与大肠关系密切。人体微生态系统十分庞大、复杂，包含着若干个层次，每个层次在生态结构和功能上具有相对独立性。

人体是一个庞大的动态的微生物群落的天然寄居场所，正常肠道微生物菌群可分为三大部分。其一是宿主共生菌，为专性厌氧菌，是肠道的优势菌群，如双歧杆菌、乳杆菌、类杆菌和消化球菌等，是肠道菌群的主要构成者，能够维持健康的微生态平衡、促进肠道的蠕动和提高机体的免疫能力；其二为条件致病菌，以兼性需氧菌为主，如肠球菌、肠杆菌等，在肠道微生态平衡时是无害的，在特定的条件下具有侵袭性，对人体产生危害；其三是病原菌，如变形杆菌、假单胞菌和韦氏梭菌等，大多为过路菌，长期定植的机会少，肠道微生态平衡时这些细菌数量少，不会致病，如果数量超出正常水平，则会产生各种毒素，降低人体的免疫机能，导致各类疾病的发生。另外，肠道菌群因不同个体、不同年龄段和食性变化而有所不同。健康人的肠道菌群不会有太大的改变，随着年龄的增长，有益微生物的数量会减少，而有害微生物的数量则会相应增多。《素问·至真要大论》云："谨察阴阳所在而调之，以平为期。"调，即治疗，以平为期，就是使疾病造成的人体平衡失调得以重新恢复，治疗的目的就达到了。《素问·至真要大论》云："高者抑之，下者举之，有余者折之，不足者补之，佐以所利，和以所宜，必安其主客，适其寒温，同者逆之，异者从之。"任何疾病的本质都是正邪斗争的结果，表现为阴阳消长盛衰变化。扶正祛邪是治疗疾病的大原则，益气、滋阴、养血、补阳等方法，就是扶正的具体落实；而发汗、涌吐、攻下、清解等方法，则是祛邪的具体落实。微生态学认为，因某种因素破坏了正常菌群与机体的微生态平衡，造成微生态失调时，机体的免疫功能和定植抗力下降，致使外籍菌和致病菌有可乘之机，在体内定植而致病。在治疗时，不可单纯杀菌和抑菌，而是使正常菌群充分发挥生物拮抗作用将致病菌驱除。

中医早在两千多年前就认识到预防疾病的重要性，提出了"治未病"的预防思想，所谓治未病，包括"未病先防""既病防变"和"瘥后防复"三个方面的内容，而防病的关键在于增强自身的正气。微生态系统的平衡与失调的变化，是人体内正邪交争的一项极其重要的内容，其防治理论的原理与方法论也是调节人体微生态环境的"平衡"。根据微生态学的理论，将来自宿主的生理性细菌制成微生态制剂，可恢复及修复调整机体的正常菌群，从而达到保健预防和治疗的目的。在微生态平衡的情况下，微生态系统的各个层次都具有"自净"机制，这也是保护机体"正气"的重要内容。原籍菌具有生态优势，它在寄居地形成一层生物膜，起着占位性保护作用，与人体免疫系统配合，产生一种特殊的生物和生化环境，抗御和排除外籍菌，成为一道御邪的生物屏障。而微生态失调，原籍菌发生定性、定量或定位的改变，微生态系统的生物屏障作用被削弱，外籍菌或环境菌入侵、定植、繁殖，进而导致疾病的发生。中医预防疾病的核心是调整，微生态也重在调整，两者调整后最终目的都是为了恢复平衡。中医治疗的干预可以调整微生态的失衡，而微生态的失衡所导致的结果又是中医辨证的一种证候。

宋老在治疗肛肠疾病过程中，十分重视肠道微生态的平衡，正常人体肠道内定植着大量的微生物，它们在机体代谢、营养和保护机体免受外源微生物感染方面起着非常重要的作用。宋老认为随着冰箱、真空保鲜食品的普及，以及在疾病治疗过程中抗生素的滥用，很容易引起肠道菌群丰度及结构的改变。肠道菌群的失调可以引起全身很多病理变化，尤其对肛肠疾病如炎症性肠病、大肠肿瘤等的发生、发展有重要影响，同时这些肠道疾病的发生又会加重肠道菌群的失调。因此，在肠道疾病的治疗过程中，宋老十分重视肠道菌群的平衡，重视通过添加微生态制剂来调整肠道菌群结构，如乳酸菌素片、双歧杆菌乳杆菌三联活菌片等，通过调节肠道菌群、调节肠道免疫和改善肠黏膜的通透性而发挥治疗作用，并且宋老还带领医院科研团队培育了大肠杆菌活菌苗，广泛用于炎症性肠病、阿米巴痢疾、大肠肿瘤及便秘等肠道疾病病人保留灌肠，均取得了满意的临床效果。同时，宋老还将调整微生态平衡与我们中医药治疗结合在一起，采用补脾、疏肝、和胃、利胆等治法，临床疗效肯定。

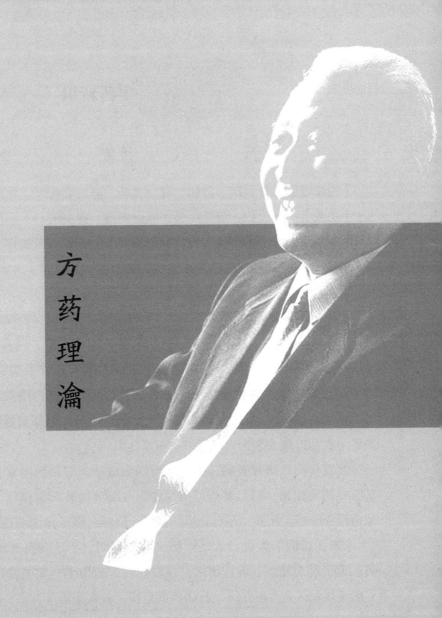

方药理瀹

一、中药新识

大黄

【**性味归经**】苦，寒。归脾、肾、大肠、肝、心包经。

【**功效**】泻下攻积、清热泻火、凉血解毒、逐瘀通经、利湿退黄。

【**主治**】湿热积滞便秘，血热吐衄，目赤咽肿，痈肿疔疮，肠痈腹痛，瘀血经闭，产后瘀阻，跌打损伤，湿热痢疾，黄疸尿赤，淋证，水肿，烧烫伤。

【**应用研究**】

1.《神农本草经》曰："大黄，味苦寒，主下瘀血，血闭寒热，破癥瘕积聚，留饮宿食，荡涤肠胃，推陈致新，通利水谷，调中化食。"《神农本草经疏》曰："大黄，气味大苦大寒，性察直遂，长于下通，故为治伤寒温病、热病、湿热、热结中下二焦、二便不通及湿热胶痰滞于中下二焦之要药，祛邪止暴，有拨乱反正之殊功。"《汤液本草》曰："大黄，阴中之阳药，泄满，推陈致新，去陈垢而安五脏，谓如戡定祸乱以致太平无异，所以有将军之名。"

2. 现代药理研究表明，大黄能增加肠蠕动，抑制肠内水分吸收，促进排便；大黄有抗感染作用，对多种革兰阳性和阴性细菌均有抑制作用，其中对葡萄球菌和链球菌最为敏感。此外，还有止血、保肝、降压、降低血清胆固醇等作用。

【**宋氏新识**】大黄乃入足太阴、手足阳明、手足厥阴五经血分，泻血分伏火之药，凡病在五经血分者宜用之。在肛肠临床运用中，宋老常用大黄与芒硝配伍治疗胃肠实热积滞、大便秘结、腹痛痞满拒按、神昏谵语等。

芒硝

【**性味归经**】咸、苦，寒。归胃、大肠经。

【**功效**】泻下通便，润燥软坚、清火消肿。

【**主治**】湿热积滞，腹胀腹满，大便燥结，肠痈腹痛，乳痈，痔疮肿痛，咽痛口疮，目赤肿痛。

【应用研究】

1.《本草新编》云:"芒硝消痰癖,通月经延发,漆疮可敷,难产子胞可下,洗心肝明目,涤肠胃止疼……"《药品化义》云:"芒硝味咸软坚,故能通燥结。"《药性论》曰:"芒硝,味咸,有小毒。能通女子月闭,癥瘕,下瘰疬,黄疸病。主堕胎,患漆疮汁傅之。主时疾,壅热,能散恶血。"《开宝本草》曰:"芒硝味辛、苦,大寒。主五脏积聚,久热、胃闭,除邪气,破留血,腹中痰实结搏,通经脉,利大小便及月水,破五淋,推陈致新。"

2. 现代药理研究表明,芒硝所含的主要成分硫酸钠,其硫酸根离子不易被肠壁吸收,存留肠内形成高渗溶液,阻止肠内水分吸收,使肠内容积增大,引起机械刺激,促进肠蠕动而致泻。

【宋氏新识】芒硝最早载于《名医别录》。用于积滞便秘,芒硝能泻下攻积,且性寒能清热,味咸润燥软坚,对实热积滞,大便燥结者尤为适宜。宋老认为,麻子仁丸治疗阴亏肠燥,久久不愈之便秘,老幼咸宜。但已有部分患者服之乏效,或用时便通,停药又秘结。宋老对于此类病人,在麻子仁丸原方中加入芒硝,或为丸剂,或改丸为汤。其通便之效益彰,往往可使便秘患者愈后不易复发。芒硝咸苦润下,通便效卓而不伤正,助麻子仁丸之力而无留弊之虞,加入麻子仁丸自可获预期之效。

附子

【性味归经】辛、甘,大热;有毒。归心、肾、脾经。

【功效】回阳救逆,补火助阳,散寒止痛。

【主治】亡阳虚脱,肢冷脉微,肾阳虚衰、阳痿宫寒,虚寒吐泻、脘腹冷痛,阴寒水肿,心阳不足、胸痹冷痛,寒湿痹痛。

【应用研究】

1.《神农本草经》曰:"附子,味辛温。主风寒咳逆邪气,温中,金创,破癥坚积聚、血瘕,寒湿痿躄、拘挛、膝痛不能行走。"《本草新编》曰:"附子,味辛,气温、大热,浮也,阳中之阳,有大毒。无经不达,走而不守,但可为臣使,佐群药通行诸经,以斩关夺门,而不可恃之安抚镇静也。去四肢厥逆,祛五脏阴寒,暖脚膝而健筋骨,温脾胃而通腰肾……"《本经逢原》曰:"附子气味俱厚而辛烈,能通行十二经无所不至,暖脾胃而通噎膈,补命门而救阳虚,除心腹腰膝冷痛……"

2. 现代药理研究表明,附子煎剂、水溶剂等,对蛙、蟾蜍及温血动物心脏均有明显的强心作用；附子煎剂有抑制凝血和抗血栓形成的作用；附子有显著的抗炎作用；所含中乌头碱、乌头碱及次乌头碱均有镇痛作用。附子能增强机体抗氧化能力，可提高小鼠体液免疫功能及豚鼠血清补体含量，具有抗衰老作用。

【宋氏新识】附子首载于《神农本草经》。用于脾肾阳虚、寒湿内盛所致脘腹冷痛，大便泄泻时常配伍党参、白术、干姜等，如右归丸。宋老善用附子治疗脾胃虚寒，常以附子与半夏合用，但经常遭到质疑，因乌头与半夏相反。实际用之不仅无任何不良反应，且效果更佳，因附子散寒温中，寒气散则阴霾自消，半夏降气相辅相成，具有其他药不可代替的疗效。临床观察凡慢性胃炎、溃疡性结肠炎、胃肠痉挛属于虚寒者，此方效如桴鼓。

牡丹皮

【性味归经】苦、辛，微寒。归心、肝、肾经。

【功效】清热凉血，活血化瘀。

【主治】热入营血，温毒发斑，血热吐衄，温邪伤阴，阴虚发热，夜热早凉，无汗骨蒸，血滞经闭痛经，跌仆伤痛，痈肿疮毒。

【应用研究】

1.《神农本草经》曰："牡丹，味苦辛寒。主寒热，中风，瘛疭，痉，惊痫，邪气，除癥坚，瘀血留舍肠胃，安五脏，疗痈创。"《本草新编》曰："牡丹皮，味辛、苦，气微寒，入肾、肝二经，兼入心包络。凉骨蒸之热，止吐血、衄血、呕血、咯血，兼消瘀血，除症坚，定神志，更善调经，止惊搐，疗痈肿，排脓住痛。"《本经疏证》曰："牡丹皮入心，通血脉中壅滞与桂枝颇同，特桂枝气温，故所通者血脉中寒滞，牡丹皮气寒，故所通者血脉中热结。"

2. 现代药理研究表明，丹皮酚对多种实验性动物炎症有显著的抑制作用，对霍乱、伤寒、副伤寒三联菌引起的发热有解热作用，并具有镇静作用。牡丹皮水煎剂对痢疾杆菌、伤寒杆菌、小芽孢杆菌等致病细菌及多种皮肤真菌均有抑制作用。此外，还具有镇痛、抗过敏、抗心脑缺血、抗动脉粥样硬化、抗心律失常、降压、调节免疫、保肝等作用。

【宋氏新识】牡丹皮苦寒，清热凉血之中，善于散瘀消痈。宋老在临床上治疗火毒炽盛，痈肿疮毒时常配伍大黄、白芷、甘草等药。宋老认为牡丹皮用量一般为6～12g，重用60g，最大用到90g。牡丹皮凉血、散瘀、止痒，其现代药理研究可放在解热、降低血管通透性等方面。

桃仁

【性味归经】苦、甘，平。归心、肝、大肠经。

【功效】活血祛瘀，润肠通便，止咳平喘。

【主治】瘀血阻滞之经闭痛经，产后腹痛，癥瘕痞块，跌仆损伤，肺痈，肠痈，肠燥便秘，咳嗽气喘。

【应用研究】

1.《神农本草经》曰："桃仁味苦，平。主治瘀血，癥瘕邪气，杀小虫，止咳逆上气，消心下坚。除卒暴击血，通月水，止痛破血。"《药品化义》记载："桃仁，味苦能泻血热，体润能滋肠燥。若连皮研碎多用，走肝经，主破蓄血，逐月水，及遍身疼痛，四肢木痹，左半身不遂，左足痛甚者，以其舒经活血行血，有去瘀生新之功，若去皮捣烂少用，入大肠，治血枯便闭，血燥便难，以其濡润凉血和血，有开结通滞之力。"《本草思辨录》云："桃仁，主攻瘀血而为肝药，兼疏肤腠之瘀。"

2.现代药理研究表明，桃仁提取液能明显增加脑血流量，降低血管阻力。桃仁水提取物、苦杏仁苷、桃仁脂肪能抑制血小板聚集。桃仁水煎剂及提取物有镇痛、消炎、抗菌、抗过敏作用。桃仁提取液能抗纤维化。苦杏仁苷有镇咳平喘及抗纤维化的作用。

【宋氏新识】宋老认为，气与血的关系密切，血瘀兼气滞者，可桃仁与柴胡、桃仁与枳壳、桃仁与香附等药对配伍，以活血化瘀、疏肝解郁、行气降气，使瘀去气行，诸症皆除。血瘀兼气虚者，王清任认为"元气既虚，必不能达于血管，血管无气，必停留而瘀"。可桃仁配伍黄芪、桃仁配伍党参、桃仁配伍白术等，以使气旺血行，共奏补气行血通络之功。

人参

【性味归经】甘、微苦，微温。归脾、肺、心、肾经。

【功效】大补元气，复脉固脱，补脾益肺，生津养血，安神益智。

【主治】体虚欲脱，肢冷脉微，脾虚食少，肺虚喘咳，阳痿宫冷，气虚津伤口渴，内热消渴，气血亏虚，久病虚羸，心气不足，惊悸失眠。

【应用研究】

1.《神农本草经》曰："人参，味甘微寒。主补五脏，安精神，定魂魄，止惊悸，除邪气，明目，开心益智。久服，轻身延年。"《本草新编》曰："人参，味甘，气温、微寒、气味俱轻，可升可降，阳中有阴，无毒。乃补气之圣药，活人之灵苗也。

能入五脏六腑，无经不到，非仅入脾、肺、心而不入肝、肾也。五脏之中，尤专入肺、入脾。其入心者十之八，入肝者十之五，入肾者十之三耳。"

2. 现代药理研究表明，人参皂苷能增强消化、吸收功能，提高胃蛋白酶活性，保护胃肠细胞，改善脾虚症状。此外，人参有调节中枢神经兴奋与抑制过程的平衡、增强免疫功能、抗肿瘤、抗辐射、抗应激、降血脂、降血糖和抗利尿的作用。

【宋氏新识】人参最早载于《神农本草经》一书。宋老善于用人参。在小儿暴泻、久泻、久痢，或温病后期，常并发腹胀，严重者可危及生命。大凡久病热病后期，正虚腹胀者宜加入人参，凡是因热暴泻使用厚朴三物汤加人参，因湿热痢疾耗伤气津使用人参小承气汤加味。宋老认为泄泻、痢疾、温病后期出现腹胀，不仅是由于伤阴，更重要的是耗气，气不足，脾胃的运化、升降功能失常，大肠失司，清气不升浊气不降，充斥肠间所致。厚朴三物汤、小承气汤虽有行气降浊之功，但气不足，推动之力不足，浊气难以外泄，加用人参大补其虚，扶正益气，一补一行，一升一降，大肠传导得司，浊气得降，腹胀自消，故效果更加显著。

当归

【性味归经】甘、辛，温。归肝、心、脾经。

【功效】补血活血，调经止痛，润肠通便。

【主治】血虚萎黄，眩晕心悸，血虚、血瘀之月经不调，经闭痛经，虚寒腹痛，风湿痹痛，跌仆损伤，痈疽疮疡，血虚肠燥便秘。

【应用研究】

1.《神农本草经》曰："当归，味甘温。主咳逆上气，温疟，寒热，洗在皮肤中（大观本，洗音癣）。妇人漏下绝子，诸恶创疡金创。"《本草新编》曰："当归，味甘辛，气温，可升可降，阳中之阴，无毒。虽有上下之分，而补血则一。东垣谓尾破血者，误。入心、脾、肝三脏。但其性甚动，入之补气药中则补气，入之补血药中则补血，入之升提药中则提气，入之降逐药中则逐血也。而且用之寒则寒，用之热则热，无定功也。功虽无定，然要不可谓非君药。如痢疾也，非君之以当归，则肠中之积秽不能去；如跌伤也，非君之以当归，则骨中之瘀血不能消；大便燥结，非君之以当归，则硬粪不能下。"

2. 现代药理研究表明，当归水浸液能显著促进小鼠血红蛋白及红细胞生成，当归及其阿魏酸钠有明显的抗血栓作用。此外，本品有增强机体免疫、抑制炎症后期肉芽组织增生、抗脂质过氧化、抗肿瘤、抗菌、抗辐射等作用。

【宋氏新识】在肛肠病临床治疗中，当归的使用率非常高，可谓血中用药之王。宋老在临床运用中，其理论特色之一便是"以气为主，以血为先"，故宋老在当归的运用上根据不同的病证，如肛周脓肿、肛瘘、痔疮、脱肛及内伤杂病等，配以不同的气药，如理气、益气、破气等，以其取效。

红花

【性味归经】辛，温。归心、肝经。

【功效】活血通经，散瘀止痛。

【主治】瘀血阻滞之经闭，痛经，恶露不行，瘀滞腹痛，胸痹心痛，胸胁刺痛，癥瘕痞块，跌仆损伤，疮疡肿痛，热郁血瘀，斑疹色暗。

【应用研究】

1.《药品化义》曰："红花，善通利经脉，为血中气药，能泻而又能补，各有妙义。若多用三、四钱，则过于辛温，使血走散。同苏木逐瘀血，合肉桂通经闭，佐归、芍治遍身或胸腹血气刺痛，此其行导而活血也。若少用七、八分，以疏肝气，以助血海，大补血虚，此其调畅而和血也；若止用二、三分，入心以配心血，解散心经邪火，令血调和，此其滋养而生血也；分量多寡之义，岂浅鲜哉。"《本草衍义补遗》曰："红花，破留血，养血。多用则破血，少用则养血。"

2. 现代药理研究表明，红花能抑制血小板聚集，促进纤维蛋白原溶解，降低全血黏度；对中枢神经系统有镇痛、镇静和抗惊厥作用。红花煎剂对子宫和肠道平滑肌有兴奋作用。此外，红花醇提物和水提物有抗炎作用。

【宋氏新识】红花擅入血分，能散瘀血，活死血，是活血止痛要药。宋老使用红花较为广泛，临证运用颇有体会，在治疗痛经、产后瘀滞腹痛时常与当归、川芎、桃仁等药相须为用。在治疗胃脘痛时常与柴胡、木香、枳壳等药同用。

黄芪

【性味归经】甘，微温。归脾、肺经。

【功效】补气升阳，固表止汗，利水消肿，生津养血，行滞通痹，脱毒排脓，敛疮生肌。

【主治】气虚乏力，食少便溏，水肿尿少，中气下陷，久泻脱肛，便血崩漏，肺气虚弱，咳喘气短，表虚自汗，内热消渴，血虚萎黄，气血两虚，气虚血滞，半身不遂。

【应用研究】

1.《神农本草经》曰："黄芪，味甘，微温。主治痈疽，久败疮排脓止痛，大风癞疾，五痔，鼠瘘，补虚，小儿百病。"《日华子本草》曰："黄芪恶白鲜皮。助气，壮筋骨。长肉，补血，破癥痕，瘰沥瘿赘，肠风，血崩带下，赤白痢，产前后一切病，月候不匀，消渴，痰嗽，并治头风热毒，赤目等。"《药性赋》曰："黄芪味甘，气温，无毒。升也，阳也。其用有四：温分肉而实腠理，益元气而补三焦，内托阴证之疮疡，外固表虚之盗汗。"

2. 现代药理研究表明，黄芪多糖能促进 RNA 和蛋白质合成，使细胞生长旺盛，寿命延长，并能抗疲劳、耐低温、抗流感病毒。黄芪水煎剂、多糖、皂苷对造血功能有保护和促进作用。此外，黄芪有抗衰老、抗辐射、抗炎、降血脂、降血糖、增强免疫、抗肿瘤和保肝等作用。

【宋氏新识】黄芪虽自身功用良多，然物各有所长，也各有所短，只有通过合理的配伍，调其偏性，制其毒性，才可增强功效，发挥其相辅相成的综合作用，符合辨证论治的要求。宋老从辨证施治出发对其进行研究，倘若脾虚气陷，上可见气短懒言，下可见久痢、久泻、脱肛、便血等症者，均可与柴胡、升麻配伍，补中焦之气，升下陷之阳，使气机复其常度。倘若气血亏虚，疮疡溃后，久不愈合者，配伍少量当归养血和营，阳生阴长，气旺血生。倘若脾虚泄泻、脾不统血、气虚水肿、气虚自汗等症，配伍白术，使其补气健脾、利水消肿、益卫固表。凡疮疡一症，初起多实中夹虚，后期多虚者，两药伍用，均善治疮疡，黄芪治虚，金银花疗实，临床上凡疮疡一证，初起多实中夹虚，后期多虚中有实均可用之。

柴胡

【性味归经】辛、苦，微寒。归肝、胆、肺经。

【功效】疏散退热，疏肝解郁，升举阳气。

【主治】感冒发热，寒热往来，肝郁气滞，胸胁胀痛，月经不调，气虚下陷，子宫脱垂，脱肛。

【应用研究】

1.《神农本草经》云："柴胡主心腹，去肠胃中结气，饮食积聚，寒热邪气，推陈致新，除伤寒心下烦热，诸痰热结实，胸中结气，五脏间游气，大肠停积水胀，及湿痹拘挛。"《名医别录》云："柴胡，微寒，无毒。主除伤寒，心下烦热，诸痰热结实，胸中邪逆，五藏间游气，大肠停积水胀，及湿痹拘挛。"亦可作浴汤，《开宝本草》云："柴胡味苦，平、微寒，无毒。除伤寒心下烦热，诸痰热结实，胸中邪逆，五脏间游气，大肠停积水胀，及温痹拘挛，亦可作浴汤。"

2. 现代药理研究表明，柴胡具有镇静、安定、镇痛、镇咳、降血脂、保肝、利胆、兴奋肠平滑肌、抑制胃酸分泌、抗溃疡、抑制胰蛋白酶、抗病原微生物、兴奋子宫、影响物质代谢、抗肿瘤、抗癫痫、抗辐射及促进免疫功能等作用。

【宋氏新识】宋老使用柴胡较为广泛，临证运用颇有体会，如肝经邪气入里或肝经风热所致头晕、头痛、颈项酸楚，寒热往来，用柴胡桂枝汤。如脾虚气陷，上可见气短懒言，下可见久痢、久泻、脱肛、便血，用补中益气汤。

升麻

【性味归经】辛、微甘，微寒。归肺、脾、胃、大肠经。

【功效】发表透疹，清热解毒，升举阳气。

【主治】风热感冒，发热头痛，麻疹不透，齿痛，口疮，咽喉肿痛，阳毒发斑，气虚下陷，脱肛，子宫脱垂，崩漏下血。

【应用研究】

1.《药类法象》曰："升麻……此足阳明胃、足太阴脾行经药也。若补其脾胃，非此药为引用、行其本经不能补。若得葱白、香白芷之类，亦能走手阳明太阴。非此四经不可用也。能解肌肉间热，此手足阳明经伤风之的药也。"《药性论》曰："升麻主治小儿风惊痫，时气热疾，能治口齿风蜃肿疼，牙根浮烂恶臭，热毒脓血，除心肺风毒热，壅闭不通，口疮烦闷，疗痈肿豌豆疮。"

2. 现代药理研究表明，北升麻提取物具有解热、抗炎、镇痛、抗惊厥、升高白细胞、抑制血小板聚集及释放等作用。升麻对结核杆菌、金黄色葡萄球菌和卡他球菌有中度抗菌作用。升麻对氯乙酰胆碱、组织胺和氯化钡所致的肠管痉挛均有一定的抑制作用，还具有抑制心搏、减慢心率、降低血压、抑制肠管和妊娠子宫痉挛等作用。其生药与炭药均能缩短凝血时间。

【宋氏新识】升麻乃足阳明太阴行经之药，凡补脾胃必此引之。宋老在治疗脾虚气陷所致的泄泻、久痢、脱肛等疾病时常与黄芪、柴胡等药配伍。升麻理口疮、疥疮、斑疮，及豌豆烂疮。治风肿风痫，疗痈肺痿，为疮家之圣药。宋老在治疗肛周脓肿，肛瘘等疾病时常与柴胡、地黄、黄连等药配伍。

白术

【性味归经】甘、苦，温。归脾、胃经。

【功效】健脾益气，燥湿利水，止汗，安胎。

【主治】脾虚食少，腹胀泄泻，痰饮眩晕，水肿，带下，气虚自汗，脾虚胎动不安。

【应用研究】

1.《神农本草经》曰："白术，气味甘温，无毒，治风寒湿痹、死肌、痉疸，止汗、除热、消食。"《名医别录》曰："白术，味甘，无毒。主治大风在身面，风眩头痛，目泪出，消痰水，逐皮间风水结肿，除心下急满，及霍乱，吐下不止，利腰脐间血，益津液，暖胃，消谷，嗜食。"《药性论》曰："君，味甘、辛，无毒。能主大风湿痹，多年气痢，心腹胀痛，破消宿食，开胃，去痰涎，除寒热，止下泄。主面光悦，驻颜，去黑。治水肿胀满，吐呕逆，腹内冷痛，吐泻不住，及胃气虚冷痢"。

2.现代药理研究表明，白术水煎液能促进小鼠胃排空及小肠推进功能，并能防治实验性胃溃疡。白术内酯 I 具有增强唾液淀粉酶活性，促进营养物质吸收、调节胃肠道功能的作用。此外，白术有保肝、利胆、降血糖、抗菌、抗肿瘤、镇静、镇咳、祛痰等作用。

【宋氏新识】白术为健脾利湿之要药，为脾胃虚弱或脾虚泄泻之首选药物。《伤寒论》云："若其人大便鞭，小便自利者，去桂枝加白术汤主之。"此句令人费解，历代医家说法不一。宋老在临床中，遵循医圣便硬加白术之训，用生白术 30 ~ 60g，再加生地黄、当归等养血润燥之品，治疗脾失健运，胃肠功能失调的大便硬结的患者，每多取效，进一步证实了白术不但可以用于脾虚泄泻的病人，也适用于大便硬结的病人。这种作用称之为双向作用。白术之所以能止泻又能通便，宋老认为，其主要原因是通过白术的健脾作用，使肠胃运化、升降传导功能得到调节和恢复。在临证用药时，宋老多以炒白术入药，用其健脾益气之功。与黄芪等配伍，在治疗气虚及脱肛的患者中有较好的临床效果。

金银花

【性味归经】甘，寒。归肺、心、胃经。

【功效】清热解毒，疏散风热。

【主治】痈肿疔疮，喉痹，丹毒，风热感冒，温病发热，热毒血痢。

【应用研究】

1.《药性解》曰："金银花，味苦甘，性平，微寒，无毒，入肺经。主热毒血痢，消痈散毒，补虚疗风。"《景岳全书》曰："金银花，味甘，气平，其性微寒。善于化毒，故治痈疽肿毒疮癣，杨梅风湿诸毒，诚为要药。毒未成者能散，毒已成者能溃。但其性缓，用须倍加。或用酒煮服，或捣汁挼酒顿饮，或研烂拌酒厚敷。若治瘰疬、上部气分诸毒，用一两许，时常煎服，极效。"《得配本草》曰："金银花，甘，平、微寒。入足阳明、太阴经。去风火，除气胀，解热痢，消肿毒。"

2.现代药理研究表明，金银花所含绿原酸类化合物等成分对金黄色葡萄球菌、溶血性链球菌、痢疾杆菌、霍乱弧菌等多种致病菌均有一定的抑制作用。此外还有抗生育、兴奋中枢、促进胃液分泌等作用。

【宋氏新识】本品性寒，有清热解毒，凉血止痢之效，宋老在临床治疗热毒痢疾，下痢脓血时常单用金银花浓煎服，或与黄连、黄芩、白头翁等同用，以增强止痢效果。

黄连

【性味归经】苦，寒。归心、脾、胃、肝、胆、大肠经。

【功效】清热燥湿，泻火解毒。

【主治】湿热痞满，呕吐，泄泻，高热神昏，心火亢盛，心烦不寐，心悸不宁，血热吐衄，胃热呕吐吞酸、消渴，胃火牙痛，痈肿疔疮，目赤肿痛，口舌生疮，湿疹湿疮，耳道流脓。

【应用研究】

1.《神农本草经》曰："黄连，味苦寒。主热气，目痛，眦伤，泣出。明目，肠澼，腹痛，下利，妇人阴中肿痛，久服，令人不忘。"《别录》曰："（黄连）主五脏冷热，久下泄便脓血，止消渴，大惊，除水利骨，调胃厚肠，益胆，疗口疮。"《日华子本草》曰："黄连，治五劳七伤，益气，止心腹痛。惊悸烦躁，润心肺，长肉，止血；并疮疥，盗汗，天行热疾；猪肚蒸为丸，治小儿疳气。"

2.现代药理研究表明，黄连及小檗碱对金黄色葡萄球菌、肺炎双球菌、痢疾杆菌、霍乱弧菌以及肺炎杆菌、百日咳杆菌、白喉杆菌均有一定的抑制作用。黄连及小檗碱均有抗实验性胃溃疡、抑制胃液分泌、保护胃黏膜的作用。此外，还具有强心，抗心肌缺血、抗心律失常、降压、抗血小板聚集、抗肿瘤、降脂等作用。

【宋氏新识】《本草正义》曰："黄连大苦大寒，苦燥湿，寒胜热，能泄降一切有余之湿火，而心、脾、肝、肾之热，胆、胃、大小肠之火，无不治之。"宋老在临床中常配黄芩、大黄等，治疗湿热内蕴之证。对湿热留恋肠胃，常配合半夏、竹茹以止呕，配木香、黄芩、葛根等以治泻痢；对热病高热、心火亢盛，有良好疗效，常配合山栀、连翘等使用；对于血热妄行，可配伍黄芩、大黄等使用；对热毒疮疡，可配伍赤芍、丹皮等药使用；用于胃火炽盛的中消证，可配合天花粉、知母、生地等使用。外用以黄连汁点眼，可治火盛目赤；涂口，可治口舌生疮。

黄芩

【性味归经】苦，寒。归肺、胆、脾、大肠、小肠经。

【功效】清热燥湿，泻火解毒，止血，安胎。

【主治】湿温暑湿，胸闷呕恶，湿热痞满，泻痢，黄疸，肺热咳嗽，高热烦渴，痈肿疮毒，血热出血，胎动不安。

【应用研究】

1.《神农本草经》曰："黄芩，味苦，平。主治诸热，黄疸，肠澼泄痢，逐水，下血闭，恶疮，疽蚀，火疡。"《名医别录》曰："黄芩，大寒，无毒。主治痰热，胃中热，小腹绞痛，消谷，利小肠，女子血闭、淋露、下血，小儿腹痛。"《药性论》曰："黄芩，味苦，甘。能治热毒骨蒸，寒热往来，肠胃不利，破壅气，治五淋，令人宣畅，去关节烦闷，解热渴，治热腹中绞痛，心腹坚胀。"

2.现代药理研究表明，黄芩煎剂体外对金黄色葡萄球菌、溶血性链球菌、肺炎双球菌等革兰阳性菌及大肠杆菌、痢疾杆菌、绿脓杆菌等革兰阴性菌均有不同程度的抑制作用。此外，还具有镇静、保肝、利胆、降压、降脂、抗氧化等作用。

【宋氏新识】黄芩专入心、脾、肺经，兼入肝、大肠、膀胱经。书载味苦入心，又载入肺泻心，入脾除湿，入大肠以治肠澼腹痛。宋老在临床上运用较为广泛。在治疗湿温、暑湿证时常配伍滑石、白豆蔻、通草等药使用。在治疗湿热中阻，痞满呕吐时，常配伍黄连、干姜、半夏等药使用。在治疗大肠湿热泄泻、痢疾时常配伍葛根、黄连等药使用。在治疗火毒炽盛之痈肿疮毒时，常配伍黄连、黄柏、栀子等药使用。在治疗热毒壅滞痔疮热痛时，常配伍黄连、大黄、槐花等药使用。

黄柏

【性味归经】甘，寒。归肺、心、胃经。

【功效】清热解毒，疏散风热。

【主治】痈肿疔疮，喉痹，丹毒，风热感冒，温病发热，热毒血痢。

【应用研究】

1.《神农本草经》曰："黄柏，味苦，寒。主治五脏肠胃中结气热，黄疸，肠痔，止泄痢、女子漏下，赤白，阴阳蚀疮。"《本草乘雅》曰："（黄柏）黄本土色，可及五藏肠胃之科。苦寒根结，能解热结致疾之本。故本经主治热结两字为因，疽痔诸疾为证，五藏肠胃，皆部署也。"《药性解》曰："黄柏，味苦，性寒，无毒，入肾、膀胱二经。主泻下焦隐伏之火，安上焦虚哕之虫，除脐下痛，补肾水衰，止血痢，治痈疮，明眼目，利小便，除湿热，疗女子热崩。盐、酒多炒，免致寒入于肾，肉厚鲜黄者佳。"

2. 现代药理研究表明，黄柏所含的小檗碱、药根碱、掌叶防己碱，对金黄色葡萄球菌、大肠杆菌、痢疾杆菌、伤寒杆菌、结核杆菌、溶血性链球菌等均有一定抑制作用。黄柏及含小檗碱有显著的抗炎增生作用，并有抗溃疡、利胆作用。此外，还具有抗心律失常、降压、镇静、降血糖等作用。

【宋氏新识】黄柏主治五脏肠胃中结气热，黄疸，肠痔，泄痢，女子漏下，赤白，阴阳蚀疮。宋老在临床治疗疾病时常配伍其他药物使用。在治疗大肠湿热所致的痢疾时，常配伍白头翁、黄连、秦皮等药使用。治疗湿热郁蒸之黄疸，常配伍栀子、茵陈等药使用。在治疗疮疡肿痛时，常配伍黄芩、黄连、栀子等药使用。在治疗肛门湿疹时，常配伍荆芥、苦参、白鲜皮等药使用。

木香

【性味归经】辛、苦，温。归脾、胃、大肠、三焦、胆经。

【功效】行气止痛，健脾消食。

【主治】脾胃气滞，脘腹胀痛，食积不消，不思饮食，泻痢后重，胸胁胀痛，黄疸，疝气疼痛。

【应用研究】

1.《神农本草经》曰："木香，味辛。主邪气，辟毒疫温鬼，气极芳烈，能除邪秽不祥也。强志，香气通于心主淋露。心与小肠为表里，心气下交与小肠，则便得调矣。久服，不梦寐、魇寐。心气通则神魂定。"《日华子本草》曰："木香治心腹一切气，止泻，霍乱，痢疾，安胎，健脾消食。疗羸劣，膀胱冷痛，呕逆反胃。"《汤液本草》曰："木香，《本经》云，主气劣气不足，补也；通壅气导一切气，破也；安胎健脾胃，补也；除痃癖块，破也。与本条补破不同何也？易老以为破气之剂，不言补也。"

2. 现代药理研究表明，木香超临界提取物对盐酸 – 乙醇型急性胃溃疡具有显著的抑制作用；对小鼠利舍平型胃溃疡和大鼠醋酸损伤型慢性胃溃疡也有明显的抑制作用。超临界提取液及水煎物对健康人胃能促进生长抑素的分泌，水煎液能促进胃肠运动。此外，还有抗肿瘤、扩张血管、抑制血小板聚集等作用。

【宋氏新识】木香，乃三焦气分之药，能升降诸气。诸气愤郁，皆属于肺，故上焦气滞用之者，乃金郁则泄之也；中气不运，皆属于脾，故中焦气滞宜之者，脾胃喜芳香也；大肠气滞则后重，膀胱气不化则癃淋，肝气郁则为痛，故下焦气滞者宜之，乃塞者通之也。宋老在临床治疗疾病时常配伍其他药物使用。治疗胃肠气滞胃痛，常配伍白术、陈皮、厚朴、半夏、砂仁等药使用。在治疗湿热泻痢时，常配伍黄连等药使用。在治疗饮食积滞之脘腹胀痛、大便秘结时，常配伍槟榔、青皮、大黄等药使用。

厚朴

【性味归经】苦、辛，温。归脾、胃、肺、大肠经。

【功效】燥湿消痰，下气除满。

【主治】湿滞伤中，脘痞吐泻，食积气滞，腹胀便秘，痰饮喘咳。

【应用研究】

1.《药性论》曰："厚朴，主疗积年冷气，腹内雷鸣，虚吼，宿食不消，除痰饮，去结水，破宿血，消化水谷，止痛。大温胃气，呕吐酸水。主心腹满，病人虚而尿白。"《本草汇言》曰："厚朴，宽中化滞，平胃气之药也。凡气滞于中，郁而不散，食积于胃，羁而不行，或湿郁积而不去，湿痰聚而不清，用厚朴之温可以燥湿，辛可以清痰，苦可以下气也。故前古主中风、伤寒头痛寒热，呕逆泻利，虫积痞积，或肺气胀满，痰涎喘嗽，或胃气壅滞，水谷不行，用此消食化痰，去湿散胀，平土、金二脏，以致于中和也。"《汤液本草》曰："《本经》云，厚朴治中风、伤寒头痛，温中益气，消痰下气，厚肠胃，去腹胀满。果泄气乎？果益气乎？若与枳实、大黄同用，则能泄实满，《本经》谓消痰下气者是也。若与橘皮、苍术同用，则能除湿满，《本经》谓温中益气者是也。与解利药同用，则治伤寒头痛。与治痢药同用，则厚肠胃。大抵若温，用苦则泄，用温则补。"

2. 现代药理研究表明，厚朴及其挥发油味苦，能刺激味觉，反射性地引起唾液、胃液分泌，胃肠蠕动加快，而有健胃助消化作用。厚朴生品、姜炙品均有抗胃溃疡作用，姜制后抗胃溃疡作用加强，但清炒品则抗胃溃疡作用不明显。厚朴酸、厚朴酚是抑制胃黏膜溃疡的有效活性成分，厚朴酚对幽门结扎、水浸应激性等所致的胃溃疡，均有抑制效果，对组胺所致十二指肠痉挛亦有一定的抑制作用。

【宋氏新识】厚朴苦能下气，辛能散结，温能燥湿，善燥湿消痰，下气除满（既可除无形之湿满，又能消有形之实满），为古今治疗湿阻中焦、脘腹胀满、食积气滞、腹胀便秘、痰饮咳喘的要药。宋老在临床治疗疾病时常配伍其他药物使用。在治疗湿阻中焦，脘腹胀满时，常与苍术、陈皮等药同用。在治疗食积气滞，腹胀便秘时，常与大黄、枳实等药同用。

干姜

【性味归经】辛，热。归脾、胃、肾、心、肺经。

【功效】温中散寒，回阳通脉，温肺化饮。

【主治】脘腹冷痛，呕吐泄泻，亡阳证，肢冷脉微，寒饮喘咳。

【应用研究】

1.《神农本草经》曰："干姜，味辛，温。主治胸满，咳逆上气，温中，止血，出汗，逐风湿痹，肠澼下痢。生者尤良，久服去臭气，通神明。"《名医别录》曰："干姜，大热，无毒。主治寒冷腹痛，中恶，霍乱，胀满，风邪诸毒，皮肤间结气，止唾血。"《药性论》曰："臣，味苦，辛。治腰肾中疼冷，冷气，破血去风，通四肢关节，开五脏六腑，去风毒冷痹，夜多小便。治嗽，主温中，用秦艽为使，主霍乱不止，腹痛，消胀满冷痢。治血闭，病人虚而冷，宜加用之。"

2. 现在药理研究表明，干姜甲醇或醚提取物有镇静，镇痛，抗炎，止呕及短暂升高血压的作用。

【宋氏新识】干姜之辛，本职肺家；以其性热，故又入脾胃大肠；至于少阴之入，黑附为之引耳。宋老在临床治疗疾病时常配伍其他药物使用。在治疗脾胃虚寒、脘腹冷痛时常与党参、白术等药同用。在治疗脾肾阳虚、下痢不止时常与附子等药同用。在治疗寒饮停胃、干呕或吐涎沫者常与半夏等药同用。在治疗痼冷积滞、便秘腹痛时常与大黄、附子、人参等药同用。

阿胶

【性味归经】甘，平。归肺、肝、肾经。

【功效】补血滋阴，润燥，止血。

【主治】血虚萎黄，眩晕心悸，肌萎无力，热病伤阴，心烦不眠，虚风内动，肺燥咳嗽，劳嗽咯血，吐血尿血，便血崩漏，妊娠胎漏。

【应用研究】

1.《神农本草经》曰："阿胶，味甘平。主心腹内崩，血脱之疾。劳极洒洒如疟状，劳倦则脾伤而血亏，此肝脾之寒热，故如疟也。腰腹痛，四肢酸疼，血枯之疾。女子下血，安胎。养血则血自止而胎安。久服，轻身益气。补血则气亦充。"《本草纲目》曰："阿胶，疗吐血、衄血、血淋、尿血，肠风，下痢。女人血痛、血枯、经水不调，无子，崩中，带下，胎前产后诸疾。男女一切风病，骨节疼痛，水气浮肿，虚劳咳嗽喘急，肺痿唾脓血，及痈疽肿毒。和血滋阴，除风润燥，化痰清肺，利小便，调大肠。"

2. 现代药理研究表明，阿胶有补血、强壮的作用，能提高小鼠耐缺氧、耐寒冷、耐疲劳和抗辐射能力。口服阿胶者血钙浓度有轻度增高，但凝血时间没有明显变化。此外，本品还可提高体液免疫功能，有抗血栓、抗炎、抗肿瘤、抗休克等作用。

【宋氏新识】阿胶主治血虚，虚劳咳嗽，吐血，衄血，便血，妇女月经不调，崩中，胎漏。宋老使用阿胶较为广泛，临证运用颇有体会，如出血而致血虚者，常与熟地黄、当归、芍药等药同用，如阿胶四物汤。气虚血少、心动悸者常与桂枝、甘草、人参等药同用。脾气虚寒所致便血或吐血者常与白术、灶心土、附子等药同用。

藿香

【性味归经】辛，微温。归脾、胃、肺经。

【功效】芳香化湿，和中止呕，发表解暑。

【主治】湿浊中阻，脘腹痞闷，呕吐，暑湿表证，湿温初起，发热倦怠，胸闷不舒，寒湿闭暑，腹痛吐泻。

【应用研究】

1.《本草正义》曰："藿香，清芬微温，善理中州湿浊痰涎，为醒脾胃，振动清阳妙品……霍乱心腹痛者，湿浊阻滞，伤及脾土清阳之气则猝然撩乱，而吐泻绞痛，芳香能助中州清气，胜湿辟秽，故为暑湿时令要药。"《药品化义》曰："藿香，其气方香，善行胃气，以此调中，治呕吐霍乱，以此快气，除秽恶痞闷。且香能和合五脏，若脾胃不和，用之助胃而进饮食，有醒脾开胃之功。"《本草纲目》曰："升降诸气，脾胃吐逆为要药。"《别录》曰："风水毒肿，去恶气，止霍乱心腹痛。"

2. 现代药理研究表明，藿香挥发油能促进胃液分泌，增强消化力，对胃肠道有解痉作用，有防腐和抗菌作用，此外尚有收敛止泻、扩张微血管而略有发汗等作用。

【宋氏新识】藿香升降诸气，脾胃吐逆为要药。宋老使用藿香较为广泛，临证运用颇有体会。如寒湿困脾所致脘腹痞满，口淡纳呆常与苍术、厚朴、半夏等药同用，如藿香正气散。湿热秽浊蔓延表里而致发热口渴，胸痞常与连翘、黄芩、茵陈、滑石等药同用，如甘露消毒丹。湿热蕴结而致下痢赤白，里急后重常与茵陈、黄柏、秦皮、白芷等药同用，如茵陈白芷汤。

二、药对新论

大黄、芒硝

大黄、芒硝药对攻积导滞为其要。大黄、芒硝是宋老擅长运用于肛肠科的一对要药，尤其在肛肠杂病中的运用更为广泛，如便秘、肛周脓肿、痔疮等。宋老认为该类疾病大多是由胃肠积滞演变而来，大黄苦寒，荡涤通下、攻积导滞，力沉而不浮，以攻决为用，下一切癥瘕积聚，降肠胃实热以通燥结，长于泻火攻下，力量强大，有"将军"的称号，有斩将夺关之能，对寒热虚实之便秘均可用。芒硝咸寒，归胃、大肠经，软坚散结、润燥通便、荡涤内热实积及宿食停痰。《药品化义》云："芒硝味咸软坚，故能通燥结。"两药相须为用，泻热导滞、通便除满之力增强，为阳明腑实证之要药。临床用于治疗胃肠实热积滞、大便秘结、腹痛痞满拒按、神昏谵语等，方如大承气汤、调胃承气汤等。

宋老依据中医学辨证施治特点，牢牢抓住积滞致病之因，针对性地采用荡涤通下、攻积导滞之法，对该类疾病进行辨证治疗。宋老每每运用大黄、芒硝两药，为其攻积导滞之要药。

大黄、附子

大黄、附子药对以温通导滞为其要。宋老在临床治病时，借鉴古代医家经验结合现代肛肠疾病的特点，在治疗寒积里实胃肠疾病时，常常两药相配伍使用。此二药一大寒一大热，乃寒热之两极。张景岳对此二药倍为推崇，称之为药中四维："附子大黄者，乱世之良将也"；郑钦安则称之为"阴阳二证之注脚"。历代医家无不重视二者的配伍方法。附子辛热温阳，大黄苦寒降泻，二药配伍寒温并用，互制互补，则攻下而不伤阳、温经而可通瘀，在非温不能散其寒、非下不能去其实的情况下，共下寒实。对里寒冷积之腹痛便秘，可使阳气来复、肠鸣转气，腑气得通腹痛自止。

大黄苦寒攻逐积滞，附子辛热温里散寒，并制约大黄寒凉。寒热并用可温下寒实积滞。宋老用其配伍，温阳通下、攻积导滞，治疗寒积较重时常再加入干姜，温通脾胃之阳。在治疗寒凝胁下水道不通而痛者，加入细辛，去寒降逆。

大黄、牡丹皮

大黄、牡丹皮以清凉化瘀为其要。丹皮清热凉血、活血化瘀；大黄凉血解毒，逐瘀通络。二者都具有清热凉血、活血通经功效，但丹皮长于走血分，清血热，而大黄长于泻实热，气血两清。苦辛味的丹皮借苦寒泻下的大黄之力，将肠中热毒瘀滞荡涤于下。且丹皮功偏活血，大黄功偏止血，二药配伍，瘀血可消，流血可止，血热可清，离血可归。大黄与丹皮合用，苦辛通降下行，共泻瘀血热积，增强清热凉血、解毒消肿、逐瘀通经之效，可治疗火热亢盛、迫血妄行的各种出血症及肠痈、疮疡肿毒、瘀血肿痛等。

宋老在临床治病时，借鉴古代医家经验，结合现代肛肠疾病的特点，在治疗胃肠疾病时，常常两药相配伍使用。丹皮清热凉血、活血化瘀；大黄凉血解毒，逐瘀通络。二者都具有清热凉血、活血通经的作用。宋老依据中医学辨证施治特点，牢牢抓住积滞致病之因，针对性地采用清热凉血、活血化瘀之法，对该类疾病进行辨证治疗。治疗瘀血腹痛、肠痈腹痛、便秘、发热不甚、脓尚未成者加入桂枝温通血脉，活血消瘀止痛。

大黄、桃仁

大黄、桃仁药对以凉血逐瘀为其要。大黄，主下瘀血，荡涤肠胃，推陈致新，桃仁破血润燥，"为血瘀、血闭之专药"，与大黄相伍，共入血分破瘀泻热，凉血消肿。临床上常用于治疗湿热内结，气血凝聚之肠痈初起等以瘀热为主的疑难杂症，方如桃核承气汤、大黄牡丹汤等。

宋老在治疗大肠疾病时，常常两药相配伍使用。大黄泻热逐瘀，荡涤肠中湿热瘀结之毒，桃仁破血润燥，二者相伍，共入血分破瘀泻热，凉血消肿。对于胃肠积滞，采用清热凉血、润燥通便之法，效果肯定。在治疗肠燥便秘时，加入麻子仁可增强其润肠通便之功。

大黄、黄连

大黄、黄连药对以泻热导滞为其要。大黄泻热逐瘀，荡涤肠中湿热瘀结之毒；黄连，味苦寒，主肠澼，腹痛，下利，妇人阴中肿痛等。《日华子本草》曰："黄连，治五劳七伤，益气，止心腹痛。惊悸烦躁，润心肺，长肉，止血；并疮疥，盗汗，天行热疾；猪肚蒸为丸，治小儿疳气。"临床二药配伍，用于治疗痢下赤白、腹痛里急、肛门灼热之湿热痢疾，方如芍药汤。

宋老在临床治病时，常常两药相配伍使用。大黄泻热导滞，兼破瘀活血；黄连苦寒入肠，苦以燥肠胃之湿，寒以清肠之热。两药相伍，清热燥湿与攻下积滞并用。在治疗邪热内迫，血热妄行的吐血、下血时，加入黄芩凉血止血，效佳。

大黄、人参

大黄、人参药对以益气通腑为其要。大黄泻热通便，峻下热结，荡涤肠胃湿热积聚；人参益气养血，为虚劳内伤第一要药。二药相伍，大黄攻其邪，人参益气培其本，相反相成，攻补兼施，使邪去而不伤正，临床常用于治疗里热腑实、气血不足等证，方如黄龙汤、新加黄龙汤等。

正如徐灵胎所言"如大黄与人参同用，大黄必然逐去坚积，决不反伤正气，人参自然充盈心气，决不反补邪气"。宋老在治疗邪实正虚型肠腑积滞不化、气血虚弱时，采用泻下攻积、益气养血之法，效佳。

桃仁、当归

桃仁、当归药对以养血祛瘀为其要。因人体的五脏六腑有赖于血液的濡养，蓄血内停为瘀，则血液濡养功能减弱，因此瘀血证多有血虚表现。当归补血调经，活血止痛，其性甘温而质润，尤长于养血补血，乃补血之圣药；桃仁则长于活血祛瘀。两药相配，可谓是相辅相成。当归得桃仁，活血祛瘀之力加强；桃仁得当归，活血之中又有养血之功。二药合用，使活血化瘀之力增强，且有祛瘀而不伤血，养血补虚而无留瘀之妙。如血府逐瘀汤中除桃仁等活血化瘀药物之外，还包含有当归、地黄等养血补血之品，使本方祛瘀而不伤阴血。桃红四物汤、血府逐瘀汤、补阳还五汤、生化汤等皆用桃仁配伍当归。

宋老在治疗血瘀血虚兼有积滞类病证时，应用桃仁和当归配伍，采用养血补血、活血祛瘀之法，对该类疾病进行辨证治疗。

桃仁、红花

桃仁、红花药对以破血祛瘀为其要。桃仁、红花配伍加强祛瘀之力，在所有与桃仁配伍药对中居首位。桃仁，善治瘀血血闭，血结血燥，通血瘀，破血；红花味辛而温，入心、肝经，活血通经，祛瘀止痛。《本草汇言》称其为"破血、行血、和血、调血之药"。二药皆有活血化瘀之力，且擅入心、肝二经，红花质轻长浮，走外达上，通经达络，长于祛在上之瘀血；而桃仁质重而降，偏入里善走下焦，长于破脏腑瘀血。相须配对后祛瘀力增强，作用范围扩大，适用于全身各部瘀血，且有消肿止痛、祛瘀生新之功。入心可散血中之滞，入肝可理血中之壅，故为活血化瘀常用药对。王清任擅用桃仁、红花的配伍，如血府逐瘀汤、身痛逐瘀汤、解毒活血汤等。

宋老在临证治病时，对于血瘀较重的病症，常常两药相配伍使用。

黄芪、当归

黄芪、当归药对以补气生血为其要。宋老在治疗胃肠道疾病时，常常两药相配伍使用。黄芪既补气以固肌表，以使浮散于外之阳气有固，又可大补脾肺之气，以资生血之源；当归味厚，为阳中之阴，故能补血活血，以使阳生阴长，气旺血生。二药配伍，增强补气生血之力。当归补血汤中重用黄芪补气，即"有形之血不能速生，无形之气所当急固"之理，配伍少量当归养血和营，阳生阴长，气旺血生。

黄连、木香

黄连、木香药对以行气燥湿为其要。黄连，味苦寒，功善清热燥湿、泻火解毒，主肠澼，腹痛，下利等证。《别录》曰其主五脏冷热，久下泄便脓血，止消渴，大惊，除水利骨，调胃厚肠，益胆，疗口疮。木香味辛，行气止痛、健脾消胃，主邪气，辟毒疫温鬼，气极芳烈，能除邪秽不祥也。强志，香气通于心主淋露。二者的配伍组成香连丸，临床主要用于治疗湿热泻痢。痢疾病位在大肠，与脾、胃相关，可涉及肾。病理因素以湿热疫毒为主，病理性质分寒热虚实。基本病机为邪蕴肠腑，气血壅滞，传导失司，脉络受伤而成痢。宋老在治疗痢疾时，常常两药相配伍使用。黄连、木香配伍治疗泄泻、痢疾时，常根据赤痢、白痢的孰轻孰重而采用不同的配伍比例。

黄连、干姜

黄连、干姜药对以温中燥湿为其要。宋老在临证治病时，常两药相配伍使用。黄连味苦性寒，清热止痢；干姜味辛性温，归脾、胃、肺经，温中散寒，回阳通脉，燥湿消痰，温肺化饮。两药相伍，辛开苦降、寒温并用，用于寒热错杂之呕吐泄泻、痢疾、胃痛痞满、反酸嘈杂等症。脾胃病多寒多虚，中阳损伤，少阳邪热乘虚内陷所致。治疗以寒热平调，消痞散结为主。心下即是胃脘，属脾胃病变。脾胃居中焦，为阴阳升降之枢纽，中气虚弱，寒热错杂，故为痞证。脾气主升，肝气主降，升降失常，积聚中焦而成痞证。黄连配干姜，为张仲景寒热配伍的代表，五脏六腑中最易发生寒热交错复杂证候的是脾胃，脾胃互为表里，最容易同时受邪。古语有言："一阴一阳，阳道实，阴道虚"，故脾多虚寒，胃多实热，黄连配干姜正是作用于中焦脾胃。

三、成方新悟

1. 大承气汤

【组方】大黄（酒洗）四两（12g），枳实（炙）半斤（12g），厚朴（去皮，炙）半斤（24g），芒硝三合（9g）。

【功效】峻下热结。

【主治】①阳明腑实证，大便不通，频转矢气，脘腹痞满，腹痛拒按，按之则硬，甚或潮热谵语，手足濈然汗出。舌苔黄燥起刺，或焦黑燥裂，脉沉实。②热结旁流证，下利清谷，色纯青，其气臭秽，脐腹疼痛，按之坚硬有块，口舌干燥，脉滑实。③里热实证之热厥、痉病或发狂等。

【服法】上四味，以水一斗，先煮二物，取五升，去滓，内大黄，更煮取二升，去滓，内芒硝，更上微火一二沸，分温再服。得下，余勿服（现用法：水煎，先煎厚朴、枳实，后下大黄，芒硝溶服，每日一剂，日两次，每次约200mL药液温服）。

【方解】宋老对治疗肠结很有心得，对阳明腑实型善用大承气汤加减。大承气汤出自《伤寒杂病论》，是张仲景为治疗阳明腑实证而立，是伤寒论诸方中使用范围较广，治疗病种较多的方剂。论述大承气汤的条文很多，涉及阳明篇，少阳明篇，少阴篇，厥阴篇，少阳阳明合病，痉病，产后病等多个病种，如《伤寒论·辨阳明病脉证并治》云："阳明病，脉迟，虽汗出而不恶寒，其身必重，短气，腹满而喘。有潮热者，此外欲解，可攻里也。手足濈然汗出者，此大便已硬也，大承气汤主之。"又云："阳明病，谵语，有潮热，反不能食者，胃中必有燥屎五六枚也；若能食者，但硬耳，以大承气汤下之。"是伤寒杂病论之中常用方剂，当今被用于脑病、呼吸系统疾病、肾病、消化系统疾病、精神疾病和许多内科杂病，及各科急腹症。大承气汤方药四味，大黄、厚朴、枳实、芒硝。此方所治之证多为急症，如大便不通，频转矢气，脘腹痞满，腹痛拒按，按之腹中硬，苔黄燥，脉沉实等阳明腑实证；用于下利清水，色纯清，其气臭秽，腹痛按之则硬，口舌干燥，脉滑实。也可用于里实证之热厥、痉病、发狂等。方中大黄苦寒通降，邪热通便，荡涤胃肠实热积滞，是为君药；芒硝咸寒润降，邪热通便，软坚润燥，以除燥坚，用以为臣药；硝黄配合，相须为用，泻下热结之功益峻。实热内阻，腑气不行，故佐以厚朴下气除满，枳实行气消痞。合而用之，既能消痞除满，又能使胃肠气机通畅下行，故名"大承气汤"。吴瑭《温病条辨》曰："承气者，承胃气也……曰大承气者，合四药而观之，可谓无坚不破，无微不入，故曰大也。"

【宋氏体悟】宋老认为本方所治肠结可归纳为"痞、满、燥、实"四字。所谓"痞"即胸脘闷塞不通，"满"即脘腹胀满，"燥"即肠中燥屎干结不下，"实"即实热内结，腹痛拒按，大便不通。至于"热结旁流"即燥屎内结于里，胃肠欲排而不能，迫使津液从燥屎之旁流下。应用本方可釜底抽薪，峻下热结，急下存阴。然疾病变化万千，痞、满、燥、实未必个个俱全，若未作痞满，可去厚朴、枳实，加甘草，名为调胃承气汤，泄热和胃，软坚润燥，如阳明里实，燥热初结的病证，大便不通，口渴心烦，蒸蒸发热，如伤寒论记载"阳明病，不吐不下，心烦者，可与调胃承气汤"，"太阳病，发汗不解，蒸蒸发热者，属胃也，调胃承气汤主之"，"伤寒吐后，腹胀满者，与调胃承气汤"。用于热邪较重，里实较轻，以缓下热结。若燥而未实，实而未坚，阳明腑实轻症，可去芒硝，名为小承气汤，清下热结，用于大便秘结，胸腹痞满。如《伤寒论》中云："阳明病，其人多汗，以津液外出，胃中燥，大便必硬，硬则谵语，小承气汤主之。若一服谵语止者，更莫复服。"又云："太阳病，若吐，若下，若发汗后，微烦，小便数，大便硬者，与小承气汤，和之愈。"三方相比，小承气汤不用芒硝而用枳实、厚朴，泄热之力较调胃承气汤为弱，但通腑之力较调胃承气汤为强。所用枳实、厚朴较大承气汤为小，又无芒硝，故泄热和通腑皆逊于大承气汤。还需结合其他兼证加减药物，若兼气虚者，宜加人参以补气，以防泻下气脱；若兼阴津不足者，宜加玄参、生地以滋阴润燥。但需注意本方泻下力猛，凡燥结不甚，年老体弱应慎用，孕妇禁用，中病即止，以免耗损正气。

2. 小承气汤

【组方】大黄（酒洗）四两（12g），厚朴（炙，去皮）二两（6g），枳实（大者，炙）三枚大者（9g）。

【功效】清下热结，除满消痞。

【主治】伤寒阳明腑实证。谵语潮热，大便秘结，胸腹痞满，舌苔黄，脉滑数，痢疾初起，腹中疠痛，或脘腹胀满，里急后重者。

【服法】以水三升，煮二物至一升，去滓，分温二服。初服当更衣，不尔者，尽饮之。若更衣者，勿服之（现代用法：每日一剂，水煎两次，每次约200mL药液温服）。

【方解】小承气汤方中，大黄攻积导滞、活血祛瘀、除燥结积滞，枳实、厚朴下气宽中散结，三者合用具有荡涤胃肠实热、攻积散结作用。肺与大肠相表里，肺气宣肃影响大肠传导功能，唐容川《医经精义·下卷》曰："大肠传导，全赖肝疏泄之功，以理论则为金木交合，以形论则为血能润肠之故，所以肝病宜疏泄大肠，以行其郁结也。肝升降失常导致大肠传导失常。"小承气汤和大承气汤比较，大黄量没变，而且不是后下，泻下作用缓和，厚朴量减少为四分之一。枳实也有减少。后世有很多方剂，以小承气汤为基础方，经过化裁而成。小承气汤既是大承气汤衍生出来的加减方，又成为热实互结不甚的基础方。

【宋氏体悟】小承气汤也是《伤寒论》的方，小承气汤证是轻下热结。也可用于痢疾初起，腹中胀痛，里急后重，痢疾一般是湿热郁滞肠道，搏结气血造成的。小承气汤能够攻下积滞，它虽然轻下，反能攻下积滞，热毒搏结气血，起到通因通用，清热解毒的作用。

3. 调胃承气汤

【组方】大黄（去皮，清酒洗）四两（12g），甘草（炙）二两（6g），芒硝半升（9g）。

【功效】缓下热结。

【主治】阳明病胃肠燥热证。大便不通，口渴心烦，蒸蒸发热，或腹中胀满，或为谵语，舌苔正黄，脉滑数；以及胃肠热盛而致发斑吐衄，口齿咽喉肿痛等。

【服法】以水三升，煮二物至一升，去滓，内芒硝，更上微火一二沸，温顿服之（现代用法：每日一剂，水煎两次，每次约200mL药液温服）。

【方解】宋老对治疗肠结很有心得，《内经》云："热淫于内，治以咸寒，佐以甘苦。"方中芒硝味咸性寒，能泻下攻积，润燥软坚，用芒硝咸寒之品以除内热；大黄味苦性寒，能泻下攻积，清热泻火，凉血解毒，逐瘀通经，用大黄以荡涤胃肠实热；甘草味甘性平，以助芒硝、大黄陈推而缓中，即缓和芒硝大黄速下，欲留于肠中以泄内热，并不是用来防止芒硝大黄峻下伤胃。此三味药合用，使燥屎除而满自消，燥热散而津自留。

4. 黄土汤

【组方】甘草、干地黄、白术、附子（炮）、阿胶、黄芩各三两（各9g），灶心黄土半斤（30g）。

【功效】温阳健脾，养血止血。

【主治】脾阳不足，脾不统血证。大便下血，先便后血，以及吐血、衄血、妇人崩漏，血色暗淡，四肢不温，面色萎黄，舌淡苔白，脉沉细无力。

【服法】上七味，以水八升，煮取三升，分温二服（现代用法：先将灶心土水煎过滤取汤，再煎余药，阿胶烊化冲服。每日一剂，水煎两次，每次约200mL药液温服）。

【方解】黄土汤出自《金匮要略》，该方证从总的来说为脾气虚寒，不能统血而血溢于外所致。脾主统血，气能摄血，统摄相辅。如脾阴不足，脾气虚弱，则可失去统摄之权，血从上出为吐、衄；从下出又为崩漏、便血。当此之时，非培土补中则脾不能统，非温脾暖肾则寒不能除，非养血调木则热不能解，故治疗时宜温阳健脾，养血止血为根本，兼顾调养肝肾为法。方中灶心土味辛性温入脾，燥湿补中，涩肠止血，为主药；配以白术、附子温脾阳而补中气，助主药以复统摄之权，为辅药；然而尚虑其辛温太过耗血动血，更配苦寒之黄芩与甘寒滋润之干地黄及滋阴养血并能止血的阿胶共同制约白术、附子过于温燥之性，为佐药；甘草调和诸药，为使药。和而成方，寒热并用，标本兼治，刚柔相济，温阳而不伤阴，滋阴而不损阳。所以吴瑭称本方为"甘苦合用，刚柔互济法"。而尤在泾又称本方为"有制之师"。对便血、吐、衄、崩漏下血因余阳气虚乏所致者，应用本方有较好的效果。

【宋氏体悟】宋老在应用经典方剂上有着非常深厚的功力，他常常教导学生，牢记经典方剂的辨证要点，在开方药时，切不可舍本求末，要抓住患者病情的根本症状，以辨证为主要源头。泄泻是以大便次数增多，粪质稀薄，甚至泻出如水样为临床表现的一种脾胃肠病症。泄与泻在病情上有一定区别，粪出少而势直无阻，若倾泻之状为泻。然近代多泄、泻并称，统称泄泻。致泻的病因是多方面的，主要有感受外邪，饮食所伤，情志失调，脾胃虚弱，命门火衰等。这些病因导致脾虚湿盛，脾失健运，大小肠传化失常，升降失调，清浊不分，而成泄泻。脾肾阳虚泄泻是指久病不愈，泄痢日久，脾阳虚导致肾阳虚，肾阳虚衰，不能温养脾胃而运化失常，黎明之前阳气未振，阴寒较盛，故肠鸣即泻，泻后则腑气通利，故泻后则安。

5. 小建中汤

【组方】桂枝（去皮）三两（9g），炙甘草二两（6g），大枣十二枚（6枚），芍药六两（18g），生姜（切）三两（9g），胶饴一升（30g）。

【功效】温中补虚，和里缓急。

【主治】中焦虚寒，肝脾不和证。腹中拘急疼痛，喜温喜按，神疲乏力，虚怯少气；或心中悸动，虚烦不宁，面色无华；或伴四肢酸楚，手足烦热，咽干口燥。舌淡苔白，脉细弦。

【服法】上六味，以水七升，煮取三升，去滓，内饴，更上微火消解。温服一升，日三服（现代用法：水煎取汁，兑入饴糖，文火加热融化，分两次温服，每次约200mL药液）。

【方解】本证多由中焦虚寒，肝脾失和，化源不足所致，治疗以温中补虚，和里缓急为主。中焦虚寒，肝木乘土，故腹中拘急疼痛、喜温喜按。脾胃为气血生化之源，中焦虚寒，化源匮乏，气血俱虚，故见心悸、面色无华、发热、口燥咽干等。方中重用甘温质润之饴糖为君，温补中焦，缓急止痛。臣以辛温之桂枝温阳气，祛寒邪；酸甘之白芍养营阴，缓肝急，止腹痛。佐以生姜温胃散寒，大枣补脾益气。炙甘草益气和中，调和诸药，是为佐使之用。其中饴糖配桂枝，辛甘化阳，温中焦而补脾虚；芍药配甘草，酸甘化阴，缓肝急而止腹痛。六药合用，温中补虚缓急之中，蕴有柔肝理脾，益阴和阳之意，用之可使中气强健，阴阳气血生化有源，故以"建中"名之。

【宋氏体悟】宋老认为，泄泻病位在脐周，涉及肝、脾、胃诸脏。中焦虚寒，肝脾不和为基本病机，脾阳不振为主要发病基础，饮食不调为主要发病诱因。小建中汤出自《伤寒论》，"治痛必求于本"，故立温中补虚之法，以健中焦营气。该方证为中焦虚寒，营卫气血不足所致。盖此因胃肠失于温煦，则脘腹挛急疼痛，导致营卫具乏，阴阳失调，则虚劳发热，致心气不足，心阳失宣而心悸不宁。临床应用时，需注意方中各药配伍用量之比例，以符合本方立法寓意。

6. 葛根芩连汤

【组方】葛根半斤（15g），炙甘草二两（6g），黄芩三两（9g），黄连三两（9g）。

【功效】解表清里。

【主治】协热下利。身热下利，胸脘烦热，口干作渴，喘而汗出，舌红苔黄，脉数或促。

【服法】上四味，以水八升，先煮葛根，减二升，内诸药，煮取二升，去滓，分温两服（现代用法：每日一剂，水煎两次，每次约200mL药液，温服）。

【方解】葛根黄芩黄连汤出自《伤寒论》,《伤寒论》云："太阳病桂枝是因外感时行证，医反下之，利遂不止，脉促者，表未解也。喘而汗出者，葛根黄芩黄连汤主之。"此为误下使邪热内陷于三阳经之里，阳明之腑也。本方主治伤寒表征未解，医反误下，邪陷阳明致成热利的方剂。表证未解，里热已炽，可见身热口渴，胸脘热烦，苔黄脉数等症；里热上蒸于肺则作喘，外蒸于肌表则汗出。治宜外解肌表之邪，内清肠胃之热。方中重用葛根为主药，既能清热解表，又能升发脾胃清阳之气而治下利；黄芩、黄连苦寒质燥，善清胃肠湿热治疗热利，为辅药，甘草和中安正，协调诸药，为佐使药。合而成方，使表邪得解，里热得清，则热利自愈。

【宋氏体悟】宋老在治疗痢疾上有着独到的临床经验，用方更是灵活多变。他给学生讲道：痢疾不外乎外感、内伤两大类。一是外感时行疫毒，主要以腹痛腹泻、里急后重、排赤白脓血为临床表现的具有传染性的外感疾病。二是内伤饮食。两者均可致邪蕴肠腹，气血壅滞，传导失司。如吴鞠通所说："湿温内蕴，夹杂饮食停滞，气不得运，血不得行，遂成滞下，俗名痢疾。"夏秋之季，湿热熏蒸，人处其间，易为湿热秽浊疫气所感。宋老指出，尤其小儿脏腑娇嫩，受邪之后，易于深入脏腑，毒深热重，侵入营血，引发惊厥、昏迷等危候。临床遇到此病该当重视。此外，本方运用于温病里热从阳明外达，初起即见下利壮热，烦躁口渴，溲短而赤，其所利之物，臭秽异常，自觉肛门灼热者，亦甚贴切。若下利而不发热，脉沉迟或微弱，病属虚寒者，不宜使用本方。

7. 白头翁汤

【组方】白头翁二两（15g），黄柏三两（12g），黄连三两（6g），秦皮三两（12g）。

【功效】清热解毒，凉血止痢。

【主治】热毒痢疾。腹痛，里急后重，肛门灼热，下痢脓血，赤多白少，渴欲饮水，舌红苔黄，脉弦数。

【服法】上药四味，以水七升，煮取二升，去滓，温服一升，不愈再服一升（现代用法：每日一剂，水煎两次，每次约200mL药液温服）。

【方解】此方出自张仲景的《伤寒论》，始见于《伤寒论·厥阴》，条文有两条："热利，下重者，白头翁汤主之。"用以治厥阴热利，热毒深陷厥阴血分，气血与热毒相搏，下迫大肠，而见便脓血，赤多白少之主方。本条热利下重是指热性痢疾，即《内经》中之"肠澼""滞下"。"下利，欲饮水者，以有热故也，白头翁汤主之。"主要由于肝热下迫大肠秽气郁滞于魄门，所以下重是热痢的审证要点。热毒熏灼胃肠气血，化为脓血，而见下痢脓血，赤多白少，热毒壅滞气机则腹痛，里急后重，渴欲饮水，舌红苔黄，脉数为邪热内盛之象。故除下痢脓血，里急后重外，当有肛门灼热、腹痛、发热、口渴、舌红苔黄、脉沉弦数或沉弦而滑等全身症状，治以白头翁汤清热解毒，凉血止痢。组方严谨，仅白头翁、黄连、黄柏、秦皮四味药，功擅清阳明之湿热，泄厥阴之郁火，解血分之热毒，治湿热痢疾。方中用白头翁为君药，苦寒而入血分，清热解毒，凉血止痢，善治热毒血痢；黄连苦寒，清肝火，入肠胃，泻火解毒，燥湿厚肠；黄柏走下焦，泻火燥湿，两者共为臣药，以助君药清热解毒，又能燥湿止痢；秦皮苦涩而寒，清热解毒而兼以收涩止痢，为佐使药。四药合用，大苦大寒，苦能燥湿，寒能胜热，使得湿热毒邪尽解，则血痢下重得愈。后世常变通应用于多种病证。如孙思邈用以治疗赤带下血症；吴鞠通加味用以治疗湿温病内虚所致湿热下陷、热利下重等症，《临证指南医案》云："温邪经旬不解，发热自利，神识有时不清，此邪伏厥阴，恐致变痉，治宜白头翁汤加生芍药"；《类聚方广义》云："白头翁汤又治眼目郁热，赤肿阵痛，风泪不止者，又为洗蒸剂，亦效"；张锡纯用变通白头翁汤治下腹疼痛或久痢肠中腐烂。

【宋氏体悟】宋老认为热痢的病机有湿热痢和疫毒痢之分，湿热之痢感受湿热之邪，同时体内湿热内蕴，饮食不化，积滞于中、下焦，外感之邪与内积湿热滞于胃肠，致使水谷不能正常腐熟，邪气与腐败之物相合，与胃肠之气血胶结，滞于肠中，相结不行。可见湿热性热痢病机的关键在湿热与败食相结于胃肠之中，邪气与腐败之水谷共渍于中、下焦。疫毒痢病机重点是疫毒客体，邪盛于内，疫毒之邪充滞胃肠，水谷不化，又与胃肠之血相结，毒物、败食、腐血夹杂而下。医圣张仲景将热痢条的诊治列入厥阴病篇之中，而未纳入阳明病篇。宋老体会认为，不能机械理解仲景所述之条文，也不能把厥阴病都理解为阴经之病证。其在厥阴篇中阐述的是外感病发展到厥阴经，是寒热错杂的病机所致。宋老在应用白头翁汤时，强调方证相符，注意加减变化。若外有表邪，恶寒发热者，加葛根、连翘、银花以透表解热；发热者加石膏、知母，以清热泻火，甘寒除烦止渴。里急后重较甚，加木香、槟榔、枳壳以调气；脓血多者，加赤芍、丹皮、地榆以凉血止血；出血多者可再加槐花、侧柏叶凉血止血。夹有食滞者，加焦山楂、枳实以消食导滞；纳差加炒山楂、炒谷麦芽，能消食健胃，醒脾化湿。下利热退而舌干绛，不欲饮食，去黄柏，酌加麦冬、石斛、乌梅；恶心呕吐加竹茹、霍香、姜半夏；少寐多梦加莲子心等。

8. 麻子仁丸

【组方】麻子仁二升（500g），芍药半斤（250g），枳实（炙）半斤（250g），大黄（去皮）一斤（500g），厚朴（炙，去皮）一尺（250g），杏仁（去皮尖，熬，别作脂）一升（250g）。

【功效】润肠泻热，行气通便。

【主治】肠胃燥热，脾约便秘证。大便干结，小便频数，苔微黄少津。

【服法】上六味，蜜和丸，如梧桐子大，饮服十丸，日三服，渐加，以知为度（现代用法：上药为末，炼蜜为丸，每次9g，每日1～2次，温开水送服。亦可按原方用量比例酌减，改汤剂煎服，每日一剂，水煎两次，每次约200mL药液温服）。

【方解】麻子仁丸出自《伤寒论》，本方是主治肠胃燥热，脾约便秘之证。《伤寒论》曰："趺阳脉浮而涩，浮则胃气强，涩由小便数，浮涩相搏，大便则硬，其脾为约，麻子仁丸主之。"《素问·经脉别论》谓："饮入于胃，游溢精气，上输于脾。脾气散精，上归于肺，通调入道，下输膀胱。水精四布，五经并行。"由此可知，脾主为胃行其津液，今脾弱胃强，约束津液不能四布，但输膀胱，致小便数而且多，大便秘结不通，故曰"其脾为约"。本方又名"脾约麻仁丸""脾约丸"。本方是由小承气汤加火麻仁、杏仁、芍药、蜂蜜组成。麻子仁丸虽亦用小承气汤泻肠胃之燥热积滞，但用量较小，更取质润多脂火麻仁、白芍、杏仁、蜂蜜组成。一是可益阳增液，润肠清便，使腑气通，津液行；二是可减缓小承气汤攻下之力，使下而不伤正。且原方只服10丸，逐渐加大，更加说明本方立意通便润肠，实属缓下之剂。方中火麻仁润肠通便为主药；杏仁降气润肠，芍药养阴和里为辅药；大黄通便泄热，枳实、厚朴下气破结，加强降泄通便之力为佐药；蜂蜜能润燥滑肠，为使药。综观全方，不但有润下之功，而且泻而不峻，润而不腻。

【宋氏体悟】宋老认为本方适用于肠中燥屎难下，胃肠积滞的便秘患者。对于老人、产后便秘妇女以及习惯性便秘患者，服用效佳。

9. 大黄牡丹汤

【组方】大黄四两（12g），牡丹皮一两（3g），桃仁五十个（9g），冬瓜仁半升（30g），芒硝三合（9g）。

【功效】泻热破结，散结消肿。

【主治】肠痈初起，湿热瘀滞证。证见右下腹肿痞，疼痛拒按，按之痛如淋，小便自调，时时发热，自汗恶寒，或右足屈而不伸，苔黄腻，脉滑数。

【服法】以水六升，煮取一升，去滓，内芒硝，再煎沸，顿服之（现代用法：水煎服，每日一剂，水煎两次，每次约200mL药液温服）。

【方解】大黄牡丹汤出自《金匮要略》。《金匮要略》云："肠痈者，少腹肿痞，按之则痛如淋，小便自调，时时发热自汗出，复恶寒，其脉迟紧者，脓未成，可下之，当有血；脉洪数者，脓已成，不可下也，大黄牡丹汤主之。"此病多由肠道湿热郁蒸，气血凝集而成。方中用大黄泻肠中湿热瘀结之毒，牡丹皮凉血、散血、活血祛瘀，共为主药；芒硝软坚散结，助大黄促其速下，桃仁助牡丹皮活血化瘀，共为辅药；另加一味治内痈的要药冬瓜子，清肠中湿热，排脓消痈，为佐药。综观全方，是由苦寒泻下、散结消肿、清热除湿三类组成，使其热结通而痈自散，血行畅而肿痛消。

【宋氏体悟】《金匮要略》总结了肠痈辨证论治的基本规律，推出了大黄牡丹皮汤等有效方剂，至今仍为后世医家所应用。本病的特点是：转移性右下腹疼痛，伴恶心、呕吐、发热，右下腹局限性压痛或拒按。肠痈有湿热瘀滞与寒湿郁滞之分，本方只宜于湿热瘀滞，阳明腑实之证，且脓未成而病情较急者为宜。根据宋老经验，多数病人服药1～2天后，症状好转，尤为显著的是，随着排便次数及便量的增加，腹痛随之而减，符合中医学"不通则痛，通者不痛"的理论。

10. 理中丸

【组方】人参、干姜、炙甘草、白术各三两（各90g）。

【功效】温中散寒，补气健脾

【主治】脾胃虚寒，呕吐泄泻，胸满腹痛，及消化不良者。

【服法】上四味，捣筛，蜜和为丸，如鸡子黄许大。以沸汤数合，和一丸，研碎，温服之，日三四服，夜二服。腹中未热，益至三四丸，然不及汤。汤法：用水八升，煮取三升，去滓，温服一升，日三服。服汤后，如食顷，饮热粥一升许，微自温，勿发揭衣被（现代用法：上药共研细末，炼蜜为丸，重9g，每次1丸，温开水送服，每日 2～3 次。或作汤剂，水煎服，用量以原方用量比例酌减。每日一剂，水煎两次，每次约 200mL 药液温服）。

【方解】理中汤出自《伤寒论》，本方证为脾胃虚寒，运化失职，升降失常所致。脾胃居中，应五行而属土，土气运转，升清阳而降浊阴，一旦阳气虚衰，寒从中生，运化、统血以及升清降浊等功能失常，即可产生吐泻腹痛或失血、胸痹、喜唾涎沫、腹满食少、霍乱、小儿慢惊等证。如吐泻日久，筋脉失养，则可出现惊风。"治病必求于本"故立温中散寒，补气健脾之法。本方以辛热之干姜，温中焦脾胃而祛里寒，炮黑又可止血，为主药；人参大补元气，助运化而升降，为辅药；白术健脾燥湿，炙甘草益气和中，共为佐使药。四药配合，中焦之寒得辛热而去，中焦之虚得甘温而复，清阳升而浊阴降，运化健而中焦治，故谓"理中"也。凡中气虚欠，暴受风寒，太阳病腹痛，呕吐、下利、腹满不食，脉迟缓，口淡舌白者，均可用本方治疗。然理中丸以蜜为丸，属于缓调之剂，宜病情较轻，病程较长者，如病情较急，宜改丸为汤，收效更速。故原方后有"然不及汤"之语。综观本方，药仅四味，相得益彰，确能温建中焦营气，又可甘温降热，可广泛应用于中焦虚寒、营气不足之证。

【宋氏体悟】宋老认为，久泻病位主要在脾胃，涉及肝肾，病程一般较长，病性多为本虚标实、虚实夹杂、寒热并存。初期发作多实，久病缓解期多虚。可用本方温中散寒，益气健脾，脾健而泄利自止。

11. 大黄附子汤

【组方】大黄三两（9g），炮附子三枚（12g），细辛二两（3g）。

【功效】温里散寒，通便止痛。

【主治】寒积里实证。腹痛便秘，胁下偏痛，发热，手足厥冷，舌苔白腻，脉弦紧。

【服法】以水五升，煮取二升，分温三服。若强人煮取二升半，分温三服。服后如人行四五里，进一服（现代用法：水煎服，日两次，每次约 200mL 药液温服）。

【方解】本证因寒邪与积滞互结于肠道所致。治疗以温里散寒，通便止痛为主。寒为阴邪，其性收引，寒入于内，阳气失于温通，气血被阻，故见腹痛；寒邪阻于肠道，传导失职，故大便不通；寒邪凝聚于厥阴，则胁下偏痛；积滞留阻，气机被郁，故发热；阳气不能布达四肢，则手足厥逆；舌苔白腻，脉弦紧为寒实之证。治当温散寒凝以开闭结，通下大便以除积滞，立温阳通便之法。本方意在温下，故重用辛热之附子，温里散寒，止腹胁疼痛；以苦寒泻下之大黄，泻下通便，荡涤积滞，共为君药。细辛为辛温之品，能宣通，散寒止痛，助附子温里散寒，是为臣药。大黄性味虽属苦寒，但配伍附子、细辛之辛散大热之品，则寒性被制而泻下之功犹存，为去性取用之法。三味协力，而成温散寒凝、苦辛通降之剂，合成温下之功。

【宋氏体悟】本方用于寒积里实证，临床用治腹痛便秘，胁下偏痛，发热，手足厥冷，舌苔白腻，脉弦紧为辨证要点。方中附子与细辛相配是仲景方中的常用组合，两药相配治疗寒邪伏于阴分，又与苦寒泻下之大黄同用，目的在于制约大黄的寒性，从而温下寒积，意在温阳通便。若腹痛甚，喜温，酌加肉桂以温里祛寒止痛；若腹胀满，可加厚朴、木香以行气导滞；若体虚或积滞较轻，可用制大黄，以减缓泻下之功；如体虚较甚，加党参、当归以益气养血。

12. 桃花汤

【组方】赤石脂一斤（一半全用，一半筛末）（30g），干姜一两（3g），粳米一斤（30g）。

【功效】温中涩肠止痢。

【主治】虚寒血痢证。下痢日久不愈，便脓血，色暗不鲜，腹痛喜温喜按，小便不利，舌淡苔白，脉迟弱或微细。

【服法】上三味，以水七升，煮米令熟，去滓，温服七合，内赤石脂末，日三服。若一服愈，余勿服（现代服法：每日一剂，水煎两次，每次约200mL药液温服）。

【方解】本方所治久痢，属于脾肾阳气衰微所致。方中赤石脂涩肠固脱为君；干姜温中祛寒为臣；粳米养胃和中为佐使，助赤石脂、干姜以厚肠胃。诸药合用，共奏温中涩肠之效。石脂原为土质，其性微温，故善温养脾胃。为其具有土质，颇有粘涩之力，故又善治肠下脓血。又因其生于两石相并之夹缝，原为山脉行气之处，其质虽粘涩，实兼能流通气血之瘀滞，故方中重用之以为主药。至于一半煎汤一半末服者，因凡治下利之药，丸散优于汤剂，且其性和平，虽重用一斤犹恐不能胜病，故又用一半筛其细末，纳汤药中服之也。且服其末，又顾护肠中之膜，不至为脓血凝滞所伤损也。用干姜者，因此证其气血因寒而瘀，是以化为脓血，干姜之热既善祛寒，干姜之辛又善开瘀也。用粳米者，以其能和脾胃，兼能利小便，亦可为治下利不止者之辅佐品也。

【宋氏体悟】桃花汤原出《金匮要略》少阴篇，历代注家多解释为温里收涩，固滑止脱之剂。宋老认为，桃花汤温摄固脱。《金匮要略》曰："下痢便脓血者，桃花汤主之"，此系大肠溃烂。慢性非特异性溃疡性结肠炎，病变在远端结肠，以溃疡为主，主要症状是腹痛、腹泻及粪便中含有大量的脓血和黏液，病情迁延，日久不愈。以桃花汤加减推陈出新，排脓生肌之法，可获痊愈。

13. 乌梅丸

【组方】乌梅三百枚（480g），细辛六两（180g），干姜十两（300g），黄连十六两（480g），当归四两（120g），附子（炮，去皮）六两（180g），蜀椒（出汗）四两（120g），桂枝（去皮）六两（180g），人参六两（180g），黄柏六两（180g）。

【功效】温脏安蛔。

【主治】脏寒蛔厥证。脘腹阵痛，烦闷呕吐，时发时止，得食则吐，甚至吐蛔，手足厥冷，或久痢不止，反胃呕吐，脉沉细或弦紧。现用于胆道蛔虫病。

【服法】上十味，各捣筛，混合和匀；以苦酒渍乌梅一宿，去核，蒸于米饭下，饭熟捣成泥，和药令相得，纳臼中，与蜜杵二千下，丸如梧桐子大。每服十丸，食前以饮送下，日三服，稍加至二十丸（现代用法：乌梅用50%醋浸一宿，去核捣烂，和入余药捣匀，烘干或晒干，研末，加蜜制丸，每服9g，日服2～3次，空腹温开水送下。亦可作汤剂，水煎服，用量按原方比例酌减，水煎两次，每次约200mL药液温服）。

【方解】本方所治蛔厥，是因胃热肠寒，蛔动不安所致。蛔虫得酸则静，得辛则伏，得苦则下，故方中重用乌梅味酸以安蛔，配细辛、干姜、桂枝、附子、川椒辛热之品以温脏驱蛔，黄连、黄柏苦寒之品以清热下蛔；更以人参、当归补气养血，以顾正气之不足。全方合用，具有温脏安蛔，寒热并治，邪正兼顾之功。

【宋氏体悟】乌梅丸，作为千古名方，因其寒热并用、阴阳共调、气血兼顾、攻补兼施、刚柔相济，集扶正祛邪于一身；能酸苦泄热、苦辛通降，又可辛甘通阳、酸甘化阴，被吴鞠通称为"治厥阴、防少阴、护阳明之全剂"。宋老临床上对此方应用广泛，尤其虚实兼夹、寒热错杂的溃疡性结肠炎常有良效。宋老认为"久泻""久痢"等病是脏腑功能虚衰，清阳下陷所致。而肝脾肾三脏虚弱为其发病之关键，一则脾虚不能升运，二则肾虚不司二阴，加之肝虚木郁不达，以致清阳下陷而发久利。乌梅丸三阴并治，温补脾肾，疏木达郁，又寓有酸可固脱之功，故临床治疗证属虚实兼夹、寒热错杂慢性久泄、久痢，多获佳效。

14. 济川煎

【组方】当归三至五钱（9～15g），牛膝二钱（6g），肉苁蓉（酒洗去咸）二至三钱（6～9g），泽泻一钱半（4.5g），升麻五分至七分或一钱（1.5～3g），枳壳一钱（3g）。

【功效】温肾益精，润肠通便。

【主治】肾阳虚弱，精津不足证。大便秘结，小便清长，腰膝酸软，头目眩晕，舌淡苔白，脉沉迟。

【服法】水一盏半，煎七分，食前服（现代用法：作汤剂，每日一剂，水煎两次，每次约 200mL 药液温服）。

【方解】纵观全方用药简练，是专门针对肾阳虚型便秘所选取的，有着温肾填精、润肠通便的功效。本方以肉苁蓉为君药，肉苁蓉长于温润，不但能够温润下元，补肾益精，还能够起到润肠通便的作用；当归与牛膝共为臣药，当归的性味辛甘而润，不仅有着补血活血的作用，由于质润，所以能够改善血虚的状态，还能够濡润肠道使大便畅通；而怀牛膝则强于补肝肾强筋骨，能补助机体肝肾的不足，此外牛膝为引药下行的舟楫之剂，可以入肾以填精，还有促使大便下行的功用。佐药当中的泽泻不但能够下行入肾而泄痰湿之浊，还能够辅助怀牛膝宣通下泄；由于肝主疏泄，大便的正常排畅必然与肝脏的生理功能息息相关。而枳壳能疏肝理气、宽肠下气，能够进一步的帮助大便的排泄。最后再佐以升麻，使清阳得以从上窍而出，起到了欲降先升的妙处，使全方降中有升，补而不滞。济川煎这药味互相之间相辅相成，不但通过健脾益肾补气祛痰达到大便通畅的目的，更是寓通于补共奏通便之功。

【宋氏体悟】虚型便秘多病程久，证型兼夹，宋老在临床诊疗阳虚型便秘时，多用此方。在治疗上若气虚较甚，可以加黄芪、人参以加大补气之功效；兼血虚者加制首乌、白芍；偏阴虚者加生地黄、麦冬；阳虚甚者加制附子、炮姜；阴阳俱虚者去泽泻，加熟地黄；若病人有虚火在上，应当酌加黄芩；若腰膝酸软明显者，可加诸如熟地、制首乌等滋补肝肾之品；若患者痰湿之邪较重，可以加苍术、姜半夏以增强燥湿化痰之功效；若寒凝气滞、伴有腹痛者加肉桂、木香；胃气不和、恶心呕吐者加半夏、砂仁；如果患者本身正气不足，素体虚弱，则可去掉方中的枳壳等。

15. 痛泻要方

【组方】炒白术三两（90g），炒白芍二两（60g），炒陈皮一两五钱（45g），防风一两（30g）。

【功效】补脾柔肝，祛湿止泻。

【主治】脾虚肝旺之泄泻。肠鸣腹痛，大便泄泻，泻必腹痛，泻后痛缓，舌苔薄白，脉两关不调，左弦而右缓者。

【服法】上细切，分作八服，水煎或丸服（现代用法：参照原方比例，酌定用量，作汤剂煎服，每日一剂，水煎两次，每次约 200mL 药液温服）。

【方解】痛泻要方原名白术芍药散，出自《景岳全书》引《刘草窗方》，因张景岳称之为"治痛泻要方",故有今名。《医方考》曰:"泻责之脾,痛责之肝,肝责之实,脾责之虚,故令痛泻。"痛泻要方的主证是脾虚肝郁,肝克脾土,肠胃气机不调。肝木之疏泄,气机升降畅达,有助脾之升运,生化有源。脾土之健运,精微化生有源,使肝体得以充养,疏泄有度。方中白术苦甘而温,补脾燥湿以治土虚,助脾运化,扶土以抑木。《金匮要略》曰:"见肝之病,知肝传脾,当先实脾",为君药;芍药酸寒,补阴敛阳,柔肝缓急止痛,与白术相配,于土中泻木,为臣药;陈皮辛苦而温,理气燥湿,醒脾和胃,以助白术脾运之功,为佐药;配伍少量防风,具有升散之性,归肝入脾,辛能散肝郁,香能舒脾气,与术、芍相配伍,散肝舒脾以助白芍、白术之功,且有燥湿以助止泻之功,又为脾经引经之药,故兼有佐使之用。四药合用,可以补脾胜湿而止泻,柔肝理气而止痛,促使脾健肝柔,痛泻自止。补中寓疏,泄肝补脾,调和气机。

【宋氏体悟】宋老认为,若临床表现为肠鸣腹痛、大便泄泻、泻必腹痛,泻后痛减,舌苔薄白,两关不调,脉左弦右缓,则肝气更旺,木克脾土。故治疗肝旺需泻之,脾虚湿甚则补之、燥之。由于病情复杂多变,在诊治疾病时,应因证定方,随证选方,药随证变。对腹胀肠鸣者加厚朴、枳壳;对兼发热者加柴胡、黄芩、葛根;对口渴甚者加乌梅、黄芩;对兼见嗳气吞酸者加焦三仙;对泄泻如水者加车前子、六一散;伴脓血者加白头翁、黄芩、黄连;对于肝郁明显者加柴胡、香附;脾虚者加砂仁、山药等健益脾气;对于心神不宁者,加合欢花、合欢皮、夜交藤解郁安神,条畅情志;气虚神疲者加党参、黄芪等。

16. 参苓白术散

【组方】莲子肉(去皮)一斤(500g),薏苡仁一斤(500g),缩砂仁一斤(500g),桔梗(炒令深黄色)一斤(500g),白扁豆(姜汁浸,去皮,微炒)一斤半(750g),白茯苓二斤(1000g),人参二斤(1000g),甘草(炒)二斤(1000g),白术二斤(1000g),山药二斤(1000g)。

【功效】益气健脾,渗湿止泻。

【主治】脾虚湿盛证。饮食不化,胸脘痞闷,肠鸣泄泻,四肢乏力,形体消瘦,面色萎黄,舌淡苔白腻,脉虚缓。

【服法】上十味,粉碎成细粉,过筛,混匀,即得。每服二钱,枣汤调下。小儿量岁数加减服之(现代可以入煎剂,按原方比例酌减,每日一剂,水煎两次,每次约200mL药液温服)。

【方解】此方出自《太平惠民和剂局方》，具有益气健脾、渗湿止泻的功效，被历代医家誉为治疗脾虚湿盛的代表方，在临床各科均得到广泛的应用。本方所治之证是由脾虚湿盛所致，脾胃虚弱，纳运无力，故饮食不化；水谷不化故清浊不分，故见肠鸣泄泻；湿阻中焦，气机被阻，而见胸脘痞闷；脾失健运，则气血生化不足，肌肤失于濡养，则肢体乏力，形体消瘦，面色萎黄，舌淡苔白腻，脉虚缓。参苓白术散药性平和，配伍严谨，温而不燥，方中人参味甘、微苦，性平，归脾、心、肺经，可补益脏气；白术味甘、苦，性温，归脾、胃经，健脾运土，燥湿和中；茯苓味甘、淡，性平，归脾、肾、心经，善渗泄水湿，又可健脾补虚；三者共为君药，达益气健脾之效。山药味甘，性平，归肺、脾、肾三经，具有补脾养胃、益肺生津、补肾涩精的作用；薏苡仁味甘、淡，性微寒，归脾、胃、肺经，既可健脾，又能渗除脾湿以止泻；白扁豆味甘，性微温，归脾、胃经，具有补脾化湿之功；莲子味甘、涩，性平，入脾、肾、心经，可补脾止泻，益肾养心；四者共为臣药，以助君药健脾益气，兼能渗湿止泻。砂仁为佐药，可醒脾和胃，行气化滞；桔梗可宣肺利气，通调水道，如舟楫载诸药上行，亦引脾气上升，有培土生金之意；甘草健脾和中，调和诸药，共为佐使，诸药合用，共奏益气健脾渗湿之功，使脾气健运，湿邪得去，则诸症自除。

【宋氏体悟】宋老治疗脾虚湿盛证善用参苓白术散加减，若兼里寒而腹痛者加干姜、肉桂，以温中祛寒而止痛；若久泻不止，中气下陷，或兼有脱肛者，可加黄芪、升麻以益气健脾，升阳止泻；兼肝郁气滞者，加柴胡、郁金、木香等疏肝理气；兼血瘀者，加桃仁、红花、川芎以活血化瘀改善胃肠瘀血；兼腹胀者，加厚朴、枳实等下气破积；兼血虚者加黄芪、当归以补气养血；兼痰多者加半夏、陈皮等以燥湿化痰；腹胀明显者加木香，佛手行气和胃，气滞腹痛明显者加白芍、香附缓急止痛；湿浊内盛者加苍术、佩兰化湿健脾；湿热内盛者加白头翁、车前子以清热利湿；失眠健忘者加炒枣仁、夜交藤养心安神；纳差者加鸡内金、焦三仙健脾消食。

17. 补中益气汤

【组方】黄芪五分（9g），病甚、劳役热甚者一钱（18g），炙甘草五分（9g），人参（去芦）三分（6g），当归（酒焙干或晒干）二分（3g），橘皮（不去白）二分或三分（6g），升麻二分或三分（6g），柴胡二分或三分（6g），白术三分（9g）。

【功效】补中益气，升阳举陷。

【主治】①脾虚气陷证。饮食减少，体倦肢软，少气懒言，面色萎黄，大便稀溏，舌淡，脉虚；以及脱肛、子宫脱垂、久泻久痢，崩漏等。②气虚发热证。身热自汗，渴喜热饮，气短乏力，舌淡，脉虚大无力。

【服法】上药吹咀，都作一服，水二盏，煎至一盏，去滓，食远，少热服（现代用法：水煎服。或作丸剂，每服 10 ～ 15g，日 2 ～ 3 次，温开水或姜汤下）。

【方解】此方出自金代李东垣的《脾胃论》，是治疗脾胃病及甘温除大热的代表方之一。本方能补中益气，升阳举陷，用于治疗脾虚气陷证及气虚发热证。脾胃为营卫气血生化之源，脾胃气虚，纳运无力，故饮食减少，少气懒言，大便稀薄，脾主升清，脾虚则清阳不升，中气下陷，故见脱肛，子宫下垂等；清阳陷于下焦，郁而不达则发热，气虚腠理不固，阴液外泄则自汗，故应补中益气，升阳举陷。此方重用黄芪，味甘微温，入脾肺经，补中益气，升阳固表，为君药，配伍人参、炙甘草、白术，补气健脾为臣药，与黄芪合用，以增强补中益气之功；血为气之母，气虚时久，营血亦亏，故用当归养血和营，协人参、黄芪以补气养血；陈皮理气和胃，使诸药补而不滞，共为佐药；并以少量升麻、柴胡升阳举陷，协助君药以升提下陷之中气，《本草纲目》谓："升麻引阳明之气上升，柴胡引少阳之气上行……脾胃引经最要药也。"共为佐使药；甘草调和诸药，亦为使药；诸药合用，是气虚得补，气陷得升，则诸证自愈。

【宋氏体悟】宋老善用补中益气汤治疗气虚型便秘、脱肛等证，取其补中益气，行气润肠通便之效。若用于治疗脱肛之脾胃虚弱，气虚下陷型，加金樱子、五倍子、诃子等，收敛固涩。若用于治疗脾虚气陷型久泻久利，可加茯苓、芍药、肉桂、黄连等。茯苓健脾利水渗湿，肉桂补火助阳以健脾阳，黄连清热燥湿，白芍酸甘敛阴，合用补气健脾，清热祛湿、行气温阳，使水湿得运则诸症自除。若兼腹中痛者，加白芍以柔肝止痛；头痛者，加蔓荆子、川芎、藁本、细辛以疏风止痛。本方阴虚发热及内热炽盛者忌用；下元虚惫者，亦不可服用。正如张景岳所言："表不固而汗不敛者不可用；外无表邪而阴虚发热者不可用；阳气无根而格阳戴阳者不可用；脾肺虚甚而气促似喘者不可用；命门火衰而虚寒泄泻者不可用；水亏火亢而衄血吐血者不可用；四肢厥而阳虚欲脱者不可用。总之，元气虚极者不可泄，阴阳下竭者不可升"。

18. 龙胆泻肝汤

【组方】龙胆草（酒炒）（6g），炒黄芩（9g），栀子（酒炒）（9g），泽泻（12g），木通（6g），当归（酒炒）（3g），生地黄（酒炒）（9g），柴胡（6g），生甘草（6g），车前子（9g）。

【功效】清泻肝胆实火，清利肝经湿热。

【**主治**】①肝胆实火上炎证。头痛目赤，胁痛，口苦，耳聋，耳肿，舌红苔黄，脉弦细有力。②肝经湿热下注证。阴肿，阴痒，筋痿，阴汗，小便淋浊，或妇女带下黄臭等，舌红苔黄腻，脉弦数有力。

【**服法**】水煎服，每日一剂，水煎两次，每次约200mL药液温服。亦可制成丸剂，每服6～9g，日2次，温开水送下。

【**方解**】载于《中医方剂大辞典》的第一首龙胆泻肝汤方（现通用之龙胆泻肝汤）即标明其方源为《医方集解》引《局方》，且《医方集解》龙胆泻肝汤条下也注引自《局方》，方药共十味，龙胆草、黄芩、栀子、泽泻、木通、当归、生地、柴胡、甘草、车前子，用于治疗肝经实火上炎引起的头痛目赤，胁痛，口苦，耳聋、耳肿等证；或肝经湿热下注引起的阴肿，阴痒，阴汗。方中龙胆草大苦大寒，既能泻肝胆实火，又能利肝胆湿热，泻火除湿，两擅其功，切中病机，故为君药。黄芩、栀子苦寒泻火，燥湿清热，加强君药泻火除湿之功，共为臣药。湿热的主要出路是利导下行，从膀胱渗泄，故又有渗湿泄热之泽泻、木通、车前子，导湿热从水道而去；肝乃藏血之脏若为实火所伤，阴血亦随之消耗，且方中诸药以苦燥渗利伤阴之品居多，故用当归、生地养血滋阴，能使邪去而阴液不伤。以上皆为佐药。肝体阴而用阳，性喜疏泄条达而恶抑郁，火邪内郁，肝胆之气不舒，骤然用大剂量苦寒降泄之品，既恐肝胆之气被抑，有虑折伤肝胆生发之气，故又用柴胡舒畅肝胆之气，并能引诸药归于肝胆之经；甘草调和诸药，护胃安中，二药并兼佐使之用。全方配伍泻中有补，利中有滋，降中寓升，祛邪而不伤正，泻火而不伐胃，从而火降热清，湿浊得利，循经所发诸证皆可相应而愈。

【**宋氏体悟**】宋老对龙胆泻肝汤方考究细致深入，该方有说源于《医方集解》引《局方》，有云根于《兰室秘藏》，有议源于《妇人大全良方》，出自何书，至今尚无定论。肛周湿疹的形成多为肝经湿热下注所致，龙胆泻肝汤加减变化可用于湿热下注引起的肛周湿疹。肛周皮肤瘙痒、潮湿，灼热甚者糜烂，渗出重者加黄柏，合并感染者加大黄、金银花；瘙痒剧烈者加地肤子、刺蒺藜等，风盛者，加蝉蜕、防风祛风止痒；时间日久者血虚生风化燥，加当归、川芎滋阴养血、活血祛瘀；还可外用于湿热之气引起的肛窦炎、肛周脓肿、术后肛缘水肿、肛周皮炎等。若肝胆实火较盛，可去木通、车前子，加黄连以助泻火之力；若湿盛热轻者，可去黄芩、生地，加滑石、薏苡仁以增强利湿之功；若阴囊肿痛，红热甚者，可去柴胡，加连翘、黄连、大黄以泻火解毒。方中药多苦寒，易伤脾胃，故对脾胃虚寒和阴虚阳亢之证皆非所宜。

19. 仙方活命饮

【组方】白芷六分（3g），贝母、防风、赤芍药、当归尾、甘草节、皂角刺（炒）、穿山甲（炙）、天花粉、乳香、没药各一钱（6g），金银花、陈皮各三钱（9g）。

【功效】清热解毒，消肿散结，活血止痛。

【主治】阳证痈疡肿毒初起。红肿焮痛，或身热凛寒，苔薄白或黄，脉数有力。

【服法】用酒一大碗，煎五七沸服（现代用法：水煎服，或水酒各半煎服）。

【方解】仙方活命饮出自宋·陈自明撰著的《校注妇人良方》，为治疗热毒痈肿的常用方，前人对此方评价很高，被喻做疮门攻毒之第一方。临床运用于阳证而体实的各类疮疡肿毒，起到清热解毒，消肿溃坚，活血止痛之效。阳证痈疡多热毒壅聚，营气郁滞，气滞血瘀，聚而成形，故见局部红肿热痛，正邪交争于表，故身热凛寒。现在应用于治疗化脓性炎症，如蜂窝组织炎、乳腺炎、脓包疮、疖肿、深部脓肿等属阳性、实证者。本方方药13味，白芷、贝母、防风、赤芍、当归尾、甘草节、皂角刺、穿山甲、天花粉、乳香、没药、金银花、陈皮。方中金银花性味甘寒，最善清热解毒疗疮，前人称谓"疮疡圣药"，故重用为君，然单用清热解毒，则气滞血瘀难消，肿结不散，又以当归、芍药、乳香、没药、陈皮行气活血通络，消肿止痛，共为臣药。疮疡初起，其邪多羁留于肌肤腠理之间，更用辛散的白芷、防风相配，通滞而散其结，使外毒从外透解；气机阻滞可导致液聚成痰，故配用贝母、花粉清热化痰散结，可使脓未成即消；山甲、皂角刺通行经络，透脓溃坚，可使脓成即溃，均为佐药。甘草清热解毒，并调和诸药；煎药加酒者，借其通瘀而行周身，助药力直达病所，共为使药。诸药合用，共奏清热解毒，消肿溃坚，活血止痛之功。本方只可用于痈肿未溃之前，若已溃后断不可用；本方性偏寒凉，阴证疮疡忌用；脾胃本虚，气血不足则均应慎用。

【宋氏体悟】宋老认为肛周脓肿属于肛门直肠"痈疽"范畴，形成原因主要是外感风、热、燥、火、湿邪等，以及酗酒、偏食肥甘厚味而致热毒瘀滞于肛门部而发。肛周脓肿前驱期以患部红肿热痛，舌红苔黄脉数为主要症状，因热毒壅结、气血壅滞而成，热毒壅盛则红肿；气血郁滞，阻塞不通则疼痛，故治宜清热解毒、理气活血、消肿止痛。脓肿分三期，炎症形成期、化脓期、脓肿破溃期，仙方活命饮用于前两期，即"脓未成者即消，已成者即溃"。应用中随症加减，红肿痛甚，热毒重者，可加蒲公英、连翘、紫花地丁、野菊花等以加强清热解毒之力；便秘者，加大黄以泻热通便；血热盛者加丹皮以凉血；气虚者加黄芪以补气；不会饮酒者可用酒水各半或用清水煎服。此外，还可根据疮疡肿毒所在部位及经络，适当加入引经药，以使药力直达病所。还可煎取药汁内服，药渣外敷，以内外同治。宋老认为本方随症加减亦可用于治疗肠澼（溃疡性结肠炎）初起湿热瘀滞期，肠澼病机本虚标实，寒热错杂，但初发时以实证为主，多因饮食不当，气血湿热互搏，湿热内蕴，气血瘀滞，腹泻；湿热内生肠腑不畅，气机不通，则生腹痛；大肠传导失司，水谷不化则生热，日久热盛肉腐，内结成痈，侵蚀脉络则生黏液脓血便。清·张锡纯主张"痢之热毒侵入肠中肌肤，久至腐烂，亦犹汤火伤人肌肤至溃烂也，不可但以痢治，宜半从疮治"。此为后世从痈论治提供了思路，亦启发后人以仙方活命饮应用于溃疡性结肠炎。

20. 真人养脏汤

【组方】人参、当归（去芦）、白术（焙）各六钱（各18g），肉豆蔻（面裹，煨）半两（15g），肉桂（去粗皮）、炙甘草各八钱（24g），白芍药一两六钱（48g），木香（不见火）一两四钱（42g），诃子（去核）一两二钱（36g），罂粟壳（去蒂萼，蜜炙）三两六钱（108g）。

【功效】涩肠固脱，温补脾肾。

【主治】久泻久痢，脾肾虚寒证。泻痢无度，滑脱不禁，甚至脱肛坠下，脐腹疼痛，喜温喜按，倦怠食少，舌淡苔白，脉迟细。

【服法】上锉为粗末。每服二大钱（6g），水一盏半，煎至八分，去滓，食前温服。忌酒、面、生、冷、鱼腥、油腻（现代用法：共为粗末，每服6g，水煎去滓，饭前温服；亦作汤剂，水煎去滓，饭前温服，用量按原方比例酌减）。

【方解】此方别名纯阳真人养脏汤，出自《太平惠民合剂局方》，书中记载："治大人小儿肠胃虚弱，冷热不调，脏腑受寒，下痢赤白，或便脓血，有如鱼脑，里急后重，脐腹绞痛，日夜无度，胸膈痞闷，胁肋胀痛，全不思食，及治脱肛坠下，酒毒便血，诸药不效者，并皆治之。"本方为固涩剂，具有涩肠固脱，温补脾肾之功效。主治久泻久痢，脾肾虚寒证。泻痢无度，滑脱不禁，甚至脱肛坠下，脐腹疼痛，喜温喜按，倦怠食少，舌淡苔白，脉迟细。临床常用于治疗慢性肠炎、慢性结肠炎、肠结核、慢性痢疾、痢疾综合征等日久不愈属脾肾虚寒者。此方方药共十味，人参、当归、白术、肉豆蔻、肉桂、甘草、白芍药、木香、诃子、罂粟壳。《医方考》云："下痢日久，赤白已尽，虚寒脱肛者，此方主之。甘可以补虚，故用人参、白术、甘草；温可以养脏，故用肉桂、豆蔻、木香；酸可以收敛，故用芍药；涩可以固脱，故用粟壳、诃子。是方也，但可以治虚寒气弱之脱肛耳。若大便燥结，努力脱肛者，则属热而非寒矣，此方不中与也，与之则病益甚。"方中重用罂粟壳涩肠止泻，为君药。臣以肉豆蔻温中涩肠；诃子苦酸温涩，功专涩肠止泻。君臣相须为用，体现"急则治标"，"滑者涩之"之法。然固涩之品仅能治标塞流，不能治本，故佐以肉桂温肾暖脾，人参、白术补气健脾，三药合用温补脾肾以治本。泻痢日久，每伤阴血，甘温固涩之品，易壅滞气机，故又佐以当归、白芍养血和血，木香调气醒脾，共成调气和血，既治下痢腹痛后重，又使全方涩补不滞。甘草益气和中，调和诸药，且合参、术补中益气，合芍药缓急止痛，为佐使药。综观全方，具有标本兼治，重在治标；脾肾兼顾，补脾为主；涩中寓通，补而不滞等配伍特点。诚为治虚寒泻痢、滑脱不禁之良方，故费伯雄言其"于久病正虚者尤宜"。

【宋氏体悟】宋老认为久泻久痢，积滞虽去，但脾肾虚寒、肠失固摄，以致大便滑脱不禁，甚至中气下陷，脱肛坠下；脾肾虚寒，气血不和，故腹痛喜温喜按；脾虚气弱，运化失司，则倦怠食少。病虽以脾肾虚寒为本，但已至滑脱失禁，非固涩则泻痢不能止，治当涩肠固脱治标为主，温补脾肾治本为辅。如清·张秉成云："夫脱肛一证，皆大肠之病，寒热虚实皆可致之。虚而挟热者，如前之诃子散；虚而有寒者，即用此方。"临床应用随症加减，若脾肾虚寒、手足不温者，可加附子以温肾暖脾；若脱肛坠下者，加升麻、黄芪以益气升陷；若久泻后四肢寒冷，应加入熟子、干姜温肾暖脾；如脏腑滑泄夜起，久不瘥者，可加炮附子。但泻痢虽久，而湿热积滞未去者，忌用本方。宋老强调本方应用需与四神丸、桃花汤相鉴别。四神丸与真人养脏汤同为固涩止泻之剂，但所治不尽相同，四神丸重用补骨脂为君药，以温肾为主，兼以暖脾涩肠，主治命门火衰、火不暖土所致的肾泄，又叫五更泻、鸡鸣泻；真人养脏汤重用罂粟壳为君药，以固涩为主，兼以温补脾肾，主治泻痢日久、脾肾虚寒而以脾虚为主的大便滑脱不禁、脱肛等。桃花汤与真人养脏汤均能涩肠止痢，主治虚寒下痢之证；但桃花汤用药精简，温涩并用，重在涩肠止血，主治中焦虚寒为主的下痢脓血。而真人养脏汤重在涩肠固脱而止泻，兼以补脾温肾，调和气血，主治脾肾虚寒，固摄无权，气血不和之久泻久痢，滑脱不禁之证。

21. 温脾汤

【组方】大黄五两（15g），当归、干姜各三两（各9g），附子、人参、芒硝、甘草各二两（各6g）。

【功效】攻下冷积，温补脾阳。

【主治】阳虚寒积证。腹痛便秘，脐下绞结，绕脐不止，手足不温，苔白不渴，脉沉弦而迟。

【服法】上七味，以水七升，煮取三升，分服，一日三次（现代方法：水煎服，每日一剂，水煎两次，每次约200mL药液温服）。

【方解】温脾汤出自唐代大医家孙思邈的《备急千金要方》,《备急千金要方》卷十三云："治腹痛，脐下绞结，绕脐不止。"本方由附子、干姜、大黄、芒硝、人参、当归、甘草七味药组成，传统用于阳虚寒积所致的腹痛便秘，脐下绞结，绕脐不止，喜温喜按，手足不温，或久痢赤白，长年不止，苔白不渴，脉沉弦而迟等症。本方证虽属寒积，但脾阳不足是致病之本，若纯用攻下，必更伤中阳；单用温补则寒积难去，惟有攻逐寒积与温补脾阳并用，方为两全之策。方中以大辛大热之附子，温里散寒，止腹胁疼痛，以苦寒泻下之大黄泻下通便，荡涤积滞，共为君药。大黄性味虽属苦寒但配伍附子大热之品，则寒性被制而泻下之功犹存，为去其性取用之法。干姜温中助阳，助附子温阳驱寒；芒硝润肠软坚散结，助大黄泻下攻积；干姜温中助阳，助附子温中散寒，均为臣药。人参、当归益气养血，使下不伤正为佐。甘草既助人参益气，又可调和诸药为使。诸药协力，使寒邪去，积滞行，脾阳复。纵观本方，有温补脾阳药配伍寒下攻积药组成，温通、泻下与补益三法兼备，寓温补于攻下之中，具有温阳以祛寒，攻下不伤正之特点。

【宋氏体悟】宋老认为温脾汤的阳虚寒积证需与大黄附子汤的寒积里实证相鉴别，本方可看作是《金匮要略》中大黄附子汤去细辛加干姜、人参、甘草而成，亦可看作是四逆汤加人参、大黄，故属温下之剂。如《汤头歌诀详解》云："温脾汤是四逆汤（姜、附、草）加人参、当归、大黄、芒硝四药所组成。四逆汤功能温脾祛寒，加大黄、芒硝，是取其泻下除积，加人参、当归，是取其益气养血。由于四逆性属温热，可以改变硝、黄苦寒之性，所以本方功专驱逐寒积，属于温下的范畴。假使热实里结，津伤便秘，当用寒下剂，而决非此方所宜。"本方与大黄附子汤同属温下剂，都能主治寒积便秘。本方是由脾阳不足，中气虚寒，而致冷积内停，证属虚中夹实，故方中配以干姜、人参、甘草以顾护中阳；大黄附子汤为寒积里实证，证实无虚，故配细辛辛温宣通，助附子散寒止痛。大黄附子汤是温下和温散的结合，温脾汤是温下和温补的结合。所以大黄附子汤是寒积里实，纯属实证为主，即使寒邪伤阳，程度也轻；温脾汤治证主要是中焦虚寒造成，而引起了寒积，寒积冷积在胃肠。温脾汤之腹痛，虚实相夹，不同于中焦虚寒，脾肾阳虚，其腹绵绵作痛，喜温喜按，因为有实邪，所以相比理中汤那一类腹痛要重一些，但是一般要比那些纯实证疼痛要轻。临床应用中可依症状加减，若腹中胀痛甚者，加厚朴、木香以行气止痛；腹中冷痛，加肉桂、吴茱萸以增温阳散寒之力；兼见呕吐者，可加半夏、砂仁以和胃降逆止呕。但本方属温下之剂，里实热证不宜用。另外宋老认为泄泻病机关键在于脾虚湿胜，泄泻初起则以邪实为主，日久耗伤正气，多属虚证，但临床以虚中夹实为多见，若辨明肠中有沉积宿垢，当用温脾汤。温下法治久泻，是合乎《内经》"通因通用"的原则，四逆汤配大黄，温而不燥，补而不滞，大黄佐以四逆加减，下而既不损阳，又不伤正。

22. 增液汤

【组方】玄参一两（30g），麦冬（连心）八钱（24g），生地八钱（24g）。

【功效】增液润燥。

【主治】阳明温病，津亏便秘证。大便秘结，口渴，舌干红，脉细数或沉而无力。

【服法】水八杯，煮取三杯，口干则与饮令尽；不便，再作服（现代用法：水煎服，每日一剂，水煎两次，每次约200mL药液温服）。

【方解】增液汤出自《温病条辨》，《温病条辨》中有："阳明温病，无上焦证，数日不大便，当下之，其人阴素虚，不可行承气者，增液汤主之。"吴鞠通把增液汤的作用归纳为"寓泻于补，以补药之体为泻药之用"。其所谓补药之体，是指增液汤本身所具有的滋养阴液的补益作用。当人体阴液不足而出现口渴、咽干、唇燥、大便干燥、小便短赤、舌红赤少苔或呈光红苔、脉细数等症状，或在内伤病中还可见五心烦热、身体消瘦等症状时，治疗当主以甘寒养阴生津的增液汤。方药三味，玄参、麦冬连心、细生地。方中重用玄参，苦咸而凉，滋阴润燥，壮水制火，启肾水以滋肠燥，为君药。生地甘苦而寒，清热养阴，壮水生津，以增玄参滋阴润燥之力；又肺与大肠相表里，故用甘寒之麦冬，滋养肺胃阴津以润肠燥，共为臣药。三药合用，养阴增液，以补药之体为泻药之用，使肠燥得润，大便得下，故名之曰"增液汤"。本方咸寒苦甘同用，旨在增水行舟，非属攻下，欲使其通便，必须重用。

【宋氏体悟】宋老认为本方所治大便秘结为热病耗损津液，阴亏液涸，不能濡润大肠，"无水舟停"所致，《温病条辨》所谓："水不足以行舟，而结粪不下者，当增水行舟"。津液亏乏，不能上承，则口渴；舌干红，脉细数为阴虚内热之象；脉沉而无力者，主里主虚之候。治宜增液润燥。吴瑭《温病条辨》中有："温病之不大便，不出热结、液干二者之外。其偏于阳邪炽甚，热结之实证，则从承气法矣；其偏于阴亏液涸之半虚半实证，则不可混施承气，故以此法代之。"增液汤对许多阴液不足的病证都能加减运用，合成加减方甚多，如增液承气汤、护胃承气汤、新加黄龙汤、清营汤、清燥汤、益胃汤等。此方与增液承气汤虽均是吴氏治疗温病阴亏，"无水舟停"不大便的方剂，旨在增水行舟。但《温病条辨》指出，阳明温病，大便不通，若属津液枯竭，水不足以行舟而燥结不下者，可间服增液汤以增其津液，若再不下，是燥结太甚，宜予增液承气汤缓缓服之。故增液汤是以滋润为主，为津液大伤，燥结不甚者设，增液承气汤是润下合方，增液汤加大黄、芒硝而成，为津液大伤，燥结已甚者设。缓急有别，临证必须斟酌。本方增液有余，攻下不足，是为津液少，而燥结不甚者而设，若阳明里实热结所致便秘，则可用大承气汤，如津液不足，燥结正甚者可用增液承气汤。临床应用需随症加减，每可配合少量砂仁或陈皮等行气药，在"增水行舟"的同时，以"扬帆鼓风"。其意既可防止大剂量养阴药滋腻碍胃又可疏理肠道气机以利通便。兼有气血亏虚，加党参、黄芪、当归；兼有肝肾阴虚，加熟地、女贞子、旱莲草；兼有下元阳虚，加肉苁蓉、菟丝子；兼有阳明腑实，加大黄、芒硝；兼有气分热盛，加石膏、知母、银花；兼有营血分热盛，加水牛角、丹皮、丹参；兼有气机郁滞，加木香、厚朴、枳实；兼有血行不畅加桃仁、丹皮、赤芍；胃肠津液耗伤口渴，可加用北沙参、石斛、芦根等。本方为滋腻补益、养阴生津之剂，所以对湿浊较甚的病证不宜投用，以免恋邪助湿。虽可作泻药之用，祛邪的作用较为有限，所以邪热尚盛、表邪未去者，都不能滥用本方。

23. 六磨饮子

【组方】尖槟榔 3g，上沉香 3g，广木香 3g，台乌药 3g，生大黄 3g，小枳壳 3g。

【功效】破气宽中通便。

【主治】治气滞腹痛，大便秘结而有热者。

【服法】用开水各磨汁 2 匙。仍和开水 1 汤碗服。（现代用法：水煎服，每日一剂，水煎两次，每次约 200mL 药液温服。）

【方解】六磨汤又名六磨饮子，首见于明代王肯堂所著《证治准绳》，但现多延用元代医学家危亦林所撰《世医得效方》中的论述内容。而《太平惠民和剂局方》中也有六磨汤具有行气导滞、消肿止痛、通腑导下的功效记载。但《医略六书》中认为六磨汤中应用人参而不是大黄。因此各书中六磨汤各有不同，本文所谈为《世医得效方》中六磨汤，由槟榔、沉香、木香、乌药、大黄、枳壳组成。能破气宽中通便。治气滞腹痛，大便秘结而有热者。六磨汤主治气秘，《证治要诀》曰："气秘者，因气滞后重迫痛、烦闷、胀满，大便结燥而不通。"六磨汤以枳实、大黄、槟榔、木香、沉香、乌药组成，以木香调气，沉香降气，乌药顺气，三药气味辛通，能入肝脾以解郁调气，方中大黄、枳壳、槟榔三药合用以攻积导滞、通腑泻泄，两组药物合用共调脾胃肝三脏，以调和脾胃，升清降浊，疏肝达木，以顺气导滞，传送有力而致胃肠气机顺畅，大便通畅。《金匮翼·便秘》曰："气滞者，气内滞，而物不行也。"《奇效良方·秘结》云："气滞者，因气滞后重迫痛，烦闷，胀满，大便结燥而不通。"《丹溪心法》曰："郁者，结聚而不得发越，当升不得升，当降不得降，当变化不得变化也，此为传化失常。"本方能顺气导滞，以治肝郁气滞，腑气不通。

【宋氏体悟】宋老认为"六腑以通为用"，胃宜降则和，肠亦如此。胃肠生理特点集中体现于"通、降"二字。《素问·五藏别论》曰："六府者，传化物而不藏，故实而不能满也。"因各种原因如忧愁思虑，脾伤气结，或抑郁恼怒，肝郁气滞或久坐少动、气机不利导致腑气郁滞，通降失常，传导失职，糟粕内停，不得下行，或欲便不出，或出而不畅，或大便干结，而成大便排出困难。《难经·五十五难》明确指出"聚者六腑所成"，故治当行气散结导滞。六磨汤能调气、顺气、降气、行气，《医方考》云："气上则上焦气实而不行，下焦气逆而不吸，气上宜降之，故用沉香、槟榔；气逆宜顺之，故用木香、乌药；佐以枳实，破其滞也"。该方既无承气汤之峻下热结，又不似济川煎、润肠丸之缓功。本方需与四磨汤、五磨汤相鉴别，三方病机均可归纳为七情不畅，气机内阻，不得畅行三焦而出现的一系列病症。四磨饮中有人参扶正气，而五磨饮峻下之力较猛，对体壮气实而气结较重者较为适宜。而六磨汤所治之气结则为更甚，故加用大黄以加峻下之力。四磨饮所治之症多为上焦、中焦肺胃病症，五磨饮则多为中焦病症而兼顾下焦病症，六磨汤则主要治疗下焦病症则兼顾中焦病症。三方同中有异，各有侧重，应用须加辨别。临床应用应随证加减，若腹部胀痛者，可加厚朴、柴胡、莱菔子以助理气；若便秘腹痛，舌色红苔黄，气郁化火，可加黄芩、山栀、龙胆草；若气逆呕吐者，可加半夏、陈皮、代赭石；若七情郁结，忧郁寡欢者，加白芍、柴胡、合欢皮疏肝解郁；若腹部手术，跌扑损伤，便秘不通者，加桃仁、红花，以活血化瘀；纳食减少，加山楂、神曲；若大便秘结，口渴，舌干红，脉细数或沉而无力，加玄参，生地，麦冬；如腹痛较重，加延胡索，白芍；烦躁不安、失眠多梦者加远志，夜交藤。

24. 凉血地黄汤

【组方】归尾一钱五分（12g），生地两钱（15g），赤芍一钱（9g），黄连（炒）

两钱（18g），枳壳一钱（9g），黄芩（炒黑）一钱（9g），槐角（炒黑）三钱（24g），地榆（炒黑）两钱（18g），荆芥（炒黑）一钱（9g），升麻五分（30g），天花粉八分（25g），甘草五分（6g），生侧柏两钱（12g）。

【功效】清热燥湿，凉血养荣。

【主治】治血热炽盛，而出现吐血、衄血、妇女崩漏、内热烦躁、舌质红绛者；若邪热入血分，则兼见壮热，发狂，斑疹等症。

【服法】水2大钟，煎1钟，空心服（现代用法：每日一剂，水煎两次，每次约200mL药液温服）。

【方解】凉血地黄汤据文献记载有四方，《脾胃论》中药物组成为黄柏、知母、青皮、槐米（炒）、熟地黄、当归，其功用是清热燥湿、养血凉血，主治湿热下注，肠澼下血。《外科正宗》卷三药物组成为川芎，当归，白芍，生地，白术，茯苓，黄连，地榆，人参，山栀，天花粉，甘草。主治脏毒已成未成，或肿不肿，肛门疼痛，大便坠重，或泄或秘，常时便血，头晕眼花，腰膝无力。《兰室秘藏》方中药物组成为黄芩、荆芥穗、蔓荆子、黄柏、知母、藁本、细辛、川芎、黄连、羌活、柴胡、升麻、防风、生地黄、当归、甘草、红花少许，主治肾阴虚、相火旺而致的血崩。《外科大成》卷二中药物组成为当归尾、生地、赤芍、黄连（炒）、枳壳、黄芩（炒黑）、槐角（炒黑）、地榆（炒黑）、荆芥（炒黑）、升麻、天花粉、甘草、生侧柏。其功用是清热燥湿、凉血止血，主治湿热侵入直肠，血络损伤，痔疮肿痛出血。本文所用为《外科大成》方。《外科大成》之凉血地黄汤，原文记载："治痔疮肿痛出血，空心服三四剂，则痛止肿消，更外兼熏洗。"中医认为，痔疮之所成多因湿热、风燥由于湿热下注，瘀阻血络而成治疗上多以清热解毒、活血润燥为法；朱丹溪提出"痔疮专以凉血为宝"，"以解热调血顺气先之"等治疗原则。方中生地黄、赤芍清热凉血、止血，养阴生津润肠；地榆炭、槐角、荆芥凉血泄热，收敛止血；黄芩、黄连、天花粉生津泻火，清心肺胃肠之热；当归补血活血，逐瘀生新；升麻升阳举陷；枳壳行气导滞，宽中除胀；甘草调和诸药。全方合用，共同起到清热凉血止血，润燥疏风之作用，且该方药性平和。《血证论·男女异同论》中提到"瘀血不行，则新血断无生理，盖瘀血去则新血易生，新血生而瘀血自去"。也用于术后血脉破损，血溢于脉外。治当清热凉血止血，活血化瘀消肿，止痛之功。

【宋氏体悟】宋老认为之方中地榆、槐花、枳壳、当归、黄芩为槐角丸方（《和剂局方》），专于清肠道湿热，升麻、黄连、甘草清热解毒，赤芍、生地清热凉血，积热伤阴，故用花粉、生地养阴。原为治内痔出血，血栓外痔的内服方剂，现治疗肛肠诸多疾病，如结肠炎、直肠炎、内外痔、肛裂、直肠癌等属于风湿燥热引起者，但各有侧重。内痔出血当清热凉血祛风；肛裂出血当清热润肠通便；治手术创面疼痛瘀血当配伍敛疮生肌之品；治肠癌出血当配伍活血祛瘀之品，临床应用随症加减，痛甚加羌活、郁李仁、延胡索，羌活入太阳经，能祛上部风湿而止痛，郁李仁润燥滑肠，大便软则疼痛减，延胡索行气活血止痛；水肿加防己、猪苓、黄芩祛风行水，清热利湿，使水邪从小便而去则水肿自消；术后出血加槐花、白芷清大肠湿热，凉血止血，祛风散邪；小便涩数不通加赤茯苓、车前草或灯心草、萹蓄利尿通淋，使小便通畅。大便秘结加麻仁、肉苁蓉行气散结，润肠通便；有脓加青皮、木香下气导滞，化湿行水，使气畅水行则脓肿得消。外用伤口创面渗血加侧柏叶、仙鹤草、儿茶；伤口创面发痒加白附子、蛇床子；血瘀加泽兰、五灵脂、赤芍。便血甚者，加白茅根、仙鹤草、侧柏炭；脱肛者，加黄芪、柴胡、五倍子、升麻；湿热甚，加蒲公英、栀子，银花；气虚加党参、黄芪。

25. 消风散

【组方】当归、生地、防风、蝉蜕、知母、苦参、胡麻、荆芥、苍术、牛蒡子、石膏各一钱（各 6g），甘草、木通各五分（各 3g）。

【功效】疏风除湿，清热养血。

【主治】风疹，湿疹。皮肤疹出色红，或遍身云片斑点，瘙痒，抓破后渗出津水，苔白或黄，脉浮数。

【服法】水二盅，煎至八分，食远服（现代用法：每日一剂，水煎两次，每次约200mL 药液温服）。

【方解】荆芥、防风为君药，荆芥味辛性温，善去血中之风。防风，能发表祛风，胜湿，长于祛一切风，二药相伍，疏风以止痒。苦参、苍术为臣，苦参性寒，善能清热燥湿，止痒，苍术燥湿、辟秽、发汗、健脾，两者相配，燥性尤强，既燥湿止痒，又散风除热。佐以牛蒡子疏散风热、透疹、解毒，蝉蜕散风热、透疹，此二味不仅可增荆芥、防风祛风之力，更能疏散风热透疹。石膏、知母清热泻火，木通利湿热，胡麻仁、生地、当归滋阴养血润燥，且生地善清血中之热，与清气分热之石膏、知母共除内热。当归兼可活血，有治风先行血，血行风自灭之理。甘草清热解毒，又可调和诸药，用为佐使。诸药合用，于祛风之中伍以除湿、清热、养血之品，使风邪去，湿热除，血脉和，则瘙痒自止。

【宋氏体悟】宋老多运用此方加减用于肛门瘙痒的治疗。

26. 黄连解毒汤

【组方】黄连三两（9g），黄芩、黄柏各二两（各6g），栀子（擘）十四枚（9g）。

【功效】泻火解毒。

【主治】三焦火毒热盛证。大热烦渴，口燥咽干，错语，不眠；或热病吐血、衄血，或热甚发斑，身热下利，湿热黄疸；外科痈疽疔毒，小便黄赤，舌红苔黄，脉数有力。

【服法】上四味，用水6升，煎取2升，分二次服（现代用法：每日一剂，水煎两次，每次约200mL药液温服）。

【方解】三焦积热，邪火妄行，故用黄芩泻肺火于上焦，黄连泻脾火于中焦，黄柏泻肾火于下焦，栀子通泻三焦之火，从膀胱而出。盖阳盛则阴衰，火盛则水衰，故用大苦大寒之药，抑阳而扶阴，泻其亢盛之火，而救其欲绝之水，然非实热，不可轻投。

【宋氏体悟】宋老常用此方加减用于肛痈及肠痈等的治疗。

27. 芍药汤

【组方】芍药一两（30g），当归、黄连各半两（15g），槟榔、木香、甘草（炒）各二钱（各6g），大黄三钱（9g），黄芩半两（15g），官桂二钱半（5g）。

【功效】清热燥湿，调气和血。

【主治】湿热痢疾。腹痛，便脓血，赤白相兼，里急后重，肛门灼热，小便短赤，舌苔黄腻，脉弦数。

【服法】水煎服。水二盏，煎至一盏，食后温服（现代用法：以水600mL，煮取400mL，去滓，分三次服）。

【方解】本证多由湿热塞滞肠中，气血失调所致，治疗以清热燥湿，调气和血为主。湿热下注大肠，搏结气血，酿为脓血，而为下痢赤白；肠道气机阻滞则腹痛、里急后重；肛门灼热，小便短赤，舌苔黄腻，脉象弦数等俱为湿热内蕴之象。方中黄芩黄连性味苦寒，入大肠经，功擅清热燥湿解毒，以除致病之因，为君药。重用芍药养血和营、缓急止痛，配以当归养血活血，体现了"行血则便脓自愈"之义，且可兼顾湿热邪毒熏灼肠络，伤耗阴血之虑；木香、槟榔行气导滞，体现"调气则后重自除"，四药相配，调和气血，是为臣药。大黄苦寒沉降，合芩连则清热燥湿之功著，合归、芍则活血行气之力彰，其泻下通腑作用可通导湿热积滞从大便而去，体现"通因通用"之法。方以少量肉桂，其辛热温通之性，既可助归、芍行血和营，又可防呕逆拒药，属佐助兼反佐之用。炙甘草和中调药，与芍药相配，又能缓急止痛，亦为佐使。诸药合用，湿去热清，气血调和，故下痢可愈。

【宋氏体悟】本方用于湿热痢疾，临床应用以腹痛，便脓血，赤白相兼，里急后重，舌苔黄腻，脉弦数为辨证要点。配伍特点：气血并治；兼以通因通用；寒热共投，侧重于热者寒之。痢疾初起有表证者忌用。加减：苔黄而干，热甚伤津者，可去肉桂，加乌梅，避温就凉；如苔腻脉滑，兼有食积，加山楂、神曲以消导；如热毒重者，加白头翁、银花增强解毒之力；如痢下赤多白少，或纯下血痢，加丹皮、地榆凉血止血。

28. 当归补血汤

【组方】黄芪一两（30g），当归二钱（6g）。

【功效】补气生血。

【主治】血虚阳浮发热证。肌热面红，烦渴欲饮，脉洪大而虚，重按无力。亦治妇人经期、产后血虚发热头痛；或疮疡溃后，久不愈合者。

【服法】以水二盏，煎至一盏，去滓，空腹时温服（现代服法：每日一剂，水煎两次，每次约200mL药液温服）。

【方解】当归补血汤是金元四大家之一李东垣所创造的益气补血方剂，该方仅由黄芪和当归两味药以5：1比例组成的，组方精当。重用黄芪大补脾肺之气，以滋生血之源，与当归合用，养血和营，则阳生阴长，气血两旺。两药相伍，共同发挥补气生血的作用，主治劳倦内伤，气弱血虚之证，而中医所说的气血阴阳虚与现代医学所讲的免疫功能低下密切相关。

【宋氏体悟】宋老在继承古代医家经验的同时结合现代药理研究的成果，在临床中将当归补血汤运用于直肠癌的术后，配合化疗使用，有利于提高肿瘤综合治疗的效果。直肠癌是一种严重威胁生命及生活质量的常见恶性肿瘤，术后辅助化疗在直肠癌的综合治疗中占有十分重要的地位，可以显著提高患者的生存率。然而由于大多数化疗药物对机体免疫系统存在一定的影响，化疗在杀灭肿瘤细胞的同时也抑制了机体的免疫功能，甚至有些化疗药物本身就是免疫抑制剂。当归补血汤方出自李东垣《内外伤辨惑论·暑伤胃气论》，为气血双补之经典名方。当归补血汤能提高直肠癌术后化疗患者免疫功能。当归补血汤与化疗联合应用可改善化疗抑制的机体免疫功能，增强患者对化疗的耐受性，有利于提高肿瘤综合治疗的效果，对直肠癌术后化疗患者有一定的临床应用价值。

29. 四神丸

【组方】肉豆蔻（煨）二两（60g），补骨脂（盐炒）四两（120g），五味子（醋制）二两（60g），吴茱萸（浸，炒）一两（30g）。

【功效】温肾散寒，涩肠止泻。

【主治】肾阳不足所致的泄泻，症见肠鸣腹胀、五更溏泻、食少不化、久泻不止、面黄肢冷。

【服法】上为末，用水一碗，煮生姜四两，红枣五十枚，水干，取枣肉为丸，如桐子大。每服五、七十丸，空心食前服（现代服法：每日一剂，水煎两次，每次约200mL药液温服）。

【方解】四神丸温肾暖脾，涩肠止泻，由肉豆蔻，补骨脂，五味子，吴茱萸组成，为治疗脾肾阳虚之肾泄证（五更泻）经典方剂。历代医家应用四神丸治疗五更泻都有显著疗效。四神丸补骨脂为君，其药性辛苦而温，补肾助阳，温脾止泻，补骨脂能增强机体免疫力，同时具有抑菌作用；肉豆蔻为臣，温中行气，涩肠止泻，补骨脂合肉豆蔻即二神丸，温肾暖脾，涩肠止泻。吴茱萸辛热，温中散寒，具有双向调节功能，既能治疗便秘，也能止泻；五味子温肾暖脾，涩肠止泻，全方使脾肾得温，运化得复，泄泻则止。

【宋氏体悟】宋老在临床中治疗脾肾阳虚泄泻常用四神丸，宋老认为四神丸治疗五更泻主要从以下方面起效。温肾助阳：脾乃后天之本，肾乃先天之本，二者相辅相成，脾运化功能正常运行需肾阳温煦，肾阳不足，命门火衰，不能温煦脾胃，脾运化失调，导致泄泻，应以健脾益中，温肾助阳为治疗原则，调补先后二天，四神丸加减。宣通气血：泄泻日久，必气血瘀阻。通则不痛，气血调和也；痛则不通，气血疲滞也。寒热并用：泄泻病因包含湿热，治疗往往应用寒凉，反而导致气血凝滞。因此治疗应寒热并用，安腹止泻。在四神丸基础上，肾阳虚加菟丝子、芡实；便脓血加地榆、炒槐花、仙鹤草；热盛黏液重加白头翁、黄柏、败酱草；气滞血瘀加香附、川芎、赤芍；湿邪偏重加泽泻、车前子；虚寒腹痛加肉桂、炙附子；大便滑脱不禁加赤石脂、乌梅、诃子；兼气滞加木香、香附、厚朴等；兼食滞加鸡内金、神曲、麦芽。

30. 益胃汤

【组方】沙参三钱（9g），麦冬五钱（15g），冰糖一钱（3g），细生地五钱（15g），玉竹（炒香）一钱五分（4.5g）。

【功效】益气滋阴，固肾止渴。

【主治】消渴气阴两虚证。口干而渴，饮水不解，小便数多，困倦气短，脉虚细无力。

【服法】上为粗末。每服9g，加生姜5片，大枣2枚，用水450mL，煎至150mL，去滓，早饭、午饭之间温服（现代用法：每日一剂，水煎两次，每次约200mL药液温服）。

【方解】益胃汤本出自于清代名医吴鞠通的《温病条辨》，治温病汗下后胃阴不足，用益胃"宜用甘药以养胃之阴"之法，当以甘凉柔润为主。宋老结合临床实践将其用于胃阴亏虚证胃痛，方中用沙参、麦冬、生地黄、玉竹甘凉保津复起胃阴，胃阴复而气降，则胃痛消，饮食增；党参、白术相配甘温健脾运而不燥，滋胃阴而不湿；陈皮理气和胃化湿，同补药则补，同泻药则泻，同升药则升，同降药则降，为脾胃宣通疏利之要药；白芍、乌梅、甘草酸甘化阴，补中寓通，静中有动，着眼于通，白芍在《本草备要》中有"缓中止痛，利大小肠"，甘草在《名医别录》记载有补脾胃不足而泻火之效，二者相配，既缓急止痛，又清泻通便。诸药配伍，养阴而不生湿、益胃而不滞脾，全方药简力专，正与本病病机相符合。

【宋氏体悟】宋老善用益胃汤治疗气阴两虚的胃肠疾病，胃病日久，津液暗耗，胃阴亏虚，则胃阳偏亢，胃失和降，而致胃脘灼热胀痛，饥不欲食，干呕或呃逆。阴液不足，虚热内生，上不能润咽喉，则口燥咽干，下不能润肠，水少舟停，故大便干结。病位在胃，常常累及于脾，胃阴亏虚即是本病发病之关键病机，临床常以养阴益胃的益胃汤加减治疗。

31. 平胃散

【组方】苍术（去黑皮，捣为粗末，炒黄色）四两（120g），厚朴（去粗皮，涂生姜汁，炙令香熟）三两（90g），陈橘皮（洗令净，焙干）二两（60g），甘草（炙黄）一两（30g）。

【功效】燥湿运脾，行气和胃。

【主治】湿滞脾胃证。脘腹胀满，不思饮食，口淡无味，恶心呕吐，嗳气吞酸，肢体沉重，怠惰嗜卧，常多自利，舌苔白腻而厚，脉缓。

【服法】上为散。每服二钱，水一中盏，加生姜二片，大枣二枚，同煎至六分，去滓，食前温服（现代用法：共为细末，每服4～6g，姜枣煎汤送下；或作汤剂，水煎服，用量按原方比例酌减）。

【方解】平胃散最早见于宋代的《太平惠民和剂局方》，为燥湿和胃的代表方剂，由苍术、厚朴、陈皮、甘草、生姜、大枣组成，近年来其应用范围不断扩大，该方药少而精，君药苍术苦辛温，性燥主升，最善于燥湿运脾。臣以厚朴苦辛温，性散主降，功偏于宽中下气，燥湿除满。主辅相伍，化湿浊，健脾胃，升降相宜，相得益彰。以苦温之陈皮为佐，理气化滞，和胃。后加炙甘草可健脾益胃，又能调诸药。生姜、大枣，调和脾胃以助健脾。诸药合用，湿浊得化，气机调畅，胃气和降，则诸症自除。

【宋氏体悟】宋老在临证时喜用平胃散治疗脾胃虚弱造成的习惯性便秘。宋老认为便秘指排便间隔延长或虽不延长而排便困难者，重者由于大便秘结，腑气阻滞，浊气不降，常伴有头昏头痛，脘腹胀闷不适，嗳气，食欲不振，睡眠不安等症状，并因大便干燥，排便时努挣太甚导致肛门裂伤。便秘的形成，主要在于大肠传导功能失常，而大肠的传导功能又与脾胃关系密切，其中以胃气强弱尤为重要。饮食失节，好饮酒浆，或过食生冷致脾胃两伤，湿从内生。困遏气机等致清阳不升，浊阴不降，大肠传导变化功能失司，遂形成大便秘结之症，舌苔厚腻，脉沉细，用平胃散燥湿健脾，理气和胃，加槟榔、枳壳、桔梗、杏仁、杭芍药、炒鸡内金。本病虽属大肠传导失司，实由湿浊中阻，阻滞气机，脾失健运，胃失和降而成，并非热盛伤津便秘之证，故用平胃散祛湿健脾和胃，利气机而调大肠。若纯用苦寒峻下之剂，只图大便畅利于一时，久必伤脾败胃，反增其病。清·唐宗海《医经精义·脏腑之官》中论述大肠传导作用时说"大肠之所以能传导者，以其为肺之腑，肺气下达故能传导。"肺与大肠是通过经脉的络属而构成表里关系，肺气的肃降有助于大肠传导功能的发挥，桔梗宣肺气而调大肠气机，通肠胃壅滞，杏仁承上启下，治脾胃失调，失其润降而便秘者。胃气不降则肠中不通，糟粕难以下行，用槟榔、枳壳、炒鸡内金健脾消食积壅滞，以降胃气而通大肠，杭芍药、甘草缓中利大肠。

32. 连朴饮

【组方】制厚朴二钱（6g），川连（姜汁炒）、石菖蒲、制半夏各一钱（各3g），香豉、焦栀各三钱（各9g），芦根二两（60g）。

【功效】清热化湿，理气和中。

【主治】湿热霍乱。上吐下泻，胸脘痞闷，心烦躁扰，小便短赤，舌苔黄腻，脉滑数。

【服法】水煎温服。每日一剂，水煎两次，每次约200mL药液温服。

【方解】方中黄连大苦大寒，苦燥湿，寒胜热，上能明目，中以治呕，下以通滞；厚朴行气化湿，除胸膈痞闷；石菖蒲芳香化湿而悦脾，配伍半夏、陈皮燥湿降逆，理气和胃；紫苏叶甘辛而气芳香，善于通顺降逆，可清宣胸脘之郁热；使药芦根，性凉能清肺热，中空能理肺气，而又味甘，故滋养肺阴；甘草和胃护中，调和药性。全方具有辛开苦泄、升清降浊之特点，使湿热一除，脾胃即和，则吐泻立止。

【宋氏体悟】宋老喜用连朴饮治疗功能性消化不良证属湿热中阻者，宋老认为功能性消化不良属于中医学胃脘痛、痞满、嘈杂、纳呆等范畴。脾胃功能失调是该病的关键，其病机具有寒热不同、虚实各异、脏腑相关的特点。临床表现主要有上腹痛、上腹胀、早饱、嗳气、食欲不振、恶心、呕吐等，常以某一个或某一组症状为主。其中上腹痛是最常见症状之一，部分以上腹痛为主要症状的患者，还伴有或不伴有其他上腹部症状。上腹痛多无规律性，但也有部分患者上腹痛与进食有关，表现为进食后缓解，或餐后腹痛。本方具有辛开苦泄、升清降浊之特点，使湿热一除，脾胃即和，则吐泻立止。

33. 实脾散

【组方】厚朴（去皮，姜制，炒）、白术、木瓜（去瓤）、木香（不见火）、草果仁、大腹子、炮附子（去皮脐）、白茯苓（去皮）、干姜（炮）各一两（各30g），炙甘草半两（15g）。

【功效】温阳健脾，行气利水。

【主治】脾肾阳虚，水气内停之阴水。身半以下肿甚，手足不温，口中不渴，胸腹胀满，大便溏薄，舌苔白腻，脉沉弦而迟者。

【服法】上㕮咀，每服四钱，水一盏半，生姜五片，大枣一枚，煎至七分，去滓，温服，不拘时服（现代用法：每日一剂，水煎两次，每次约200mL药液温服）。

【方解】实脾散出自《济生方》，又名实脾饮，由厚朴、白术、木瓜、木香、草果、大腹皮、炮附子、茯苓、干姜、甘草组成。该方针对脾阳虚衰、土不制水、泛溢肌肤，证属里、虚、寒之阴水而设。临床症见身半以下肿甚，按之凹陷不易恢复，胸腹胀满，身重懒食，手足不温，便溏口不渴，舌苔厚腻而润，脉沉迟。张秉成指出："治水当以实脾为首务也"，"治阴水先实脾"盖人体水液代谢与肺脾肾密切相关，脾居中州，通连上下，为升降运动之枢纽。肺通调水道，下输膀胱；肾主开阖，蒸化水液，通利小便，无不由脾斡旋其间。本方温阳健脾为主，土实则水治，故方名"实脾"，体现了治病求本的内涵。方中干姜、附子、白术、甘草、大枣、草果温中祛寒，扶阳抑阴，使脾阳健运，水湿得以温化，水去则肿自退，故该方不以利水药为主。然水湿内阻气机，土虚木贼，故又当行气助利水，扶土抑木。方中茯苓、大腹皮、木香、木瓜宽中降逆、行气导水，使气行湿化。诸药合用，温阳健脾、行气利水。

【宋氏体悟】宋老在临床善用实脾饮治疗脾肾阳虚型直肠炎，效果肯定，根据具体病症而需随证加减。热盛黏液重加白头翁、黄柏、黄芩；气滞血瘀加香附、川芎、赤芍；湿邪偏重加泽泻、车前子；虚寒腹痛加肉桂、炙附子；大便滑脱不禁加赤石脂、乌梅、诃子；气滞加木香、香附、厚朴；兼食滞加鸡内金、神曲、麦芽等。

34. 枳实导滞丸

【组方】大黄一两（30g），枳实（麸炒）、神曲（炒）各五钱（各15g），茯苓（去皮）、黄芩（去腐）、黄连（拣净）、白术（炒）各三钱（各9g），泽泻二钱（6g）。

【功效】消积导滞，清利湿热。

【主治】主治饮食积滞、湿热内阻所致的脘腹胀痛、不思饮食、大便秘结、痢疾里急后重。

【服法】上为细末，汤浸蒸饼为丸，如梧桐子大，每服五十至七十丸，温开水送下，食远，量虚实加减服之（现代服法：每日一剂，水煎两次，每次约200mL药液温服）。

【方解】枳实导滞丸出自李东垣的《内外伤辨惑论》，主治湿热积滞内阻，胸脘痞闷，下痢或泄泻，腹痛，里急后重，或大便秘结，小便黄赤，舌苔黄腻，脉象沉实。是通因通用的代表方之一，也是临床常用方。方中大黄、枳实攻下破气，排除积滞，积滞消除，则腹部胀痛立减，即所谓"通则不痛"；黄连、黄芩燥湿清热；泽泻、茯苓利湿下行。四药清利湿热，在大黄、枳实的配合之下化积；白术补脾固胃，以免芩、连、大黄苦寒伤胃。如有恶心呕吐，可酌加竹茹、陈皮、半夏；如热象较显，可加黄连、黄芩、栀子等。各药配合，不但能清除湿热积滞，而且可以恢复脾胃的运化功能。《医方集解》谓其："足太阴、阳明药也，饮食伤滞，作痛成积，非有以推荡之则不行，积滞不尽，病终不除。"该方临床应用，效如桴鼓。

【宋氏体悟】宋老指出，本方治方非常严谨，反映出李氏注重顾护脾胃的学术思想。在临床使用过程中，大黄的量宜小或者酒制，攻下力就弱一些。服药的剂量要体现出"轻法频下"的原则，大便成形，则表明湿热已去，即不可再下。痢疾初起，用它能缩短疗程，但痢疾后期，正虚阴伤时，则不宜应用本方泻下。枳实导滞丸是通因通用的代表方之一，其功用在于轻法频下胶结于胃肠的湿热积滞，因为湿热与肠中积滞相互搏结，非轻化不能尽祛湿热，非攻下不能除其积滞，故用"通因通用"

之法。辨证的同时还要注意方剂的剂型、使用指征，掌握中病即止的标准。

35.健脾丸

【组方】白术（炒）二两半（75g），木香（另研）、黄连（酒炒）、甘草各七钱半（各22g），白茯苓（去皮）二两（60g），人参一两五钱（45g），神曲（炒）、陈皮、砂仁、麦芽（炒，取面）、山楂（取肉）、山药、肉豆蔻（面裹煨熟，纸包，捶去油）各一两（各30g）。

【功效】健脾和胃，消食止泻。

【主治】健脾消食，泻热导滞。治脾胃虚弱，食积内停，脘腹痞胀，饮食减少，大便溏薄，苔腻微黄，脉濡弱。

【服法】共为细末，蒸饼为丸，如绿豆大，每次50丸，空心服，一日两次，陈米汤送下（现代服法：每日一剂，水煎两次，每次约200mL药液温服）。

【方解】方中人参补益中气，白术健脾和胃，助人参益气，共为君药。山药益气止泻，助人参、白术补益脾胃，茯苓健脾渗湿止泻，助白术健脾祛湿，山楂偏于消肉食，神曲偏于消酒腐，麦芽偏于消面食，共为臣药。肉豆蔻健脾和胃止泻，砂仁理气醒脾，木香行气导滞，陈皮和胃化湿，黄连清热燥湿止泻，共为佐药。甘草补益脾胃，调和诸药，为佐使药。诸药相互为用，以共奏健脾和胃，消食止泻之效。

【宋氏体悟】宋氏认为本方所治之证乃脾胃虚弱，饮食不消所致。脾胃虚弱，脾不运化，胃不受纳，则食少难消；清气不升，浊气不降，壅滞脘腹，则脘腹痞闷；脾虚不化湿，水湿下注，则大便溏薄，苔腻微黄，脉虚弱，皆为脾胃虚弱，饮食积滞化热之征。治当健脾和胃，消食止泻。宋老认为食伤脾胃，化生食滞、寒湿、湿热之邪，致使脾之运化功能失职，升降失调，清浊不分，而发生泄泻。治疗当以辨证论治为基本点，临证加减。

36.木香槟榔丸

【组方】木香、槟榔、青皮、陈皮、广茂（烧）、枳壳、黄连各一两（各30g），黄柏、大黄各三两（各90g），香附子（炒）、牵牛各四两（各120g）。

【功效】行气导滞，攻积泄热。

【主治】积滞内停，湿蕴生热证。脘腹痞满胀痛，赤白痢疾，里急后重，或大便秘结，舌苔黄腻，脉沉实者。

【服法】上为细末，汤浸蒸饼为丸，如梧桐子大，每服五十至七十丸，温开水送下，食远，量虚实加减服之（现代服法：每日一剂，水煎两次，每次约200mL药液温服）。

【方解】木香槟榔丸出自《儒门事亲》，由木香、槟榔、青皮、莪术、黄连、黄柏、大黄、香附、牵牛组成。《医方集解》所载木香槟榔丸有三棱、枳壳，以芒硝水为丸。功用行气导滞，攻积泄热；主治痢疾，食积见赤白痢疾，里急后重；或食积内停，脘腹胀满，大便秘结，舌苔黄腻，脉沉实。本方主治湿热食积证，其病机核心为食积停滞，壅塞气机，生湿蕴热，治宜行气导滞、攻积泄热。方中用木香、槟榔行气导滞，调中止痛，消脘腹胀满，除里急后重，为君药。大黄、牵牛攻积导滞，泄热通便；青皮、香附疏肝理气，消积止痛，助木香、槟榔行气导滞，共为臣药。莪术祛瘀行气，散结止痛；陈皮理气和胃，健脾燥湿；黄连、黄柏清热燥湿而止痢，均为佐药。诸药合用，以行气导滞为主，配以清热、攻下、活血之品，共奏行气导滞、攻积泄热之功。

【宋氏体悟】宋氏认为木香槟榔丸由于具有行气导滞、攻积泄热的作用，因此凡是气滞、湿蕴、食积、痰阻、热郁肠道的实证，症见暖气，呕吐，纳食不化，胃痞胃痛，脘腹胀满疼痛，便秘痢疾等症，均可运用。上部表现为胃气上逆或胃滞不动的症候，只要是由于肠道积滞所致，均可用木香槟榔丸以"上病下治"；大便溏薄或次数多并伴有里急后重者，可用木香槟榔丸"通因通用"。木香槟榔丸的组方立意典型地体现了"六腑以通为用"的理论原则，可广泛用于治疗胃炎、胃瘫、胆囊炎、胰腺炎、细菌性痢疾、溃疡性结肠炎、肠易激综合征、肠功能紊乱、习惯性便秘、胃肠神经官能症等各种消化系统的器质性及功能性疾病。

37. 黄龙汤

【组方】大黄9g，芒硝12g，枳实6g，厚朴3g，当归9g，人参6g，甘草3g。

【功效】泻热通便，益气养血。

【主治】阳明腑实，气血不足证。自利清水，色纯青，或大便秘结，脘腹胀满，腹痛拒按，身热口渴，神疲少气，谵语，甚则循衣摸床，撮空理线，舌苔焦黄或焦黑，脉虚。

【服法】以水二盅，姜三片，枣二枚，煎之后再入桔梗一撮，热沸为度（现代用法：上药加桔梗3g、生姜3片、大枣2枚，水煎，芒硝溶服）。

【方解】《张氏医同》云："汤取黄龙命名，专攻中央燥土，土即燥竭，虽三承气萃集一方，不得参、归鼓舞胃气，焉能兴云致雨，或者以为因虚用参，殊不知参在群行剂中，则迅扫之威愈猛。"《瘟疫论》有云："证本应下，耽误失治，或为缓药因循，火邪壅闭，耗气搏血，精神殆尽，邪火独存，以致循衣摸床，撮空理线，肉瞤筋惕，肢体震颤，目中不了了，皆缘应下失下之咎。邪热一毫未除，元神将脱，补之则邪毒愈甚，攻之则几微之气不胜。攻之不可，补之不可，攻补不能，两无生理，不得已勉用陶氏黄龙汤"。本证多由邪热燥屎内结，腑气不通，气血不足所致。治疗以攻下通便，补气养血为主。邪热燥屎内结，腑气不通，故见大便秘结，脘腹胀满，腹痛拒按，身热口渴，舌苔焦黄或焦黑；素体不足，或耗伤气血，故见神疲少气，脉虚；邪热炽盛，内扰神明，故见谵语，甚则循衣摸床，撮空理线。方中大黄、芒硝、枳实、厚朴攻下热结，荡涤肠热积滞；当归、人参益气补血、扶正祛邪；桔梗开宣肺气，以助大黄通腑；姜、枣、草补益脾胃。桔梗与大黄配伍，上宣下通，肺与大肠相表里，欲通胃肠，必先开宣肺气。九药合用，既攻下热结，又补益气血，使祛邪不伤正，扶正不留邪。综合本方，用药精妙，配伍得当，攻补兼施，为祛邪扶正之良方。

【宋氏体悟】宋老指出，本来是阳明腑实证，因为失治，导致发展成为热结旁流证，下利清水，色纯青。其气臭秽，脐腹疼痛，按之坚硬有块，口舌干燥，脉滑实。乃燥屎坚结于里，胃肠欲排不能，逼迫津液从燥屎旁流下所致，使得热实互结更甚。黄龙汤由大承气汤加减而来，大承气汤主治阳明腑实证，黄龙汤以大承气汤为基础，急下以留存正气。加当归、人参、甘草以益气养血，扶正以利于祛邪，同时使下不伤正气；加桔梗一升一降，以开宣肺气，肺与大肠相表里，又助大黄通肠胃；加姜、枣以养胃和中，如此共奏攻下与扶正之功，泻热通便药与益气养血药通用，攻补兼施。善治大便秘结或自利清水，腹痛拒按，身热口渴，体倦少气，舌苔焦黄，脉虚数。

38. 宋氏凉血汤

【组方】生地 20g，桃仁 15g，地榆 12g，槐角 12g，防风 12g，当归尾 9g，升麻 12g，葛根 9g，黄芪 20g，黄连 12g，炙甘草 8g。

【功效】清热凉血，祛风通便。

【主治】治风伤肠络痔疮，肛周脓肿。

【服法】每日一剂，水煎两次，每次约 200mL 药液温服。

【方解】（宋老经验方）内痔是指肛门齿线以上，直肠末端黏膜下的痔内静脉丛扩大曲张和充血所形成的柔软静脉团。是肛门直肠病中最常见的疾病。多发生于截石位 3、7、11 点处，以 11 点处最为常见。其特点是便血，痔核脱出，肛门不适感。本病主要是由于先天性静脉壁薄弱，兼因饮食不节、过食辛辣厚味，燥热内生，下迫大肠，以及久坐久蹲、负重远行、便秘努挣、妇女生育过多、腹腔病变，致血行不畅，血液瘀积，热与血相搏，气血纵横，筋脉交错，结滞不散而成。方中生地清热凉血，桃仁润肠通便，地榆、槐角凉血止血，黄连清热解毒，防风清热解表，当归尾活血、行血，炙甘草调和诸药，另加升麻、葛根、黄芪，补气升提固脱，全方共奏清热凉血，祛风通便之效。本方体现了宋氏治疗本病时，局部治疗不忘整体，辨证论治的特点。

39. 宋氏解毒汤

【组方】黄连 12g，黄柏 12g，秦皮 9g，龙胆草 12g，木通 9g，泽泻 12g，柴胡 12g，当归 9g，生地 9g，地榆炭 12g，槐角 9g，槟榔 9g，大黄 12g，木香 9g，炙甘草 6g。

【功效】清肠利湿，止血通便。

【主治】治湿热下注痔疮，肛周脓肿。

【服法】每日一剂，水煎两次，每次约 200mL 药液温服。

【方解】（宋老经验方）热盛则破血妄行，血不循经，则血下溢而便血；湿热下注大肠，肠道气机不畅，经络阻滞，则肛门内有块状物脱出，肛门灼热，便干，小便黄，舌质红，苔黄腻，脉滑数，乃是湿热结滞肠道所致。方中黄连、黄柏、秦皮、龙胆草清热淋湿以解肠道湿热，泽泻、木通利尿使湿热自小便而出，柴胡、木香疏气以达气行湿走滞散，地榆、槐角止血，当归生地补血润肠又防利湿太过，槟榔、大黄通便，炙甘草调和诸药。

40. 健肌汤

【组方】黄芪 30g，党参 20g，白术 15g，升麻 15g，柴胡 12g，葛根 20g，当归 12g，生地 9g，陈皮 9g，枳壳 9g，炙甘草 6g。

【功效】健脾益气，托陷止泻。

【主治】主治脾虚气陷痔疮、脱肛、泄泻等。

【服法】每日一剂，水煎两次，每次约 200mL 药液温服。

【方解】（宋老经验方）脾胃功能失常，脾虚气陷，中气不足，无力摄纳，可导致痔核脱出回纳不畅；劳累、远行耗气，故每每发作，伴有神疲乏力，舌质淡，苔薄白，脉弱。故以健脾益气、托陷止泻中药汤剂内服，方中黄芪、党参、白术大剂补气；当归、生地养血和营，血为气母，血足方能气旺；柴胡、升麻、葛根升阳补陷，缩肠以痔核回纳，坚肠和胃以解便溏；陈皮、枳壳理气和胃，使诸药补而不滞；炙甘草调和诸药。

41. 瘀痔汤

【组方】当归20g，桃仁15g，红花12g，赤芍12g，川芎9g，枳壳12g，柴胡12g，炙甘草8g。

【功效】理气活血，散瘀止痛。

【主治】气滞血瘀痔疮。

【服法】每日一剂，水煎两次，每次约200mL药液温服。

【方解】（宋老经验方）平素嗜食辛辣，喜饮酒，伤及脾胃，滋生湿热，下注肛门，肛门部气血纵横、经络交错而生痔疮；热盛则破血妄行，血不循经，则下溢便血；肠道气血不畅，经络阻滞，则肛门内有块状物脱出；久坐伤气，气机阻滞，故肛门内有块状物脱出，坠胀疼痛；气机不畅，无力摄血，则血不循经而血栓形成；精神、纳眠差乃肛门疼痛所致，痛止则自复。舌质暗红，苔白，脉弦，一片血瘀之象，故四诊合参，辨证为气滞血瘀。治疗上采取保守治疗，故以理气活血、散瘀止痛中药汤剂内服，及清热燥湿、祛风止痒中药汤剂坐浴，方中当归、桃仁、红花、赤芍活血化瘀；柴胡、枳壳行气通腑，气行血自行，腑通胀自消；炙甘草调和诸药。

42. 宋氏通便汤

【组方】当归20g，桃仁15g，陈皮15g，木香9g，大黄9g，枳壳12g，火麻仁9g，郁李仁12g，炙甘草6g。

【功效】理气活血，润肠通便。

【主治】气滞血瘀肛裂病。

【服法】每日一剂，水煎两次，每次约200mL药液温服。

【方解】（宋老经验方）平素饮食不节，喜饮酒，过食辛辣刺激食物，以致燥热内结，耗伤津液，无以下润大肠，则大便干结；临厕努责，损伤肛门而致裂伤；裂久痛长致使肛门局部气机阻滞，经络阻塞，热结肠燥，使肛门紧缩，便后刺痛；舌暗，苔薄，脉弦。治以补血养阴，润肠通便。方中当归、桃仁补血活血；陈皮、木香理气，气行则血行；大黄、枳壳泻下；火麻仁、郁李仁、松子仁润肠，粪软腑通则便血止而肛痛轻；炙甘草调和诸药。

43. 八味止泻汤

【组方】白头翁 12g，黄连 15g，黄柏 12g，地榆炭 12g，槐花炭 12g，川楝子 6g，青皮 9g，炙甘草 6g。

【功效】清热燥湿，调气行血。

【主治】肝郁脾虚泄泻，痢疾病。

【服法】每日一剂，水煎两次，每次约 200mL 药液温服。

【方解】（宋老经验方）平素饮食不节，恣饮醇酒，过食辛辣厚味，以致湿热内生，壅滞大肠，气机不畅，传导失司，湿热下注，熏灼肠道，肠络损伤，气滞血瘀，故泻下脓血而发本病；肠道气机不畅而腹痛、里急又后重，湿热下注故灼热口干而尿黄，舌红苔薄，脉弦。湿热壅结肠道日久，肠损络伤而便脓出。宋老认为本案湿热不去而后重不除，气血不和遗脓血难止。治疗上当以清热燥湿、调气行血为法，方中炒白头翁、黄连、黄柏清热燥湿，肠道湿热去而灼热、口干、尿黄能消；川楝子、川芎理气活血，气血和则腹痛、里急、后重自去；榆炭、槐花炭止血；炙甘草调和诸药。

44. 双白健脾汤

【组方】党参 30g，白术 18g，山药 20g，白扁豆 12g，茯苓 12g，黄柏 6g，龙胆草 6g，山楂 6g，神曲 6g，麦芽 g，地榆炭 9g，血余炭 9g，陈皮 12g，川芎 9g，炙甘草 6g。

【功效】健脾益气，燥湿止泻。

【主治】脾虚气弱泄泻，痢疾病。

【服法】每日一剂，水煎两次，每次约 200mL 药液温服。

【方解】（宋老经验方）平素饮食不节，恣饮醇酒，过食辛辣厚味，以致湿热内生，壅滞大肠，气机不畅，传导失司，湿热下注，熏灼肠道，肠络损伤，气滞血瘀故泻下脓血而发本病；肠道气机不畅致腹痛又精神差，湿热壅滞肠腑故便次多而不成形；便脓血日久，气血耗伤，气虚则乏力而纳差，血虚则面黄眠不佳，伴舌质淡，苔薄白，脉细弱。宋老认为本案便脓血日久，耗伤气血，故以健脾益气、燥湿除热以去致病之机，固肠止泻、收敛止血而解其临床之症。方中党参、白术、山药、白扁豆、茯苓健脾益气，气足则祛湿、止血有力；黄柏、龙胆清热燥湿；山楂、神曲、麦芽健脾消食，则气血生化有源；地榆炭、血余炭止血；陈皮、川芎行气活血，气血调和则便脓自去；炙甘调和诸药。

45. 七味温肾汤

【组方】补骨脂 15g，吴茱萸 15g，肉苁蓉 15g，芡实 15g，白术（炒）12g，肉豆蔻 12g，五味子 12g。

【功效】温肾健脾，涩肠止泻。

【主治】脾肾阳虚泄泻，痢疾病。

【服法】每日一剂，水煎两次，每次约 200mL 药液温服。

【方解】（宋老经验方）平素饮食不节，喜食生冷之品，且又多熬夜，损害人体脾肾之阳，脾肾阳虚，阳虚则生内寒，而五更正是阴气极盛、阳气萌发之际，阳气当至而不至，阴气极而下行，故为泄泻。肾阳虚衰，命门之火不能上温脾土，脾失健运，故不思饮食，食不消化；脾肾阳虚，阴寒凝聚，则腹痛肢冷；阳气不能化精微以养神，以致神疲乏力，伴健忘，舌质淡，苔白薄，脉沉细或濡缓无力。宋老认为，脾肾阳气亏虚，阳气不复则寒证不消、脾肾不固则便脓不除，故以温肾健脾、涩肠止泻为法。方中重用补骨脂辛苦大温，白术补气健脾，补命门之火以温养脾土；肉豆蔻辛温，联合干姜温脾暖胃，涩肠止泻，配合补骨脂则温肾暖脾、固涩止泻之功益彰；吴茱萸辛苦大热，温暖肝脾肾以散阴寒；五味子酸温，固肾益气，涩精止泻。诸药合用，俾火旺土强，肾泄自愈。

46. 阿痢汤

【组方】白头翁 15g，鸦胆子仁 3g，苦参 12g，马齿苋 15g，贯众 12g，仙鹤草 9g，槐花炭 9g，半夏 12g，生姜 15g，吴茱萸 12g，木香 15g，柴胡 12g，大枣 10 枚，炙甘草 12g。

【功效】清解疫毒，凉血止痢。

【主治】热毒炽盛痢疾病。

【服法】每日一剂，水煎两次，每次约 200mL 药液温服。

【方解】（宋老经验方）宋老通过长期的临床实践为本病的治疗积累了丰富而宝贵的经验，认为本病证由虚体染虫，内外交感而急性发作，且西药硝基咪唑类抗原虫药在治疗过程中常易损伤中焦脾胃、扰乱心主神明，产生恶心、呕吐、胃痛、腹泻、口中有金属味等胃肠反应和头痛、头昏、眩晕、嗜睡等神经反应，大多虽不影响治疗，但往往易使患者对长期及后续的巩固用药丧失依从性，一旦症状缓解，便停止用药，造成本病未能及时彻底治疗，反复发作，迁延不愈，故治疗上在清解疫毒、凉血止痢的基础上加和中、安神之药。方中重用性味苦寒的白头翁，归经阳明，善清胃肠血分热毒，为临床治疗热毒血痢之良药；鸦胆子苦寒，能清解阳明热毒、疗大肠虫疾；两药共奏清解疫毒、杀虫止痢之功，为君药。苦参性味苦寒，能入阳明胃、大肠经，可清热燥湿、止泻痢而杀虫；马齿苋味酸性寒，入肝、大肠经，功清热解毒、凉血而止血痢；贯众味苦性微寒，有小毒，入肝、脾经，能清热解毒、凉血止血、杀虫可主血热出血、虫疾，共为臣药。仙鹤草味苦涩性平，能归经中焦脾胃，始载于《图经本草》，有收敛止血痢、杀虫的功效；槐花味苦性微寒，入肝经能凉厥阴血分妄行之热，归阳明可止大肠血分溢出之血，炒炭后止血效果立增；半夏、生姜、吴茱萸可降逆止呕，党参、白术可补中益气、醒脾开胃；其中生姜又温补方中寒凉药太过、制半夏峻烈之毒，又寓"火郁发之"之意，与枳实升降相伍，助于恢复脾胃功能；木香理气，柴胡解郁；大枣、甘草顾护中焦脾胃，甘草又调和诸药，共为佐使药。诸药合用，清热解毒，凉血止痢，和中安神，标本同治。

47. 平激汤

【组方】陈皮 12g，白术 15g，党参 20g，白芍 12g，防风 9g，延胡索 12g，川楝子 6g，乌梅 12g，木瓜 12g。

【功效】疏肝健脾，理气止泻。

【主治】泄泻型肠易激综合征。

【服法】每日一剂，水煎两次，每次约 200mL 药液温服。

【方解】（宋老经验方）平素情志失调，致肝郁气滞，肝脾不和，引起肠道气机不利，传导失司而发病；肝郁气滞、气机不畅则腹痛，并随情志改变而加重；肝木乘脾则脾失运化，故腹泻；泄后气机暂时调畅，故泻后痛减；气郁不疏，胃失和降，故急躁易怒，嗳气少食，伴急躁易怒，嗳气少食，舌红，苔薄白，脉弦。宋老认为，本证患者平素性情易怒而常郁，病由情生，症以郁加，郁久肝木克脾土，情志不舒则肝郁不解，脾土不健则泄泻难除，故以疏肝健脾，理气止泻为法。方中炒白术、党参补脾以治土虚；白芍柔肝缓急止痛以抑肝旺；陈皮、防风散肝郁，疏理脾气；延胡索、川楝子理气止痛；乌梅、木瓜固肠以止泻；炙甘草调和诸药。诸药合用，肝郁解而气机畅，脾土健而泄泻止。

48. 顺气通便汤

【组方】乌药 12g，柴胡 15g，槟榔 12g，枳壳 15g，党参 12g，白术 12g，当归

15g，炙甘草 6g。

【功效】顺气行滞通便。

【主治】气机郁滞便秘。

【服法】每日一剂，水煎两次，每次约 200mL 药液温服。

【方解】（宋老经验方）情志不舒，肝气郁滞则气滞不行，腑气不通，故大便不畅且嗳气频频；肝木克土则气血生化乏源，气虚则神疲乏力，血虚则大便干结，伴舌质淡，苔薄腻，脉弦。故治当疏肝解郁，郁解气畅则腑气畅通；益气健脾而气足有力，滋阴润肠则便润易排。方中乌药、柴胡行气疏肝，肝气畅而腑气下行；槟榔、枳壳行气破滞，滞气破而食糜易通；破气之品虽然可以迅速达到行滞散结的作用，但是过于辛散却容易损伤人体的正气，何况本来就有气血不足的一面，故方中又佐党参、白术益气健脾，当归、生地滋阴养血，补其不足，使郁滞开而正气不伤；炙甘草调和诸药。

49. 补虚通便汤

【组方】熟地 20g，枸杞 15g，山萸肉 15g，山药 20g，白术 15g，党参 20g，茯苓 12g，泽泻 12g，牡丹皮 15g，炒山楂 6g，炒神曲 6g，炙甘草 6g。

【功效】补脾益肾通便。

【主治】脾肾两虚便秘病。

【服法】每日一剂，水煎两次，每次约 200mL 药液温服。

【方解】（宋老经验方）年龄越大，肾气渐弱，肾主二便，开阖失常，致大便排出不畅而小便清长；肾主固摄，固摄无力，故肛内肿物脱出且不能自行还纳；肾主骨，腰为肾之府，肾为阳脏，肾气不足则腰膝失温煦故见腰膝、四肢发凉而神差；肾为阳之本，肾阳不固必致脾阳不足，故见纳差，四肢发凉，小便清长，腰膝凉，舌质淡，苔白，脉沉迟。故以温阳通便，补气升提为法。方中肉苁蓉、肉桂温肾益精，暖腰润肠；当归、生地养血润肠，牛膝补肾壮腰，善于下行；枳壳、槟榔宽肠下气而助通便；升麻、黄芪轻宣升阳，清阳得升，浊阴自降，且有欲降先升之妙；肾虚气化失职，水液代谢失常，以致浊阴不降，故用泽泻甘淡泻浊，又入肾补虚，配合枳壳，使浊阴降则大便通；炙甘草调和诸药。

50. 补肺通便汤

【组方】黄芪 20g，白术 20g，党参 15g，麦冬 12g，五味子 12g，麻黄 12g，槟榔

9g，枳壳 9g，火麻仁 9g，郁李仁 9g，炙甘草 6g。

【功效】补肺润肠通便。

【主治】肺肠失和便秘病。

【服法】每日一剂，水煎两次，每次约 200mL 药液温服。

【方解】（宋老经验方）平素体虚，肺主皮毛，肺气不足故易感冒而气短；肺与大肠相表里，肺气壅实、气机不畅致浊阴不降而食糜在肠道通过缓慢则大便干结，伴气短，活动后加重，舌质淡，苔白，脉弦细。治当补肺益气，润肠通便。方中黄芪、白术、党参、麦冬、五味子补肺益气；麻黄宣肺，槟榔、枳壳行气通腑；火麻仁、郁李润肠通便；炙甘草调和诸药。

51. 抗癌液

【组方】黄芪 20g，党参 20g，三棱 15g，莪术 15g，土茯苓 15g，白花蛇舌草 12g，败酱草 9g，瞿麦 9g，炙甘草 6g。

【功效】益气扶正，消瘤散结。

【主治】气血两虚型锁肛痔病。

【服法】每日一剂，水煎两次，每次约 200mL 药液温服。

【方解】（宋老经验方）平素饮食不节，嗜食辛辣，或积劳过度，或忧思郁积，导致气机紊乱，脏腑气血失调，大肠经络阻塞，结滞积聚大肠之末而发；癌肿渐长，阻塞肠道，大便排出困难，便条变细；气虚则气短、乏力，血虚则面苍白，伴舌质淡，苔薄，脉沉细。宋老认为，大肠癌的发病与内因和外因都有关系，本病的发生多责之于"气"，气乃一身之根本，气行则血行，气滞则血瘀，久则郁结成瘤。大肠癌的基本病机可概括为"虚、实"两个字，"虚"指气虚、血虚、脏腑机能低下，表现为正气虚；"实"指毒盛，邪气盛，癌瘤生长迅速，脏毒蕴结于大肠，痰湿瘀血互结助长其型，表现为邪气实。虚不补则不足以抗邪，邪不祛则难以固其本，故治疗应掌握病机，辨证虚实，有的放矢，既要健脾益气，扶正固本，又兼解毒散瘀，消肿化坚。宋老借鉴先贤之经验，结合现代药理研究成果，参合数十年临证诊治大肠癌心得，遣药组方，名曰："抗癌液"。抗癌液从古方举元煎（出自《景岳全书》）、莪术散（出自《寿世保元》）化裁而来。黄芪补气升阳，生津养血，党参大补元气、补脾益肺、生津安神共为君药；三棱、莪术为臣药，破血行气、消积止痛；土茯苓、白花蛇舌草、败酱草、瞿麦共为佐药，清热解毒，利湿通淋，祛瘀止痛；炙甘草补虚、解毒，调和诸药为使药。全方九味药，君臣有序，佐使有节，使邪去而不伤正，标本兼治，共奏益气扶正、消瘤散结之效。

52. 化癌汤

【组方】苍术 20g，白术 20g，半夏 15g，胆南星 12g，土茯苓 12g，车前子 12g，大腹皮 9g，桃仁 9g，川芎 9g，陈皮 9g，厚朴 12g，栀子 9g，黄柏 6g，山药 9g，当归 12g，甘草 6g。

【功效】燥湿健脾，化痰软坚。

【主治】痰湿蕴结型大肠癌病。

【服法】每日一剂，水煎两次，每次约 200mL 药液温服。

【方解】（宋老经验方）平素嗜食辛辣食物，恣食膏粱厚味、酒酪之品，或过食生冷，或暴饮暴食，损伤脾胃，滋生水湿，或久居潮湿之地，水湿不去，化热而下迫大肠，与肠中之糟粕交阻搏击或日久成毒，损伤肠络而演化为本病，故证见：胸脘痞满，食欲不振，咳嗽吐痰，或泛吐粘涎，四肢水肿，大便溏薄，小便短少，舌苔腻，脉滑。本证乃湿热饮食所致，潮湿环境相关，湿结痰蕴为标，脾胃损伤为本，痰湿不化则胃纳难复，脾运不健则湿痰继生，故当燥湿健脾、化痰软坚。方中苍术、白术健脾燥湿，半夏、胆南星燥湿化痰，共奏燥湿健脾、化痰散结之功，为君；茯苓以助燥湿健脾之力，车前子、大腹皮利水渗湿，使痰湿以小便出，为臣；桃仁、川芎活血以祛痰湿久蕴之瘀，陈皮、厚朴理气以畅瘀滞之气，栀子、黄柏清热以除蕴久所生之热，山药、当归补益气血以防利湿化痰太过之耗气伤阴，共为佐药；甘草生品清热化痰并能调和诸药，为使。

53. 温腹止痛汤

【组方】高良姜 15g，香附子 12g，吴茱萸 9g，紫苏 9g，乌药 9g，陈皮 9g，生姜 9g，大枣 12g，芍药 9g，当归 9g，生地黄 9g，甘草 6g。

【功效】温中补虚，理气止痛。

【主治】寒邪内阻及中脏虚寒型腹痛病。

【服法】每日一剂，水煎两次，每次约 200mL 药液温服。

【方解】（宋老经验方）过食生冷，或久居寒湿之地，致寒湿内停等，均可损伤脾胃，腑气通降不利，气机阻滞，或素体阳气虚弱，脾肾不足，致脏腑经络失养，寒阻气滞，而发生腹痛，腹痛急起，剧烈拘急，或绵绵作痛、时作时止，得温痛减、遇寒尤甚，或得温则舒、得食则轻，动则加重、休息缓解，形寒肢冷，舌质淡，苔薄白，脉沉紧或细。宋老认为，无论内寒、外寒均需温中，不管痛轻、痛重都应理气，故治当温中补虚、理气止痛。方中高良姜大剂温中，香附子重量急投，共奏温中、理气之功，以俾中温则寒去、气顺则痛止，为君；吴茱萸、紫苏温中散寒，生姜、大枣温中补虚，乌药、陈皮理气止痛，芍药、甘草缓急止痛，以助君药温中补虚、理气止痛之功；当归、生地补血以防温中太过而耗阴，山楂、鸡内金健胃消食以强胃，共为佐药；甘草还能调和诸药，为使。

54. 理腹止痛汤

【组方】柴胡 15g，枳壳 12g，蒲黄 12g，五灵脂 9g，香附 6g，陈皮 9g，没药 9g，延胡索 9g，白芍 9g，小茴香 6g，肉桂 3g，赤芍 6g，丹皮 6g，甘草 6g。

【功效】活血化瘀，理气止痛。

【主治】气滞血瘀型腹痛病。

【服法】每日一剂，水煎两次，每次约 200mL 药液温服。

【方解】（宋老经验方）情志失调，抑郁恼怒，肝失条达，气机不畅，或忧思伤脾，或肝郁克脾，肝脾不和，气机不利，或气滞日久，血行不畅，或腹部脏腑经络疾病迁延不愈，久病入络，皆可导致瘀血内阻，而成腹痛，胀满不舒，痛引两胁，时聚时散，攻窜不定，得嗳气矢气则舒，遇忧思恼怒则剧，或痛如锥如刺，痛势较剧，痛处固定而拒按，苔薄白，舌质紫暗或有瘀斑，脉弦或细涩。宋老认为，情志不畅则气机不调，气机不调则瘀血不散，瘀血不散则腹痛不止，故治当活血化瘀、理气止痛。方中柴胡、枳壳疏肝解郁、理气止痛，蒲黄、五灵脂活血化瘀，共奏活血化瘀、理气止痛之功，为君；香附、陈皮疏肝理气，没药、延胡索化瘀止痛，白芍、甘草缓急止痛，共助理气化瘀止痛之力，为臣；当归、川芎养血活血，小茴、肉桂温经止痛，赤芍、丹皮清瘀滞之热，为佐；甘草调和诸药，为使。

55. 消痞汤

【组方】柴胡 12g，香附 15g，川芎 9g，郁金 12g，栀子 6g，龙胆草 9g，当归 9g，赤芍 6g，苍术 12g，神曲 9g，焦山楂 9g，焦麦芽 9g，甘草 6g。

【功效】疏肝解郁，理气消痞。

【主治】肝郁脾虚型痞满病。

【服法】每日一剂，水煎两次，每次约 200mL 药液温服。

【方解】（宋老经验方）平素情志失调，多思则气结，暴怒则气逆，悲忧则气郁，惊恐则气乱等，造成气机逆乱，升降失职，横犯脾胃，致胃肠气滞而成痞满，胃脘闷塞，脘腹不舒，胸膈胀满，心烦易怒，喜太息，恶心嗳气，大便不爽，常因情志因素而加重，苔薄白，脉弦。宋老认为，证因情生，痞以气滞，滞久必有瘀血，瘀久必生内热，肠滞必胃纳不佳，肝郁必脾运不健，故治当疏肝解郁、理气消痞，兼以化瘀、退热、开胃之品。方中柴胡、香附疏肝解郁，重用为君；郁金、川芎疏肝理气，兼以化瘀，以助君药，为臣；当归、赤芍补血活血，既能活滞久之瘀，又能泄瘀久之热，栀子、龙胆草泄热；苍术、神曲、山楂、麦芽燥湿健脾、消食除痞，诸药以助君臣化瘀、清热、消食，为佐；甘草生用泄热，还能调和诸药，为使。

56. 和满汤

【组方】党参 20g，黄芪 15g，白术 12g，升麻 9g，柴胡 6g，当归 12g，陈皮 9g，木香 9g，砂仁 6g，肉桂 6g，生姜 9g，茯苓 12g，薏苡仁 9g，炙甘草 9g。

【功效】健脾益气，和胃除满。

【主治】脾胃虚弱型痞满病。

【服法】每日一剂，水煎两次，每次约 200mL 药液温服。

【方解】（宋老经验方）素体脾胃虚弱，中气不足，或饥饱不匀，饮食不节，或久病损及脾胃，纳运失职，升降失调，胃气壅塞，而生痞满，胀满时减，喜温喜按，食少不饥，身倦乏力，少气懒言，大便溏薄，舌质淡，苔薄白，脉沉弱或虚大无力。宋老认为，痞因虚起，满以气滞，虚久则及阳，滞久则生热，脾乖则生湿，胃弱则有痰，故治当健脾益气、和中除满，兼以温阳、清热、化瘀、利湿、祛痰。方中党参、黄芪补中益气，重用为君；白术、甘草益气健脾，升麻、柴胡升举阳气，当归、陈皮理气化瘀，使脾气得复，清阳得升，胃浊得降，气机得顺，虚痞自除，共用为臣；木香、砂仁以理气消痞，肉桂、生姜以温阳散寒，茯苓、薏苡仁以淡渗利湿，为佐；炙甘草补益中气，并调和诸药，为使。

57. 止痢汤

【组方】党参 20g，白术 15g，干姜 9g，黄连 9g，黄柏 9g，白头翁 9g，木香 9g，槟榔 6g，当归 12g，熟地 9g，苍术 9g，草果 6g，炙甘草 9g。

【功效】温中清肠，调气化滞。

【主治】休息痢。

【服法】每日一剂，水煎两次，每次约 200mL 药液温服。

【方解】（宋老经验方）体质素虚，或治疗不彻底，或收涩过早，致正虚邪恋，虚实互见，寒热错杂，使病情迁延难愈，下痢时发时止，日久难愈，常因饮食不当、感受外邪或劳累而诱发。发作时，大便次数增多，便中带有赤白粘冻，腹痛，里急后重，症状一般不及初痢、暴痢程度重，休止时，常有腹胀食少，倦怠怯冷，舌质淡苔腻，脉濡软或虚数。宋老认为，本证正虚邪恋，寒热错杂，病情迁延难愈，症状时发时止，不温中则阳虚不复，非清肠则燥热不除，腑气不调则便脓不止，气机不畅则后重难消，故治当温中清肠、调气化滞。方中党参、白术温中健脾，重用为君；干姜、甘草以助君药，为臣；黄连、黄柏、白头翁清除肠中余热，木香、槟榔调气行滞，当归、熟地补血和血，苍术、草果温中化湿，以俾行血则便脓自愈、调气则后重自除，为佐；炙甘草补中兼以调和诸药，为使。

58. 养阴愈痈汤

【组方】青蒿 12g，鳖甲 6g，知母 12g，生地 9g，沙参 9g，麦冬 9g，牡丹皮 9g，白及 6g，龙骨 6g，白术 12g，干姜 6g，甘草 9g。

【功效】养阴清热，排脓生肌。

【主治】阴虚毒恋型肛痈病，阴液亏损型肛漏病。

【服法】每日一剂，水煎两次，每次约 200mL 药液温服。

【方解】（宋老经验方）素体肺肾阴虚，正气不足，湿热内侵，蕴结不散，阻碍气机而气血瘀滞，故肛门肿痛，日久不消；正气不足则难以成脓，正虚不能托毒外出，故疮口日久不愈，脓液稀薄，或正气不足，湿热之邪蕴于肛门，留恋不去，则反复流稀薄脓水；阴虚内热，则午后潮热，心烦口干，夜寐盗汗，舌红、少苔，脉细数。宋老认为，本证阴液亏虚，而毒邪留恋，阴液不复则毒邪难清，毒邪不祛则脓液继生，故治当养阴清热、排脓生肌。方中青蒿滋阴退热，鳖甲清热透邪外出，两药配伍，鳖甲专入阴分滋阴，青蒿可出阳分透热，使养阴而不恋邪，透热而不伤正，有相得益彰之妙，为君；生地、知母、沙参、麦冬滋阴清热，助鳖甲养阴以退虚热，为臣；丹皮泄阴中之火、助青蒿透泄阴分伏热，白及、龙骨祛腐生肌，使腐肉去而新肉生，白术、干姜温阳补气以防滋腻太过而伤阳，为佐；甘草生用清热，兼能调和诸药为使。

59. 消食止泻汤

【组方】党参 20g，白术 15g，神曲 12g，山楂 12g，莱菔子 9g，半夏 9g，陈皮 9g，茯苓 9g，连翘 9，枳实 6g，槟榔 6g，炙甘草 6g。

【功效】健脾和胃，消食止泻。

【主治】伤食泄泻。

【服法】每日一剂，水煎两次，每次约 200mL 药液温服。

【方解】（宋老经验方）饮食不节，停滞肠胃，或恣食肥甘，湿热内生，或过食生冷，寒邪伤中，或误食腐馊不洁，食伤脾胃肠，化生食滞、寒湿、湿热之邪，致运化失职，升降失调，清浊不分，泻下稀便，臭如败卵，伴有不消化食物，脘腹胀满，腹痛肠鸣，泻后痛减，嗳腐酸臭，不思饮食，苔垢浊或厚腻，脉滑。正如《景岳全书·泄泻》所说："若饮食失节，起居不时，以致脾胃受伤，则水反为湿，谷反为滞，精华之气不能输化，乃致合污下降而泻痢作矣。"宋老认为，本证机因食生，症由胃乖，脾运健、胃纳和则泄泻自止，本病证在临床虽不多见，但多与其他证型相兼，故治当健脾和胃、消食止泻。方中党参、白术益气健脾，神曲、山楂、莱菔子消食和胃，为君；半夏、陈皮和胃降逆，茯苓健脾祛湿，连翘清热散结，枳实、槟榔推荡积滞，使邪有出路，达到祛邪安正的目的，为臣；炙甘草调和诸药为使。

60. 清痈汤

【组方】金银花 20g，野菊花 15g，蒲公英 15g，当归 20g，赤芍 12g，乳香 12g，没药 12g，皂角刺 12g，王不留行 12g，白芷 9g，防风 9g，天花粉 9g，炙甘草 12g。

【功效】清热解毒，消痈散疖。

【主治】肛痈病。

【服法】每日一剂，水煎两次，每次约 200mL 药液温服。

【方解】（宋老经验方）平素饮食不节，恣饮醇酒，过食辛辣厚味，以致湿热内结，下注肛门，壅遏气血运行，经络阻隔，瘀血凝滞，热盛肉腐成脓而发为痈疽，热阻气机，瘀血凝滞则肛周肿起疼痛，大便干结，小便色黄，舌红，苔黄，脉数。宋老认为，脓肿初起，肿尚小、脓未成，可采取保守治疗，以清热解毒、消肿溃坚中药汤剂内服，及清热燥湿、祛风止痒中药汤剂坐浴。方中金银花、蒲公英、野菊花清热解毒；单用清热解毒，而气滞血瘀难消，肿结不散，故以当归、赤芍、乳香、没药行气活血通络、消肿止痛；肿痛初起，其邪多羁留于肌肤腠理之间，更用辛散的白芷、防风，通滞而散其结，使热毒从外透解；气机阻滞每可导致液聚成痰，故配用天花粉清热化痰散结，可使脓未成即消；王不留行、穿山甲、皂角刺通行经络，透脓溃坚，可使脓成即溃；炙甘草调和诸药。诸药合用，共奏清热解毒，消肿溃坚，活血止痛之功。

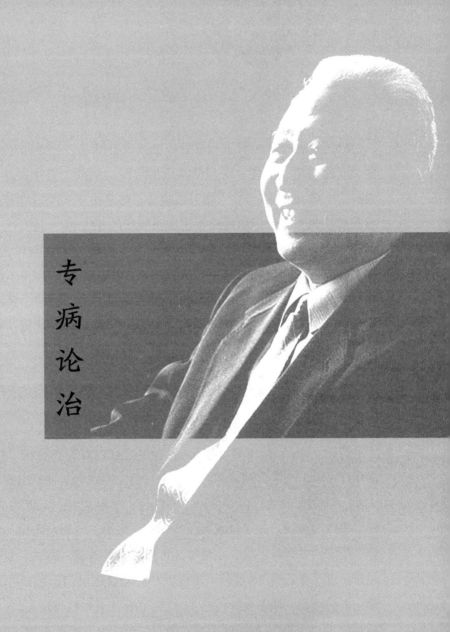

专病论治

一、痔病

痔是直肠末端黏膜下和肛管皮肤下的静脉丛发生扩张、曲张所形成的柔软静脉团，又称痔疮、痔核。痔是最常见的肛肠科疾病，是中医学最早记载的疾病之一，素有"十男九痔""十女十痔"的说法。痔是由于人类直立行走而特有的疾病，国内流行病学调查显示痔的发病率占肛肠疾病的 87.25%，且女性多于男性，可发生于任何年龄，但以成年人居多。中医学认为本病的发生多与风、湿、瘀，及气虚有关，加之脏腑本虚，风燥湿热下迫，瘀阻魄门，瘀血浊气结滞不散，筋脉横解，导致脏腑功能失调而成痔。具体病因包括饮食不节、房事不慎、外感六淫、久坐久立、负重远行、久泻久痢、久咳、便秘、妊娠等。宋老常以祛风、润燥、清热、凉血、利湿、理气、活血、化瘀、健脾、益气、摄血等法取效。

验案一：凉血地黄汤合槐花散加减治疗风伤肠络型内痔一例

刘某，女，54 岁。

初诊：1995 年 10 月 24 日。患者以"肛内有肿物脱出，伴大便带血、肛门部潮湿瘙痒一月"为主诉门诊求治。一个月前，因饮食辛辣后出现肛内肿物脱出，如枣样大小，可完全回纳；伴有便血，鲜红色，呈喷射状，间断性发作，并伴有肛门部潮湿、瘙痒等症状。未予以重视及特殊治疗来诊。见面色苍白，体倦乏力，纳食、睡眠差，便干，二日行一次，小便可，舌质红，苔薄黄，脉数。专科检查：（膀胱截石位）视诊：可见截石位 11 点处一枣样大小肿物脱出肛门，色淡红，可回纳；肛门直肠指诊：肛门痉挛，截石位 3、7、11 点处可触及柔软黏膜隆起，指套染血；肛门镜检查：截石位 3、7、11 点处齿线上黏膜隆起，色淡红，表面光滑，附有少量血性分泌物。

诊断：中医诊断：内痔病（风伤肠络证）

西医诊断：内痔（Ⅱ期）

治法：清热凉血，祛风通便。

处方：凉血地黄汤合槐花散加减：生地黄 30g，桃仁 20g，地榆 30g，槐角 20g，防风 20g，当归尾 15g，黄连 15g，炙甘草 6g，15 剂，水煎服。白矾 10g，石榴皮 10g，苦参

10g，蛇床子 10g，15 剂，水煎肛门部熏洗，甲硝唑栓（院内制剂）两枚日两次，纳肛。

二诊：1995 年 11 月 07 日。服上方 14 剂，患者神志清，精神佳，纳眠均可，肛门部无脱出肿物，诉排便时偶脱出如花生米样肿物，余无不适，大便日行 1 次，便软。舌淡红，苔薄白，脉缓有力。查肛门镜：截石位 3、7、11 点处齿线上黏膜隆起，色淡红，表面光滑。方药：桃仁 20g，升麻 20g，葛根 15g，黄芪 15g，炙甘草 6g，续用 1 个月，外用药同前。

后追访 1 年未再发作，生活如常人。

··•◦◦ 按 语 ◦◦•··

内痔是指肛门齿线以上，直肠末端黏膜下的痔内静脉丛扩大曲张和充血所形成的柔软静脉团，是肛门直肠病中最常见的疾病。多发生于肛门截石位 3、7、11 点处，以 11 点处最为常见。其特点是便血，痔核脱出，肛门不适感。本例痔病，由于饮食不节、过食辛辣厚味，燥热内生，下迫大肠，风善行而数变，又多夹热，热迫血溢，血不循经而下溢出血，所下之血色泽鲜红，下血暴急呈喷射状。凉血地黄汤出自《脾胃论》，原方书云本方用于跌仆损伤而致出血，属热盛迫血妄行者。治以凉血止血之法。而本方中运用细生地清热凉血，养阴生津为君药；赤芍、当归清热凉血，滋阴息火，且能引血归经为臣药；黄连、天花粉，清热解毒，麻仁、杏仁润肠通便，共为佐药；炙甘草调和诸药为使药。加用槐角以增凉血止血之效。槐花散出自《普济本事方》，本方所治肠风、脏毒皆因风热或湿热邪毒，壅遏肠道血分，损伤脉络，血渗外溢所致。治宜清肠凉血为主，兼以疏风行气。方中槐花苦微寒，善清大肠湿热，凉血止血，为君药。侧柏叶味苦微寒，清热止血，可增强君药凉血止血之力，为臣药。荆芥穗辛散疏风，微温不燥，炒用入血分而止血；盖大肠气机被风热湿毒所遏，故用枳壳行气宽肠，以达"气调则血调"之目的，共为佐药。诸药合用，既能凉血止血，又能清肠疏风，俟风热、湿热邪毒得清，则便血自止。

验案二：脏连丸加减治疗湿热下注型内痔一例

曾某，女，34 岁。

初诊：2000 年 06 月 02 日。患者以"便血伴肛内肿物脱出半月余"为主诉门诊求治。半月前患者因过食生冷食物后便时出血，量多，色鲜红，肛内肿物脱出，便后可自行回纳，伴肛门灼热感，未予重视，此后每因过食生冷食物后症状加重，未予特殊治疗来诊。见纳可眠差，便偶干，舌红，苔黄腻，脉弦数。专科检查：（膀胱截石位）视诊：截石位3、7、11点处肛缘肿物，色淡红，可回纳；指诊：肛门痉挛，截石位3、7、11点处可触及柔软黏膜隆起，指套染血；肛门镜见：截石位3、7、11点齿线上黏膜隆起，色淡红表面光滑，附有血性分泌物。

诊断：中医诊断：内痔病（湿热下注证）

西医诊断：内痔（Ⅱ期）

治法：清热利湿止血。

处方：脏连丸加减：黄连25g，黄芩15g，生地黄12g，赤芍10g，当归12g，槐角9g，槐花15g，荆芥穗12g，地榆炭12g，10剂，水煎服。白矾10g，石榴皮10g，苦参10g，蛇床子10g，10剂，水煎肛门部熏洗，甲硝唑栓（院内制剂）两枚日两次，纳肛。

二诊：2006年06月12日。服上方10剂，患者神志清，精神可，纳眠均可，便血量较前明显减少，肛内无肿物脱出，诉便后偶有手纸染血，量少，色鲜红，肛门部仍有灼热感，加白头翁20g，秦艽20g，续用半月，外用药同前。

后追访1年未再发作，生活如常人。

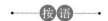

本例痔病，由于饮食不节，恣食生冷，伤及脾胃而滋生内湿，湿与热结，下迫大肠，导致肛门部气血纵横，经络交错而生内痔。热盛则迫血妄行，血不循经，则血下溢而便血，湿热下注大肠，肠道气机不畅，经络阻滞，则肛门内有块物脱出。脏连丸方中黄连、黄芩清热泻火止血；生地黄、阿胶滋阴凉血，养血止血；当归补血活血止痛；槐花、槐角、地榆炭泻热清肠，凉血止血；荆芥穗辛散疏风，与上药相配疏风理血。诸药共用，共奏清肠止血之功。

验案三：止痛如神汤治疗气滞血瘀型内痔一例

刘某，女，64岁。

初诊：2001年03月02日。患者以"肛内肿物脱出伴疼痛10天余"为主诉门诊求治。10天前患者因情志不畅出现肛内肿物脱出，不可自行回纳，需用手方可回纳，伴肛管紧缩，坠胀疼痛，肿物触痛明显，未予特殊治疗来诊。见纳可眠差，便质软成形，舌红，苔黄腻，脉弦数。专科检查：（膀胱截石位）视诊：截石位3～5、7～11点处肛缘肿物，色淡红；指诊：触痛明显；肛门镜下见：截石位3、5、7、11点处淡红，11点处可触及柔软黏膜隆起，表面光滑。

诊断：中医诊断：内痔病（气滞血瘀证）

西医诊断：内痔（Ⅲ期）

治法：清热利湿，祛风活血。

处方：止痛如神汤加减：秦艽 15g，桃仁 15g，皂角子 15g，苍术 10g，防风 10g，黄柏 10g，当归尾 10g，泽泻 10g，槟榔 10g，熟大黄 10g，水煎服，15 剂。白矾 10g，石榴皮 10g，苦参 10g，蛇床子 10g，15 剂，水煎肛门部熏洗，甲硝唑栓（院内制剂）两枚日两次，纳肛。

二诊：2001 年 03 月 17 日。服上方 15 剂，患者神志清，精神可，纳眠均可，肛门部肿物回纳，诉便后肛内肿物偶有脱出，便后自行回纳，大便日行 1 次，质软成形，小便调。舌红，苔黄，脉弦。查肛门镜：截石位 3、7、11 点处齿线上黏膜隆起，色淡红，表面光滑。效不更方，外用药同前。

后追访一年未再发作，生活如常人。

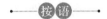

气为血之帅，气行则血行，气滞则血瘀。本例痔病，因平素情志不畅，肝气郁滞，气滞血瘀，热结肠燥，气机阻滞而运行不畅，气滞则血瘀阻于肛门，故肛门内块物脱出，坠胀疼痛，气机不畅，统摄无力，则血不循经，导致血栓形成。止痛如神汤出自《外科启玄》，其中黄柏、熟大黄清热泻火、泽泻泻热，合用则火得泄，热结除；桃仁、皂角刺、当归尾活血止痛、润肠通便，则津乏得除；秦艽、防风祛风湿，止痛；槟榔行气又能缓泻而通便。诸药合用，则具清热、活血、润肠通便、缓急止痛之功。

验案四：补中益气汤治疗脾虚气陷型内痔一例

周某，女，57 岁。

初诊：1999 年 02 月 02 日。患者以"肛内肿物脱出伴便血 10 天余"为主诉门诊求治。10 天前患者因过度劳累出现肛内肿物脱出，不可自行回纳，需用手方可回纳，伴便血，色淡，未予特殊治疗来诊。见面色少华，神疲乏力，少气懒言，肛门松弛，纳少便溏，纳可眠差，便质不成形，舌淡，边有齿痕，苔薄白，脉弱。专科检查：（膀胱截石位）视诊：截石位 3、7、11 点肛缘肿物，色淡红；指诊：截石位 3、7、11 点处可触及柔软黏膜隆起，指套染血；肛门镜下见：截石位 3、7、11 点处齿线上黏膜隆起，色淡红，表白光滑，附有少量血性分泌物。

诊断：中医诊断：内痔病（脾虚气陷证）

西医诊断：内痔（Ⅱ期）

治则：补中益气，升阳举陷。

处方：补中益气汤加减：黄芪 18g，甘草 9g，人参 9g，当归 3g，橘皮 6g，升麻 6g，柴胡 6g，白术 9g，水煎服，15 剂。白矾 10g，石榴皮 10g，苦参 10g，蛇床子 10g，15 剂，水煎肛门部熏洗，甲硝唑栓（院内制剂）两枚日两次，纳肛。

二诊：1999 年 02 月 17 日。服上方 14 剂，患者神志清，精神可，纳眠均可，肛门内无脱出肿物，未见便血，患者诉偶有便后肛内肿物脱出，便后能自行回纳，余无不适，大便日 1～2 次，质软成形，小便调。舌淡，苔薄白，脉缓。查肛门镜：截石位 3、7 点处齿线上黏膜隆起，色淡红，表面光滑。效不更方，续用一个月，外用药同前。

后追访一年未再发作，生活如常人。

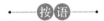

老人气虚，或妇人生育过多，及小儿久泻久痢，导致脾胃功能失常，脾虚气陷，中气不足，无力摄纳，导致痔核脱出不得回纳，气虚则无以生化，无力摄血，气虚则血虚，导致气血两虚，故下血量多而色淡。本例痔病为老人气虚不能摄血。补中益气汤来源于《脾胃论》，本方是李东垣所立，此皆脾胃之气不足所致也，李氏明确指出"唯当以辛甘温之剂，补其中而升其阳，甘寒以泻其火则愈"，至于脾胃气虚证、气虚下陷证，皆由饮食劳倦、损伤脾胃所致，脾主升清，脾虚则清阳不升，中气下陷，故见脱肛、子宫脱垂及久泻、久痢等。方中重用黄芪为君，其性甘温入脾肺经，而补中气、固表气，且升阳举陷。臣以人参，大补元气；甘草补脾和中，君臣相伍，如《医宗金鉴》曰："黄芪补表气，人参补里气，甘草补中气"，可大补一身之气。佐以白术补气健脾，助脾运化，以资气血生化之源，其气既虚，营血易亏，故佐当归以补血营血，且血为气之宅，可使所补之气有所依附，陈皮理气和胃，使诸药补而不滞，更加升麻、柴胡为佐使，升阳举陷，与人参、黄芪配伍，可升阳举陷。诸药合用，既补中焦脾胃之气，又升提下陷之气。

验案五：萆薢渗湿汤治疗湿热下注型外痔一例

徐某，男，36 岁。

初诊：2000 年 10 月 01 日。患者以"肛缘肿物伴灼热疼痛 1 天"为主诉门诊求治。1 天前，因饮酒后自觉肛缘有一肿物，灼热疼痛，伴有局部有分泌物，未予特殊治疗来诊。见精神差，纳食、睡眠差，便稍干，日行一次，小便可，舌质红，苔黄腻，脉滑数。专科检查：（膀胱截石位）视诊：可见肛缘截石位 5 点处一花生米大小肿物，色红；肛门直肠指诊：触痛明显；肛门镜检查：截石位 5 点处齿线下黏膜隆起，色红。

　　诊断：中医诊断：外痔病（湿热下注证）

　　　　　　西医诊断：外痔

　　治法：清热利湿，消肿止痛。

　　处方：萆薢渗湿汤加减：萆薢 30g，薏苡仁 30g，赤茯苓 15g，黄柏 15g，丹皮 15g，泽泻 15g，滑石 30g，通草 6g，大黄 10g（后下），石榴皮 10g，苦参 10g，15 剂，水煎服。白矾 10g，石榴皮 10g，苦参 10g，蛇床子 10g，15 剂，水煎肛门部熏洗，甲硝唑栓（院内制剂）两枚日两次，纳肛。

　　二诊：2000 年 10 月 15 日。服上方 14 剂，患者神志清，精神佳，纳眠均可，肛缘肿物缩小，分泌物较前明显减少，患者诉有瘙痒感，大便日行 1 次，便质软成形。舌质红，苔薄黄，脉数。查肛门镜：截石位 5 点处齿线下黏膜隆起，色淡红，加浮萍 9g，白蒺藜 15g，续用 1 个月，外用药同前。

　　后追访 1 年未再发作，生活如常人。

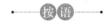

　　本例外痔因过食辛辣刺激食物，饮烈性酒等因素而诱发，起病时肛缘肿物突然肿胀疼痛，伴灼热感，局部可有分泌物。萆薢渗湿汤出自《疡科心得集》，方用萆薢、苡仁、滑石、通草、赤苓、泽泻清热渗湿利水为主，配以黄柏解毒而除下焦湿热，丹皮凉血活血；合解湿毒、利水湿、祛血滞于一方，为其配伍特点。临床应用以下部或下肢的红肿热痛、渗流滋水、舌苔黄腻为其辨证要点。临床如见湿重者，加黄连、黄芩、苍术；燔热甚者，加生地、赤芍；小便黄赤者，加车前子、木通；大便秘结者，加生大黄。

验案六：补中益气汤治疗脾虚气陷型外痔一例

　　薛某，女，59 岁。

　　初诊：1998 年 04 月 02 日。患者以"肛缘肿物 1 周"为主诉门诊求治。1 周前，因过度劳累后自觉肛缘有一肿物，坠胀感明显，便意感明显，未予特殊治疗来诊。见精神差，神疲乏力，纳眠差，便不成形，日行 2～3 次，小便调，舌质淡，苔薄白，脉细无力。专科检查：（膀胱截石位）视诊：可见肛缘截石位 11 点处一红色较大肿物，色红；肛门直肠指诊：色红质软；肛门镜检查：截石位 11 点处齿线下黏膜隆起，色红。

　　诊断：中医诊断：外痔病（脾虚气陷证）

西医诊断：外痔

治法：健脾益气。

处方：补中益气汤加减：黄芪15g，白术10g，党参15g，当归6g，陈皮6g，柴胡5g，升麻5g，石榴皮10g，苦参10g，炙甘草5g，15剂，水煎服。白矾10g，石榴皮10g，苦参10g，蛇床子10g，15剂，水煎肛门部熏洗，甲硝唑栓（院内制剂）两枚日两次，纳肛。

二诊：1998年04月16日。服上方14剂，患者神志清，精神佳，纳眠均可，肛缘肿物缩小，坠胀感明显缓解，患者未诉明显特殊不适，大便日行1次，便质软成形。舌质红，苔薄白，脉细。查肛门镜：截石位11点处齿下黏膜隆起，色淡红。效不更方，续用1个月，外用药同前。

后追访1年未再发作，生活如常人。

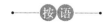

年高、体弱多病者脾胃功能失常，中气不足，脾虚气陷，无力摄纳，导致肛门坠胀，肿物难以消退。补中益气汤出自《东垣十书》，本方证多由饮食劳倦，损伤脾胃，清阳下陷所致。脾胃为营卫气血生化之源，脾胃气虚，纳运乏力，故见饮食减少，少气懒言，大便稀溏；脾主升清，脾虚则清阳不升，中气下陷，故见脱肛、子宫脱垂等；清阳陷于下焦，郁遏不达则发热；气虚腠理不固，阴液外泄则自汗。方中黄芪味甘微温，入脾肺经，补中益气，升阳固表，故为君药。配伍人参、炙甘草、白术，补气健脾为臣药。当归养血和营，协人参、黄芪补气养血；陈皮理气和胃，使诸药补而不滞，共为佐药。少量升麻、柴胡升阳举陷，协助君药以升提下陷之中气，共为佐使。炙甘草调和诸药为使药。

验案七：清热凉血法治疗内痔一例

刘某，女，54岁。

初诊：1995年10月24日。患者以"肛内有肿物脱出，伴大便带血、肛门部潮湿瘙痒一月"为主诉门诊求治。一个月前，因饮食辛辣后出现肛内肿物脱出，如枣样大小，可完全回纳；伴有便血，鲜红色，呈喷射状，间断性发作，并伴有肛门部潮湿、瘙痒等症状。未予以重视及特殊治疗来诊。见面色苍白，体倦乏力，纳食、睡眠差，便干，二日行一次，小便可，舌质红，苔薄黄，脉数。专科检查：视诊：可见截石位11点处一枣样大小肿物脱出肛门，色淡红，可回纳；肛门直肠指诊：肛门痉挛，截石位 3、7、11 点处可触及柔软黏膜隆起，指套染血；肛门镜检查：截石位 3、7、11 点处齿线上黏膜隆起，色淡红，表面光滑，附有少量血性分泌物。

诊断：中医诊断：内痔病（风伤肠络证）

西医诊断：内痔（Ⅱ期）

治法：清热凉血，祛风通便。

处方：宋光瑞经验方：生地黄 30g，桃仁 20g，地榆 30g，槐角 20g，防风 20g，当归尾 15g，黄连 15g，炙甘草 6g，14 剂，水煎口服。白矾 10g，石榴皮 10g，苦参 10g，蛇床子 10g，14 剂，水煎肛门部熏洗，甲硝唑栓（院内制剂）两枚日两次，纳肛。

二诊：1995 年 11 月 07 日。服上方 14 剂，患者神志清，精神佳，纳眠均可，肛门部无脱出肿物，诉排便时偶脱出如花生米样肿物，余无不适，大便日行 1 次，便软。舌淡红，苔薄白，脉缓有力。查肛门镜：截石位 3、7、11 点处齿线上黏膜隆起，色淡红，表面光滑。方药：桃仁 20g，升麻 20g，葛根 15g，黄芪 15g，炙甘草 6g，续用 1 个月，外用药同前。

后追访 1 年未再发作，生活如常人。

• **按语** •

方中生地黄清热凉血，桃仁润肠通便，地榆、槐角凉血止血，黄连清热解毒，防风清热解表，当归尾活血、行血，炙甘草调和诸药，另加升麻、葛根、黄芪，补气升提固脱，全方共奏清热凉血、祛风通便之效。白矾解毒消肿、收敛固涩，石榴皮涩肠止泻、解毒，苦参燥湿杀虫止痒，蛇床子杀虫燥湿止痒，共用可有收敛固涩、解毒消肿之功。本方体现了宋老治疗本病时，局部治疗不忘整体，辨证论治的特点。

验案八：清热利湿法治疗内痔一例

吴某，男，36 岁。

初诊：2014 年 01 月 12 日。患者以"间断性大便带血 5 年余，加重 3 天"为主诉门诊求治。5 年前，因大便干结出现大便时手纸带血，色鲜红，量少，未做特殊处理，此后遇饮酒、进食辛辣食物后发作，并出现大便时滴血，甚至喷血，量较多，偶有大便时肛内有肿物脱出，可自行还纳，自用痔疮栓（具体不详）纳肛，用药后症状缓解；3 天前患者饮酒后出现大便时喷血，量较多，自觉肛门内有肿物脱出，可自行还纳，自用肛泰痔疮栓纳肛，效果不明显，故今日来我院求治。刻下诊：神志清，精神差，面色苍白，乏力，大便时喷血，量较多，自觉肛门内有肿物脱出，可自行还纳，肛门灼热，纳眠差，大便日行一次，便头稍干，小便黄，舌质红，苔黄腻，脉滑数。专科检查：视诊：肛门口鲜红色血迹；肛门直肠指诊：进指顺利，截石位 3、7、11 点处可触及柔软黏膜隆起，指套染血；肛门镜检查：截石位 3、7、11 点处齿线上黏膜隆起，色淡红，表面光滑，附有少量血性分泌物。

    诊断：中医诊断：内痔病（湿热下注证）

           西医诊断：内痔（Ⅱ期）

    治法：清肠利湿，止血通便。

    处方：宋光瑞经验方加减：黄连 15g，黄柏 15g，秦皮 12g，龙胆草 12g，木通 10g，泽泻 10g，柴胡 9g，当归 15g，生地黄 30g，地榆炭 10g，槐角 20g，槟榔 10g，大黄 10g，木香 12g，炙甘草 6g，7 剂，水煎口服。白矾 10g，石榴皮 10g，苦参 10g，蛇床子 10g，7 剂，水煎肛门部熏洗，甲硝唑栓（院内制剂）两枚日两次，纳肛。

    二诊：2014 年 01 月 20 日。服上方 7 剂，患者神志清，精神佳，纳眠均可，大便带血消失，肛门部无脱出肿物，大便日行 1 次，便软。舌淡红，苔薄白，脉缓有力。查肛门镜：截石位 3、7、11 点处齿线上黏膜隆起，色淡红，表面光滑。方药：桃仁 20g，升麻 20g，葛根 15g，黄芪 15g，炙甘草 6g，续用 1 个月，外用药同前。

    后追访 1 年未再发作，生活如常人。

    ●·○ **按语** ○·●

    本案宋老治疗上采取保守治疗，以清肠利湿、止血通便中药汤剂内服，及清热燥湿、祛风止痒中药汤剂坐浴，方中黄连、黄柏、秦皮、龙胆草清热利湿以解肠道湿热，泽泻、木通利尿使湿热自小便而出，柴胡、木香疏气以达气行湿走滞散，地榆、槐角止血，当归、生地黄补血润肠又防利湿太过，槟榔、大黄通便，炙甘草调和诸药，配合清热止血栓剂纳肛，内外协同，标本兼治。

验案九：活血止痛法治疗内痔一例

    王某，男，48 岁。

    初诊：2014 年 02 月 18 日。患者以"间断性便血伴肛内肿物脱出 10 年余，加重伴肛门疼痛 2 天"为主诉门诊求治。10 年前，因饮酒后出现大便时手纸带血，色鲜红，量少，约花生米大小，可自行还纳，未做特殊处理，此后遇饮酒、进食辛辣食物后发作，大便带血增多甚至滴血，喷血，肛内脱出物逐渐增大，回纳困难，曾到当地医院求治，诊断痔疮，给予栓剂（不详）纳肛，用药后症状逐渐缓解。2 天前患者饮酒后上述症状加重，出现大便时肛内肿物脱出，约草莓大小，不能回纳，肛门剧烈疼痛，受刺激后加重，休息后减轻，曾前往附近诊所输液（具体不详），用药后症状无明显缓解，故今日来我院求治。刻下诊：神志清，精神差，表情痛苦，纳眠差，大便时肛内肿物脱出，约草莓大小，不能回纳，肛门剧烈疼痛，受刺激后加重，休息后减轻，小便正常，舌质暗红，苔白，脉弦。专科检查：视诊：肛门口有环状肿物脱出，表面充血、水肿，3～5点处痔核有暗紫色血凝块可见；患者疼痛明显，肛门指诊、肛门镜检查未行。

诊断：中医诊断：内痔病（气滞血瘀证）

西医诊断：内痔（Ⅳ期）

治法：建议患者手术，患者因工作原因暂求保守治疗。理气活血，散瘀止痛。

处方：宋光瑞经验方：当归20g，桃仁12g，红花12g，赤芍10g，川芎10g，枳壳10g，柴胡9g，党参15g，白术15g，升麻10g，葛根9g，炙甘草6g，7剂，水煎口服。白矾10g，石榴皮10g，苦参10g，蛇床子10g，7剂，水煎肛门部熏洗，甲硝唑栓（院内制剂）两枚日两次，纳肛。嘱患者坚持做提肛锻炼：吸气收缩肛门，持续约10秒钟，呼气放松肛门，每次坚持做半小时，早晚各做一次。

二诊：2014年02月25日。服上方7剂，患者神志清，精神好转，纳眠好转，肛门部疼痛减轻，肛门仍有脱出肿物，但较前回纳顺利，大便日行1次，便质较前成形。舌淡稍红，苔薄白，脉弱稍有力。查肛门镜：截石位3、7、11点处齿线上黏膜隆起，色淡红，表面光滑。守上方，续用1个月，外用药同前。嘱患者加强身体锻炼，注意休息，避免久蹲、久坐，坚持做提肛锻炼，患者治疗一个月后症状缓解，生活如常人。

按语

本案宋老认为患者症状较重，单汤药痔核恐难回肛、非手术肿痛恐难速除，建议其行手术治疗，但患者因工作原因要求保守治疗，故治疗上暂采取理气活血、散瘀止痛中药汤剂内服，及清热燥湿、祛风止痒中药汤剂坐浴。方中当归、桃仁、红花、赤芍活血化瘀；柴胡、枳壳行气通腑，气行血自行，腑通胀自消；党参、白术补气，升麻、葛根升阳，以俾气足阳旺脱复瘀消；炙甘草调和诸药，配合清热止血栓剂纳肛、提肛锻炼，内外协同，标本兼治。

二、钩肠痔

肛裂是发生于肛管皮肤的全层纵行裂开并形成感染性溃疡者。中医学称为"钩肠痔""裂痔"等。古代中医经典文献中并无"肛裂"的记载,古代医家大多将肛裂纳入"痔"的范畴。在清·祁坤《外科大成》记有"钩肠痔,肛门内外有痔,折缝破烂,便如羊屎,粪后有血,秽臭大痛者……"清·吴谦《医宗金鉴·外科心法要诀》有"肛门围绕折纹破裂便结者,火燥也"的记载。清同治十二年,我国第一部痔瘘专著《马氏痔瘘科七十二种》正式提出了"裂肛痔"的病名。肛裂的发病率约占肛肠病的20%,肛裂患者多为青壮年,20~40岁是本病的高发年龄段,男女发病之比约为1:2.5,女性的发病率较高。中医学认为本病多由血热肠燥或阴虚乏津,导致大便秘结,排便努挣,引起肛门皮肤裂伤,湿毒之邪乘虚而入皮肤筋络,局部气血瘀滞,运行不畅,破溃之处缺乏气血营养,经久不敛而发病。宋老常以泻热、滋阴、理气、活血、补血、凉血、润肠、通便等法取效。

验案一：凉血地黄汤加减治疗血热肠燥型肛裂一例

郭某,女,34岁。

初诊：2013年04月03日。患者以"便后肛门疼痛伴大便带血3个月"为主诉门诊求治。患者平素喜食辛辣之物,临厕久蹲努挣。3年前因大便秘结不畅,便后肛门部坠胀疼痛,偶伴少量鲜血便,无黏液脓血便,未行系统检查及治疗,每因饮食不慎上诉症状反复发作,自用马应龙痔疮膏,症状有所缓解。3个月前因食辛辣之物,便时出现肛门剧痛,难忍,休息半小时后可缓解,便纸染血,无黏液便、脓血及黑便。见神志清,精神可,表情痛苦,每2~3天大便1次,质硬,大便时肛门疼痛难忍,便纸染血,小便调畅,纳眠可。舌红,苔黄燥,脉弦数。专科检查：视诊：肛门部6点处肛管见一棱形裂口,色紫暗,6、12点处可见皮赘,约1cm×1cm；触诊：肛门裹指感明显,肛内指诊未触及明显硬块,6点处压痛明显,退出指套无血染；肛门镜：直肠黏膜充血水肿；实验室检查：未见明显异常。

诊断：中医诊断：钩肠痔(血热肠燥证)

西医诊断：肛裂

治法：清热止痛,凉血通便。

处方：凉血地黄汤加减：细生地20g,当归尾15g,槐角15g,黄连9g,麻子仁15g,赤芍12g,杏仁9g,天花粉12g,炙甘草6g。水煎服,15剂。白矾10g,石榴皮10g,苦参10g,蛇床子10g,15剂,水煎肛门部熏洗,甲硝唑栓(院内制剂)两枚日两次,纳肛。

二诊：2013年04月18日。服上方14剂,患者诉肛门部未再疼痛,偶有瘙痒,大便日行一次，便软，舌淡红，苔白，脉弦。视诊：肛门部6点处肛管见一梭形裂口，裂口便血，色鲜红。触诊：肛门放松，6点处压痛不明显。肛门镜：肛内黏膜光滑。实验室检查：未见明显异常。效不更方，续服14剂，裂口愈合，余症消失。

追访半年，未再复发。生活如常人。

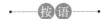

肛裂多由于大便秘结，排便过于用力，引起齿线以下的肛门皮肤破裂，继发感染，逐渐形成慢性溃疡而致病。临床上以肛门周期性疼痛、出血、便秘为主要特点。本例肛裂，因热结肠道，耗伤津液，大肠失于濡润，以致大便秘结；便时努挣擦破肛门，大便带血，肛门疼痛；舌红、脉弦数为内有实热之象。凉血地黄汤出自《脾胃论》，原方书云本方用于跌仆损伤而致出血，也属热盛迫血妄行者，治以凉血止血之法。而本方中运用细生地清热凉血，养阴生津为君药；赤芍、当归清热凉血，滋阴息火，且能引血归经为臣药；黄连、天花粉清热解毒，麻仁、杏仁润肠通便，共为佐药；炙甘草调和诸药，为使药；加用槐角以增凉血止血之效。

验案二：六磨汤加减治疗气滞血瘀型肛裂一例

张某，男，33岁。

初诊：2013年12月12日。患者以"大便时有肿物脱出1年余，加重肿物脱出伴刺痛、便血5天"为主诉门诊求治。1年前无明显诱因出现大便时肿物脱出肛外，便后自行回纳，未给予重视，5天前饮食甘醇厚味，便时刺痛，大便带血，量少，色鲜红。大小便正常，纳眠可。舌暗，苔薄，脉弦。专科检查：视诊：肛门部6点处肛管见一梭形裂口，色紫暗；触诊：肛门裹指感明显，6点处可触及血栓，约1cm×2cm，肛内指诊触6点处有明显硬块，压痛明显，退出指套少许血染；肛门镜：直肠黏膜充血水肿。

诊断：中医诊断：钩肠痔（气滞血瘀证）

西医诊断：肛裂

治法：理气活血，润肠通便。

处方：六磨汤加减：槟榔15g，沉香12g，木香12g，乌药9g，大黄12g，枳壳12g，水煎服，15剂。白矾10g，石榴皮10g，苦参10g，蛇床子10g，15剂，水煎肛门部熏洗，甲硝唑栓（院内制剂）两枚日两次，纳肛。

二诊：2013年12月27日。患者服上方后，诉便时刺痛感减轻，便后无出血。

专科检查：视诊：肛门部 6 点处肛管见一棱形陈旧裂口。触诊：肛门放松，6 点处压痛不明显。肛门镜：肛内黏膜光滑。实验室检查：未见明显异常。效不更方，续服 14 剂，裂口愈合，余症消失。

追访半年，未再复发。生活如常人。

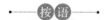

本例患者嗜食甘醇厚味，辛辣刺激，脾胃功能受损，不能各司其职，气血不运，气为血之帅，气行则血行，气滞则血瘀，故形成血栓；热结肠燥，气机阻滞，运行不畅，气滞则血瘀阻肛门，使肛门紧缩，便后刺痛明显。六磨汤出自《医世得效方》，方中乌药、木香、沉香以行气止痛，枳壳以破气除痞消积，槟榔以行气消积，大黄以泻下攻积，大队理气药和一味攻下药并用，具有行气导滞、通腑攻下之功，切中病机，故获良效。但应用六磨汤，需要注意"理气伤正"问题，药量、疗程都严加斟酌，一般在主要症状解除后应及时调整或"中病即止"。

验案三：润肠汤加减治疗阴虚津亏型肛裂一例

陈某，女，24 岁。

初诊：2014 年 12 月 07 日。患者以"间断性大便时肛门撕裂样疼痛伴出血 3 个月，加重 1 周"为主诉门诊求治。3 个月前患者大便干结，排便困难，努挣引起大便时肛门撕裂样疼痛，便后持续数小时自行缓解，同时伴有大便带血或手纸带血，量少，色鲜红。上诉症状反复发作，时轻时重。1 周前，大便干结后上述症状再次发作，呈进行性加重。现见面色萎黄，纳眠差，2～3 天大便 1 次，干结，排便困难，小便正常。舌红，苔少，脉细数。专科检查：视诊：肛门外观及周围皮肤未见明显异常；指诊：进指困难，患者疼痛明显，退指指套少许血迹；肛门镜：截石位 6 点处肛管皮肤上可见一棱形裂口，裂口深红，少量出血。

诊断：中医诊断：钩肠痔（阴虚津亏证）

西医诊断：肛裂

治法：补血养阴，润肠通便。

处方：润肠汤加减：当归 15g，生地黄 15g，火麻仁 12g，桃仁 12g，甘草 3g，水煎服，15 剂。白矾 10g，石榴皮 10g，苦参 10g，蛇床子 10g，15 剂，水煎肛门部熏洗，甲硝唑栓（院内制剂）两枚日两次，纳肛。

二诊：2014 年 12 月 22 日。患者服上方后，诉大便时肛门疼痛减轻，大便偶尔带血，色鲜红，纳眠可。舌淡红，苔薄，脉滑。专科检查：视诊：肛门外观及周围皮肤未见明显异常。指诊：进指困难，患者疼痛明显，退指指套无血迹。肛门镜：截石位 6 点处肛管皮肤上可见一梭形浅表陈旧裂口，无出血。效不更方，续服 15 剂。外治法同前。

追访一年病情未再发作，生活如常。

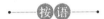

该患者素有血虚，则面色萎黄；血虚生燥，肠道失润，则排便困难，损伤肛门致肛裂。阴血亏虚则生肌迟缓，创口不易愈合。润肠汤出自《奇效良方》，方中当归补血活血，润肠通便为君药。生地黄清热凉血，养阴生津为臣药。在方中桃仁活血祛瘀，火麻仁润肠通便，桃仁与当归相配伍，既可增强桃仁的活血之力，又可增强当归的润肠之功，两药相得益彰，桃仁与火麻仁共为佐使药；甘草甘润，润肠通便，补益五脏，调和诸药为使药。诸药配伍，既可健脾益气、行气，又可化滞、活血化瘀、共奏润肠通便之效。

验案四：凉血止痛法治疗肛裂病一例

赵某，男，18 岁。

初诊： 2014 年 03 月 11 日，患者以"大便时肛门剧烈疼痛伴便血 3 天"为主诉门诊求治。3 天前，因大便干结后出现排便时肛门部剧烈疼痛，便血，色鲜红，量少，肛门部灼热瘙痒，未做特殊处理，故今日来我院求治。刻下诊：神志清，精神可，表情痛苦，纳眠差，排便时肛门部剧烈疼痛，便血，色鲜红，量少，肛门部灼热瘙痒，大便干结，两天未排，小便短赤，舌质偏红，苔黄燥，脉弦数。专科检查：视诊：肛门口色红，嘱患者做排便动作可见肛管截石位 6 点处有一纵行裂口，表浅，边缘整齐；患者疼痛明显，肛门指诊、肛门镜检查未行。

诊断： 中医诊断：钩肠痔（血热肠燥证）

西医诊断：肛裂

治法： 清热凉血，通便止痛。

处方： 宋光瑞经验方：生地黄 15g，赤芍 12g，金银花 12g，连翘 9g，玄参 9g，黄连 12g，火麻仁 10g，郁李仁 10g，槐花炭 10g，地榆炭 9g，炙甘草 6g，7 剂，水煎服。白矾 10g，石榴皮 10g，苦参 10g，蛇床子 10g，7 剂，水煎肛门部熏洗，甲硝唑栓（院内制剂）两枚日两次，纳肛。嘱患者清淡饮食，多饮水，多吃水果蔬菜，保持大便通畅，避免大便干结。

二诊：2014 年 03 月 18 日。服上方 7 剂，患者神志清，精神好转，纳眠好转，肛门部疼痛减轻，便血消失，肛门部灼热瘙痒消失，便质成形软便，排出较前顺畅。舌淡稍红，苔薄白，脉弱稍有力。查肛门镜：截石位肛管 6 点处裂口变浅。守上方，续用 2 个月，外用药同前，嘱患者清淡饮食，多饮水，多吃水果蔬菜，保持大便通畅，避免大便干结，复查症状消失，肛管 6 点处裂口愈合。

••••• 按语 •••••

本案宋老治疗上采取保守治疗，故以清热凉血、通便止痛中药汤剂内服，及清热燥湿、祛风止痒中药汤剂坐浴。方中生地黄、赤芍凉血养血；金银花、连翘、玄参、黄连清热；火麻仁、郁李仁润肠通便；槐花炭、地榆炭止血；炙甘草调和诸药，配合清热止血栓剂纳肛、提肛锻炼，内外协同，标本兼治。

验案五：滋阴养血法治疗肛裂病一例

李某，女，27 岁。

初诊：2014 年 03 月 17 日。患者以"间断性大便时肛门剧烈疼痛伴便血 2 年，加重 3 天"为主诉门诊求治。2 天前，因大便干结后出现排便时肛门部剧烈疼痛，手纸带血、滴血，色鲜红，量时多时少，前往当地诊所按痔疮治疗，给予痔疮栓剂（不详）纳肛，用药后症状缓解，此后每遇大便干结、进食辛辣食物后发作，3 天前进食辛辣刺激食物后上述症状再次发作，故今日来我院求保守治疗。刻下诊：神志清，精神可，表情痛苦，纳眠差，大便干结，排便时肛门部剧烈疼痛，手纸带血、滴血，色鲜红，量时多时少，口干咽燥，舌红，苔少，脉细数。专科检查：视诊：肛门口色红，嘱患者做排便动作可见肛管截石位 12 点处有一纵行裂口，裂口深红；患者疼痛明显，肛门指诊、肛门镜检查未行。

诊断：中医诊断：钩肠痔（阴虚津亏证）

西医诊断：肛裂（陈旧性）

治法：滋阴养血，通便止痛。

处方：宋光瑞经验方：熟地黄 15g，当归 12g，赤芍 12g，川芎 9g，火麻仁 10g，松子仁 10g，郁李仁 10g，炙甘草 6g，7 剂，水煎服。白矾 10g，石榴皮 10g，苦参 10g，蛇床子 10g，7 剂，水煎肛门部熏洗，甲硝唑栓（院内制剂）两枚日两次，纳肛。嘱患者清淡饮食，多饮水，多吃水果蔬菜，保持大便通畅，避免大便干结。

二诊：2014 年 03 月 25 日。服上方 7 剂，患者神志清，精神好转，纳眠好转，肛门部疼痛减轻，便血消失，口干咽燥消失，便质成形软便，排出较前顺畅。舌淡稍红，苔薄白，脉弱稍有力。查肛门镜：截石位肛管12处裂口无红肿、无出血。守上方，续用2个月，外用药同前，嘱患者清淡饮食，多饮水，多吃水果蔬菜，保持大便通畅，避免大便干结，复查症状消失，嘱患者择期手术。

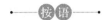

本案患者肛管裂伤已久，口深裂大，加之肛管乃潮湿秽浊之所，缩肛排便之处，仅保守裂伤难愈、非手术血供不至，故宋老建议其手术治疗，但患者要求暂行保守治疗，故以补血养阴、润肠通便中药汤剂内服，及清热燥湿、祛风止痒中药汤剂坐浴，方中熟地黄、当归、赤芍补血养阴，津复则便秘自缓；赤芍又兼清热，以解口干咽燥热象；火麻仁、郁李仁、松子仁润肠通便，粪软腑通则便血止而肛痛轻；炙甘草调和诸药。

验案六：理气活血法治疗肛裂病一例

赵某，女，55岁。

初诊：2014年04月12日。患者以"间断性大便时肛门剧烈疼痛伴便血20余年，肛内肿物脱出5年，加重3天"为主诉门诊求治。20年前，因大便干结后出现排便时肛门部剧烈疼痛，手纸带血、滴血，色鲜红，量时多时少，未做特殊处理，5年前出现大便时肛内肿物脱出，约绿豆大小，便后可自行还纳，此后每遇大便干结、进食辛辣食物后发作，3天前进食辛辣刺激食物后上述症状再次发作，故今日来我院求保守治疗。刻下诊：神志清，精神可，表情痛苦，纳眠差，大便干结，排便时肛门部刺痛，手纸带血，色鲜红，量少，舌暗，苔薄，脉弦。专科检查：视诊：肛门口6点处有肿物隆起，皮色，约花生米大小；肛门直肠指诊：肛门口6点处肿物无触痛，进指肛门口紧缩，患者有刺痛，可触及齿线上6点处有肿物隆起，约花生米大小，质硬，嘱患者做排便动作可排出肛门外；肛门镜检查：可见肛管截石位6点处有一纵行裂口，裂口紫暗，齿线上6点处有一肿物隆起，约花生米大小，乳白色。

诊断：中医诊断：钩肠痔（气滞血瘀证）

西医诊断：1.肛裂（陈旧性）2.外痔 3.肛乳头瘤

治法：理气活血，通便止痛。

处方：愈裂3号汤（宋光瑞经验方）：当归15g，桃仁12g，陈皮12g，木香9g，大黄9g，枳壳9g，火麻仁12g，郁李仁12g，黄芪12g，升麻12g，炙甘草6g，7剂，水煎服。白矾10g，石榴皮10g，苦参10g，蛇床子10g，7剂，水煎肛门部熏洗，甲硝唑栓（院内制剂）两枚日两次，纳肛。嘱患者清淡饮食，多饮水，多吃水果蔬菜，保持大便通畅，避免大便干结。

二诊：2014 年 04 月 19 日。服上方 7 剂，患者神志清，精神好转，纳眠好转，肛门部疼痛减轻，便血消失，口干咽燥消失，便质成形软便，排出较前顺畅。舌淡稍红，苔薄白，脉弱稍有力。查肛门镜：截石位肛管 6 点处裂口无红肿、无出血，肛乳头无脱出。守上方，续用 3 个月，外用药同前，嘱患者清淡饮食，多饮水，多吃水果蔬菜，保持大便通畅，避免大便干结，复查症状消失，嘱患者择期手术。

·按语·

本案患者肛管裂伤已久，口深裂大，长期刺激，赘皮外痔已起，肛乳头瘤内生，加之肛管乃潮湿秽浊之所，缩肛排便之处，仅保守裂伤难愈，故宋老建议其手术治疗。但患者要求暂行保守，故以补血养阴、润肠通便中药汤剂内服，及清热燥湿、祛风止痒中药汤剂坐浴。方中当归、桃仁补血活血；陈皮、木香理气，气行则血行；大黄、枳壳泻下，火麻仁、郁李仁、松子仁润肠，粪软腑通则便血止而肛痛轻；黄芪、升麻补气升提，肛固而肛乳头不脱；炙甘草调和诸药。

三、肛痈

肛痈是指肛管直肠周围软组织或其周围间隙发生急、慢性化脓性感染并形成的脓肿，称为肛门周围痈疽，通称肛痈。相当于西医学的肛门直肠周围脓肿，简称肛周脓肿。由于发生的部位不同，可有不同的名称，如肛门皮下脓肿、坐骨直肠间隙脓肿、骨盆直肠间隙脓肿等。一般是由于肛隐窝受细菌感染后，炎症经肛腺、肛腺管及其分支直接蔓延或经淋巴管向肛管直肠周围间隙、软组织蔓延而形成化脓性疾病。其特点是发病急骤，疼痛剧烈，伴高热，自行破溃或手术切开引流后大多数形成肛门直肠瘘。中医学对本病也有不同的称谓，如生于大肠尽处者有"脏毒""悬痈""坐马痈""跨马痈"等；生于尾骨前长强穴者名"涌泉疽""鹤口疽"等。本病的发生与气血的关系极为密切，气血壅滞不通是肛痈的基本病机。肛门为足太阳膀胱经所主，湿热易居膀胱，此处生痈多由湿热下注所致。湿热火毒之邪壅遏了气血的正常运行，经络阻隔，瘀血凝滞，热盛肉腐成脓而发为痈疽。宋老讲肛痈不外乎虚实，实证多因过食醇酒厚味，湿浊不化而生，或由内痔、肛裂感染而发；虚证多因肺、脾、肾亏损，湿热乘虚下注而成，或病后体虚并发。具体病因包括饮食不节、房事太过、外感六淫、情志不和、负重远行、劳作辛苦、妊娠、虚劳久嗽、便秘等。宋老常以清热、解毒、透脓、托毒、敛疮、燥湿、化痰、消肿、养阴、益气、补血等法取得良好临床效果。

验案一：仙方活命饮加减治疗热毒蕴结型肛痈一例

梁某，女，65岁。

初诊：2014年02月02日。患者以"肛周突发肿痛1天"为主诉门诊求治。一天前，因饮食辛辣刺激出现肛周肿痛，触痛明显，质硬，表面焮热，大小便无异常，舌红，苔黄，脉数。专科检查：视诊：（膀胱截石位）肛缘3、7点处红肿弥漫，7点处为重。肛门直肠指诊：皮温升高，触之有液波感，胀痛明显，可触及条索状物通向肛内同方位肛隐窝处。肛门镜检查：7点处肛隐窝处红肿，炎性改变，肛乳头肥大。

诊断：中医诊断：肛痈（热毒蕴结证）

西医诊断：肛门直肠周围脓肿

治法：清热解毒消痈。

处方：仙方活命饮加减：金银花20g，当归尾12g，赤芍12g，乳香12g，没药12g，陈皮9g，白芷9g，防风12g，贝母6g，花粉15g，山甲6g，皂刺6g，甘草6g，水煎服，5剂。白矾20g，芝硝20g，延胡索15g，苦参10g，蛇床子10g，5剂，水煎肛门部熏洗，甲硝唑栓（院内制剂）两枚日两次，纳肛。

二诊：2014年02月07日。患者诉肛周疼痛症状消失，视诊：截石位3点处肛周红肿消退；肛门直肠触诊：截石位3点处硬块消失。继服14剂。

追访一年后未再发作，生活如常人。

· 按语 ·

本例肛痈，患者由于饮食辛辣刺激，湿热毒邪，随血行注入下焦，蕴结于肛门，经络阻隔，瘀血凝滞，热盛肉腐而成脓。仙方活命饮出自《校注妇人良方》，是治疗热毒痈肿的常用方，前人云"此疡门开手攻毒之第一方也"，凡痈肿初起属于阳证者均可运用。临床应用以局部红肿焮痛，甚则伴有身热凛寒，脉数有力为辨证要点。本方主治疮疡肿毒初起而属阳证者。阳证痈疡多为热毒壅聚，气滞血瘀痰结而成。热毒壅聚，营气郁滞，气滞血瘀，聚而成形，故见局部红肿焮痛；邪正交争于表，故身热凛寒；正邪俱盛，相搏于径，则脉数而有力。阳证痈疡初起，治宜清热解毒为主，配合理气活血、消肿散结为法。方中金银花性味甘寒，最善清热解毒疗疮，前人称谓"疮家圣药"，故重用为君。然单用清热解毒，则气滞血瘀难消，肿结不散，又以当归尾、赤芍、乳香、没药、陈皮行气活血通络，消肿止痛，共为臣药。疮疡初起，其邪多羁留于肌肤腠理之间，更用辛散的白芷、防风相配，通滞而不散其结，使热毒从外透解；气滞阻滞每可导致液聚成痰，故配用贝母、花粉清热化痰散结，可使脓未成即消；山甲、皂刺通行经络，透脓溃坚，可使脓成即溃，均为佐药。甘草清热解毒，并调和诸药；煎药加酒者，借其通瘀而行周身，助药力直达病所，共为使药。诸药合用，共奏清热解毒、消肿溃坚、活血止痛之功。

验案二：透脓散加减治疗热毒炽盛型肛痈一例

张某，男，54岁。

初诊：2010年04月17日。患者以"肛门肿痛5天"为主诉门诊求治。5天前患者饮食甘酒肥肉后出现肛门剧烈疼痛，不能行坐，平日便秘，大便3天左右一次，口干，小便短赤。舌红，苔黄，脉弦滑。专科检查：（膀胱截石位）视诊：肛门10点距肛缘2cm处皮肤红肿高突；指诊：皮温升高，触之有液波感，胀痛明显，可触及条索状物通向肛内同方位肛隐窝处；肛门镜检：10点肛隐窝处红肿，炎性改变，有脓性分泌物溢出。

诊断：中医诊断：肛痈（热毒炽盛证）

西医诊断：肛门直肠周围脓肿

治法：清热解毒透脓。

处方：透脓散加减：黄芪30g，穿山甲6g，川芎12g，当归9g，皂角刺4.5g，黄柏12g，连翘12g，生大黄6g，金银花20g，炙甘草6g，5剂，水煎早晚分服。白矾20g，芒硝20g，延胡索15g，苦参10g，蛇床子10g,5剂，水煎肛门部熏洗，日两次。甲硝唑栓（院内制剂）两枚日两次，纳肛。

二诊：2010年04月22日。患者服上方后，肛周肿势渐消，便秘症状缓解，2日一次，口干，小便黄。舌淡红，苔黄，脉滑。方药：黄芪12g，穿山甲6g，川芎9g，当归6g，皂角刺4.5g，红花6g，赤芍9g，7剂，水煎服。外用同上。

追访一年后未再发作，生活如常人。

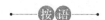

患者长期饮食油腻厚味之品，邪从口入，损伤脾胃，感受湿热毒邪，湿热渐生，随血行注入下焦，湿热下注大肠，阻滞气血经络，经络阻隔，瘀血凝滞，热盛肉腐而成脓，蕴结于肛门，气血壅滞肛门成痈。透脓散出自明代医家陈实功的《外科正宗》，方中生黄芪益气托毒，鼓动血行，为疮家圣药，生用

能益气托毒，炙用则能补元气而无托毒之力，且有助火益毒之弊，故本方黄芪必须生用、重用。当归和血补血，除积血内塞，川芎活血补血，养新血而破积宿血，畅血中之元气，二者常合用活血和营。穿山甲气腥而窜，贯彻经络而搜风，并能治癥瘕积聚与周身麻痹。皂角刺搜风化痰引药上行，与穿山甲助黄芪消散穿透，直达病所，软坚溃脓，以达消散脉络中之积、祛除陈腐之气之功。

验案三：青蒿鳖甲汤加减治疗阴虚毒恋型肛痈一例

胡某，女，32岁。

初诊： 2008年09月01日。患者以"肛门疼痛3天"为主诉门诊求治。3天前无明显诱因出现肛门肿痛，潮热盗汗，心烦口干。舌红，苔黄，脉细数。辅助检查：（膀胱截石位）视诊：肛缘2～7点距肛缘4cm处可见肛周肿胀，色红，质硬，7点距肛缘5cm处见纵行凹陷直达肛管；指诊：可触及7点处纵行凹陷直达肛管，肛门括约肌功能正常，指套无染血；肛门镜检：因疼痛拒查。

诊断： 中医诊断：肛痈（阴虚毒恋证）

西医诊断：肛门直肠周围脓肿

治法： 养阴清热解毒。

处方： 青蒿鳖甲汤加减：青蒿6g，鳖甲15g，细生地12g，知母6g，丹皮9g，水煎服，15剂。白矾20g，芒硝20g，延胡索15g，苦参10g，蛇床子10g，5剂，水煎肛门部熏洗。甲硝唑栓（院内制剂）两枚日两次，纳肛。

二诊： 2008年09月16日。患者服上方后，肛周肿痛逐渐消失，无潮热盗汗，无口渴心烦。舌淡红，苔淡黄，脉数。患者素体阴虚，内伤湿热，经络受阻，气血凝滞，热盛成脓。加减方药：青蒿6g，鳖甲15g，细生地12g，知母6g，丹皮9g，枳实12g，陈皮15g，水煎服，15剂。外用同上。

追访一年后未再发作，生活如常人。

〔按 语〕

患者素体阴虚，外感或内伤湿热毒邪，经络阻隔，凝滞气血则热盛肉腐成脓而生肛痈。患者由于过食醇酒厚味及辛辣炙煿之品，损伤脾胃，酿生湿热，湿热下注大肠，阻滞经络，气血壅滞肛门形成肛痈。青蒿鳖甲汤出自《温病条辨》，青蒿鳖甲汤适用于温热后期，余热未尽而阴液不足之虚热证，临床应用以夜热早凉，热退无汗，舌红少苔，脉细数为辨证要点。方中鳖甲咸寒，直入阴分，滋阴退热，入络搜邪；青蒿苦辛而寒，其气芳香，清中有透散之力，清热透络，引邪外出。两药相配，滋阴清热，内清外透，使阴分伏热有外达之机，共为君药。即如吴瑭自释："此方有先入后出之妙，青蒿不能直入阴分，有鳖甲领之入也；鳖甲不能独出阳分，有青蒿领之出也。"生地甘凉，滋阴凉血；知母苦寒质润，滋阴降火，共助鳖甲以养阴退虚热，为臣药。丹皮辛苦性凉，泄血中伏火，以助青蒿清透阴分伏热，为佐药。诸药合用，共奏养阴透热之功。

验案四：托里消毒散加减治疗正虚邪伏型肛痈一例

刘某，女，37岁。

初诊：2009年05月06日。患者以"肛周肿痛伴流脓水5天"为主诉门诊求治。5天前，患者剧烈运动后出现肛周肿痛，流清稀脓水，腹胀便溏，纳眠差。舌淡，苔薄白，脉沉细。专科检查：（膀胱截石位）视诊：肛缘7～11点距肛缘4cm处可见肛周肿胀，质软，9点位距肛缘6cm处见一平塌疮面，色紫暗，有清稀脓水流出；指诊：可触及6点位周围结块散漫软绵，不发热，触痛轻微；肛门镜检：6点位肛隐窝处红肿，有脓性分泌物溢出。

诊断：中医诊断：肛痈（正虚邪伏证）

西医诊断：肛门直肠周围脓肿

治法：益气补血，拖毒敛疮。

处方：托里消毒散加减：党参15g，黄芪12g，当归9g，川芎12g，芍药9g，炒白术12g，陈皮6g，茯苓12g，金银花8g，连翘8g，白芷8g，甘草6g，水煎服，15剂。白矾20g，芒硝20g，延胡索15g，苦参10g，蛇床子10g，15剂，水煎肛门部熏洗。甲硝唑栓（院内制剂）两枚日两次，纳肛。

二诊：2009年05月21日。患者肛周肿块渐消，疼痛减轻，腹胀症状消失，便溏，日1次，纳可，眠差。舌淡，苔薄白，脉细。患者素体久虚，脾肾亏虚，气虚血亏，气陷阻滞，湿热下注。给予益气温阳之品，方药：党参15g，黄芪12g，川芎12g，赤芍9g，炒白术12g，陈皮6g，茯苓12g，金银花8g，连翘8g，白芷8g，附子9g，肉桂6g。水煎服，15剂。外用同上。

追访一年后未再发作，生活如常人。

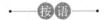

患者久病体虚，耗伤气血，气血不足，以致肺脾肾亏损，气血虚弱，气陷阻滞，湿热瘀毒下注，可导致正虚邪伏型肛痈。托里消毒散出自《校注妇

人良方》，方中党参、黄芪益气温阳，升阳举陷，补气健脾，为君药；当归、川芎、赤芍补血活血，养血止痛，润肠通便；炒白术、陈皮、茯苓燥湿健脾，疏肝理气，金银花、连翘、白芷清热解毒，消肿散结，疏散风热共为臣药；甘草调和诸药。

验案五：二陈汤合百合固金汤加减治疗湿痰凝结型肛痈一例

华某，男，38岁。

初诊：2006年11月09日。患者以"肛周肿痛伴流脓水3天"为主诉门诊求治。3天前因饮食辛辣刺激后出现肛周疼痛，流黄色脓水，肛周酸胀不适，潮热盗汗，咳嗽频作，面色苍白，体质瘦弱。舌红，苔白厚，脉细数。专科检查：（膀胱截石位）视诊：肛缘5～7点位距肛缘3cm处可见肛周肿胀，质软，6点位距肛缘3cm处见一灰白疮面，有黄色脓水流出；指诊：可触及6点位周围结块散漫软绵，不发热；肛门镜检：6点位肛隐窝处红肿，有脓性分泌物溢出。

诊断：中医诊断：肛痈（湿痰凝结证）

西医诊断：肛门直肠周围脓肿

治法：燥湿化痰消肿。

处方：二陈汤合百合固金汤加减：百合12g，生地黄18g，熟地黄12g，麦冬18g，玄参12g，当归9g，白芍12g，贝母9g，桔梗9g，生甘草6g，半夏6g，橘红12g，茯苓12g，生姜18g，乌梅9g，水煎服，15剂。白矾20g，芒硝20g，延胡索15g，苦参10g，蛇床子10g，15剂，水煎肛门部熏洗。甲硝唑栓（院内制剂）两枚日两次，纳肛。

二诊：2006年11月24日。患者肛周疼痛减轻，疮口收敛，肿势消退。舌红，苔白，脉细。患者中年男性，体质虚衰，无力运化痰湿，痰湿凝聚，导致肛痈。方药：生地15g，熟地12g，玄参12g，当归9g，白芍12g，贝母9g，桔梗9g，甘草6g，橘红12g，乌梅9g，水煎服，15剂。甲硝唑栓（院内制剂）两枚日两次，纳肛。

追访一年后未再发作，生活如常人。

按语

本例患者虚劳久嗽，脾胃虚弱，不能运化痰湿，痰湿结聚肛门，则咳嗽频作，面色苍白，气血下注，壅滞不通，导致肛周疼痛。百合固金汤出自《医方集解》，为治疗肺肾阴亏，虚火上炎而致咳嗽痰血证的常用方。临床应用以咳嗽气喘，咽喉燥痛，舌红少苔，脉细数为辨证要点。方中百合甘苦微寒，滋阴清热，润肺止咳；生地黄、熟地黄并用，滋肾壮水，其中生地兼能凉血止血。三药相伍，为润肺滋肾，金水并补的常用组合，共为君药。麦冬甘寒，协百合以滋阴清热，润肺止咳；玄参咸寒，助二地滋阴壮水，以清虚火，兼利咽喉，共为臣药。当归治咳逆上气，伍白芍以养血和血；贝母清热润肺，化痰止咳，俱为佐药。桔梗宣肺利咽，化痰散结，并载药上行；生甘草清热泻火，调和诸药，共为佐使药。二陈汤出自《太平惠民和剂局方》，方中半夏辛温性燥，善能燥湿化痰，且又和胃降逆，为君药。橘红为臣，既可理气行滞，又能燥湿化痰。君臣相配，寓意有二：一为等量合用，不仅相辅相成，增强燥湿化痰之力，而且体现治痰先理气，气顺则痰消之意；二为半夏、橘红皆为陈久者良，而无过燥之弊，故方名"二陈"。此为本方燥湿化痰的基本结构。佐以茯苓健脾渗湿，渗湿以助化痰之力，健脾以杜生痰之源。鉴于橘红、茯苓是针对痰因气滞和生痰之源而设，故二药为祛痰剂中理气化痰、健脾渗湿的常用组合；煎加生姜，既能制半夏之毒，又能协助半夏化痰降逆、和胃止呕；复用少许乌梅，收敛肺气，与半夏、橘红相伍，散中兼收，防其燥散伤正之虞。以甘草为佐使，健脾和中，调和诸药。

验案六：清热解毒法治疗肛痈病一例

刘某，女，29 岁。

初诊：2014 年 04 月 16 日。患者以"突发肛周肿痛 3 天"为主诉门诊求治。3 天前，因饮酒后出现突发肛周左侧持续性肿痛，怕冷，发热，体温 38℃，前往附近诊所输注抗生素，无明显改善，无自愈倾向，影响生活和工作，故今日来我院求治。刻下诊：神志清，精神可，肛周潮湿，伴发热，大便干结，排出不畅，小便黄，舌红，苔黄，脉数。专科检查：视诊：肛周左侧有一以 3 点位为中心肿起，色红；肛门直肠指诊：肛周左侧 3 点位肿起触之质硬，疼痛明显；肛门镜检查：患者疼痛较重，未查。

诊断：中医诊断：肛痈（热毒蕴结证）

西医诊断：肛门直肠周围脓肿（肛门皮下脓肿）

治法：清热解毒。

处方：宋光瑞经验方：金银花 18g，野菊花 12g，蒲公英 12g，当归 15g，赤芍 12g，乳香 12g，没药 9g，皂角刺 12g，防风 9g，白芷 12g，贝母 9g，天花粉 12g，炙甘草 6g，7 剂，水煎口服。白矾 20g，芒硝 20，延胡索 15g，苦参 10g，蛇床子 10g，7 剂，水煎肛门部熏洗。甲硝唑栓（院内制剂）两枚日两次，纳肛。

二诊：2014 年 04 月 24 日。服上方 7 剂，患者神志清，精神好，纳眠好，肛门左侧肿起变小，肿痛减轻。舌稍红，苔黄，脉稍数。查肛门左侧肿起变小，约花生米大小，皮色变浅；肛门指诊肛门左侧肿起触之质硬，触痛减轻；肛门镜：齿线上3点位肛隐窝稍红。患者肿痛减轻，热毒渐去，故守上方去野菊花、蒲公英以减其清热之力，余治疗不变。嘱患者清淡饮食，多饮水，多吃水果蔬菜，少食辛辣刺激食物，保持大便通畅，定期复查。

三诊：2014年05月02日。服上方7剂，患者肛周肿痛消失，舌淡红，苔薄稍黄，脉稍数。查肛门左侧已无明显肿起，皮色；肛门指诊：肛门左侧原肿起处可触及一米粒样肿块，质硬，已无明显触痛；肛门镜：齿线上3点位肛隐窝淡红，无异常。患者肿痛已消，热毒渐去，故守上方加白芷、防风用量，以肃残敌，余治疗不变。嘱患者清淡饮食，多饮水，多吃水果蔬菜，少食辛辣刺激食物，保持大便通畅，定期复查。

复查1年，未再发作。

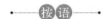

本案脓肿初起，肿尚小、脓未成，宋老治疗上采取保守治疗，故以清热解毒、消肿溃坚中药汤剂内服，及清热燥湿、祛风止痒中药汤剂坐浴，方中金银花、蒲公英、野菊花清热解毒；单用清热解毒，则气滞血瘀难消，肿结不散，故以当归、赤芍、乳香、没药行气活血通络、消肿止痛；肿痛初起，其邪多羁留于肌肤腠理之间，更用辛散的白芷、防风，通滞而散其结，使热毒从外透解；气机阻滞每可导致液聚成痰，故配用贝母、天花粉清热化痰散结，可使脓未成即消；穿山甲、皂角刺通行经络，透脓溃坚，可使脓成即溃；炙甘草调和诸药。诸药合用，共奏清热解毒，消肿溃坚，活血止痛之功。

验案七：清热解毒透脓法治疗肛痈病一例

王某，女，38岁。

初诊：2014年05月24日，患者以"突发肛周肿痛1周，加重1天"为主诉门诊求治。1周前，因饮酒后出现肛门左侧剧烈疼痛，发热，体温38.3℃，前往附近社区医院求治，给予输注抗生素、痔疮栓纳肛、药膏外涂，用药后肿痛有所减轻，体温37.5℃，1天前患者久坐后出现肛周肿痛加重，痛如鸡啄，难以入眠，故今日来我院求治。刻下诊：神志清，精神可，纳眠差，表情痛苦，肛门左侧剧烈疼痛，痛如鸡啄，难以入眠，发热，体温37.4℃，伴有口干便秘，小便困难，舌红，苔黄，脉数。专科检查：视诊：肛门左侧以5点位为中心隆起，约鹌鹑蛋大小，表面色红；触诊：肛周左侧肿起触之有波动感，疼痛明显；肛门镜检查：患者疼痛明显，未做。

诊断：中医诊断：肛痈（热毒炽盛证）

西医诊断：肛门直肠周围脓肿（坐骨直肠间隙脓肿）

治法：清热解毒透脓。

处方：宋光瑞经验方：黄芪20g，党参20g，当归15g，川芎15g，赤芍12g，陈皮12g，柴胡12g，穿山甲9g，皂角刺9g，炙甘草6g。7剂，水煎凉服。白矾20g，芒硝20g，延胡索15g，苦参10g，蛇床子10g，7剂，水煎肛门部熏洗。甲硝唑栓（院内制剂）两枚日两次，纳肛。嘱患者清淡饮食，多饮水，多吃水果蔬菜，保持大便通畅，避免大便干结，择期手术。

二诊：2014年05月30日。服上方7剂，患者神志清，精神好，纳眠好转，肛门左侧疼痛减轻，体温降低，测体温36.5℃，口干感缓解，大便质地稍软，小便排出顺畅，舌稍红，苔稍黄，脉稍数。专科检查：视诊：肛门左侧以5点位为中心隆起变小，约草莓大小，表面色红；肛周左侧肿起触之波动感增强，触痛减轻；肛门镜检查：齿线上截石位6点处肛隐窝色红。守上方继续治疗。

三诊：2014年06月07日。服上方7剂，患者神志清，精神好，纳眠好，肛门左侧肿起处破溃有脓液溢出，疼痛消失，无发热，口干感消失，大便质软成形，舌稍红，苔稍黄，脉稍数。专科检查：视诊：肛门左侧以5点位为中心隆起处有一破溃口，表面色红；肛周左侧原肿起处触之无波动感，有轻微触痛；肛门镜检查：齿线上截石位6点处肛隐窝色红。给予切开挂线治疗。

······ 按语 ······

本案患者脓已成、皮将破，待或自行破溃或切开排脓形成瘘道方行手术。宋老通过暂以清热解毒透脓中药汤剂内服，及清热燥湿、祛风止痒中药汤剂坐浴，加速破溃，既避免了切开排脓之痛苦，又节省了自行破溃之时长，方中用黄芪、党参以益气脱毒，辅以当归、川芎、赤芍养血活血；山甲、皂刺消散通透，软坚溃脓；用酒少许，增强行血、活血作用；炙甘草调和诸药。共具托毒溃脓之功。

四、肛漏病

肛漏是指直肠或肛管与肛门周围皮肤相通所形成的异常通道，也称为肛管直肠瘘，简称肛漏。古代文献又称"痔漏""漏疮""穿肠漏"等。本病相当于西医学的肛门直肠瘘。一般由原发性内口、瘘管和继发性外口三部分组成，也有仅具内口或外口者。内口为原发性，绝大多数在肛管齿线处的肛窦内；外口是继发的，在肛门周围皮肤上，常不止一个。肛漏多是肛痈的后遗症。临床上分为化脓性或结核性两类。其特点是以局部反复流脓、疼痛、瘙痒为主要症状，并可触及或探及瘘管通向肛门或直肠。中医学认为肛痈溃后，余毒未尽，留连肉腠，疮口不合，日久成漏；或因肺脾两虚，气血不足，以及虚劳久嗽，肺肾阴虚，湿热乘虚留注肛门，久则穿肠透穴为漏。宋老常以清热、利湿、托里、透毒、养阴、清热等法治疗该疾病，收到较好的临床疗效。

验案一：二妙丸合萆薢渗湿汤加减治疗湿热下注型肛漏一例

张某，男，45岁。

初诊：2002年02月03日。患者以"肛周疼痛伴一溃口10天"为主诉门诊求治。10天前因平素喜食油腻食物后肛周疼痛，排便时疼痛加重，自行去当地诊所给予抗生素（药不详）静脉滴入，疼痛稍缓解，未予重视，今日自觉肛周有一溃口，有脓液溢出，伴肛周瘙痒，局部有灼热感，见纳差眠差，便可，日行1次，小便可。舌红，苔黄腻，脉滑。专科检查：视诊：肛周潮湿，截石位3点位见一溃口；指诊：截石位肛缘3点距肛缘3cm处有一条索状通向肛内，同方位肛隐窝压痛明显。肛门镜因痛未检。

诊断：中医诊断：肛漏病（湿热下注证）

　　　　西医诊断：肛门直肠瘘

治则：清热利湿，消毒止痒。

处方：二妙丸合萆薢渗湿汤加减：炒黄柏30g，炒苍术15g，萆薢30g，薏苡仁30g，赤茯苓15g，丹皮15g，泽泻15g，滑石30g，通草6g，姜片3片，15剂，水煎早晚分服。白矾20g，芒硝20g，黄柏15g，苦参15g，蛇床子10g，15剂，水煎肛门部熏洗，日两次。甲硝唑栓（院内制剂）两枚日两次，纳肛。

二诊：2002年02月18日。服上方15剂，患者神志清，精神可，纳眠可，肛门截石位3点处溃口无脓液溢出，按压无疼痛，溃口未完全愈合，余无不适，大便日1次，质软成形，小便调。肛门镜：截石位3点处肛隐窝充血发红。方药：效不更方，外用药同前。

追访1年未再发作，后生活如常人。

········ 按语 ········

肛漏是指直肠或肛管与肛门周围皮肤相通所形成的异常通道，特点为反复流脓、疼痛、瘙痒。本例肛漏由于平时喜食肥甘食物，损伤脾胃，酝酿湿热，湿热下注大肠，阻滞经络，气血阻于肛门呈肛痈，肛痈溃后，湿热未清，蕴结不散，留连肉腠而为漏患。二妙丸出自《丹溪心法》，方中黄柏寒凉苦燥，其性沉降，擅清下焦湿热，为君药，苍术辛苦而温，其性燥烈，一则健脾助运以治生湿之本，二则芳香苦燥以化湿为臣，"苍术妙于燥湿，黄柏妙于去热"。萆薢渗湿汤出自《疡科心得集》，萆薢味苦性平，可利湿去浊，与黄柏共为君药，薏苡仁、赤茯苓、泽泻、滑石均为利湿药助君药利湿，姜片辛散祛湿，防黄柏苦寒伤中。本方体现宋老治疗本病时，局部治疗不忘整体，辨证论治的特点。

验案二：托里消毒饮治疗正虚邪恋型肛漏一例

王某，男，56 岁。

初诊：2000 年 07 月 03 日。以"肛周疼痛伴一溃口 40 天余"为主诉门诊求治。40 天前无明显诱因出现肛周疼痛，自觉肛周有一肿块，疼痛难忍，去当地诊所就诊给予消炎药口服及青霉素静脉注射，肿块缩小，疼痛减轻，10 天前无明显诱因肿块变大破溃，隐痛，挤压有脓液溢出，质稀薄，未进行任何治疗来诊。见神疲乏力，便可，小便调。舌淡，苔薄，脉濡。专科检查：视诊：肛周潮湿，截石位 5 点距肛缘 5cm 处见一溃口；指诊：束指感明显，按之质地较硬，截石位 5 点距肛缘 5cm 处有一条索状通向肛内，同侧肛隐窝压痛明显；肛门镜因痛未检。

诊断：中医诊断：肛漏病（正虚邪恋证）

　　　　西医诊断：肛门直肠瘘

治则：托里透毒。

处方：托里消毒饮加减：人参 15g，川芎 10g，白芍 10g，黄芪 10g，当归 10g，白术 10g，茯苓 10g，金银花 10g，皂角刺 5g，桔梗 5g，白芷 5g，甘草 5g，15 剂，水煎服。白矾 20g，芒硝 20g，黄柏 15g，苦参 15g，蛇床子 10g，15 剂，水煎肛门部熏洗。甲硝唑栓（院内制剂）两枚日两次，纳肛。

二诊：2007 年 07 月 18 日。服上方 15 剂，患者神志清，精神可，纳眠可，肛门截石位 5 点处溃口无脓液溢出，按压无疼痛，溃口未完全愈合，余无不适，大便日 1～2 次，质软成形，小便调。肛门镜：截石位 12 点处出可见肛隐窝红肿，少量黏液分泌物。方药：效不更方，外用药同前。

追访 1 年未再发作。后生活如常人。

本病例是病久正虚，不能托毒外出，湿热留恋，久不收口，形成漏患。托里消毒饮出自《校注妇人良方》，方中人参甘温扶正补气，为君药，白芍养血敛阴，当归补血和血，川芎活血行气，使补而不滞，白术补气健脾，茯苓健脾养心，金银花清热解毒，皂角刺托毒排脓，甘草益气和中，助气血运化、托里透脓。本方体现宋老治疗本病时，局部治疗不忘整体，辨证论治的特点。

验案三：青蒿鳖甲汤治疗阴液亏虚型肛漏一例

李某，男，46 岁。

初诊：1999 年 05 月 03 日。以"肛周溃口 30 天余"为主诉门诊求治。1 个月前患者无明显诱因出现肛周肿痛，自觉肛周有一肿块，未予重视，后肿块自行破溃，疼痛减轻，溢出脓液，质稀薄，自行购买红霉素软膏外用，效不佳，后购买马应龙痔疮栓纳肛，症状未缓解，来诊。见潮热盗汗，心烦口干，舌红，少苔，脉细数。

专科检查：视诊：肛周潮湿，截石位 7 点距肛缘 2cm 处见一溃口，外口凹陷；指诊：可触及一条索状物通向肛内；肛门镜下见：截点肛隐窝 7 点位充血发红，表面有脓点。

诊断：中医诊断：肛漏病（阴液亏损证）

西医诊断：肛门直肠瘘

治则：养阴清热。

处方：青蒿鳖甲汤加减：青蒿 6g，鳖甲 15g，细生地 12g，知母 6g，丹皮 9g，苦参 10g，蛇床子 10g，15 剂，水煎服。白矾 20g，芒硝 20g，黄柏 15g，苦参 15g，蛇床子 10g，15 剂，水煎肛门部熏洗。甲硝唑栓（院内制剂）两枚日两次，纳肛。

二诊：1999 年 05 月 18 日。服上方 15 剂，患者神志清，精神可，纳眠可，肛门截石位 7 点处溃口无脓液溢出，按压无疼痛，溃口未完全愈合，余无不适，大便日 1 次，质软成形，小便调。肛门镜：（－）。方药：效不更方，外用药同前。

追访 1 年未再发作，后生活如常人。

本病例是肺脾肾三阴亏损，邪乘下位，郁久肉腐化脓，破溃成漏。青蒿鳖甲汤出自《温病条辨》，方中鳖甲咸寒，直入阴分，滋阴退热，青蒿苦辛而寒，其气芳香，清中有透散之力，清热透络，引邪外出，两药相配，滋阴清热，内清外透，使阴分伏热而有外达之机，共为君药。即如吴塘释：此方有先入后出之妙，青蒿不能直入阴分，而鳖甲领之入也，鳖甲不能独出阳分，有青蒿领之出也。生地甘凉，滋阴凉血，知母苦寒质润，滋阴降火，共助鳖甲以养阴退虚热，为臣药，丹皮辛苦性凉，泄血中伏火，以助青蒿清透阴分伏热，为佐药，诸药合用，共奏养阴清热之功。本方滋清相伍，邪正兼顾，养阴而不恋邪，清热而不伤阴，为清中有透，先入后出之剂。

验案四：清热利湿法治疗肛漏病一例

赵某，男，36岁。

初诊：2014年06月11日。患者以"肛周肿痛3月余，间断性肛周流脓2月余"为主诉门诊求治。1个月前，因饮酒后出现肛周左侧肿痛，发热，体温38℃，前往当地卫生院求治，给予静脉输注抗生素、栓剂纳肛等治疗，发热消失，肛周肿痛有所减轻，2个月前患者久坐后出现肛周左侧肿起处破溃流脓，肿痛消失，未做特殊治疗，后肛周左侧间断性有少许脓液溢出，潮湿，污染内裤，无自愈倾向，影响生活和工作，故今日来我院求治。刻下诊：神志清，精神可，肛周左侧距肛门约3cm截石位4点处有一破溃口，表面潮湿，伴有纳呆，口渴而不欲饮，大便质黏不爽，小便黄，舌质红，苔黄，脉滑数。专科检查：视诊：肛门口色潮红；肛门直肠指诊：可触及一条索状肿物自肛门左侧破溃口处通向肛管；肛门镜检查：齿线上6点位有肛隐窝红肿。

诊断：中医诊断：肛漏病（湿热下注证）

西医诊断：肛门直肠瘘（低位单纯性肛门直肠瘘）

治法：清热利湿。

处方：宋光瑞经验方加减：黄连15g，黄柏15g，秦皮12g，龙胆草12g，木通10g，泽泻10g，柴胡9g，当归15g，生地黄30g，木香12，炒山楂10g，炒神曲10g，炙甘草6g，7剂，水煎口服。白矾20g，芒硝20g，黄柏15g，苦参15g，蛇床子10g，7剂，水煎肛门部熏洗。甲硝唑栓（院内制剂）两枚日两次，纳肛，静脉输注抗生素（硝基咪唑类，头孢类）。

二诊：2014年06月18日。服上方7剂，神志清，精神可，肛周左侧距肛门约3cm截石位4点处破溃口萎缩，表面无明显脓液，纳好转，口渴感减轻，大便稍黏、较前排出顺畅，小便稍黄，舌质红，苔黄，脉滑数。专科检查：视诊：肛门口色潮红；肛门直肠指诊、肛门镜检查同前。继服上药1个月，患者肛周左侧无明显分泌物，纳好，口渴感消失，大小便正常，舌质淡红，苔薄白，脉稍缓。嘱患者清淡饮食，多饮水，多吃水果蔬菜，少食辛辣刺激食物，忌饮酒，保持大便通畅，定期复查，择期手术根治。

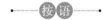

宋老认为本案肿破日久，瘘道已成，当以手术治疗为法、根除内口为要。患者因家庭原因，要求暂行保守治疗，故以清热利湿中药汤剂内服，及清热燥湿、祛风止痒中药汤剂坐浴，使热去而腐肉不生、湿解而脓液不成。方中黄连、黄柏、秦皮、龙胆草清热祛湿以解肠道湿热，泽泻、木通利尿使湿热自小便而出，柴胡、木香疏气以达气行湿走滞散，当归、生地黄补血润肠又防利湿太过，山楂、神曲和胃消食，炙甘草调和诸药，配合清热止血栓剂纳肛，及抗生素输注以抗感染。湿热虽暂以消散，症状也亦不见，但肛门直肠瘘一旦生发，内口宿根未除，保守用药内口宿根不消，湿热再感而瘘管必发，嘱患者清淡饮食，多饮水，多吃水果蔬菜，少食辛辣刺激食物，忌饮酒，保持大便通畅，定期复查，择期手术根治。

验案五：托里透毒法治疗肛漏病一例

胡某，男，64岁。

初诊：2014年05月04日。患者以"间断性肛周破溃流脓3年余"为主诉门诊求治。3年前，患者出现肛周左侧流脓，在当地县医院先后3次行"肛门直肠瘘手术"，术后仍有肛周间断破溃流脓，经人介绍于今日来我院求治。刻下诊：神志清，精神差，纳眠差，肛周间断破溃流脓，量少，伴有神疲乏力，舌淡，苔薄，脉濡。专科检查：视诊：肛周截石位3、5、7点处有三条手术瘢痕，5点处有一陈旧性破溃口；肛门直肠指诊：肛周3～7点位皮肤皮下硬，3、5、7点处各有一条索状肿物通向肛管，按之轻微隐痛，触压5点位破溃口周围有少许稀薄脓液溢出；肛门镜检查：齿线上肛隐窝未见明显红肿。

诊断：中医诊断：肛漏病（正虚邪恋证）

西医诊断：肛门直肠瘘（高位复杂性肛门直肠瘘）

治法：健脾益气，托里透毒。

处方：宋光瑞经验方：党参20g，白术15g，黄芪15g，川芎12g，当归15g，白芍12g，穿山甲9g，皂角刺12g，炒山楂12g，炒麦芽12g，炒神曲12g，炙甘草6g，15剂，水煎口服。白矾20g，芒硝20g，黄柏15g，苦参15g，蛇床子10g，15剂，水煎肛门部熏洗。甲硝唑栓（院内制剂）两枚日两次，纳肛。嘱患者清淡饮食，多饮水，多吃水果蔬菜，保持大便通畅，避免大便干结，择期手术。

二诊：2014 年 05 月 20 日。服上方 15 剂，患者神志清，精神好，纳眠好，肛周破溃口收缩，脓出顺畅，量多，舌淡稍红，苔薄白，脉有力。肛周截石位 5 点处有一陈旧性破溃口收缩，肛周 3～7 点位皮肤皮下硬度较前减轻，3、5、7 点处各有一条索状肿物通向肛管，按之无明显疼痛，触压 5 点位破溃口周围未见脓液溢出。行肛门直肠瘘切开挂线术而愈。

> ·······按语·······
>
> 宋老认为本案患者年事已高，病程日久，加之宿根深隐，瘘道盘杂，正气不复则脓出不畅，手术不做又宿根不除，待正气充足、脓出流畅、邪毒局限，行手术以除宿根则愈。故暂以补气健脾、托里透毒中药汤剂内服，及清热燥湿、祛风止痒中药汤剂坐浴，方中党参、白术、黄芪，补气健脾；川芎、当归、白芍活血滋阴以促脓液排出、邪毒消散；山甲、皂刺消散通透，软坚溃脓，使毒邪局限；炒山楂、炒麦芽、炒神曲健脾和胃，脾健食复则正气生化有源；炙甘草调和诸药。

验案六：养阴排脓法治疗肛漏病一例

陈某，男，41 岁。

初诊：2012 年 08 月 13 日。患者以"间断性肛周破溃流脓 3 年余"为主诉门诊求治。3 年前，患者出现肛周左侧流脓，在当地县医院先后 2 次行"肛门直肠瘘手术"，术后仍有肛周间断破溃流脓，经人介绍于今日来我院求治。刻下诊：神志清，精神差，纳眠差，肛周间断破溃流脓，量少，午后潮热，心烦口干，夜寐盗汗，舌红，少苔，脉细数。专科检查：视诊：肛周截石位 1、5 点处有两条手术瘢痕，1 点处有一陈旧性破溃口；肛门直肠指诊：肛周 1～5 点位皮肤皮下硬，各有一条索状肿物通向肛管，按之轻微隐痛，触压 5 点位破溃口周围有少许稀薄脓液溢出；肛门镜检查：齿线上肛隐窝未见明显红肿。

诊断：中医诊断：肛漏病（阴液亏损证）

西医诊断：肛门直肠瘘（高位复杂性肛门直肠瘘）

治法：养阴清热，排脓生肌。

处方：宋光瑞经验方：青蒿 12g，鳖甲 6g，知母 12g，生地黄 9g，沙参 9g，麦冬 9g，牡丹皮 9g，白及 6g，龙骨 6g，白术 12g，干姜 6g，甘草 9g，15 剂，每日一剂，水煎两次，每次约 200mL 药液温服。白矾 20g，芒硝 20g，黄柏 15g，苦参 15g，蛇床子 10g，15 剂，水煎肛门部熏洗。甲硝唑栓（院内制剂）两枚日两次，纳肛。嘱患者清淡饮食，多饮水，多吃水果蔬菜，保持大便通畅，避免大便干结，择期手术。

二诊：2012 年 08 月 29 日。服上方 15 剂，患者神志清，精神好，纳眠好，肛周破溃口收缩，脓出顺畅，量多，舌淡稍红，苔薄白，脉有力。肛周截石位 5 点处有一陈旧性破溃口收缩，肛周 1 点位皮肤皮下硬度较前减轻，各有一条索状肿物通向肛管，按之无明显疼痛，触压 5 点位破溃口周围未见脓液溢出。行肛门直肠瘘切开挂线术而愈。

按语

宋老认为本病证为患者肺肾阴虚，正气不足，湿热内侵，蕴结不散，阻碍气机而气血瘀滞，故肛门肿痛，日久不消；正气不足则难以成脓，正虚不能托毒外出，故疮口日久不愈，脓液稀薄，或正气不足，湿热之邪蕴于肛门，留恋不去，则反复流稀薄脓水；阴虚内热，则午后潮热，心烦口干，夜寐盗汗，舌红，少苔，脉细数。本证阴液亏虚，而毒邪留恋，阴液不复则毒邪难清，毒邪不祛则脓液继生，故治当养阴清热，排脓生肌。方中青蒿滋阴退热，鳖甲清热透邪外出，两药配伍，鳖甲专入阴分滋阴，青蒿可出阳分透热，使养阴而不恋邪，透热而不伤正，有相得益彰之妙，此方"有先入后出之妙，青蒿不能直入阴分，有鳖甲领之入也；鳖甲不能独出阳分，有青蒿领之出也"，为君；生地黄、知母、沙参、麦冬滋阴清热，助鳖甲养阴以退虚热，为臣；丹皮泄阴中之火、助青蒿透泄阴分伏热，白及、龙骨去腐生肌、使腐肉去而新肉生，白术、干姜温阳补气以防滋腻太过而伤阳，为佐；甘草、生用清热，兼能调和诸药为使。

五、肛门湿疹

肛门湿疹是一种由多种内、外因素引起的肛门周围浅层真皮及表皮的炎症。相当于中医学的"湿疮"。本病病因复杂，反复发作，可发生于任何年龄及性别的人群。其临床特点为剧烈瘙痒，急性期为多形性皮损，有明显渗出倾向，慢性期以皮肤局限性浸润肥厚为主。中医学认为肛门湿疹的发生内因主要是机体素虚，禀赋不耐，情志内伤，饮食不节而致肝、脾功能失调，从而产生内湿、内热及久病耗伤阴血而致内风。外因主要为外感湿、热之邪。其发病以内因为主，外因通过内因起作用，湿热下注、血虚风燥是本病的基本病机。宋老常以清热、利湿、祛风、润燥、止痒、养血等法取效。

验案一：龙胆泻肝汤、萆薢渗湿汤合二妙散治疗湿热下注型肛门湿疹一例

孙某，女，55岁。

初诊：2001年06月03日。患者以"肛周潮湿瘙痒1月余"为主诉门诊求治。1个月前患者因平素喜食辛辣肥甘食物出现肛周潮湿，瘙痒，皮肤潮红，糜烂，大便秘结，2日行1次，小便短赤，伴精神差、纳差、眠差，舌质红，苔黄腻，脉滑数。**专科检查**：视诊：肛周半径约2.5cm皮肤潮红、肿胀，散在皲裂口、糜烂；指诊：肛门松弛。余无异常。

诊断：中医诊断：湿疮（湿热下注证）

西医诊断：肛门湿疹

治法：清热利湿止痒。

处方：萆薢渗湿汤合二妙散（或龙胆泻肝汤）加减：龙胆草12g，黄芩4g，栀子9g，泽泻9g，木通4g，车前子4g，当归4g，柴胡4g，生地黄18g，萆薢30g，茯苓15g，黄柏15g，丹皮15g，泽泻15g，滑石30g，甘草3g，水煎服，15剂；白矾10g，石榴皮10g，苦参10g，蛇床子10g，黄柏15g，苍术15g，15剂，水煎肛门部熏洗；甲硝唑栓（院内制剂）两枚日两次，纳肛。肛周涂抹海雪膏（院内制剂，成份：薄荷油，冰片，苦参，甘油等），一日三次。

二诊：2001年06月17日。服上方14剂，患者神志清，精神可，纳可，眠一般，患者诉潮湿瘙痒感明显减轻，大便日行1次，便质软成形，小便调。舌质红，苔黄，脉滑。专科检查：视诊：肛周皮肤抓痕结脓痂；上方加蒲公英5g，地丁草5g，金银花5g，续用半月，外用药同前。

三诊：2001年07月01日。服上方14剂，患者神志清，精神可，纳眠可，患者未诉特殊不适，大便日1次，质软成形，小便调。效不更方，续用半月，外用药同前。

追访1年未再发，生活如常人。

按语

该患者为急性期，患者素体脾虚，饮食伤脾，脾失健运，湿从内生。情志抑郁，肝气郁结，横逆犯脾，则加重内湿。肝气郁久化火，则肝经火热与内湿相结，复加外感湿、热之邪，下注于肛门而出现湿疹。龙胆泻肝汤出自《医方集解》，方中龙胆草大苦大寒，既能清利肝胆实火，又能清利肝经湿热，故为君药。黄芩、栀子苦寒泻火，燥湿清热，共为臣药。泽泻、木通、车前子渗湿泄热，导热下行；实火所伤，损伤阴血，当归、生地黄养血滋阴，邪去而不伤阴血；共为佐药。柴胡疏肝经之气，引诸药归肝经；甘草调和诸药，共为佐使药。草薢渗湿汤出自《疡科心得集》，方用草薢、苡仁、滑石、通草、赤苓、泽泻清热渗湿利水为主，配以黄柏解毒而除下焦湿热，丹皮凉血活血。二妙散出自《丹溪心法》，方中黄柏为君，取其苦以燥湿，寒以清热，其性沉降，长于清下焦湿热。臣以苍术，辛散苦燥，长于健脾燥湿。

验案二：四物消风饮治疗血虚风燥型肛门湿疹一例

王某，女，23岁。

初诊：1999年05月03日。患者以"肛周瘙痒半月余"为主诉门诊求治。半月前患者无明显诱因出现肛周潮湿，瘙痒，皮肤肥厚、粗糙，自行购买止痒药（药不详），效不佳，此后症状日趋加重，瘙痒剧烈，皮肤肥厚，粗糙，颜色暗淡，结痂，脱屑，伴头昏乏力，腰膝酸软，舌质淡，苔薄，脉细濡无力。专科检查：视诊：肛周皮肤肥厚，散在抓痕，部分脱屑结痂；指诊：肛门松弛。余无异常。

诊断：中医诊断：湿疮（血虚风燥证）

西医诊断：肛门湿疹

治法：养血祛风，润燥止痒。

处方：四物消风饮加减：生地黄12g，当归身6g，赤芍6g，荆芥5g，薄荷5g，柴胡4g，川芎4g，黄芩4g，生甘草3g，水煎服，15剂；白矾10g，石榴皮10g，苦参10g，蛇床子10g，黄柏15g，苍术15g，15剂，水煎肛门部熏洗；甲硝唑栓（院内制剂）两枚日两次，纳肛。肛周涂抹海雪膏，一日三次。

二诊：1999年5月17日。服上方14剂，患者神志清，精神可，纳可，眠一般，患者诉肛周瘙痒感明显减轻，伴腰膝酸软，大便日行1次，便质软成形，小便调。舌质淡，苔薄，脉沉细。专科检查：视诊：肛周皮肤脱屑减轻，抓痕已结痂。加狗脊5g，淫羊藿5g，菟丝子5g，续用半月，外用药同前。

三诊：1999年06月01日。服上方14剂，患者神志清，精神可，纳眠可，患者未诉特殊不适，大便日1次，质软成形，小便调。效不更方，续用半月，外用药同前。

追访1年未再发，生活如常人。

·····●按语●·····

肛门湿疹病因复杂，本病多因风、湿、热邪客于肌肤；或血虚生风，化燥伤阴，肌肤失养；或脏腑蕴毒。肛门瘙痒局限于肛门局部的瘙痒症多与肛门及直肠疾病有关或继发于肛门直肠疾病。局部炎症充血使皮肤循环增加，温度上升，臀间又是不易散热的部位，促使汗液排泄增多，湿润浸渍，引起不适和瘙痒。该例患者处于湿疹慢性期，因病程缠绵，渗液日久，或过饮燥湿、利湿之剂，伤阴耗血，肝失所阳，则风从内生，风胜则燥而出现血虚风燥之湿疹。四物消风散出自《医宗金鉴·外科心法》，根据"治风先治血，血行风自灭"的原则，用当归、川芎、赤芍、生地黄、大枣补虚养血；"痒自风来，止痒必先疏风"，故又用荆芥、防风、白鲜皮、蝉蜕、独活、柴胡、薄荷疏风透表，和营止痒。

验案三：消风散治疗血虚生风型肛门湿疹一例

李某，男，49岁。

初诊：2013年04月09日。患者无明显诱因出现肛门瘙痒，瘙痒呈阵发性，尤其夜间为重，瘙痒剧烈时令人难以忍受。伴有口苦舌干燥，舌质红，脉细数。专科检查：视诊：肛周皮肤肥厚，散在抓痕，部分脱屑结痂；指诊：肛门松弛。余无异常。

诊断：中医诊断：湿疮（血虚生风证）

　　　　西医诊断：肛门湿疹

治法：疏风除湿，清热养血。

处方：消风散加减：当归30g，生地黄15g，防风15g，蝉蜕12g，知母12g，苦参9g，胡麻12g，荆芥15g，苍术12g，牛蒡子12g，石膏9g，甘草6g，通草3g。用法：水煎温服，10剂，每日1剂，分早晚服。肛周涂抹海雪膏，一日三次。

二诊：2012年04月19日。患者服上药后来我院复诊。自诉瘙痒减轻，自诉服药后纳差，观其舌无苔，脉细数，上方加白芍，焦三仙，生姜继服。组方如下：当归30g，生地黄15g，防风15g，蝉蜕12g，知母12g，苦参9g，胡麻12g，荆芥15g，苍术12g，牛蒡子12g，石膏9g，甘草6g，通草3g，白芍9g，生姜9g，焦三仙各6g。7剂，每日1剂，分早晚服。患者肛门瘙痒日久，不满足目前病情减轻，加用中药外洗剂：苦参60g，蛇床子15g，地肤子15g，白藓皮15g，川椒15g，黄柏15g，大黄10g，白矾15g，7剂，水煎后熏洗、坐浴，一日二次。

三诊：2012年04月26日。服上药外加熏洗后，患者无瘙痒症状，纳眠可。舌质淡红，苔黄，脉数。疗效明确，上方不做加减，继服10剂，巩固疗效。

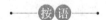

肛周湿疹是一种顽固性病症，本病在《诸病源候论》中称"风痒"，在《五十二病方》中称"痒"，后世统称"肛门瘙痒"。患者瘦弱，脏腑虚弱，不

足以化血，血虚生风，风邪侵袭人体，浸淫血脉，内不得疏泄，外不得透达，郁于肛周肌肤腠理之间，故见肛周皮肤瘙痒不绝。荆芥、防风为君药，荆芥味辛性温，善祛血中之风。防风，能发表祛风，胜湿，长于祛一切风，二药相伍，疏风以止痒。苦参、苍术为臣，苦参性寒，善清热燥湿，止痒，苍术燥湿、辟秽、发汗、健脾，两者相配，燥性尤强，既燥湿止痒，又散风除热。佐以牛蒡子疏散风热、透疹、解毒，蝉蜕散风热、透疹，此二味不仅可增荆芥、防风祛风之力，更能疏散风热透疹。石膏、知母清热泻火，木通利湿热，胡麻仁、生地黄、当归滋阴养血润燥，且生地黄善清血中之热，与清气分热之石膏、知母共除内热。当归兼可活血，有"治风先行血，血行风自灭"之理。甘草清热解毒，又可调和诸药，用为佐使。诸药合用，于祛风之中伍以除湿、清热、养血之品，使风邪去，湿热除，血脉和，则瘙痒自止。

验案四：疏风清热利湿法治疗肛门湿疹一例

赵某，男，37岁。

初诊： 2014年05月21日。患者以"肛门瘙痒10余年，加重伴疼痛半年余"为主诉门诊求治。10年前，患者无明显诱因出现肛门瘙痒，曾前往多家医院求治，先后接受多种中西医方法治疗，用药后症状缓解，停药后复发，半年前肛门瘙痒处破溃滋水，皮肤浸渍、糜烂，为求系统治疗，故今日来我院求治。刻诊：神志清，精神可，肛门瘙痒处破溃滋水，皮肤浸渍、糜烂，伴有面色潮红，患者心烦易怒，大便干，小便黄，舌质红，苔黄腻，脉浮数。专科检查：视诊：肛门口周围皮肤潮红，散在抓痕破溃滋水，周围皮肤浸渍；肛门直肠指诊：肛门直肠灼热。余无异常。

诊断： 中医诊断：湿疮（风湿夹热证）

西医诊断：肛门湿疹

治法： 疏风清热，利湿止痒。

处方： 宋光瑞经验方加减：黄连15g，黄柏15g，秦皮12g，龙胆草12g，木通10g，泽泻10g，柴胡9g，当归15g，生地黄30g，木香12，炒山楂10g，炒神曲10g，炙甘草6g，7剂，水煎口服；白矾10g，石榴皮10g，苦参10g，蛇床子10g，7剂，水煎肛门部熏洗；甲硝唑栓（院内制剂）两枚日两次，纳肛；海雪膏（院内制剂）外敷。

二诊： 2014年05月28日。服上方7剂，神志清，精神可，肛门瘙痒处破溃滋水减少，皮肤浸渍、糜烂减轻，面色潮红，心烦易怒减轻，大便稍干，小便黄，舌质红，苔黄腻，脉浮数。专科检查：视诊：肛门口周围皮肤潮红，散在抓痕破溃滋水，周围皮肤浸渍；肛门直肠指诊：肛门直肠灼热减轻。继服上药1个月，神志清，精神可，肛门瘙痒处破溃滋水减少，皮肤浸渍、糜烂减轻，面色潮红，心烦易怒减轻，大便稍干，小便黄，舌质红，苔黄腻，脉浮数。专科检查：视诊：肛门口周围皮肤潮红，散在抓痕破溃滋水，周围皮肤浸渍；肛门直肠指诊：肛门直肠灼热减轻。嘱患者清淡饮食，多饮水，多吃水果蔬菜，少食辛辣刺激食物，忌饮酒，保持大便通畅，保持肛门部清洁，定期复查。

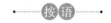

　　宋老认为本案湿热祛、肝气畅、内风息而痒止，故以疏风清热，利湿止痒中药汤剂内服，及清热燥湿、祛风止痒中药汤剂坐浴，使湿热祛、肝气畅、内风息而痒止。方中黄连、黄柏、秦皮、龙胆草清热淋湿以解肠道湿热，泽泻、木通利尿使湿热自小便而出，柴胡、木香疏气以达气行湿走滞散，当归、生地补血润肠又防利湿太过，山楂、神曲和胃消食，炙甘草调和诸药，配合清热止血栓剂纳肛。肝气不畅而内风易生，饮食不节而湿热易致，湿热致、内风生而肛门瘙痒再发，嘱患者清淡饮食，多饮水，多吃水果蔬菜，少食辛辣刺激食物，忌饮酒，保持大便通畅，定期复查，择期手术根治。

六、脱肛病

　　脱肛，是指直肠黏膜、肛管、直肠全层和部分乙状结肠向下移位而脱垂于肛门外的一种疾病，又称肛管直肠脱垂。现代医学认为直肠脱垂是一种不常见的疾病，在肛肠疾病发病占0.4%～2.1%。一般认为不完全性直肠脱垂（直肠黏膜脱垂）多见于小儿，完全性直肠脱垂（直肠全层脱垂）多见于壮、老年。直肠黏膜脱垂高发于6个月～2岁的婴儿，直肠全层脱垂高发于40～70岁的成年人。男女高发年龄略有差别，男性为40～50岁，女性为50～70岁。中医学认为，脱肛多因小儿气血未旺，老年气血两亏，或由劳倦、房劳过度，久病体弱，以致气血不足，中气下陷，不能收摄而形成；也有因气热、血热，或因气血两虚兼湿热而脱者。故有因久泻、久痢、脾肾气陷而脱者；有因中气虚寒、不能收摄而脱者；有因劳役吐泻、伤肝脾而脱者；有因酒湿伤脾、色欲伤肾而脱者；有因肾气本虚、关门不固而脱者；有因过用寒凉、降多亡阳而脱者；有因湿热下坠而脱者。宋老常用清热、泻火、行气、利湿、补气、温润、升举、固托、补肾、固摄、益气、养血等法取效。

验案一：补中益气汤治疗气虚下陷型脱肛一例

李某，女，45岁。

初诊：2002年09月03日。患者以"便后肛门有物脱出5天余"为主诉门诊求治。5天前患者因用力解大便后出现肛门有物脱出，用手方可回纳，行走时即脱出，劳累后加重，伴有脘腹下坠感，见纳差、眠差，神疲乏力，气短声低，头晕心悸，便质软成形，日行1～2次，小便调，舌质淡体胖，边有齿痕，苔薄白，脉弱。专科检查：视诊：（膀胱截石位）直肠脱出约10cm，色鲜红，呈螺旋状，表面糜烂，附有黏液，质软，触之有弹性，不能自行回纳；肛门直肠指诊：肛门部松弛无力，可容四指。

诊断：中医诊断：脱肛（气虚下陷证）

　　　　西医诊断：直肠脱垂（Ⅱ度）

治法：补气升清，升举固托。

处方：手法复位。补中益气汤加减：黄芪30g，白术15g，党参15g，当归12g，陈皮9g，柴胡9g，升麻9g，枳实20g，炙甘草6g，15剂，水煎早晚分服。青黛20g，五味子20g，乌梅20g，白及20g，金樱子12g，15剂，煎至50mL，于临睡前取膝肘卧位保留灌肠。白矾20g，黄柏15g，花椒10g，五倍子15g，15剂，水煎肛门部熏洗，日两次，甲硝唑栓（院内制剂）两枚日两次，纳肛。针刺百会、长强、提肛、气海、足三里、天枢等穴用补法，14次，日一次，每次30分钟。

二诊：2002年09月17日。服上方14剂，患者神志清，精神可，纳眠均可，患者诉肛门脱出物明显缩小用手可回纳，劳累后易脱出，伴腹胀，大便日行1次，便质软成形。舌质淡，苔薄白，脉细。专科检查：视诊：直肠脱出约1cm，色鲜红，附有黏液。肛门指诊：肛门部松弛无力，可容两指。方药：黄芪15g，白术10g，党参15g，当归6g，陈皮6g，柴胡5g，升麻5g，炙甘草5g，鸡内金10g，神曲10g，山药10g，炒麦芽6g，水煎服，续用15剂。外用药同前。

三诊：2002年10月02日。服上方14剂，患者神志清，精神可，纳眠可，患者未诉特殊明显不适，大便日行1次，便质软成形，舌质淡，苔薄白，脉细，上方加五倍子10g，乌梅5g。外用药同前。

后追访1年未再发作，生活如常人。

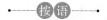

本证多由饮食劳倦，损伤脾胃，清阳下陷所致。脾胃为营卫气血生化之

源，脾胃气虚，纳运乏力，故见饮食减少，少气懒言，大便稀溏；脾主升清，脾虚则清阳不升，中气下陷，故见脱肛，子宫脱垂等；清阳陷于下焦，郁遏不达则发热；气虚腠理不固，阴液外泄则自汗。该患者素体虚弱，气血下陷，肺脾气虚，肺气虚则大肠失守而脱，脾气虚则升举无力，劳累后，大肠失托而下陷，发为脱肛。补中益气汤出自《东垣十书》，方中黄芪味甘微温，入脾肺经，补中益气，升阳固表，故为君药。配伍人参、炙甘草、白术，补气健脾为臣药。当归养血和营，协人参、黄芪补气养血；陈皮理气和胃，使诸药补而不滞，共为佐药。少量升麻、柴胡升阳举陷，协助君药以升提下陷之中气，共为佐使。炙甘草调和诸药为使。

验案二：肾气丸治疗肾气不固型脱肛一例

赵某，男，35 岁。

初诊：2003 年 05 月 03 日。患者以"便后肛门有物脱出 10 天余"为主诉门诊求治。10 天前患者因过度劳累后出现肛门有物脱出，不能自行回纳，肛门下坠感明显，伴腰膝酸软，面色苍白，神疲乏力，听力减退，小便频，夜间更甚，便质不成形，日行 3 ～ 4 次，小便频，舌质淡，苔白，脉沉弱。专科检查：视诊：（膀胱截石位）直肠脱出约 10cm，色鲜红，呈圆锥状，表面糜烂，附有黏液，质软，触之有弹性，不能自行回纳；肛门直肠指诊：肛门部松弛无力，可容四指。

诊断：中医诊断：脱肛（肾气不固证）

        西医诊断：直肠脱垂（Ⅱ度）

治法：补肾气，助固摄。

处方：手法复位。肾气丸加减：熟地黄 24g，山药 12g，山茱萸 12g，泽泻 9g，茯苓 9g，丹皮 9g，肉桂 3g，附子 3g，15 剂，水煎早晚分服。青黛 20g，五味子 20g，乌梅 20g，白及 20g，金樱子 12g，15 剂，煎至 50mL，于临睡前取膝肘卧位保留灌肠。白矾 20g，黄柏 15g，花椒 10g，五倍子 15g，15 剂，水煎肛门部熏洗，日两次，甲硝唑栓（院内制剂）两枚日两次，纳肛。针刺百会、长强、提肛、气海、肾俞、天枢等穴用补法，14 次，日一次，每次 30 分钟。

二诊：2003 年 05 月 18 日。服上方 15 剂，患者神志清，精神可，纳眠均可，患者诉肛门脱出物明显缩小，劳累后易脱出，伴大便质稀不成形，日 3 次。舌质淡，苔薄白，脉沉弱。专科检查：视诊：（－）。肛门指诊：肛门部松弛无力，可容两指。上方加补骨脂 10g，肉豆蔻 10g，续用半月，外用药同前。

三诊：2003 年 06 月 03 日。服上方 15 剂，患者神志清，精神可，纳眠均可，患者未诉特殊不适，效不更方，续用半月，外用药同前。

追访一年未再发作，生活如常人。

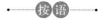

本证为肾阳不足。腰为肾之府，肾阳虚衰，经脉失于温养，则腰脊膝胫酸痛乏力，身半以下常有冷感；肾主水，肾阳虚弱，不能化气行水，水湿内停，则小便不利，少腹拘急，甚则发为水肿，痰饮，脚气等；若阳虚膀胱失约，则小便反多，夜尿尤频；肾阳不足，水液失于蒸化，津不上承，则口渴不已；舌质淡而胖，尺脉沉细或沉弱而迟，皆为肾阳虚弱之象。诸症皆由肾阳不足，温煦无能，气化失司，水液代谢失常而致，治宜补肾助阳，"益火之源，以消阴翳"，辅以化气利水。该患者肾气不固先天禀赋不足，肾气不足，则腰膝酸软，小便频；年老体弱，肺脾肾亏虚，以致脾气虚升提无力，肾气不充而关门不固，导致直肠滑脱不收，肛门下坠。肾气丸出自《金匮要略》，方中附子大辛大热，温阳补火；桂枝辛甘而温，温通阳气，二药相合，补肾阳，助气化，共为君药。肾为水火之脏，内舍真阴真阳，阳气无阴则不化，"善补阳者，必于阴中求阳，则阳得阴助，而生化无穷"，故重用熟地黄滋阴补肾生精，配伍山茱萸、山药补肝养脾益精，阴生则阳长，同为臣药。方中补阳药少而滋阴药多，可见其立方之旨，并非峻补元阳，乃在于微微生火，鼓舞肾气，即取"少火生气"之义。泽泻、茯苓利水渗湿，配桂枝又善温化痰饮；丹皮活血散瘀，伍桂枝则可调血分之滞，此三味寓泻于补，俾邪去而补药得力，并制诸滋阴药碍湿之虞，俱为佐药。诸药合用，助阳之弱以化水，滋阴之虚以生气，使肾阳振奋，气化复常，则诸症自除。

验案三：八珍汤治疗气血两虚型脱肛一例

李某，女，30 岁。

初诊：1998 年 02 月 09 日。患者以"肛门有物脱出 7 天余"为主诉门诊求治。7 天前患者因生产后出现肛门有物脱出，能自行回纳，肛门下坠感明显，伴面色苍白，少气懒言，头晕眼花，心悸失眠，便质软成形，日行 1 次，小便调，舌质淡白，苔薄白，脉细弱。专科检查：视诊：（膀胱截石位）直肠脱出约 3cm，色淡红，触之柔软，无弹性；肛门直肠指诊：肛门部松弛无力，可容四指。

诊断：中医诊断：脱肛病（气血两虚证）

西医诊断：直肠脱垂

治法：益气养血，温润大肠。

处方：手法复位。八珍汤加减：人参9g，白术15g，白茯苓12g，当归20g，川芎12g，白芍12g，熟地20g，炙甘草6g，生姜5片，大枣6枚，15剂，水煎早晚分服。青黛20g，五味子20g，乌梅20g，白及20g，金樱子12g，15剂，煎至50mL，于临睡前取膝肘卧位保留灌肠。白矾20g，黄柏15g，花椒10g，五倍子15g，15剂，水煎肛门部熏洗，日两次，甲硝唑栓（院内制剂）两枚日两次，纳肛。针刺百会、长强、提肛、气海、肾俞、膈俞等穴用补法，14次，日一次，每次30分钟。

二诊：1998年02月23日。服上方14剂，患者神志清，精神可，纳眠均可，患者诉未见肛门脱出物，伴大便偶干，日1次。舌质淡，苔薄白，脉弱。专科检查：视诊：（－）。肛门指诊：肛门部松弛无力，可容两指。上方加柏子仁5g，火麻仁5g，续用1个月，外用药同前。

追访一年未再发，生活如常人。

● ● ● **按语** ● ● ●

该患者气血两虚，气血亏虚则面色苍白，少气懒言，心悸失眠，大肠久失温煦滋养而脱出。本方证所治气血两虚证多由久病失治，或病后失调，或失血过多而致，病在心、脾、肝三脏。心主血，肝藏血，心肝血虚，故见面色苍白、头晕目眩、心悸怔忡、舌淡脉细。脾主运化而化生气血，脾气虚，故面黄肢倦、气短懒言、饮食减少、脉虚无力。治宜益气与养血并重。八珍汤出自《正体类要》，方中人参与熟地相配，益气养血，共为君药。白术、茯苓健脾渗湿，助人参益气补脾。当归、白芍养血和营，助熟地滋养心肝，均为臣药。川芎为佐，活血行气，使地、归、芍补而不滞。炙甘草为使，益气和中，调和诸药。

验案四：凉膈清肠散治疗湿热下注型脱肛一例

李某，女，30岁。

初诊：2002年03月05日。患者以"肛门有物脱3天余"为主诉门诊求治。3天前患者因过食辛辣刺激食物后出现肛门有物脱出，不能自行回纳，肛门肿痛感明显，伴面赤身热，口干口臭，腹胀便结，便质可，日行1次，小便短赤，舌质红，苔黄腻，脉濡数。专科检查：视诊：（膀胱截石位）直肠脱出约12cm，呈圆柱形，触之很厚；肛门直肠指诊：肛门部松弛无力，可容四指。

诊断：中医诊断：脱肛（湿热下注证）

西医诊断：直肠脱垂（Ⅲ度）

治法：清热泻火，行气利湿。

处方：手法复位。凉膈清肠散加减：生地黄 12g，黄芪 20g，黄连 9g，川芎 9g，当归 12g，决明子 12g，荆芥 9g，防风 9g，升麻 9g，炙甘草 6g，15 剂，水煎早晚分服。青黛 20g，五味子 20g，乌梅 20g，白及 20g，金樱子 12g，15 剂，煎至 50mL，于临睡前取膝肘卧位保留灌肠。白矾 20g，黄柏 15g，花椒 10g，五倍子 15g，15 剂，水煎肛门部熏洗，日两次，甲硝唑栓（院内制剂）两枚日两次，纳肛。针刺百会、长强、提肛、气海等穴用补法，针刺天枢穴用泻法，14 次，日一次，每次 30 分钟。

二诊：2002 年 03 月 19 日。服上方 14 剂，患者神志清，精神可，纳眠均可，患者诉未见肛门脱出物，伴大便秘结，2 日行 1 次。舌质红，苔黄腻，脉数。专科检查：视诊：（－）。肛门指诊：肛门部松弛无力，可容两指。上方加大黄 5g，草决明 5g，续用 1 个月，外用药同前。

追访 1 年未再发，生活如常人。

••••••• 按语 •••••••

该患者平素喜爱辛辣刺激，酿生湿热，湿热内蕴，下注大肠，迫直肠脱出而不能还纳。凉膈清肠散出自《证治准绳》，方中生地黄滋阴清热，凉血补血，黄芪补气健脾，升阳固脱，黄连清热燥湿，泻火解毒，两者共为君药；川芎、当归行气活血润肠，助地黄活血补血，决明子、荆芥清热解毒，凉血通便，以助黄芩之功，升麻升举阳气，共为臣药；防风祛风胜湿止痛为佐使药，使药物各司其职，到达病位，共奏清肠升阳固脱之效。

七、悬珠痔病

肛乳头肥大症又称肛乳头炎，是肛门乳头因慢性炎症刺激引起的纤维结缔组织增生性病变，常与肛窦炎并发，是肛裂、肛门直肠瘘等病的常见并发症，可单发或多发，大小不等，因粪便刺激及炎症刺激导致肛乳头水肿、炎症、肥厚，一般认为不突出肛门者为肛乳头肥大，突出肛门者为肛乳头状纤维瘤。中医学称其为悬珠痔，多因饮食不节，过食醇酒厚味、辛辣炙煿，或虫积瘙痒，湿热内生，下注肛门，或气滞血瘀而成。本病可发于任何年龄，但以女性患者居多，其临床特征是肛门坠胀感、疼痛、脱出等。治疗上主张早期诊断，定期随访，尽早手术。

验案一：清热利湿法治疗悬珠痔病一例

何某，女，18岁。

初诊：2014年04月13日。患者以"肛周潮湿3月余"为主诉门诊求治。3个月前，因进食辛辣食物后出现肛周潮湿，伴有灼热感，未做特殊治疗，后症状逐渐明显，无自愈倾向，影响生活和工作，故今日来我院求治。刻下诊：神志清，精神可，肛周潮湿，伴有肛门灼热，纳眠可，大便稍干，小便短赤，舌质红，苔黄，脉滑数。专科检查：视诊：肛门口色潮红；肛门直肠指诊：可触及齿线上截石位3点处有一质硬肿块，约绿豆大小，有蒂；肛门镜检查：齿线上3点位有一约绿豆大小乳白色肿物隆起，有蒂。

诊断：中医诊断：悬珠痔病（湿热下注证）

西医诊断：肛乳头肥大

治法：清热利湿。

处方：宋光瑞经验方：黄连15g，黄柏15g，秦皮12g，龙胆草12g，木通10g，泽泻10g，柴胡9g，当归15，生地30g，木香12，炙甘草6g，7剂，水煎口服；白矾10g，石榴皮10g，苦参10g，蛇床子10g，7剂，水煎肛门部熏洗；甲硝唑栓（院内制剂）两枚日两次，纳肛。

二诊：2014年04月19日。服上方7剂，患者神志清，精神好，纳眠好转，肛门部潮湿、灼热消失，便质成形软便。舌淡稍红，苔薄白，脉弱稍有力。查肛门皮肤红色减退，肛门指诊、肛门镜同前。嘱患者清淡饮食，多饮水，多吃水果蔬菜，少食辛辣刺激食物，保持大便通畅，定期复查。

······**按语**······

患者平素饮食不节，恣饮醇酒，过食辛辣厚味，以致湿热内结，下注肛门，故悬珠痔块以起；湿性重浊黏滞，与热相结，浸淫肌肤，导致肛周潮湿、灼热、色潮红。结合专科检查可诊断为肛乳头肥大，伴肛门灼热，纳眠可，大便稍干，小便短赤，舌质红，苔黄，脉滑数，一片湿热之象，故四诊合参，辨证为湿热下注。本案痔疾尚轻浅，宋老治疗上采取保守治疗，故以清热利湿中药汤剂内服，及清热燥湿、祛风止痒中药汤剂坐浴，方中黄连、黄柏、秦皮、龙胆草清热利湿以解肠道湿热，泽泻、木通利尿使湿热自小便而出，柴胡、木香疏气以达气行湿走滞散，当归、生地补血润肠又防利湿太过，炙甘草调和诸药，配合清热止血栓剂纳肛、提肛锻炼，内外协同，标本兼治。但悬珠痔一旦生发，保守用药痔块万难消复，虽平素对机体无所损，但积久痔块渐长，或脱出于肛外致肛门潮湿、瘙痒，或化生癌变。

验案二：活血散瘀法治疗悬珠痔病一例

张某，女，68岁。

初诊：2014年05月22日。患者以"间断性大便时肛内肿物脱出3年余，加重半个月"为主诉门诊求治。3年前，因大便干结后出现排便时肛内肿物脱出，如绿豆大小，便后可回纳，伴有肛门潮湿、瘙痒，未做特殊处理，后脱出物逐渐增大，半月前患者劳累后出现肛内脱出物增大，约草莓大小，排便及活动时均脱出，需休息及手助方能还纳，自用肛泰痔疮栓纳肛后无明显缓解，故今日来我院求治。刻下诊：神志清，精神可，纳眠差，肛内有肿物脱出，约草莓大小，排便及活动时均脱出，需休息及手助方能还纳，伴有肛门坠胀，大便干结，舌紫暗，苔薄，脉涩。专科检查：视诊：肛门口肿物隆起，约草莓大小，有蒂，表面紫暗色；肛门直肠指诊：可触及齿线上9点位质硬带蒂肿物；肛门镜检查：齿线上截石位9点处有一带蒂肿物隆起并脱出，约草莓大小，表面暗紫色。

诊断：中医诊断：悬珠痔病（气滞血瘀证）

西医诊断：肛乳头状纤维瘤

治法：理气行气，活血散瘀。

处方：宋光瑞经验方：当归20g，桃仁12g，红花12g，赤芍10g，川芎10g，枳壳10g，柴胡9g，党参15g，白术15g，升麻10g，葛根9g，炙甘草6g，7剂，水煎口服；白矾10g，石榴皮10g，苦参10g，蛇床子10g。7剂，水煎肛门部熏洗。嘱患者清淡饮食，多饮水，多吃水果蔬菜，保持大便通畅，避免大便干结。

二诊：2014年05月30日。服上方7剂，患者神志清，精神好，纳眠好转，肛内肿物回纳。舌淡稍红，苔薄白，脉弱稍有力。查肛门指诊、肛门镜同前。方药：守上方，续用2个月，外用药同前，嘱患者清淡饮食，多饮水，多吃水果蔬菜，保持大便通畅，避免大便干结，嘱患者择期手术。

••••••◎按语◎••••••

患者平素饮食不节，恣饮醇酒，过食辛辣厚味，以致湿热内结，下注肛门，故悬珠痔块以起；气为血之帅，气行则血行，便后肛门部肿物脱出，纳眠不利，气机阻滞，气结则血瘀，故见肛乳头表面紫暗，伴有肛门坠胀。结合专科检查可诊断为肛乳头状纤维瘤，伴肛门坠胀，大便干结，舌紫暗，苔薄，脉涩，故四诊合参，辨证为气滞血瘀证。本案患者症重痔大，加之肛管乃潮湿秽浊之所，缩肛排便之处，仅保守、非手术治疗痔块难消，故宋老建议其手术治疗，但患者要求暂行保守，故暂以行气理气、活血散瘀中药汤剂内服，及清热燥湿、祛风止痒中药汤剂坐浴，方中当归、桃仁、红花、赤芍活血化瘀；柴胡、枳壳行气通腑，气行血自行，腑通胀自消；党参、白术补气，升麻、葛根升阳，以俾气足阳旺脱复瘀消；炙甘草调和诸药。

八、泄泻

泄泻，西医学称为溃疡性结肠炎（ulcerative colitis，UC），又名特发性溃疡性结肠炎、溃疡性大肠炎、慢性非特异性溃疡性大肠炎，是一种多因性或不明原因的炎症性肠病之一。主要累及直肠黏膜、乙状结肠黏膜，也可向上扩展至左半、右半结肠，甚至全结肠或回肠末端，以腹痛、腹泻、黏液脓血便伴里急后重等为主要临床表现，并可发生严重的局部或全身的并发症。近年来我国统计资料表明，该病发病率有增多趋势。我国采用中医、西医以及中西医结合治疗方法，已经取得了较明显的效果。中医学认为本病多由先天禀赋不足，脾胃虚弱，或感受外邪，或饮食不节，或情志失调，致脾胃受损，脾不运化水湿则腹泻；湿热内生，下注大肠，气机不利则腹痛；湿热壅结，湿郁化热，热伤肠络则黏液血便。本病总属本虚标实，一般初期以邪实为主，多为湿热蕴滞大肠和肝郁气滞。病程延久，以致伤及脾胃，脾气下陷，肾虚不固，则在证候转化过程中出现脾虚湿困、脾肾阳虚之虚证。宋老经常以清热、燥湿、凉血、导滞、益气、祛湿、止泻、温肾、抑肝、扶脾、固涩等法取效。

验案一：痛泻药方加减治疗肝脾不和型泄泻一例

郑某，女，34 岁。

初诊：2015 年 10 月 11 日。患者以"腹泻 5 年余，加重一月"为主诉门诊求治。五年前出现大便泄泻，日 3 次左右，未予重视，一个月前因吵架生气便次增多，日 5 次左右，腹痛即泻，泻后痛减，胸胁胀痛，胸闷纳呆，舌暗，苔薄白，脉弦细。专科检查：直肠镜：肠黏膜充血，有片状糜烂，表面脓性分泌物附着；指诊：肛门部松弛无力，指套染血。

诊断： 中医诊断：泄泻（肝脾不和证）

西医诊断：溃疡性结肠炎

治法： 抑肝扶脾，祛湿止泻。

处方： 痛泻要方加减：炒白术 18g，炒白芍 15g，防风 10g，陈皮 9g，柴胡 12g，山药 20g，黄连 12g，木香 12g，炙甘草 6g，15 剂，水煎早晚分服。青黛 20g，儿茶 12g，白及 20g，赤石脂 12g，枯矾 12g，15 剂，煎至 50mL，于临睡前取膝肘卧位保留灌肠。甲硝唑栓（院内制剂）两枚日两次，纳肛。胃肠护腹袋疗法：将约 300g 生姜榨取汁液，把准备好的丝棉浸泡其中，然后将白术、苍术、佩兰、艾叶等制成细粉均匀地撒在丝棉上，24 小时阴干。最后用棉布包裹含药丝棉缝制成肚兜，让患者束在腹部，一个月更换一次。穴位封闭：取天枢、上巨虚，用维生素 B_1 注射液，每穴注射 1mL，15 天一次。合谷、上巨虚、肝俞、脾俞等穴针刺，14 次，日一次，每次 30 分钟。

二诊： 2015 年 10 月 26 日。患者服上方后腹泻症状得到控制，日 3 次左右，腹痛症状减少，胸胁胀满，纳眠差，舌红，苔白，脉弦细。方药：炒白术 12g，炒白芍 12g，防风 10g，陈皮 6g，白扁豆 12g，酸枣仁 9g，黄连 9g，木香 9g，炙甘草 6g，15 剂，水煎早晚分服。针刺停，余治疗同前。

三诊： 2015 年 11 月 11 日。患者复诊，腹泻症状再次减轻，日 2～3 次，脘腹胀满症状得到有效缓解，纳可，眠略差，舌淡红，苔白润，脉细。上方疗效显著，守方不变，继服 1 个月，嘱其注意营养饮食，保持良好心情，勿进生冷。

一个月后电话随访，告知症状都已治愈，生活如常人。

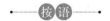

脾胃素虚，复因情志影响，忧思恼怒，精神紧张，以致肝气郁结，气滞血瘀，郁而化火，横逆乘脾，脾失健运，胃失和降，湿热下注大肠所致。正如《景岳全书·泄泻病》篇说："凡遇怒气便作泄泻病者，必先以怒时挟食，致伤脾胃，故但有所犯，即随触而发，此肝脾二脏之病也。盖以肝木克土，脾气受伤而然。该病例中，患者中年女性，长期情绪压抑，肝气不舒，肝气郁久化热，横逆犯脾，脾失健运，湿热下注大肠，治应疏肝解郁为主，健脾燥湿为辅。痛泻要方（《景岳全书》）：方中白术健脾补虚，白芍养血柔肝，陈皮理气醒脾，防风升清止泻，全方扶土抑木，寓升于补，寓散于泻。

验案二：参苓白术散加减治疗脾虚湿困型泄泻一例

冯某，女，55 岁。

初诊：2014 年 10 月 19 日。患者以"肠鸣腹泻反复发作 15 年余，加重一周"为主诉门诊求治。15 年来肠鸣腹泻反复发作，前往多家医院就诊，无显著疗效，一周前突然腹泻次数增多，来我院为求系统治疗。症见：肠鸣腹泻，日 7 次左右，粪便夹有不消化食物，腹痛喜按，纳呆胸闷，体倦乏力，失眠多梦，纳差。舌质淡，苔白，脉濡缓。专科检查：指诊：肛门部松弛无力，指套染血；肠镜：直肠黏膜充血，有片状糜烂，表面脓性分泌物附着。

诊断：中医诊断：泄泻（脾虚湿困证）

西医诊断：溃疡性结肠炎

治法：益气健脾，祛湿止泻。

处方：参苓白术散加减：莲子肉 15g，薏苡仁 12g，砂仁 12g，桔梗 9g，白扁豆 12g，白茯苓 15g，党参 15g，白术 15g，山药 15g，炙甘草 9g，15 剂，水煎早晚分服。青黛 20g，儿茶 12g，白及 20g，赤石脂 12g，枯矾 12g，15 剂，煎至 50mL，于临睡前取膝肘卧位保留灌肠。甲硝唑栓（院内制剂）两枚日两次，纳肛。胃肠护腹袋疗法：将约 300g 生姜榨取汁液，把准备好的丝棉浸泡其中，然后将白术、苍术、佩兰、艾叶等制成细粉均匀地撒在丝棉上，24 小时阴干。最后用棉布包裹含药丝棉缝制成肚兜，让患者束在腹部，一个月更换一次。穴位封闭：取天枢、上巨虚，用维生素 B_1 注射液，每穴注射 1mL，15 天一次。合谷、上巨虚、关元、脾俞等穴针刺，14 次，日一次，每次 30 分钟。

二诊：2014 年 11 月 3 日。患者服上方后，腹泻次数减少，日行 4 次左右，便中仍夹有食物残渣，胸闷，体倦乏力，纳眠差。舌质淡，有齿痕，苔白，脉濡缓。患者老年女性，明显为脾虚湿盛，湿盛阻遏阳气，脾阳不振，健运失职，治应燥湿健脾为本，益气助阳为辅。方药：莲子肉 9g，薏苡仁 9g，砂仁 6g，桔梗 6g，白扁豆 12g，白茯苓 15g，党参 15g，甘草 9g，白术 15g，山药 15g，干姜 9g，肉桂 12g，水煎服，15 剂。针刺停，余治疗同前。

三诊：2014 年 11 月 18 日。患者腹泻日行 2～3 次，便质溏，偶有肠鸣，活动后感乏力困倦，纳眠可，舌淡红，有齿印，苔薄白，脉濡。患者症状得到有效控制，继增强其脾胃功能，增加健脾益气之品。方药：莲子肉 9g，薏苡仁 9g，桔梗 6g，茯苓 15g，党参 15g，甘草 9g，白术 15g，山药 15g，干姜 9g，肉桂 12g，陈皮 9g，木香 9g，水煎服，15 剂。外用同上。

四诊：2014 年 12 月 3 日。患者大便先软后溏，日 2 次左右，偶有肠鸣，体倦乏力，纳眠可，舌淡红，有齿痕，苔薄白，脉濡。守方不变，巩固疗效。

追访一年，诉生活如常人。

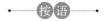

　　患者脾虚日久，湿困脾阳，脾阳不振，失于健运，则肠鸣腹泻反复发作，"脾主意与思"，脾虚则心无所生，血不养神，从而失眠多梦，脾胃虚弱，运化无权，水谷不化，清浊不分，故大便溏泄。脾阳不振，运化失常，则饮食减少，脘腹胀闷不舒，大便次数增多。久泻不止，脾胃虚弱，气血来源不足，故肢倦乏力。舌淡苔白，脉濡缓，乃脾胃虚弱之象。参苓白术散出自《太平惠民和剂局方》，本方用四君子汤以补气健脾为主，加入和胃理气渗湿之品，标本兼顾。方中人参、白术、茯苓益气健脾渗湿为君。配伍山药、莲子肉助君药以健脾益气，兼能止泻；并用白扁豆、薏苡仁助白术、茯苓以健脾渗湿，均为臣药。更用砂仁醒脾和胃，行气化滞，是为佐药。桔梗宣肺利气，通调水道，又能载药上行，培土生金；炒甘草健脾和中，调和诸药，共为佐使。综观全方，补中气，渗湿浊，行气滞，使脾气健运，湿邪得去，则诸症自除。

验案三：四神丸加减治疗脾肾阳虚型泄泻一例

　　王某，女，62岁。

　　初诊：2013年5月11日。患者以"腹泻反复发作20余年"为主诉门诊求治。患者20年前无明显诱因出现大便泄泻，就诊于多家医院，用药不详，症状得不到有效控制，今来我院求治。现症见：患者形体消瘦，肠鸣泄泻，日5～7次，泻下清稀，泻后则安，多晨起即泻，伴腰膝酸软，四肢酸冷，体倦乏力，面色㿠白。舌质淡，无苔，脉沉细无力。专科检查：指诊：肛门部松弛无力，指套染血；直肠镜：直肠黏膜充血，有片状糜烂，表面脓性分泌物附着。

　　诊断：中医诊断：泄泻（脾肾阳虚证）

　　　　　　西医诊断：溃疡性结肠炎

　　治法：温补脾肾，固涩止泻。

　　处方：四神丸加减：补骨脂12g，肉豆蔻6g，吴茱萸6g，五味子9g，干姜12g，大枣12枚，15剂，水煎早晚分服。青黛20g，儿茶12g，白及20g，赤石脂12g，枯矾12g，15剂，煎至50mL，于临睡前取膝肘卧位保留灌肠。甲硝唑栓（院内制剂）两枚日两次，纳肛。胃肠护腹袋疗法：将约300g生姜榨取汁液，把准备好的丝棉浸泡其中，然后将白术、苍术、佩兰、艾叶等制成细粉均匀地撒在丝棉上，24小时阴干。最后用棉布包裹含药丝棉缝制成肚兜，让患者束在腹部，一个月更换一次。穴位封闭：取天枢、上巨虚，用维生素 B₁ 注射液，每穴注射 1mL，15 天一次。关元、气海、肾俞、脾俞等穴针刺，14 次，日一次，每次 30 分钟。

二诊：2013 年 05 月 26 日。患者服上方后，大便泄泻，日 4 次左右，泻下清谷，晨泻减少，腰膝酸冷，四肢乏力，活动后气短乏力，面白。舌质淡，无苔，脉细弱。方药：补骨脂 12g，肉豆蔻 6g，吴茱萸 6g，五味子 9g，干姜 12g，党参 9g，黄芪 6g，白术 9g，大枣 12 枚，水煎服，15 剂。针刺停，余治疗同前。

三诊：2013 年 06 月 10 日。患者复诊，大便日 3～4 次，质溏，偶有晨泻，腰膝酸软减轻，面色略好转。舌质淡，苔薄白，脉细弱。上方不变，继服。外用同上。

四诊：2013 年 06 月 25 日。患者大便日 3 次左右，质软，晨泻渐无，乏力气短症状减轻。舌质淡，苔薄白，脉细弱。守上方不变，继服 1 个月，巩固疗效。

追访一年未再发作，患者对诊治满意，生活如常人。

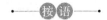

　　患者老年女性，因久病不愈，泻下日久，阳虚及肾，即出现晨泻，脾肾阳虚，不能温润脾胃，泻后腑气得通，则泻后痛减。治应温补脾肾阳气为主，固滑涩脱为辅。《景岳全书·泄泻》云："今肾中阳气不足，则命门火衰，而阴寒独盛，故于子丑五更之后，当阳气未复，阴气极盛之时，即令人洞泻不止也。"泄泻病日久，肾阳虚衰，不能温养脾胃，运化失常，黎明之前阳气未振，阴寒较盛，故腹部作痛，肠鸣即泻，又称为"五更泻"。泻后则腑气通利，故泻后则安。形寒肢冷，腰膝痠软，舌淡苔白，脉沉细，为脾肾阳气不足之征。四神丸出自《证治准绳》，方中补骨脂温肾暖脾为君；吴茱萸温中散寒，肉豆蔻温脾暖胃，涩肠止泻为臣，二者相配，脾肾兼治，使命门火足则脾阳得以健运，温阳涩肠之力相得益彰，五味子酸敛固涩，合生姜温胃散寒，大枣补脾养胃，共为佐使。

验案四：枳实导滞丸治疗湿热食积型泄泻一例

王某，女，48 岁。

初诊：2012 年 3 月 20 日。患者无明显诱因出现下痢泄泻 1 年，自行用药，效差。现大便次数增多，每日 5 次之多，脘腹胀痛，腹痛即泻，泻下急迫，粪色黄褐秽臭，伴有食物残渣，肛门灼热，偶有发热，小便短赤，纳眠尚可，舌苔黄腻，脉沉有力。专科检查：指诊：指套染血；结肠镜：直肠黏膜充血，有点片状糜烂面，表面脓性及血性分泌物附着。

诊断：中医诊断：泄泻（湿热食积证）

西医诊断：溃疡性结肠炎

治法：消食导滞，清热祛湿。

处方：枳实导滞丸加减：生大黄5g，枳实15g，神曲15g，茯苓15g，黄芩15g，黄连15g，白术10g，泽泻10g，炙甘草6g。15剂，水煎早晚分服。青黛20g，儿茶12g，白及20g，赤石脂12g，枯矾12g，15剂，煎至50mL，于临睡前取膝肘卧位保留灌肠。甲硝唑栓（院内制剂）两枚日两次，纳肛。胃肠护腹袋疗法：将约300g生姜榨取汁液，把准备好的丝棉浸泡其中，然后将青黛、苍术、佩兰、艾叶等制成细粉均匀地撒在丝棉上，24小时阴干。最后用棉布包裹含药丝棉缝制成肚兜，让患者束在腹部，一个月更换一次。穴位封闭：取天枢、上巨虚，用维生素B$_1$注射液，每穴注射1mL，15天一次。大肠俞、膀胱俞、肾俞、脾俞等穴针刺，14次，日一次，每次30分钟。

二诊：2012年4月5日。患者服上药后至我院复诊。诉泄泻次数较前减少，大便次数3～4次，但肛门灼热，夹有不消化食物，急迫症状好转。观其症状好转，但肛门灼热，夹有不消化食物，眠稍差，舌苔变化不大，上方加郁金20g，夜交藤20g，甘草5g，继服15剂。余治疗同前。

三诊：2012年4月18日。服上药后，大便3次左右，粪色呈淡黄色，灼热症状明显减轻，纳眠可。舌苔淡黄，脉沉有力。疗效明确，上方不做加减，继服15剂，巩固疗效。

------ 按语 ------

枳实导滞丸出自李东垣的《内外伤辨惑论》，主治湿热积滞内阻，胸脘痞闷，下痢或泄泻，腹痛，里急后重，或大便秘结，小便黄赤，舌苔黄腻，脉象沉实。是通因通用的代表方之一，也是临床常用方。方中大黄、枳实攻下破气，排除积滞，积滞消除，则腹部胀痛立减，即所谓"通则不痛"；黄连、黄芩燥湿清热；泽泻、茯苓利湿下行。四药清利湿热，在大黄、枳实的配合之下化积；白术补脾固胃，以免芩、连、大黄苦寒伤胃。如有恶心呕吐，可酌加竹茹、陈皮、半夏；如热象较显，可加黄连、黄芩、栀子等。各药配合，不但能清除湿热积滞，而且可以恢复脾胃的运化功能。《医方集解》谓其："足太阴、阳明药也，饮食伤滞，作痛成积，非有以推荡之则不行，积滞不尽，病终不除。"该方临床应用，效如桴鼓。宋老指出，本方治方非常严谨，反映出李氏注重顾护脾胃的学术思想。在临床使用过程中，大黄的量宜小或者酒制，攻下力就弱一些。服药的剂量要体现出"轻法频下"的原则，大便

成形，则表明湿热已去，即不可再下。

验案五：黄土汤治疗脾肾阳虚型泄泻一例

梁某，男，56岁。

初诊：2013年9月18日。患者无明显诱因见腹胀泄泻，日行3次之多，便后带有暗色血1～2年。因劳心过度，饮食不节，偶有饮酒，起初大便溏泄，便色偏黄，遇冷或饮用冷饮后尤重，喜饮热水，腹稍胀痛即如厕解之，后见大便后带有些许暗色粘血，纳食尚可。舌质红润，苔白滑，脉沉滑。专科检查：指诊：指套染血；结肠镜：直肠黏膜充血，片状糜烂，表面有血性分泌物附着。

诊断：中医诊断：泄泻（脾肾阳虚证）

西医诊断：溃疡性结肠炎

治法：温阳健脾，养血止血。

处方：黄土汤加减：灶心黄土30g，黄芩10g，生地黄10g，白术20g，炮附子6g，阿胶20g（烊化兑入），炙甘草6g。10剂，每日1剂，水煎温服，分早晚服。青黛20g，儿茶12g，白及20g，赤石脂12g，枯矾12g，10剂，煎至50mL，于临睡前取膝肘卧位保留灌肠。甲硝唑栓（院内制剂）两枚日两次，纳肛。胃肠护腹袋疗法：将约300g生姜榨取汁液，把准备好的丝棉浸泡其中，然后将韭菜子、苍术、佩兰、艾叶等制成细粉均匀地撒在丝棉上，24小时阴干。最后用棉布包裹含药丝棉缝制成肚兜，让患者束在腹部，一个月更换一次。穴位封闭：取天枢、上巨虚，用维生素B$_1$注射液，每穴注射1mL，15天一次。大肠俞、关元、肾俞、脾俞等穴针刺，14次，日一次，每次30分钟。

二诊：2013年9月30日。患者服上药后来我院复诊。诉腹胀泄泻症状好转，大便次数每日3～4次，但便血量不减，色鲜红带有黏液，且伴有未消化食物残渣，腹中肠鸣。舌质淡红，苔白滑，脉沉滑。粪便检查：镜下有大量的红细胞、脓细胞，大便隐血试验呈阳性。电子肠镜检查：黏膜多发性浅表溃疡，伴充血水肿。病变从直肠开始，呈弥漫性分布，黏膜粗糙呈细颗粒状，黏膜血管模糊，质脆易出血，结肠见到假息肉现象。

观其便血鲜红且量多，便中有未消化食物残渣，舌脉变化不大，上方加三七、白及、炒麦芽，继服。方药如下：灶心黄土30g，黄芩炭10g，生地黄10g，白术20g，炮附6g(先煎)，三七3g，白及20g，阿胶20g，炒麦芽30g，炙甘草6g。10剂，每日1剂，水煎温服，分早晚服。针刺停，余治疗同前。

三诊：2013 年 10 月 25 日。服上药后，大便日 3 次左右，不成形，便血明显减少，纳眠可。舌质淡红，苔白滑，脉沉滑。疗效明确，上方不做加减，继服 20 剂，巩固疗效。余治疗同前。

••◦•[按语]•◦••

宋老在应用经典方剂上有着非常深厚的功力，他常常教导学生，牢记经典方剂的辨证要点，在开方药时，切不可舍本求末，要抓住患者病情的根本症状，以辨证为主要源头。黄土汤出自《金匮要略》，该方证从总的来说为脾气虚寒，不能统血而血溢于外所致。脾主统血，气能摄血，统摄相辅。如脾阳不足，脾气虚弱，则可失去统摄之权，血从上出为吐、衄；从下出又为崩漏、便血。当此之时，非培土补中则脾不能统，非温脾暖肾则寒不能除，非养血调木则热不能解，故治疗时以温阳健脾，养血止血为根本，兼顾调养肝肾为法。方中灶心土味辛性温入脾，燥湿补中，涩肠止血，为主药；配以白术、附子温脾阳而补中气，助主药以复统摄之权，为辅药；然而尚虑其辛温太过耗血动血，更配苦寒之黄芩与甘寒滋润之干地黄及滋阴养血并能止血的阿胶共同制约白术、附子过于温燥之性，为佐药；甘草调和诸药，为使药。和而成方，寒热并用，标本兼治，刚柔相济，温阳而不伤阴，滋阴而不损阳。所以吴瑭称本方为"甘苦合用，刚柔互济法"。而尤在泾又称本方为"有制之师"。对便血、吐、衄、崩漏下血因阳气虚乏所致者，应用本方有较好的效果。

验案六：理中汤治疗脾胃虚弱型泄泻一例

冯某，男，43 岁。

初诊：2013 年 10 月 10 日。患者 10 年前开始出现慢性腹泻，日行 6 次之多，当时在多家医院就诊，诊断为"溃疡性结肠炎"，经治疗后有缓解。后多次反复。1 个月前，患者因过食辛辣后出现腹泻加重，每日排便 5 次左右，便稀色黄不成形，并且时伴腹部冷痛，纳差，小便少。舌质淡，苔白，脉细弱。电子肠镜检查：整个结肠黏膜多发性浅表溃疡，伴充血水肿，黏膜血管模糊，质脆易出血，余无异常。

诊断：中医诊断：泄泻（脾胃虚弱证）

西医诊断：溃疡性结肠炎

治法：温中祛寒，补气健脾。

处方：理中汤加减：党参 20g，干姜 12g，白术 15g，山药 20g，炙甘草 10g。10剂，每日 1 剂，水煎温服，分早晚服。青黛 20g，儿茶 12g，白及 20g，赤石脂 12g，枯矾 12g，煎至 50mL，于临睡前取膝肘卧位保留灌肠。甲硝唑栓（院内制剂）两枚日两次，纳肛。胃肠护腹袋疗法：将约 300g 生姜榨取汁液，把准备好的丝棉浸泡其中，然后将白术、苍术、佩兰、艾叶等制成细粉均匀地撒在丝棉上，24 小时阴干。最后用棉布包裹含药丝棉缝制成肚兜，让患者束在腹部，一个月更换一次。穴位封闭：取天枢、上巨虚，用维生素 B_1 注射液，每穴注射 1mL，15 天一次。胃俞、大肠俞、肾俞、脾俞等穴针刺，10 次，日一次，每次 30 分钟。

二诊：2013 年 10 月 20 日。患者诉大便次数稍减少，日 3 次左右，但仍便稀不成形，腹部偶有冷痛，饮食尚可。舌质淡，苔白，脉细弱。患者久病体虚，便次稍减少但大便仍不成形，考虑其腹部冷痛，增加温阳健脾燥湿之力，理中汤基础上加制附子，茯苓，柴胡，肉桂。具体组方如下：党参 15g，干姜 6g，甘草 10g，白术 15g，制附子 3g，茯苓 10g，柴胡 10g，肉桂 8g。10 剂，每日 1 剂，水煎温服，分早晚服。余治疗同前。

三诊：2013 年 11 月 02 日。患者服上方后来诊，诉大便日 3 次左右，偶有条状便。舌质淡，苔白，脉细弱。嘱上方不变，再予 10 剂，以培元固本。余治疗同前。

四诊：2013 年 11 月 12 日。患者来电话诉大便日 2 次左右，便成形，其余症状均消失，生活已如常人。继服 7 剂，以巩固疗效。

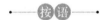

　　理中汤出自《伤寒论》，本方证为脾胃虚寒，运化失职，升降失常所致。脾胃居中，应五行而属土，土气运转，升清阳而降浊阴，一旦阳气虚衰，寒从中生，运化、统血以及升清降浊等功能失常，即可产生吐泻腹痛或失血、胸痹、喜唾涎沫、腹满食少、霍乱、小儿慢惊等证。如吐泻日久，筋脉失养，则可出现惊风。凡此种种，虽见证不一，但源在"脾胃虚寒"。"治病必求于本"，故立温中散寒，补气健脾之法。本方以辛热之干姜，温中焦脾胃而祛里寒，炮黑又可止血，为主药；人参大补元气，助运化而升降，为辅药；白术健脾燥湿，炙甘草益气和中，共为佐使药。四药配合，中焦之寒得辛热而去，中焦之虚得甘温而复，清阳升而浊阴降，运化健而中焦治，故谓"理中"也。综观本方，药仅四味，相得益彰，确能温建中焦营气，又可甘温降热，可广泛应用于中焦虚寒、营气不足之证。

验案七：消食止泻法治疗泄泻一例

　　王某，男，80 岁。

初诊：2009 年 05 月 11 日。患者以"腹泻 30 年"为主诉门诊求治。30 年前即出现腹泻症状，日行 3 次之多，自行服药，病症反复。3 天前，患者大量饮食后出现腹泻，日行 6 次之多，便中挟有黏液或黏液脓血，多在黎明前泻，泄后则安，平素形寒肢冷，面色㿠白，腰膝酸软，前往多地求治，效差，经人介绍遂来我院求治。神志清，精神差，纳眠差，嗳腐酸臭，不思饮食，苔垢浊或厚腻，脉滑。专科检查：肛门部外观无异常；肛门直肠指诊：指套染暗红色脓血；电子结肠镜：直肠、乙状结肠结合部见弥漫性充血、水肿和浅表溃疡；粪便原虫镜检未见寄生虫虫卵。

诊断：中医诊断：泄泻病（伤食泄泻证）

西医诊断：慢性溃疡性结肠炎

治法：健脾和胃，消食止泻。

处方：宋光瑞经验方：党参 20g，白术 15g，神曲 12g，山楂 12g，莱菔子 9g，半夏 9g，陈皮 9g，茯苓 9g，连翘 9，枳实 6g，槟榔 6g，炙甘草 6g。10 剂，每日一剂，水煎两次，每次约 200mL 药液温服。美沙拉嗪栓纳肛，一枚日一次；甲硝唑栓（院内制剂）两枚日两次，纳肛。青黛 20g，儿茶 12g，白及 20g，赤石脂 12g，枯矾 12g，10 剂，煎至 50mL，于临睡前取膝肘卧位保留灌肠。胃肠护腹袋疗法：将约 300g 生姜榨取汁液，把准备好的丝棉浸泡其中，然后将白术、苍术、佩兰、艾叶等制成细粉均匀地撒在丝棉上，24 小时阴干。最后用棉布包裹含药丝棉缝制成肚兜，让患者束在腹部，一个月更换一次。穴位封闭：取天枢、上巨虚，用维生素 B_1 注射液，每穴注射 1mL，15 天一次。胃俞、大肠俞、肾俞、脾俞等穴针刺，10 次，日一次，每次 30 分钟。嘱患者注意休息，加强营养。

二诊：2009 年 05 月 21 日。用上方 10 剂，神志清，精神稍好，纳眠好转，腹泻症状消失，舌红，苔厚，脉滑，继服 30 剂。针刺停，余治疗同前。嘱患者多饮水，多吃蔬菜水果，调畅情志，适量户外活动。

三诊：2009 年 06 月 20 日。用上方 30 剂，神志清，精神好，纳眠可，黎明前肠鸣、腹泻消失，便中挟有黏液或黏液脓血明显减少，多在黎明前泻，泻后则安，形寒肢冷减轻，面色稍白，腰膝酸软减轻，舌淡红、苔薄白，脉细弱稍有力。守上方继续治疗半年余，泄泻止。

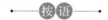

宋老认为本病证为患者或饮食过量，停滞肠胃；或恣食肥甘，湿热内生；或过食生冷，寒邪伤中；或误食腐馊不洁，食伤脾胃肠，化生食滞、寒湿、湿热之邪，致运化失职，升降失调，清浊不分，而发生泄泻。症见：泻下稀

便，臭如败卵，伴有不消化食物，脘腹胀满，腹痛肠鸣，泻后痛减，嗳腐酸臭，不思饮食，苔垢浊或厚腻，脉滑。正如《景岳全书·泄泻》所说："若饮食失节，起居不时，以致脾胃受伤，则水反为湿，谷反为滞，精华之气不能输化，乃致合污下降而泻痢作矣。"本证机因食生，症由胃乖，脾运健、胃纳和则泄泻自止，本病证在临床虽不多见，但多与其他证型相兼，故治当健脾和胃、消食止泻。方中党参、白术益气健脾，神曲、山楂、莱菔子消食和胃，为君；半夏、陈皮和胃降逆，茯苓健脾祛湿，连翘清热散结，枳实、槟榔推荡积滞，使邪有出路，达到祛邪安正的目的，为臣；炙甘草调和诸药为使。

九、久痢病

克罗恩病（crohn's disease，CD），又称局限性肠炎、节段性肠炎、肉芽肿性肠炎。这是一种原因不明的慢性肠道复发性肉芽肿炎症性疾病。原认为本病多发于回肠末端，现已知自口腔直至肛门的消化管道任何部位均可发病。病灶呈节段性，临床表现以腹痛、腹泻、腹部包块、瘘管形成及不全性肠梗阻等为特点，并可伴有肠管外的表现，如发热、贫血、营养不良、关节炎、虹膜炎、肝病等。中医学认为本病主要由于素体虚弱，感受外邪，饮食不节，导致脾胃受损，运化失司，湿热蕴结，气滞血瘀而成。本病的病变部位在肠道，涉及脾、胃、肝、肾等脏腑，湿阻肠道是本病的基本病机。该病病程长、反复发作，不同阶段的临床表现不一，故应根据疾病阶段及临床特点分期诊断。早期诊断为"肛痈""肠痈"；腹痛反复发作伴有排黏液脓血便诊断为"泄泻""久痢"；病情进展，出现腹部包块或肠道梗阻，诊断为"积聚""肠结"；病变后期各脏器功能均受损，诊断为"虚劳"。宋老常以清热、化湿、行气、导滞、止泻、理气、活血、化瘀、健脾、温肾、疏肝等法取效。

验案一：芍药汤加减治疗湿热壅滞型久痢一例

姜某，男，45岁。

初诊：2015年10月11日。患者以"大便泄泻2月余，加重3天"为主诉门诊求治。一个月前，因饮食辛辣刺激，出现大便泄泻，未给予重视。两天前饮酒，出现腹部胀痛，腹泻，日5～6次，大便溏泻不爽，伴有黏液，食少脘痞，烦渴喜饮，恶心呕吐，小便短赤。舌红，苔黄腻，脉滑数。专科检查：结肠镜：肠镜插至回肠末端，见全结肠黏膜呈节段性、非对称性的纵行溃疡和卵石样外观，血管纹理不清，有片状糜烂，表面脓性分泌物附着。钡剂造影：肠壁增厚、肠腔狭小、肠管缩短，肠段呈带状。

诊断：中医诊断：久痢（湿热壅滞证）

西医诊断：克罗恩病

治法：清热化湿，行气导滞。

处方：芍药汤加减：黄芩 15g，芍药 30g，炙甘草 6g，黄连 15g，大黄 6g，槟榔 6g，当归 15g，木香 12g，肉桂 9g，金银花 12g，15 剂，水煎早晚分服。甲硝唑栓（院内制剂）两枚日两次，纳肛。青黛 20g，白头翁 25g，败酱草 20g，苦参 20g，赤石脂 12g，大黄 12g，15 剂，煎至 50mL，于临睡前取膝肘卧位保留灌肠。穴位封闭：取天枢、上巨虚，用维生素 B_1 注射液，每穴注射 1mL，15 天一次。合谷、曲池、大肠俞、内庭等穴针刺，共 14 次，日一次，每次 30 分钟。

二诊：2015 年 10 月 26 日。患者服上方后，腹泻症状缓解，日 3 次左右，但仍有腹痛胀满，便有黏液，小便黄，舌红，苔黄，脉滑数。患者为中年男性，饮食不节，恣食生冷，肥甘厚腻，导致湿生困脾，湿热下注，蕴结肠道，血脉壅滞。方药：黄芩 15g，芍药 20g，炙甘草 6g，黄连 15g，大黄 9g，槟榔 6，当归 15g，木香 6g，肉桂 5g，茯苓 15g，五灵脂 15g，乳香 9g，没药 9g，水煎服，15 剂。余治疗同前。

三诊：2015 年 11 月 11 日。患者大便已成形，腹痛胀满减轻，小便黄，舌淡红，苔黄，脉滑。症状已得到控制，为巩固疗效，再服 15 剂。方药：黄芩 15g，芍药 20g，炙甘草 6g，黄连 15g，槟榔 6g，当归 15g，木香 6g，肉桂 5g，茯苓 15g，薏苡仁 9g，陈皮 9g，外用同上。

后追访 1 年未再发作，生活如常人。

······ 按语 ······

中医学认为本病为中焦虚寒、气机阻滞所致。另外克罗恩病的一些便血、腹泻、发热、消瘦等症状，根据中医学辨证，乃"脾肾双亏，湿热困阻，气滞血瘀"所致。该病多由饮食不节，感受外邪，情志不畅，以及久病体虚所致，湿邪内蕴、气血壅滞、脾肾亏虚是该病的病机关键，本虚标实、虚实夹杂是共同特点，本虚责之脾、肾气虚或阳虚，标实责之湿热壅滞、肝气郁结或气滞血瘀。由于本病以腹泻、腹痛为主要表现，故宋老认为脾胃为病变中心，脾胃升降反作，清浊相混，清气在下则为飧泄，土虚木乘则为腹痛。"不通"是病机关键，寒、热、湿、食、气、血等阻滞胃肠，耗伤脾胃，不通则痛，日久则变生积聚、肠痈等疾患。本例克罗恩病，由于饮食不节、恣食生冷，导致饥饱失常，大便溏泄不爽；嗜食辛辣刺激等易生湿热，湿热蕴结，出现脘痞、心烦、口渴、小便短赤。芍药汤出自《素问·病机气宜保命集》，方中黄芩、黄连性味苦寒，入大肠经，功善清热燥湿解毒，为君药；重用芍药养血和营、缓急止痛，配以当归养血活血，体现了"行血则便脓自愈"之义，且可兼顾湿热邪毒熏灼肠络，伤耗阴血之虑；木香、槟榔行气导滞，"调气则后重自除"，四药相配，调和气血，是为臣药。大黄苦寒沉降，与芩、连相合则清热燥湿之功著，合归、芍则活血行气之力彰，其泻下通腑作用可通导湿热积滞从大便而去，体现"通因通用"之法。方以少量肉桂，其辛热温通之性，既可助归、芍行血和营，又可防呕逆拒药，属佐助兼反佐之用。炙甘草和中调药，与芍药相配，又能缓急止痛，亦为佐使。诸药合用，湿去热清，气血调和，故下痢可愈。银花甘寒解毒，故加之。

验案二：参苓白术散加减治疗脾胃虚弱型久痢一例

王某，女，46岁。

初诊：2014年10月19日。患者以"腹胀腹泻10年余，加重一周"为主诉门诊求治。10年来腹胀腹泻，前往多家医院就诊，无显著疗效，一周前突然腹泻次数增多，来我院为求系统治疗。症见：腹胀腹泻，日7次左右，大便呈水状，腹痛喜按，体倦乏力，面色萎黄，失眠多梦，纳差。舌质淡，苔白，脉细弱。专科检查：结肠镜：肠镜插至回肠末端，见横结肠至肛门部黏膜呈节段性、非对称性的纵行溃疡和卵石样外观，血管纹理不清，有片状糜烂，表面脓性分泌物附着。钡剂造影：肠壁增厚、肠腔狭小、肠管缩短、肠段呈管状狭窄。

诊断：中医诊断：久痢（脾胃虚弱证）

西医诊断：克罗恩病

治法：健脾助运，化湿止泻。

处方：参苓白术散加减：党参25g，白茯苓15g，白术20g，山药20g，桔梗12g，莲子肉9g，薏苡仁9g，缩砂仁6g，白扁豆12g，炙甘草9g，15剂，水煎早晚分服。甲硝唑栓（院内制剂）两枚日两次，纳肛。青黛20g，黄芪20g，白及20g，赤石脂12g，五倍子12g，15剂，煎至50mL，于临睡前取膝肘卧位保留灌肠。胃肠护腹袋疗法：将约300g生姜榨取汁液，把准备好的丝棉浸泡其中，然后将白术、苍术、佩兰、艾叶等制成细粉均匀地撒在丝棉上，24小时阴干，最后用棉布包裹含药丝棉缝制成肚兜，让患者束在腹部，一个月更换一次。穴位封闭：取天枢、上巨虚，用维生素 B₁ 注射液，每穴注射 1mL，15 天一次。中脘、大肠俞、足三里、脾俞等穴针刺，共 14 次，日一次，每次 30 分钟。嘱患者注意休息，加强营养。

二诊：2014 年 11 月 03 日。患者服上方后，腹泻次数减少，日行 4 次左右，便如水样，体倦乏力，纳眠差。舌质淡，有齿印，苔白，脉濡缓。患者老年女性，明显为脾虚湿盛，湿盛阻遏阳气，脾阳不振，健运失职，治应燥湿健脾为本，益气助阳为辅。方药：党参 15g，白茯苓 15g，白术 15g，厚朴 9g，砂仁 6g，山药 15g，桔梗 6g，莲子肉 9g，薏苡仁 9g，缩砂仁 6g，白扁豆 12g，甘草 9g，15 剂。余治疗同前。

三诊：2014 年 11 月 18 日。患者腹泻日行 2～3 次，便质溏，偶有腹胀，活动后感乏力困倦，纳眠可，舌淡红，有齿印，苔薄白，脉濡。患者症状得到有效控制，继服上方 15 剂。余治疗同前。

四诊：2014 年 12 月 3 日。患者大便成形，日 2 次左右，偶有腹胀，体倦乏力，纳眠可，舌淡红，有齿印，苔薄白，脉濡。守方不变，继服 15 剂，巩固疗效。

追访一年，诉生活如常人。

⊙ 按语 ⊙

本例患者素体脾胃虚弱，则运化失司，运化水湿能力减弱，则易导致水湿留聚于肠间，运化水谷能力减弱，导致谷留胃肠之中，妨碍大肠传导，阻碍肠道和肠壁的气机通畅，引发肠道病变。参苓白术散来自《太平惠民和剂局方》，方中人参、白术、茯苓益气健脾渗湿为君。配伍山药、莲子肉助君药以健脾益气，兼能止泻；并用白扁豆、薏苡仁助白术、茯苓以健脾渗湿，均为臣药。更用砂仁醒脾和胃，行气化滞，是为佐药。桔梗宣肺利气，通调水道，又能载药上行，培土生金；炙甘草健脾和中，调和诸药，共为佐使。纵观全方，补中气，渗湿浊，行气滞，使脾气健运，湿邪得去，则诸症自除。

验案三：柴胡疏肝散加减治疗气滞血瘀型久痢一例

艾某，女，37 岁。

初诊：2015 年 10 月 11 日。患者以"腹胀腹泻 3 年余，加重一月"为主诉门诊求治。五年前出现大便泄泻，日 3 次左右，未予重视，一个月前因情绪差便次增多，日 5 次左右，腹痛即泻，泻后痛减，胸胁胀痛，胸闷纳呆，舌暗，苔薄白，脉弦细。专科检查：结肠镜：肠镜插至回肠末端，见横结肠至肛门部黏膜呈节段性、非对称性的纵行溃疡和卵石样外观，血管纹理不清，有片状糜烂，表面脓性分泌物附着。

钡剂造影：肠壁增厚、肠腔狭小、肠管缩短，肠段呈铅管样改变。

诊断：中医诊断：久痢（气滞血郁证）

西医诊断：克罗恩病

治法：疏肝理气，活血化瘀。

处方：柴胡疏肝散加减：陈皮18g，柴胡15g，川芎12g，香附12g，炒枳壳20g，芍药9g，炙甘草6g，15剂，水煎早晚分服。甲硝唑栓（院内制剂）两枚日两次，纳肛。青黛20g，柴胡20g，夏枯草20g，赤石脂12g，五倍子12g，15剂，煎至50mL，于临睡前取膝肘卧位保留灌肠。胃肠护腹袋疗法：将约300g生姜榨取汁液，把准备好的丝棉浸泡其中，然后将薄荷、藿香、佩兰、艾叶等制成细粉均匀地撒在丝棉上，24小时阴干。最后用棉布包裹含药丝棉缝制成肚兜，让患者束在腹部，一个月更换一次。穴位封闭：取天枢、上巨虚，用维生素B₁注射液，每穴注射1mL，15天一次。中脘、太冲、足三里、大肠俞等穴针刺，共14次，日一次，每次30分钟。嘱患者注意休息，加强营养。

二诊：2015年10月26日。患者服上方后腹泻症状得到控制，日3次左右，腹痛症状减少，胸胁胀满，纳眠差，舌红，苔白，脉弦细。患者中年女性，情志失调，忧思恼怒无常，肝气郁结，气机郁滞，治应疏肝解郁为主，健脾燥湿为辅。方药：陈皮12g，柴胡9g，川芎6g，香附6g，炒枳壳6g，芍药9g，茯苓9g，白术6g，木香6g，炙甘草3g，水煎服，15剂。余治疗同前。

三诊：2015年11月11日。患者复诊，腹泻症状再次减轻，日2～3次，脘腹胀满症状得到有效缓解，纳可，眠略差，舌淡红，苔白润，脉细。上方疗效显著，守方不变，继服1个月，嘱其注意营养饮食，保持良好心情，勿进生冷。

追访一年，告知症状都已治愈，生活如常人。

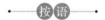 按语

本例泄泻，由于情志失调、七情过激，所愿不遂，忧思恼怒，皆可致肝气郁结，横逆犯脾，出现大便泄泻；气机郁滞，妨碍血行则气滞血瘀，累及大肠，出现胸胁胀痛，胸闷纳呆。柴胡疏肝散出自《医学统旨》，方中柴胡功善疏肝解郁，用以为君。香附理气疏肝而止痛，川芎活血行气以止痛，二药相合，助柴胡以解肝经之郁滞，并增行气活血止痛之效，共为臣药。陈皮、枳壳理气行滞，芍药、甘草养血柔肝，缓急止痛，均为佐药。甘草调和诸药，为使药。诸药相合，共奏疏肝行气、活血止痛之功。

验案四：四神丸加减治疗脾肾阳虚型久痢一例

曾某，女，58岁。

初诊：2013年05月11日。患者以"腹泻反复发作10余年"为主诉门诊求治。患者10年前无明显诱因出现大便泄泻，就诊于多家医院，用药不详，症状得不到有效控制，今来我院求治。现症见：患者形体消瘦，黎明腹泻，脐周作痛，泻后痛减，大便溏薄，日5～7次，伴形寒肢冷，腰膝酸软，面色㿠白，舌质淡，无苔，脉沉细无力。专科检查：结肠镜：肠镜插至回肠末端，见横结肠至直肠段肠黏膜呈节段性、非对称性的纵行溃疡和卵石样外观，血管纹理不清，有片状糜烂，表面脓性分泌物附着。气钡双重造影显示：肠壁增厚、肠腔狭小、肠管缩短，肠段呈铅管样改变。

诊断：中医诊断：久痢（脾肾阳虚证）

西医诊断：克罗恩病

治法：温肾健脾，化湿止泻。

处方：四神丸加减：肉豆蔻15g，补骨脂20g，五味子15g，吴茱萸15g，白术12g，黄连9g，木香9g，生姜6g，大枣12枚，炙甘草6g，15剂，水煎早晚分服。甲硝唑栓（院内制剂）两枚日两次，纳肛。青黛20g，柴胡20g，薄荷20g，赤石脂12g，五倍子12g，15剂，煎至50mL，于临睡前取膝肘卧位保留灌肠。胃肠护腹袋疗法：将约300g生姜榨取汁液，把准备好的丝棉浸泡其中，然后将肉桂、白术、苍术、艾叶等制成细粉均匀地撒在丝棉上，24小时阴干。最后用棉布包裹含药丝棉缝制成肚兜，让患者束在腹部，一个月更换一次。穴位封闭：取天枢、上巨虚，用维生素B₁注射液，每穴注射1mL，15天一次。关元、肾俞、足三里、脾俞、大肠俞等穴针刺，共14次，日一次，每次30分钟。嘱患者注意休息，加强营养。

二诊：2013年05月26日。患者服上方后，大便泄泻每日4次左右，便溏，晨泻减少，面白。舌质淡，无苔，脉细弱。患者老年女性，因久病不愈，湿邪困脾，寒邪伤阳，脾胃阳虚，日久及肾。治应温补脾肾阳气为主，化湿止泻为辅。方药：肉豆蔻12g，补骨脂9g，五味子9g，吴茱萸9g，茯苓12g，泽泻9g，苍术12g，厚朴9g，生姜6g，水煎服，15剂。余治疗同前。

三诊：2013年06月10日。患者复诊，大便日3～4次，质溏，腰膝酸软减轻，活动后气短乏力，面色略好转。舌质淡，苔薄白，脉细弱。脾肾阳虚日久，上方增强温阳补气之功。方药：肉豆蔻12g，补骨脂9g，五味子9g，吴茱萸12g，茯苓12g，泽泻9g，苍术12g，厚朴9g，干姜15g，水煎服，15剂。余治疗同前。

四诊：2013 年 06 月 25 日。患者大便日 3 次左右。舌质淡，苔薄白，脉细弱。守上方不变，继服 1 个月，巩固疗效。

追访一年未再发作，患者对诊治满意，生活如常人。

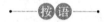

本例泄泻为湿邪困脾，寒邪伤及脾阳，导致脾胃阳气虚弱，影响脾胃正常功能，日久则脾肾阳气虚衰，直接伤及大肠，出现形寒肢冷，黎明腹泻，泻后痛减，大便溏薄。四神丸出自《证治准绳》，方中补骨脂温肾暖脾为君；吴茱萸温中散寒，肉豆蔻温脾暖胃，涩肠止泻为臣，二者相配，脾肾兼治，使命门火足则脾阳得以健运，温阳涩肠之力相得益彰，五味子酸敛固涩，合生姜温胃散寒，大枣补脾养胃，共为佐使。

十、休息痢

肠易激综合征（irritable bowel syndrome，IBS）又称为结肠功能紊乱、结肠痉挛、结肠敏感、痉挛性结肠炎或黏液性结肠炎等。是临床上最常见的一种肠道功能性疾病，是具有特殊病理生理基础的、独立性的肠功能紊乱性疾病。其特点是结肠运动功能或分泌功能异常，对刺激的生理性反应有过度或反常现象，无器质性改变，主要表现是腹痛、便秘或腹泻，或便秘与腹泻交替，粪便中带有大量黏液。中医学对于肠易激综合征并无正式的病名，归属于"休息痢""腹痛""泄泻""便秘""肠郁"等范畴，中医依其症状辨证论治。在张仲景的《伤寒论》、李东垣的《脾胃论》、朱震亨的《丹溪心法》、张介宾的《景岳全书》等论及腹泻、便秘等所使用之方药至今有些皆是中医治疗肠易激综合征的常用方。具体病因包括饮食不节、劳倦过度、外感六淫、情志失调等。宋老常以疏肝、健脾、温肾、调气、滋阴、润肠、通便、补气、固涩、止泻等法收到很好的疗效。

验案一：痛泻要方加减治疗肝郁脾虚型休息痢一例

宋某，女，42 岁。

初诊：2011 年 02 月 03 日。患者以"腹痛腹泻伴胸闷痞满 6 年，加重 2 周"为主诉门诊求治。6 年前因悲伤过度出现腹痛腹泻，未系统治疗，2 周前因情绪过激腹泻症状突然加重，前往某医院就诊，服用枯草杆菌活菌胶囊，效果不佳，遂来我院以求中医治疗。现症见：每因情志波动出现肠鸣腹泻，日行 6 次，便质稀薄，便带黏液脓血，腹痛即泻，泻后痛减，胸闷脘痞，急躁易怒，嗳气，纳眠差。舌边红，苔薄白，脉弦。专科检查：指诊：肛门部痉挛。肠镜：直肠黏膜轻度充血水肿。钡剂灌肠：X 线钡剂灌肠可见结肠充盈迅速及激惹征，无明显肠结构改变。

诊断：中医诊断：休息痢（肝郁脾虚证）

西医诊断：肠易激综合征

治法：抑肝扶脾，理气止痛。

处方：痛泻要方加减：炒白术 18g，炒白芍 15g，防风 10g，陈皮 9g，黄连 12g，木香 12g，炙甘草 6g，15 剂，水煎早晚分服。青黛 20g，儿茶 12g，白及 20g，赤石脂 12g，枯矾 12g，15 剂，煎至 50mL，于临睡前取膝肘卧位保留灌肠。甲硝唑栓（院内制剂）两枚日两次，纳肛。胃肠护腹袋疗法：将约 300g 生姜榨取汁液，把准备好的丝棉浸泡其中，然后将白术、苍术、佩兰、薄荷等制成细粉均匀地撒在丝棉上，24 小时阴干。最后用棉布包裹含药丝棉缝制成肚兜，让患者束在腹部，一个月更换一次。穴位封闭：取天枢、上巨虚，用维生素 B$_1$ 注射液，每穴注射 1mL，15 天一次。合谷、上巨虚、肝俞、脾俞等穴针刺，共 14 次，日一次，每次 30 分钟。

二诊：2011 年 02 月 18 日。患者服上方后，肠鸣腹泻症状明显减轻，大便日 3 次左右，便质溏，偶有黏液脓血，胸闷脘痞症状稍好转，饮食量增加三分之一，睡眠质量差，多梦易醒。舌淡红，苔薄白，脉弦。患者中年女性，长期情志不遂，气机不畅，从而随情志变化而出现腹痛，肝木乘脾，脾失健运，则腹泻不止，泻后气机畅通，则泻后痛减，脾失健运，则胃失和降，故胸闷脘痞。治应调节肝脾气机。方药：白术 15g，白芍 12g，防风 9g，陈皮 9g，炒白术 12g，炒白芍 12g，升麻 9g，黄连 9g，防风 10g，陈皮 6g，水煎服，15 剂。余治疗同前。

三诊：2011 年 03 月 05 日。患者腹痛腹泻症状好转，大便日 2 次左右，便质软，无黏液脓血，饮食后偶尔出现脘痞症状，睡眠质量仍未好转。舌淡红，苔薄白，脉弦。患者肝脾调理得当，唯睡眠差，精神差，上方加安神定志之品。方药：白术 15g，白芍 12g，防风 9g，陈皮 9g，炒白术 12g，炒白芍 12g，升麻 9g，黄连 9g，黄芩 9g，木香 6g，防风 10g，陈皮 6g，水煎服，15 剂。余治疗同前。

追访半年未再发作，患者生活如常人。

····· 按·语 ·····

肠易激综合征是临床上最常见的一种肠道运动功能紊乱性疾病。其特点是肠道壁无结构缺陷，而肠功能呈易激惹性，即整个肠道对刺激的生理反应有过度或反常现象。主要特点为慢性反复发作性腹痛、腹胀、排便习惯和大便性状异常。本病例患者情志失调，肝郁气滞，气机不畅则腹痛，并随情志改变而加重；肝木乘脾则脾失运化，故腹泻；泻后气机暂时调畅，故腹泻后腹痛减轻；气郁不疏，胃失和降，故伴脘痞胸闷，急躁易怒，嗳气少食。多由土虚木乘，肝脾不和，脾失健运所致。治疗以补脾柔肝，祛湿止泻为主。《医方考》说："泻责之脾，痛责之肝；肝则之实，脾则之虚，脾虚肝实，故令痛泻。"其特点是泻必腹痛。痛泻要方出自《景岳全书》，方中白术苦温，补脾燥湿，为君药。白芍酸寒，养血柔肝，缓急止痛，与白术配伍，于土中泻木，为臣药。陈皮辛苦而温，理气燥湿，醒脾和胃，既助白术健脾祛湿，又助白芍顺肝脏疏泄之势，为佐药。防风辛能散肝，香能舒脾，风能胜湿，为脾经引经药，故为佐使药。

验案二：一贯煎加减治疗肠道津亏型休息痢一例

曹某，女，54 岁。

初诊：2011 年 11 月 17 日。患者以"腹痛腹泻伴排便困难 7 年，加重 4 天"为主诉门诊求治。患者 7 年前出现腹痛腹泻，食后加重，排便困难，未予重视，5 天前大便干结难下，4 日未解大便，腹痛加重。伴头痛，失眠，心烦满闷，手心汗出。舌质红，苔燥，脉弦。专科检查：腹部触诊：左下腹可触及条索状包块，有触痛感。专科检查：指诊：肛门部痉挛。肠镜：直肠黏膜轻度充血水肿，可见干粪块。钡剂灌肠：X 线钡剂灌肠可见结肠充盈迅速及激惹征，无明显肠结构改变。

诊断：中医诊断：休息痢（肠道津亏证）

西医诊断：肠易激综合征

治法：滋水清肝，润肠止痛。

处方：一贯煎加减：沙参 15g，麦冬 12g，当归 9g，生地黄 18g，枸杞子 12g，川楝子 6g，黄连 12g，木香 12g，炙甘草 9g，水煎服，15 剂。甲硝唑栓（院内制剂）两枚日两次，纳肛。青黛 20g，柴胡 20g，夏枯草 20g，赤石脂 12g，五倍子 12g，15 剂，煎至 50mL，于临睡前取膝肘卧位保留灌肠。胃肠护腹袋疗法：将约 300g 生姜榨取汁液，把准备好的丝棉浸泡其中，然后将薄荷、藿香、佩兰、艾叶等制成细粉均匀地撒在丝棉上，24 小时阴干。最后用棉布包裹含药丝棉缝制成肚兜，让患者束在腹部，一个月更换一次。穴位封闭：取天枢、上巨虚，用维生素 B$_1$ 注射液，每穴注射 1mL，15 天一次。中脘、太冲、足三里、大肠俞等穴针刺，共 14 次，日一次，每次 30 分钟。

二诊：2011 年 12 月 02 日。患者服用上方后，第二日大便解出，便质渐软，头部隐隐作痛，失眠多梦，手心汗出。舌质红，苔燥，脉弦。患者中老年女性，情志不舒，郁于肝经，久郁化火，肝火上炎，则头痛，失眠，心烦满闷。增强疏肝解郁，清热解毒之功。方药：沙参 15g，麦冬 12g，当归 9g，生地黄 18g，枸杞子 12g，瓜蒌 9g，地骨皮 9g，石斛 6g，知母 12g，石膏 9g，川楝子 6g，水煎服，15 剂。余治疗同前。

三诊：2011 年 12 月 17 日。患者大便两日行一次，便质软，头痛失眠，心烦满闷症状得到缓解，纳眠可。舌淡红，苔黄，脉微弦。方药：沙参 15g，麦冬 12g，当归 9g，生地黄 18g，枸杞子 12g，川楝子 6g，知母 9g，石膏 9g，酸枣仁 12g，水煎服，15 剂。余治疗同前。

追访一年未再发作，患者生活如常人。

> **按语**
>
> 本例患者素体阴虚，情志不舒，则肝郁化火，灼伤津液，故大便硬结难下，为羊屎状；大便不通，气机不畅，故少腹胀痛；肝郁气滞，局部气滞血瘀，故左下腹可触及条索状包块；津液不足、排便不畅则阳明有热，故伴头痛、胸闷、手足汗出。肝藏血，主疏泄，体阴而用阳，喜条达而恶抑郁。肝肾阴血亏虚，肝体失养，则疏泄失常，肝气郁滞，进而横逆犯胃，故胸脘胁痛、吞酸吐苦；肝气久郁，经气不利则生疝气、瘕聚等症；阴虚津液不能上承，故咽干口燥、舌红少津；阴血亏虚，血脉不充，故脉细弱或虚弦。肝肾阴血亏虚而肝气不疏，治宜滋阴养血、柔肝舒郁。一贯煎出自《续名医类案》，方中重用生地黄滋阴养血、补益肝肾为君，内寓滋水涵木之意。当归、枸杞养血滋阴柔肝；北沙参、麦冬滋养肺胃，养阴生津，意在佐金平木，扶土制木，四药共为臣药。佐以少量川楝子，疏肝泄热，理气止痛，复其条达之性，该药性虽苦寒，但与大量甘寒滋阴养血药相配伍，则无苦燥伤阴之弊。诸药合用，使肝体得养，肝气得疏，则诸症可解。

验案三：参苓白术散加减治疗脾胃虚弱型休息痢一例

薛某，男，20 岁。

初诊：2015 年 12 月 05 日。患者以"大便溏薄 3 月余，大便时溏时泻 2 天"为主诉门诊求治。患者 3 个月前无明显诱因出现大便溏薄，未予重视，2 天前因吃一顿冷剩饭，出现大便时溏时泻，便中夹有食物残渣，日 5 次左右，胸脘痞闷，神疲乏力。舌淡，苔白，脉缓弱。专科检查：指诊：肛门部痉挛。肠镜：直肠黏膜轻度充血水肿。钡剂灌肠：X 线钡剂灌肠可见结肠充盈迅速及激惹征，无明显肠结构改变。

诊断： 中医诊断：休息痢（脾胃虚弱证）

西医诊断：肠易激综合征

治法： 健脾益气止泻。

处方： 参苓白术散加减：党参 30g，白茯苓 15g，白术 20g，山药 20g，桔梗 12g，莲子肉 9g，薏苡仁 9g，缩砂仁 12g，白扁豆 12g，炙甘草 9g，15 剂，水煎早晚分服。甲硝唑栓（院内制剂）两枚日两次，纳肛。青黛 20g，黄芪 20g，白及 20g，赤石脂 12g，五倍子 12g，15 剂，煎至 50mL，于临睡前取膝肘卧位保留灌肠。胃肠护腹袋疗法：将约 300g 生姜榨取汁液，把准备好的丝棉浸泡其中，然后将白术、苍术、佩兰、艾叶等制成细粉均匀地撒在丝棉上，24 小时阴干。最后用棉布包裹含药丝棉缝制成肚兜，让患者束在腹部，一个月更换一次。穴位封闭：取天枢、上巨虚，用维生素 B_1 注射液，每穴注射 1mL，15 天一次。中脘、大肠俞、足三里、脾俞等穴针刺，共 14 次，日一次，每次 30 分钟。

二诊： 2015 年 12 月 15 日。患者服上方后，腹泻症状缓解，便质依然溏薄，每日 3～4 次，上腹隐隐作痛，面色萎黄，偶感乏力。舌淡，苔白，脉缓弱。患者脾胃虚弱，进食冷馊之品，运化失职，脘闷纳呆，脾虚日久，阳气虚弱，故面色萎黄，乏力。方药：莲子肉 9g，薏苡仁 9g，砂仁 6g，桔梗 6g，白扁豆 12g，白茯苓 15g，党参 15g，甘草 9g，白术 15g，山药 15g，干姜 9g，肉桂 12g，水煎服，15 剂。余治疗同前。

三诊： 2015 年 12 月 30 日。患者大便成形，质软，每日 2 次左右，腹痛，乏力等症状消失，面色红润。舌淡红，苔薄白，脉缓。患者病情基本好转，嘱其饮食清淡，为巩固疗效，守方不变，14 剂。余治疗同前。

追访一年，患者未再出现腹痛腹泻等症状，生活如常人。

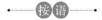

该例患者素体虚弱，感受外邪，脾虚运化失司，故大便时溏时泻，水谷不化，稍进冷馊食物则大便次数明显增多；运化不行，水湿内停，故脘闷不舒；脾虚日久，气血不足，故伴面色萎黄，精神疲惫。参苓白术散出自《太平惠民和剂局方》，本方用四君子汤以补气健脾为主，加入和胃理气渗湿之品，标本兼顾。若脾阳虚衰，阴寒内盛，腹中冷痛，手足不温，宜用附子理中丸（《太平惠民和剂局方》）：炮附子、人参、白术、炮姜、炙甘草，加吴茱萸、肉桂以温中散寒。如兼有余热未清可加黄连或胡黄连。脓血便较重者加白头翁、秦皮、黄柏、血余炭。亦可用纯阳真人养脏汤。

验案四：附子理中汤合四神丸加减治疗脾肾阳虚型休息痢一例

伏某，男，61岁。

初诊：2014年04月09日。患者以"肠鸣腹泻1月余"为主诉门诊求治。1个月前受凉感冒后出现肠鸣腹泻，日行5次左右，每次腹泻之前脐周隐隐作痛，泻后痛减，腰膝酸软，体倦乏力，不能从事体力劳动。舌淡，苔白，脉沉细。专科检查：指诊：肛门部痉挛。肠镜：直肠黏膜轻度充血水肿。钡剂灌肠：X线钡剂灌肠可见结肠充盈迅速及激惹征，无明显肠结构改变。

诊断：中医诊断：休息痢（脾肾阳虚型）

西医诊断：肠易激综合征

治法：温补脾肾，固涩止泻。

处方：附子理中汤合四神丸加减：炮附子9g，党参20g，白术15g，茯苓12g，补骨脂15g，肉豆蔻6g，五味子12g，吴茱萸9g，厚朴10g，山药30g，炮姜6g，砂仁6g，黄柏炭9g，陈皮10g，炙甘草6g，15剂，水煎早晚分服。甲硝唑栓（院内制剂）两枚日两次，纳肛。青黛20g，肉桂12g，白及20g，赤石脂12g，白术12g，15剂，煎至50mL，于临睡前取膝肘卧位保留灌肠。胃肠护腹袋疗法：将约300g生姜榨取汁液，把准备好的丝棉浸泡其中，然后将白术、苍术、佩兰、艾叶等制成细粉均匀地撒在丝棉上，24小时阴干。最后用棉布包裹含药丝棉缝制成肚兜，让患者束在腹部，一个月更换一次。穴位封闭：取天枢、上巨虚，用维生素B$_1$注射液，每穴注射1mL，15天一次。关元、气海、肾俞、脾俞等穴针刺，14次，日一次，每次30分钟。

二诊：2014年04月24日。患者服上方后，腹泻症状减轻，每日3次左右，腰膝酸软，体倦乏力症状稍有缓解。舌淡，苔白，脉细。患者老年男性，素体阳虚，阳虚不能温煦脾土，不能蒸化水液，从而腹泻连连；阳虚及肾，凡感受冰凉，即肠鸣腹痛，阴寒排除，则泻后即安。方药：熟附子9g，党参15g，白术12g，茯苓12g，补骨脂15g，肉豆蔻6g，五味子12g，吴茱萸3g，厚朴10g，山药30g，炮姜6g，砂仁6g，黄柏炭9g，陈皮10g，艾叶15g，灶心土9g，甘草6g，水煎服，15剂。余治疗同前。

追访一年未再复发，生活如常人。

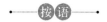

该病例中，患者肾阳虚衰，不能温煦脾土，而黎明之前阳气未振，阴寒较盛，故脐周作痛，肠鸣即泻，泻后则安；腰膝酸软、舌淡苔白、脉沉细均为脾肾阳虚之象。附子理中汤出自《三因极一病证方论》，方中补骨脂、吴茱萸、肉豆蔻、五味子取四神丸之意，温肾暖脾，涩肠止泻；党参、白术、茯苓、甘草益气健脾，与温中暖肠胃的熟附子、干姜、吴茱萸配合，运脾土，振奋中阳，中阳振复，升发运转，可使清升浊降，肠胃功能恢复正常；陈皮、砂仁理气健脾开胃；厚朴调气导滞；黄柏炭清化湿热毒邪，又苦以坚阴；甘草、大枣益气和中，调和诸药。上药合用，脾肾两补，温中寓涩，调气导滞，兼能清化湿热毒邪，使肠胃功能协调。

验案五：疏肝健脾法治疗休息痢一例

王某，女，37岁。

初诊：2016年06月23日。患者以"间断性腹泻3年余"为主诉门诊求治，3年前，患者暴怒后出现大便日行3～7次，糊状便，无明显黏液脓血，此后每遇情绪波动即腹痛，肠鸣，泄泻，糊状便，无明显黏液脓血，泻后痛减，前往当地卫生院求治，按结肠炎给予对症治疗，效果欠佳，为求系统治疗，故今日来我院求治。

刻诊：神志清，精神尚可，大便日行3～7次，糊状便，无明显黏液脓血，遇情绪波动即腹痛，肠鸣，泄泻，糊状便，无明显黏液脓血，泻后痛减，伴急躁易怒，嗳气少食，舌红，苔薄白，脉弦。专科检查：指诊：肛门部痉挛；结肠镜：横结肠黏膜轻度充血水肿；气钡双重造影显示：结肠充盈迅速及激惹征，无明显病理改变。

诊断：中医诊断：休息痢病（肝郁脾虚证）

西医诊断：肠易激综合征

治法：疏肝健脾，理气止泻。

处方：宋光瑞经验方：陈皮20g，白术15g，党参12g，白芍12g，防风12g，延胡索9g，川楝子9g，乌梅10g，木瓜9g，炙甘草6g。甲硝唑栓（院内制剂）两枚日两次，纳肛。青黛20g，柴胡20g，白术20g，赤石脂12g，五倍子12g，15剂，煎至50mL，于临睡前取膝肘卧位保留灌肠。胃肠护腹袋疗法：将约300g生姜榨取汁液，把准备好的丝棉浸泡其中，然后将薄荷、白术、佩兰、艾叶等制成细粉均匀地撒在丝棉上，24小时阴干。最后用棉布包裹含药丝棉缝制成肚兜，让患者束在腹部，一个月更换一次。穴位封闭：取天枢、上巨虚，用维生素 B₁ 注射液，每穴注射 1mL，15 天一次。脾俞、太冲、足三里、大肠俞等穴针刺，共 14 次，日一次，每次 30 分钟。嘱患者清淡饮食，多饮水，多吃水果蔬菜，少食辛辣刺激食物，多活动，调畅情志。

二诊：2016 年 07 月 10 日。服上方 15 剂，神志清，精神可，大便日行 2～3 次，糊状便，无明显黏液脓血，腹痛、肠鸣、泄泻规律，嗳气消失，纳可，继服上药 1 个月，患者大便日行 1～3 次，稍成形，腹痛、肠鸣、泄泻消失。

回访患者无明显症状。

按语

患者平素情志失调，致肝郁气滞，肝脾不和，引起肠道气机不利，传导失司而发病；肝郁气滞、气机不畅则腹痛，并随情志改变而加重；肝木乘脾则脾失运化，故腹泻；泻后气机暂时调畅，故腹泻后腹痛减轻；气郁不舒，胃失和降，故急躁易怒，嗳气少食。伴急躁易怒，嗳气少食，舌红，苔薄白，脉弦，一派肝郁脾虚之象，故四诊合参，辨证为肝郁脾虚。宋老认为本案患者平素性情易怒而常郁，病由情生，症以郁加，郁久肝木克脾土，情志不舒则肝郁不解，脾土不健则泄泻难除，故以疏肝健脾，理气止泻为法，方中炒白术、党参补脾以治土虚；白芍柔肝缓急止痛以抑肝旺；陈皮、防风散肝郁，疏理脾气；延胡索、川楝子理气止痛；乌梅、木瓜固肠以止泻；炙甘草调和诸药，诸药合用，肝郁解而气机畅，脾土健而泄泻止。

验案六：滋水清肝法治疗休息痢一例

侯某，女，51 岁。

初诊：2007 年 03 月 24 日。患者以"大便干结 3 年"为主诉门诊求治，3 年前，患者经断前后出现大便 3～5 日一次，便质硬如羊屎，排出困难，每遇情绪波动而发，进食辛热则症重，前往多地以便秘治疗，给予通便药物，服药症缓，停药继发，致患者烦闷不已，经人介绍遂来我院求治。刻诊：神志清，精神差，纳眠差，大便 2～6 日一次，便质硬如羊屎，排出困难，伴有烦闷，小便黄，舌质红，苔黄燥，脉弦。专科检查：视诊：肛门口无明显异常；肛门直肠指诊：进指顺利，肠腔灼热，可触及干硬大便；结肠镜：横结肠黏膜轻度充血水肿；气钡双重造影显示：结肠充盈迅速及激惹征，无明显病理改变。

诊断：中医诊断：休息痢（肠道津亏证）

西医诊断：肠易激综合征

治法：滋水养肝、润肠通便。

处方：宋光瑞经验方：生地 15g，麦冬 15g，当归 12g，黄芪 12g，升麻 12g，川楝子 9g，陈皮 9g，火麻仁 10g，郁李仁 10g，炒山楂 9g，炒神曲 9g，炙甘草 6g，15剂，水煎服，早晚温服。甲硝唑栓（院内制剂）两枚日两次，纳肛。青黛 20g，柴胡 20g，夏枯草 20g，赤石脂 12g，五倍子 12g，15 剂，煎至 50mL，于临睡前取膝肘卧位保留灌肠。胃肠护腹袋疗法：将约 300g 生姜榨取汁液，把准备好的丝棉浸泡其中，然后将薄荷、藿香、佩兰、艾叶等制成细粉均匀地撒在丝棉上，24 小时阴干。最后用棉布包裹含药丝棉缝制成肚兜，让患者束在腹部，一个月更换一次。穴位封闭：取天枢、上巨虚，用维生素 B_1 注射液，每穴注射 1mL，15 天一次。中脘、太冲、足三里、大肠俞等穴针刺，共 14 次，日一次，每次 30 分钟。

二诊：2017 年 04 月 10 日。服上方 15 剂，神志清，精神稍好，纳眠好转，大便便质仍干硬，2～5 日一次，排出较前顺畅，仍烦闷，小便不黄，舌质红，苔黄稍燥。嘱患者多饮水，多吃蔬菜水果，调畅情志，多参加户外活动。守上方，继续治疗15 天。

三诊：2017 年 04 月 25 日。服上方 15 剂，神志清，精神好，纳眠可，大便便质稍干，2～3 日一次，排出较前顺畅，烦闷减轻，小便不黄，舌质红，苔黄稍燥。嘱患者多饮水，多吃蔬菜水果，调畅情志，多参加户外活动。续服上药 1 个月，患者大便稍干不硬，日行 1 次，排出通畅，无明显烦闷，舌质红，苔薄，脉渐缓。继服 7剂，以巩固疗效。

回访 2 年，患者未再发作。

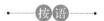

按语

　　患者经断前后，肝气失疏，情绪不定，致肝郁气滞，肝脾不和，引起肠道气机不利，传导失司而发病；患者平素喜食辛热食物，致使肠道热聚伤津，津伤肠燥故大便秘结不通，气郁而发作，遇热而加重；肝郁故烦闷及眠差，便结则纳呆神不佳，津少则尿少而色黄。伴舌质红，苔黄燥，脉弦，一派肠道津亏之象，故四诊合参，辨证为肠道津亏。宋老认为，本案患者经断前后，经血渐亏，肝木失濡养，情志发无常，虽症由津亏肠燥，而病本在肝木不畅，故不能见秘通秘，而应以滋阴润肠而解其标，养肝畅志方消病本。方中生地、麦冬、当归滋阴养血，润肠道而通便秘，涵肝木以解郁滞；黄芪、升麻补气，气足则阴津生化有源；川楝子、陈皮理气解郁，火麻仁、郁李仁润肠通便，炒山楂、炒神曲健胃消食；炙甘草调和诸药。

验案七：乌梅丸加减治疗寒热夹杂型休息痢一例

陈某，女，54 岁。

初诊： 2015 年 03 月 01 日。患者以"大便异常 6 年余，加重半月"为主诉门诊求治。6 年前无明显诱因出现大便困难与腹泻交替出现，初起症状轻，日 3 次左右，未予以重视，半月前受凉后突然腹泻不止，日 8 次左右，便下黏液泡沫，而后便秘黏腻难出，胸中烦闷，口中黏腻，纳眠差。舌红，苔腻，脉弦滑。专科检查：指诊：肛门部痉挛。肠镜：直肠黏膜轻度充血水肿。钡剂灌肠：X 线钡剂灌肠可见结肠充盈迅速及激惹征，无明显肠结构改变。

诊断： 中医诊断：休息痢（寒热夹杂证）

西医诊断：肠易激综合征

治法： 疏肝理肠，寒热平调。

处方： 乌梅丸加减：乌梅 24g，细辛 3g，黄连 18g，木香 16g，黄柏 18g，干姜 30g，炮附子 18g，桂枝 12g，党参 12g，当归 12g，炙甘草 9g，15 剂，水煎早晚分服。甲硝唑栓（院内制剂）两枚日两次，纳肛。青黛 20g，柴胡 20g，白及 20g，赤石脂 12g，五倍子 12g，15 剂，煎至 50mL，于临睡前取膝肘卧位保留灌肠。胃肠护腹袋疗法：将约 300g 生姜榨取汁液，把准备好的丝棉浸泡其中，然后将肉桂、白术、苍术、艾叶等制成细粉均匀地撒在丝棉上，24 小时阴干。最后用棉布包裹含药丝棉缝制成肚兜，让患者束在腹部，一个月更换一次。穴位封闭：取天枢、上巨虚，用维生素 B₁ 注射液，每穴注射 1mL，15 天一次。关元、肾俞、足三里、脾俞、大肠俞等穴针刺，共 14 次，日一次，每次 30 分钟。嘱患者注意休息，加强营养。

二诊： 2015 年 03 月 16 日。患者腹泻症状减轻，泻下清稀，夹有食物残渣，日 5～6 次，便秘症状消失，胸脘痞闷，腹部隐隐作痛，泻后痛减，不欲饮食，食后腹胀加重，眠差。舌淡，苔白腻，脉弦。患者中老年女性，时值更年期，中焦虚寒，故腹痛腹泻，泻后痛减；再胃中谷食不得腐化，便出食物残渣。方药：乌梅肉 12g，细辛 18g，干姜 30g，炙附子 18g，桂枝 12g，党参 12g，当归 12g，水煎服，15 剂。余治疗同前。

三诊： 2015 年 04 月 01 日。患者服上方后，症状得到良好控制，腹泻日 3 次左右，偶尔大便成形，腹部疼痛不明显，纳眠可。守上方不变，继服 7 剂，以巩固疗效。

追访一年未再出现上述不适，生活如常人。

恼怒忧思等情绪因素刺激可影响肝之疏泄，肝郁日久失于疏泄则气机不利，血行亦随之瘀结，久病入络可见病情加重，除见泄泻或便秘等肠易激综合征症状外，还伴有少腹胀满且疼痛部位相对固定，其腹胀腹痛每于情志不畅时加重等情况。气行则血行，气滞则血亦滞，因此气滞常可导致血瘀。素体阳虚，阳气不足，无力推动血行，血脉不畅遂成瘀滞；湿邪日久，阻滞气机，也可致血行不畅而留瘀；肝郁脾虚日久，脾气亏虚，气虚而推动无力亦可导致血瘀。肠易激综合征之血瘀论并非指具体形成的瘀血肿块，而是指肠易激综合征的久病不愈，由浅入深的发展而影响血行，呈现一种瘀滞之象，即叶天士所谓的"久病从瘀"。瘀血阻滞肠中，气机不通则痛，故可见腹胀、腹痛；瘀血阻滞气机，大肠失于传导，故可见便秘或腹泻；瘀血阻络，肠道失荣而传导失司，则可见便秘与腹泻交替发生。本病例中，患者中焦虚寒，故烦闷不欲食，便下黏液泡沫；下焦湿热，故便下黏液不畅，舌红苔腻，脉弦滑；寒热错杂，故腹泻与便秘交作。乌梅丸出自《伤寒论》，方中乌梅酸温安蛔，涩肠止痢，为君药。花椒、细辛性味辛温，辛可伏蛔，温能祛寒并用，共为臣药。附子、干姜、桂枝温脏祛寒；人参、当归养气血，共为佐药。全方共奏缓肝调中，清上温下之功。

十一、疫毒痢

肠阿米巴病，又称阿米巴痢疾，是由溶组织内阿米巴所致的肠道感染，属国家乙类传染病。好发部位是回盲部，临床典型表现为果酱样大便，内镜下有烧瓶样溃疡，粪便镜检发现有活力的阿米巴滋养体。在中医学中可归属为"疫毒痢"范畴，认为人体因饮食不洁，误食馊腐不洁食物而染虫，邪蕴肠腑，每因人体正气不乖，内外交感而发病，疫毒弥漫，熏灼肠道，搏结气血，夹糟粕积滞于肠道，传导功能失司，脂络形体受伤，腐败化为脓血而发病，病位在肠腑，与中土脾胃功能密切相关，病久还可涉及肾脏。治疗上有两个基本目标：①治愈肠内外的侵入性病变。②清除肠腔中的包囊。但当前西药存在着用药单一、耐药明显、副作用大的问题。若及时治疗，预后良好，若并发肠出血、肠穿孔、弥漫性腹膜炎及有肝、肺、脑部转移性脓肿者，则预后较差；有并发症和治疗不彻底者易复发，因此治疗后粪检原虫应持续半年左右，以便及早发现可能的复发。

验案一：白头翁汤治疗热毒蕴结痢疾一例

徐某，男，46岁。

初诊：2008年08月21日。患者下痢脓血2天，加重半天。身困乏力7天，纳差。3天前连吃两顿剩饭，饭有腐味，同日又食用生黄瓜，次日开始腹痛、腹胀、干呕、里急后重，开始腹泻，脓血渐多，大便频数，质黏稠如胶冻，肛门有灼热感，小便黄，舌红，苔厚腻微黄，脉滑微数。查粪便原虫镜检：发现有活力的阿米巴原虫滋养体；电子结肠镜提示：回盲部黏膜充血水肿，有散在针尖样大小溃疡。

诊断：中医诊断：痢疾（湿热蕴结证）

西医诊断：溃疡性结肠炎

治法：清热解毒，凉血止痢。

处方：白头翁汤加减：白头翁20g，黄柏12g，黄连12g，木香12g，秦皮9g，炙甘草9g。10剂，每日2剂，水煎温服，每4小时服汤剂1次，禁食24小时后改为无渣流食。甲硝唑栓（院内制剂）两枚日两次，纳肛。青黛20g，鸦胆子10g，白及20g，赤石脂12g，五倍子12g，15剂，煎至50mL，于临睡前取膝肘卧位保留灌肠。胃肠护腹袋疗法：将约300g生姜榨取汁液，把准备好的丝棉浸泡其中，然后将大黄、黄芩、黄连、黄柏等制成细粉均匀地撒在丝棉上，24小时阴干。最后用棉布包裹含药丝棉缝制成肚兜，让患者束在腹部，一个月更换一次。穴位封闭：取天枢、上巨虚，用维生素B$_1$注射液，每穴注射1mL，15天一次。合谷、曲池、脾俞、大肠俞等穴针刺，共14次，日一次，每次30分钟。

二诊：2008年08月31日。患者复诊：下痢脓血停止，里急后重减轻，时有轻微腹痛，稍有食欲，舌淡苔微厚腻，脉已平缓。此时痢疾之毒已基本消解，但胃肠之湿热尚未清解，胃气尚未得复，治则当清解中焦湿热与调理胃肠之气并用，仍用白头翁汤加减，具体药用如下：白头翁9g，黄连9g，木香6g，陈皮12g，苍术9g，白扁豆20g，淡竹叶6g，茯苓10g，木通6g，白术10g，川楝子10g，甘草6g，10剂，水煎服，每日1剂。继续食用无渣流食。余治疗同前。

三诊：2008年09月10日。患者电话告知诸症消失，宋老嘱其继续上方应用21天。注意饮食清洁，勿食生冷，勿饮酒。

1个月后随访，生活如常人。

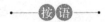

疫毒痢病机重点是疫毒客体，邪盛于内，疫毒之邪充滞胃肠，水谷不化，又与胃肠之血相结，毒物、败食、腐血夹杂而下。白头翁汤出自《伤寒论》，本方是治热痢下重的主要方剂。治宜清热解毒，凉血止痢。方中白头翁清血分之热，为热毒赤痢之要药，《本经》谓其主"逐血止痢"，《别录》称其"止毒痢"，为君药；黄连、黄柏清热解毒，坚阴止痢；秦皮清肝热，止热痢，共为辅佐药。合而成方，则力专效宏，能清热解毒，凉血止痢。

验案二：清解疫毒法治疗疫毒痢一例

祁某，男，32 岁。

初诊：2010 年 10 月 20 日，患者以"间断性腹痛、腹泻、黏液脓血便 10 年余"为主诉门诊求治，患者腹痛、腹泻、黏液脓血便 10 余年，被多家医院诊为"溃疡性结肠炎"，经数年治疗，效果不佳，经人介绍来我院求治。刻诊：下痢时发时止，日久难愈，常因饮食不当、感受外邪或劳累而诱发。发作时，大便次数增多，便中带有赤白粘冻，腹痛，里急后重，症状一般不及初痢、暴痢程度重，休止时，常有腹胀食少，倦怠怯冷，舌质淡苔腻，脉濡软或虚数。查粪便原虫镜检：发现有活力的阿米巴原虫滋养体；电子结肠镜提示：回盲部黏膜充血水肿，有散在针尖样大小溃疡。

诊断：中医诊断：休息痢（正虚邪恋证）

西医诊断：肠阿米巴病（慢性型急性发作）

治法：温中清肠，调气化滞。

处方：宋光瑞经验方：党参 20g，白术 15g，干姜 9g，黄连 9g，黄柏 9g，白头翁 9g，木香 9g，槟榔 6g，当归 12g，熟地 9g，苍术 9g，草果 6g，炙甘草 9g。每日一剂，水煎两次，每次约 200mL 药液温服。奥硝唑片，每次 0.5g(2 片)，早晚一次。甲硝唑栓（院内制剂）两枚日两次，纳肛。青黛 20g，生大黄 6g，白术 20g，赤石脂 12g，五倍子 12g，15 剂，煎至 50mL，于临睡前取膝肘卧位保留灌肠。胃肠护腹袋疗法：将约 300g 生姜榨取汁液，把准备好的丝棉浸泡其中，然后将白术、苍术、佩兰、艾叶等制成细粉均匀地撒在丝棉上，24 小时阴干。最后用棉布包裹含药丝棉缝制成肚兜，让患者束在腹部，一个月更换一次。穴位封闭：取天枢、上巨虚，用维生素 B_1 注射液，每穴注射 1mL，15 天一次。中脘、大肠俞、足三里、脾俞等穴针刺，共 14 次，日一次，每次 30 分钟。

二诊：2010 年 11 月 06 日，服上方 15 剂，经治疗症状明显缓解，下痢次数减少，便中带有赤白粘冻量减少,腹痛减轻,里急后重,倦怠怯冷,舌质淡苔腻,脉濡软。继服上药 1 个月,症状基本消失,回访患者无明显症状。

●┄┄┄（按语）┄┄┄●

　　宋老认为本病证为患者体质素虚,或治疗不彻底,或收涩过早,致正虚邪恋,虚实互见,寒热错杂,使病情迁延难愈,时发时止的休息痢。症见:下痢时发时止,日久难愈,常因饮食不当、感受外邪或劳累而诱发。发作时,大便次数增多,便中带有赤白粘冻,腹痛,里急后重,症状一般不及初痢、暴痢程度重,休止时,常有腹胀食少,倦怠怯冷,舌质淡苔腻,脉濡软或虚数。本证正虚邪恋,寒热错杂,病情迁延难愈,症状时发时止,不温中则阳虚不复,非清肠则燥热不除,腑气不调则便脓不止,气机不畅则后重难消,故治当温中清肠、调气化滞。方中党参、白术温中健脾,重用为君;干姜、甘草以助君药,为臣;黄连、黄柏、白头翁清除肠中余热,木香、槟榔调气行滞,当归、熟地补血和血,苍术、草果温中化湿,以俾行血则便脓自愈、调气则后重自除,为佐;炙甘草补中兼以调和诸药,为使。

十二、便秘

　　便秘是指由于大肠的形态、动力、肠腔内微生态、自主神经功能调节、直肠周围组织的变化等,影响肠腔内容物顺利排出,粪便在肠管内通过困难,运出时间延长,排出次数减少,粪便硬结,便排出有所痛苦的一个症状,如排便习惯改变、有排便不尽或不爽感,甚至需用手法帮助排便;大便的性质为干硬大便或成形软便。《伤寒论》中有"阳结""阴结"及"脾约"等名称,后世根据病因病机不同,又有"热秘""气秘""虚秘""冷秘"等分类。脾约、阴结、阳结、秘涩、秘结或大便涩滞、大便难均是便秘的别称。中医认为便秘的病因是多方面的,其中主要有外感寒热之邪,内伤饮食情志,病后体虚,阴阳气血不足等。本病病位在大肠,并与脾胃肺肝肾密切相关。脾虚传送无力,糟粕内停,致大肠传导功能失常,而成便秘;胃与肠相连,胃热炽盛,下传大肠,燔灼津液,大肠热盛,燥屎内结,可成便秘;肺与大肠相表里,肺之燥热下移大肠,则大肠传导功能失常,而成便秘;肝主疏泄气机,若肝气郁滞,则气滞不行,腑气不能畅通;肾主五液而司二便,若肾阴不足,则肠道失润,若肾阳不足则大肠失于温煦而传送无力,大便不通,均可导致便秘。宋老经常应用泄热、导滞、润肠、顺气、温里、散寒、益气、滋阴、温阳、养血等法收到不错的疗效。

验案一：麻子仁丸加减治疗胃肠蕴热型便秘一例

梁某，女，65岁。

初诊：2013年04月19日。患者以"大便干结十余年，加重一周"为主诉门诊求治，十年前出现大便困难症状，当时未在意。一周前大便干结难下，脘腹胀满，心烦，发热，小便短赤，频数，纳差，眠可。舌红，苔黄燥，脉滑数。

诊断：中医诊断：便秘（胃肠蕴热证）

西医诊断：便秘

治法：泻热导滞，润肠通便。

处方：麻子仁丸加减：麻子仁20g，芍药9g，枳实9g，大黄12g，厚朴9g，杏仁10g，15剂，水煎早晚分服。通便栓（院内制剂，成份有液体石蜡、大黄、芒硝等）两枚日两次，纳肛。导便液（宋光瑞经验方，成份有皂角12g，鹅不食草12g，生大黄6g，细辛3g）15剂，煎至50mL，于晨起取膝肘卧位灌肠。将大黄3g，芒硝1g等制成细粉，用陈醋调制成糊状，敷于肚脐，纱布覆盖粘贴，隔日一次。中脘、大肠俞、天枢、脾俞等穴针刺，共14次，日一次，每次30分钟。

二诊：2013年05月05日。患者服上方后，诉用药第三天大便排出，脘腹胀满症状缓解，仍有心烦，小便频数，短赤，纳差，眠可。舌红，苔黄，脉滑数。考虑患者为老年女性，且长期便秘，给予滋阴生津之法。方药：麻子仁20g，芍药9g，枳实9g，大黄12g，厚朴9g，杏仁10g，生地12g，玄参9g，石斛12g，水煎服，15剂。余治疗同前。

三诊：2013年05月20日。患者前来复诊，诉大便2日行一次，脘腹胀满、心烦、发热等症状基本消失，小便数，色黄。舌淡红，苔淡黄，脉滑。生活基本不受影响，为巩固疗效，守上方不变，继服15天。余治疗同前。

1个月后随访，生活如常人。

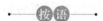

该患者素体阳盛，肠胃积热，耗伤津液，肠道干涩失润，粪质干燥，难于排出，从而大便干结难下，形成所谓"热秘"。如《景岳全书·秘结》曰："阳结证，必因邪火有余，以致津液干燥。"胃为水谷之海，肠为传导之官，若肠胃积热，耗伤津液，则大便干结。热伏于内，脾胃之热熏蒸于上，故见口干口臭。热积肠胃，腑气不通，故腹胀腹痛。身热面赤，亦为阳明热盛之候。热移膀胱，则小便短赤。苔黄燥为热已伤津化燥，脉滑数为里实之征。本证多由胃有燥热，脾津不足所致。治疗以润肠泻热，行气通便为主。麻子仁丸出自《伤寒论》，《伤寒论》称之为"脾约"。成无己说："约者，约结之约，又约束也。经曰：脾主为胃行其津液者也，今胃强脾弱，约束津液不得四布，但输膀胱，致小便数而大便硬，故曰其脾为约。"方中麻子仁性味甘平，质润多脂，功能润肠通便，是为君药。杏仁上肃肺气，下润大肠；白芍养血敛阴，缓急止痛为臣。大黄、枳实、厚朴即小承气汤，以轻下热结，除胃肠燥热为佐。蜂蜜甘缓，既助麻子仁润肠通便，又可缓和小承气汤攻下之力，以为佐使。

验案二：六磨汤加减治疗肝脾不调型便秘一例

曾某，女，52岁。

初诊：2010年10月02日。患者以"大便不爽5年余"为主诉门诊求治，五年来，大便困难，有解不净感，每临厕后，都便后不爽，肠鸣矢气，腹部胀痛，偶有嗳气，口苦咽干，小便黄，纳眠差。舌红，苔腻，脉弦。

诊断：中医诊断：便秘（肝脾不调证）

西医诊断：便秘

治法：顺气导滞。

处方：六磨汤加减：槟榔15g，沉香12g，木香12g，乌药9g，大黄12g，枳壳12g，水煎服，15剂。通便栓（院内制剂）两枚日两次，纳肛。导便液（宋光瑞经验方，成份有皂角12g，鹅不食草12g，生大黄6g，细辛3g）15剂，煎至50mL，于晨起灌肠。将大黄3g，芒硝1g等制成细粉，用陈醋调制成糊状，敷于肚脐，纱布覆盖粘贴，隔日一次。太冲、大肠俞、天枢、脾俞等穴针刺，共14次，日一次，每次30分钟。

二诊：2010年10月17日。患者服上方后，诉腹部胀痛症状减轻，大便仍排除费力，但不净感稍有好转，口苦咽干，小便黄。舌红，苔薄腻，脉弦。此为气机郁滞，日久化火之象。方药：槟榔15g，沉香12g，木香12g，乌药9g，大黄12g，枳壳12g，黄连12g，黄芩12g，柴胡9g，青皮9g，白芍9g，甘草6g，水煎服，15剂。余治疗同前。

三诊：2010年11月03日。患者前来复诊，诉大便后不净感消失，偶感腹部胀痛，小便偏黄，纳可，眠差。方药：槟榔15g，沉香12g，木香12g，乌药9g，大黄

12g，枳壳 12g，神曲 9g，麦芽 12g，甘草 6g，水煎服，15 剂。余治疗同前。

追访一年未再发病，生活如常人。

·——（按语）·——

气机郁滞，忧愁思虑，脾伤气结；或抑郁恼怒，肝郁气滞；或久坐少动，气机不利，均可导致腑气郁滞，通降失常，传导失职，糟粕内停，不得下行，或欲便不出，或出而不畅，或大便干结而成气秘。宋老临床上多告诫我们，中医讲究脏腑辨证，该病例是一个典型的肝郁患者。肝主疏泄气机，肝气郁滞，则气滞不行，腑气不能畅通，故大便不爽；肝郁化火，炼液伤津，故口苦咽干；肝气横逆犯脾，脾气不舒，运化失职，糟粕内停，则腹部胀痛。六磨汤出自《证治准绳》，方中木香调气，乌药顺气，沉香降气，三药气味辛通，能入肝脾以解郁调气；大黄、槟榔、枳实破气行滞；柴胡、青皮、白芍疏肝理气解郁；神曲、麦芽消食和胃畅中；甘草调和众药。诸药配合，具有顺气导滞，降逆通便之功效。

验案三：温脾汤合半硫丸加减治疗脾肾阳虚型便秘一例

谢某，女，68 岁。

初诊： 2009 年 01 月 30 日。患者以"大便困难 20 余年，加重 2 周"为主诉门诊求治。20 年前，出现大便困难，自服蜂蜜后稍有缓解，两周前大便困难加重，服蜂蜜后无效，腹部胀满，拘急冷痛，手足不温，怕冷，呃逆，腰膝酸软，小便清长，面白，精神差，纳眠差。舌红，苔白腻，脉弦紧。

诊断： 中医诊断：便秘（脾肾阳虚证）

西医诊断：便秘

治法： 温里散寒，通便止痛。

处方： 温脾汤合半硫丸加减：大黄 18g，党参 20g，干姜 12g，炮附子 12g，半夏 12g，陈皮 12g，硫黄 6g，炙甘草 12g，15 剂，水煎早晚分服。通便栓（院内制剂）两枚日两次，纳肛。导便液，15 剂，煎至 50mL，于晨起取膝肘卧位灌肠。将大黄 3g，芒硝 1g 等制成细粉，用陈醋调制成糊状，敷于肚脐，纱布覆盖粘贴，隔日一次。关元、大肠俞、天枢、肾俞等穴针刺，共 14 次，日一次，每次 30 分钟。

二诊： 2009 年 02 月 15 日。患者服上方后，大便困难日渐缓解，胁痛，怕冷，精神欠佳，舌红，苔白腻，脉弦。患者肝气郁滞，给予方中增加疏肝解郁之品。方药：大黄 18g，党参 12g，干姜 9g，附子 12g，半夏 12g，硫黄 3g，甘草 6g，陈皮

12g，木香 12g，枳实 9g，川楝子 9g，水煎服，15 剂。余治疗同前。

三诊：2009 年 03 月 01 日。患者前来复诊诉：大便日行一次，腹部胀满症状消失，偶有胁痛，精神较前好转，纳可，眠差，舌淡红，苔薄腻，脉弦。上方疗效明确，不做加减。继服 21 剂。

一个月后，电话访问患者，诉以上症状基本消失，生活如常人。

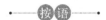

中医讲的冷秘大体分为外感和内伤两种，阴寒从外而入内，或者阴寒自内而生皆可致秘。阴寒积滞，恣食生冷，凝滞胃肠；或外感寒邪，直中肠胃；或过服寒凉，阴寒内结，均可导致阴寒内盛，凝滞胃肠，传导失常，糟粕不行，而成冷秘。如《金匮翼·便秘》曰："冷秘者，寒冷之气，横于肠胃，凝阴固结，阳气不行，津液不通。"该例患者，阳气虚衰，寒自内生，肠道传送无力，故大便艰涩，排出困难。阴寒内盛，气机阻滞，故腹中冷痛，喜热怕冷。阳虚温煦无权，故四肢不温，腰膝酸冷，小便清长。面色白，舌淡苔白，脉沉迟，均为阳虚内寒之象。温脾汤出自《千金备急方》，方中附子配大黄为君，用附子之大辛大热温壮脾阳，解散寒凝，配大黄泻下已成之冷积。芒硝润肠软坚，助大黄泻下攻积；干姜温中助阳，助附子温中散寒，均为臣药。党参、当归益气养血，使下不伤正为佐。甘草既助人参益气，又可调和诸药为使。诸药协力，使寒邪去，积滞行，脾阳复。半硫丸出自《太平惠民和剂局方》，方中以半夏和胃而通阴阳，硫黄益火消阴，润肠滑便，然后胃与大肠皆得复其常，所谓六腑皆以通为用也。

验案四：黄芪汤加减治疗肺脾气虚型便秘一例

夏某，男，76 岁。

初诊：2003 年 08 月 19 日。患者以"大便排出困难十余年"为主诉门诊求治。十年前，出现大便困难，每每临厕，需用力努挣，体倦乏力，不耐劳力，面色白，懒言声低，小便难，舌淡，苔白，脉细弱。

诊断：中医诊断：便秘（肺脾气虚证）

西医诊断：便秘

治法：补脾润肺，益气润肠。

处方：黄芪汤加减：黄芪 20g，党参 30g，白术 12g，当归 12g，肉苁蓉 12g，赤芍 12g，丹皮 12g，桔梗 12g，瓜蒌 9g，生大黄 9g，炙甘草 6g，15 剂，水煎早晚分服。

通便栓（院内制剂）两枚日两次，纳肛。导便液去大黄加肉苁蓉 12g，15 剂，煎至 50mL，于晨起取膝肘卧位灌肠。将大黄 3g，芒硝 1g 等制成细粉，用陈醋调制成糊状，敷于肚脐，纱布覆盖粘贴，隔日一次。关元、大肠俞、天枢、肾俞等穴针刺，共 14 次，日一次，每次 30 分钟。

二诊：2003 年 09 月 04 日。患者服上方后，大便软，偶感乏力，活动后，短气疲惫，面色白，舌淡，苔白，脉弱。患者老年男性，素体气虚，给予补气升阳之品。方药：黄芪 18g，鱼腥草 12g，赤芍 12g，丹皮 12g，桔梗 12g，瓜蒌 9g，大黄 12g，白术 12g，白扁豆 9g，水煎服，15 剂。余治疗同前。

三诊：2003 年 09 月 19 日。患者前来复诊诉：大便质软，量可，便后微乏力，面色稍有好转，舌淡，苔白，脉弱。方药：黄芪 12g，桔梗 9g，瓜蒌 6g，大黄 6g，白术 9g，白扁豆 6g，水煎服，15 剂。余治疗同前。

一个月后，电话随访，患者诉基本康复，生活如常人。

•·——按语——·•

饮食劳倦，脾胃受损；或年老体弱，气虚阳衰；或久病产后，正气未复；气虚则大肠传导无力，便下无力，使排便时间延长，形成便秘。宋老治疗虚秘，以补益为主，凡患虚秘者，皆身体虚弱日久，脾胃受损，不能各司其职，运化无力，糟粕难行，蕴结肠道，日久成秘。气虚为肺脾功能受损，肺与大肠相表里，肺气虚则大肠传送无力，虽有便意，临厕须竭立努挣，而大便并不干硬。肺卫不固，腠理疏松，故挣则汗出短气。脾虚则健运无权，化源不足，故面色白，神疲气怯。舌淡苔薄，脉虚，便后疲乏，均属气虚之象。黄芪汤出自《金匮翼》，本方重在益气润下。方中黄芪为补益脾、肺之要药；麻仁、白蜜润肠通便；陈皮理气。若气虚明显者，可加党参、白术以增强补气之力。

验案五：增液汤加减治疗肝肾阴虚型便秘一例

范某，男，67 岁。

初诊：2011 年 09 月 16 日。患者以"大便干结六年，加重半月"为主诉门诊求治，诉大便干结，便出如羊屎状，头晕耳鸣，面赤心烦，潮热盗汗，口干，神疲纳呆，小便黄，纳可，眠差。舌红少苔，脉细数。

诊断：中医诊断：便秘（肝肾阴虚证）

西医诊断：便秘

治法：滋补肝肾，润肠通便。

处方：增液汤加减：玄参 20g，麦冬 18g，细生地 12g，芒硝 12g，生大黄 9g，炙甘草 6g，15 剂，水煎早晚分服。通便栓（院内制剂）两枚日两次，纳肛。导便液去大黄加肉苁蓉 12g，15 剂，煎至 50mL，于晨起取膝肘卧位灌肠。将大黄 3g，芒硝 1g 等制成细粉，用陈醋调制成糊状，敷于肚脐，纱布覆盖粘贴，隔日一次。关元、大肠俞、天枢、肝俞、肾俞等穴针刺，共 14 次，日一次，每次 30 分钟。

二诊：2011 年 10 月 01 日。患者服药后前来就诊诉：大便成条状，头晕耳鸣减轻，面赤，偶有盗汗，小便短黄，舌红，苔黄，脉细数。观其形体消瘦，此为阴虚之证。方药：玄参 12g，麦冬 18g，细生地 12g，芒硝 12g，大黄 9g，沙参 9g，石斛 12g，水煎服，15 剂。余治疗同前。

一个月后，电话随诊，患者大便正常，生活如常人，上方继服 1 个月以巩固疗效。

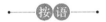

本例患者素体阴虚，阴液不足，肠道干枯，无水行舟，故大便干结、状如羊屎。阴虚生内热，故头晕耳鸣，面赤心烦，潮热盗汗，口干少津。脾失健运，故神疲纳呆。舌红苔少、脉细小数，均为阴虚内热之象。增液汤出自《温病条辨》，方中重用玄参，苦咸而凉，滋阴润燥，壮水制火，启肾水以滋肠燥，为君药。生地甘苦而寒，清热养阴，壮水生津，以增玄参滋阴润燥之力；又肺与大肠相表里，故用甘寒之麦冬，滋养肺胃阴津以润肠燥，共为臣药。三药合用，养阴增液，以补药之体为泻药之用，使肠燥得润、大便得下，故名之曰"增液汤"。本方咸寒苦甘同用，旨在增水行舟，非属攻下，欲使其通便，必须重用。

验案六：济川煎加减治疗脾肾阳虚型便秘一例

薛某，男，46 岁。

初诊：2014 年 06 月 18 日。患者以"大便排除困难伴腰酸膝冷 10 年余，加重一周"为主诉门诊求治。十年前出现大便排出困难，未给予重视，一周前突然腰酸膝冷加重，不欲行走，四肢不温，腹中冷痛，面色㿠白，小便清长，头晕心悸，失眠多梦，纳差。舌淡苔白，脉沉迟。

诊断：中医诊断：便秘（脾肾阳虚证）

西医诊断：便秘

治法：温补脾肾，润肠通便。

处方：济川煎加减：肉苁蓉 18g，牛膝 12g，当归 12g，升麻 12g，泽泻 12g，枳壳 9g，炙甘草 6g，15 剂，水煎早晚分服。通便栓（院内制剂）两枚日两次，纳肛。导便液去大黄加肉苁蓉 12g，15 剂，煎至 50mL，于晨起取膝肘卧位灌肠。将大黄 3g，芒硝 1g 等制成细粉，用陈醋调制成糊状，敷于肚脐，纱布覆盖粘贴，隔日一次。关元、大肠俞、天枢、肾俞等穴针刺，共 14 次，日一次，每次 30 分钟。

二诊：2014 年 07 月 03 日。患者服药后前来复诊，大便困难症状减轻，腰膝酸软，腹冷痛，怕凉，面色白，小便清长，纳眠差，舌淡红，苔白，脉沉。患者素体阳虚，阳气虚弱，不能熏蒸津液，津液不得化源，从而不能温润周身肌腠，给予上方加减变化。方药：肉苁蓉 12g，牛膝 9g，当归 12g，升麻 12g，泽泻 12g，枳壳 9g，麦冬 9g，玉竹 9g，枸杞子 9g，水煎服，15 剂。余治疗同前。

三诊：2014 年 07 月 18 日。患者大便日一次，腰膝酸冷症状缓解，舌淡，苔白，脉沉。守上方不变，继服 15 剂。

追访一年未再发病，生活如常。

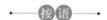

本例，患者阳气虚衰，寒气内生，大肠传导无力，故大便秘结。脾虚不健，不能生化气血，故面色㿠白。脾肾阳虚，脑窍失养，或痰饮上扰清窍，故时作眩晕。肾阳虚，不能化气利水，水气凌心，故见心悸，失眠多梦。阳虚阴寒内盛，气机阻滞，故少腹冷痛。肾阳虚温煦无权，故小便清长、畏寒肢冷。舌淡、苔白润、脉沉迟，均为阳虚内寒之象。济川煎出自《景岳全书》，方中肉苁蓉温肾益精，润燥滑肠；当归养血和血，辛润通便，牛膝补肾强腰，其性下降；枳壳宽肠下气，泽泻入肾泄浊；少加升麻以升清阳，使清升而浊降。张景岳称此方是"用通于补之剂"。故适宜于肾虚便闭者。

验案七：润肠丸加减治疗气血虚弱型便秘一例

胡某，女，69 岁。

初诊：2010 年 06 月 08 日。患者以"大便困难 20 余年，加重 1 月"为主诉门诊求治。二十年前开始大便困难，无其他症状，未在意，五年前大便困难加重，前往当地医院诊治，服用中药后稍有缓解，在此五年期间，每大便困难加重，自服中药可控制，一个月前再次出现大便困难，服药后效果不佳，遂来我院以求系统治疗。症见面色无华，心悸气短，口唇淡白，失眠健忘，纳差，舌淡，苔白，脉细弱。

诊断：中医诊断：便秘（气血虚弱证）

西医诊断：便秘

治法：补气养血，润肠通便。

处方：润肠丸加减：桃仁 18g，羌活 12g，大黄 12g，当归 12g，火麻仁 9g，黄芪 30g，当归 12g，熟地 15g，白芍 9g，炙甘草 6g，15 剂，水煎早晚分服。通便栓（院内制剂）两枚日两次，纳肛。导便液去大黄加肉苁蓉 12g，15 剂，煎至 50mL，于晨起取膝肘卧位灌肠。将大黄 3g，芒硝 1g 等制成细粉，用陈醋调制成糊状，敷于肚脐，纱布覆盖粘贴，隔日一次。关元、大肠俞、天枢、肾俞等穴针刺，共 14 次，日一次，每次 30 分钟。

二诊：2010 年 06 月 23 日。患者服药后症状得到控制，大便软，头晕目眩，面色少华，气短乏力，口唇稍有血色，纳眠差。舌淡，苔白，脉细。方药：桃仁 18g，羌活 12g，黄芪 12g，大黄 12g，当归 12g，火麻仁 9g，熟地 9g，白芍 9g，水煎服，15 剂。余治疗同前。

三诊：2010 年 07 月 10 日。大便如常，无不适，舌淡红，脉缓。效不更方，15 剂。余治疗同前。

半年随访如常人。

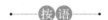

患者为老年女性，久秘成虚，血虚津少，不能下润大肠，故大便困难。血虚不能上荣，故面色无华。心失所养则心悸。血虚不能滋养于脑，故失眠健忘。唇舌淡，脉细涩，均为阴血不足之象。润肠丸出自《沈氏尊生书》，方中生地、当归滋阴养血，与麻仁、桃仁同用，兼能润燥通便；枳壳引气下行，标本兼顾，为其配伍特点。临床如见气虚者，加黄芪、党参；血虚甚者，加熟地、白芍；肾虚者，加肉苁蓉、制首乌；腹胀者，加枳壳、厚朴等。

验案八：黄龙汤治疗阳明腑实型便秘一例

梅某，男，75 岁。

初诊：2008 年 08 月 19 日。患者平素大便难解，近 5 日大便未排，脘腹胀满，腹痛拒按，自觉头晕脑胀，身热乏力，口渴喜冷饮，小便短黄，不欲饮食，睡眠差。舌红，苔焦黄，脉虚弱。

诊断：中医诊断：便秘（阳明腑实证）

西医诊断：便秘

治法：攻下通便，补气养血。

处方：黄龙汤加减：生大黄 9g，芒硝 12g，枳实 9g，半夏 12g，厚朴 9g，党参

20g，当归15g，炙甘草6g。用法：上药加桔梗3g，生姜3片，大枣6枚，水煎温服，10剂，每日1剂，分早晚服。通便栓（院内制剂）两枚日两次，纳肛。导便液去大黄加肉苁蓉12g，15剂，煎至50mL，于晨起取膝肘卧位灌肠。将大黄3g，芒硝1g等制成细粉，用陈醋调制成糊状，敷于肚脐，纱布覆盖粘贴，隔日一次。长强、大肠俞、天枢、膈俞等穴针刺，共14次，日一次，每次30分钟。

二诊：2008年08月29日。患者服上方后，脘腹胀满症状偶有出现，大便能排出，但浑身乏力加重，口渴喜冷饮，小便黄，饮食尚可，睡眠差。舌红，苔焦黄，脉虚弱。考虑患者为老年病人，气血虚弱，前方去芒硝，以缓泻下之力，再加党参、当归，以补益气血。组方如下：大黄9g，枳实9g，厚朴9g，甘草3g，人参6g，当归6g，党参9g，当归6g。10剂，每日1剂，水煎温服，分早晚服。余治疗同前。

三诊：2008年09月08日。患者诉腹胀症状较前明显好转，乏力症状也有所减轻，舌红，苔黄，脉虚弱。疗效明确，上方不做加减，继服10剂，巩固疗效。

1个月后随访，生活如常人。

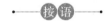

《瘟疫论》云："证本应下，耽误失治，或为缓药因循，火邪壅闭，耗气搏血，精神殆尽，邪火独存，以致循衣摸床，撮空理线，肉瞤筋惕，肢体震颤，目中不了了，皆缘应下失下之咎。邪热一毫未除，元神将脱，补之则邪毒愈甚，攻之则几微之气不胜。攻之不可，补之不可，攻补不能，两无生理，不得已勉用陶氏黄龙汤。"本来是阳明腑实证，因为失治，导致发展成为热结旁流证，使得热实互结更甚。黄龙汤由大承气汤加减而来，大承气汤主治阳明腑实证，前已叙述。黄龙汤以大承气汤为基础，急下以留存正气，加当归、人参、甘草以益气养血，扶正以利于祛邪，同时使下不伤正气；加桔梗一升一降，以开宣肺气，肺与大肠相表里，又助大黄通肠胃；加姜、枣以养胃和中，如此共奏攻下与扶正之功，泻热通便药与益气养血药通用，攻补兼施。善治大便秘结或自利清水，腹痛拒按，身热口渴，体倦少气，舌苔焦黄，脉虚数。

验案九：温阳通便法治疗便秘一例

刘某，女，57岁。

初诊：2009年04月17日，患者以"大便排出困难伴肛内肿物脱出8余年"为主诉门诊求治。8年前，患者无明显诱因出现大便排出困难，大便不干亦排出困难，伴肛内肿物脱出，并逐渐出现脱出物不能回纳，需休息、手助还纳，曾先后以"直肠脱垂"行 3 次手术，术后症状稍缓解，少者 2 个月，多者半年又再次发作。经人介绍遂来我院求治。刻诊：神志清，精神差，纳眠差，大便排出困难，成形软便，量少，伴肛内肿物脱出，需休息、手助还纳，四肢发凉，小便清长，腰膝凉，舌质淡，苔白，脉沉迟。专科检查：视诊：肛门部外观无异常；肛门直肠指诊：可触及直肠腔内黏膜堆积；肛门镜：可见直肠腔内黏膜松弛、堆积；排粪造影：见直肠和骶骨间距离加大，静息相和排便相肛直角增大，直肠排出尚可。

诊断：中医诊断：便秘（肾气不足证）

西医诊断：便秘（直肠黏膜脱垂）

治法：温阳通便。

处方：宋光瑞经验方：肉苁蓉 20g，肉桂 15g，牛膝 15g，生地 15g，当归 12g，枳壳 12g，槟榔 12g，升麻 9g，白术 9g，泽泻 9g，炙甘草 6g，15 剂，水煎早晚分服。通便栓（院内制剂）两枚日两次，纳肛。导便液去大黄加肉苁蓉 12g，15 剂，煎至 50mL，于晨起取膝肘卧位灌肠。将大黄 3g，芒硝 1g 等制成细粉，用陈醋调制成糊状，敷于肚脐，纱布覆盖粘贴，隔日一次。关元、大肠俞、天枢、肾俞等穴针刺，共 14 次，日一次，每次 30 分钟。嘱患者清淡饮食，多饮水，多吃水果蔬菜，少食辛辣刺激食物，多活动，调畅情志。

二诊：2009 年 05 月 05 日，用上方 15 剂，神志清，精神稍好，纳眠稍好，大便排出较前顺畅，四肢腰膝凉感减轻，小便清长，舌质淡，苔白，脉沉迟。守上方，30 剂。嘱患者多饮水，多吃蔬菜水果，调畅情志，多参加户外活动。

三诊：2009 年 06 月 05 日，用上方 30 剂，神志清，精神好转，纳眠好转，大便排出较前稍顺畅，成形软便，量少，伴肛内肿物脱出，能自行还纳，四肢、腰膝凉感明显减轻，舌质淡红，苔薄白，脉沉稍有力。守上方继续治疗 1 年余，回访大便排出尚顺畅，肛内肿物脱出频率明显减少，可自行回纳，嘱患者停药，调畅情志，规律饮食、生活习惯，加强功能锻炼。

···●按语●···

宋老认为本案患者年老，肾气渐弱，肾主二便，开合失常，致大便排出不畅而小便清长；肾主固摄，固摄无力，故肛内肿物脱出且不能自行还纳；肾主骨，腰为肾之府，肾为阳脏，肾气不足则腰膝失温煦故见腰膝、四肢发凉而神差；肾为阳之本，肾阳不固必致脾阳不足，故见纳差。肾气不固故常脱于外，手术切除难效；患者平素饮食不节，手术虽切而症状易复。结合专科检查，故诊断为便秘（直肠黏膜脱垂），伴四肢发凉，小便清长，腰膝凉，舌质淡，苔白，脉沉迟，一派肾虚之象，故四诊合参，辨证为肾气不足。故以温阳通便，补气升提为法。方中肉苁蓉、肉桂温肾益精，暖腰润肠；当归、生地养血润肠，牛膝补肾壮腰，善于下行；枳壳、槟榔宽肠下气而助通便，升麻、黄芪轻宣升阳，清阳得升，浊阴自降，且有欲降先升之妙，肾虚气化失职，水液代谢失常，以致浊阴不降，故用泽泻甘淡泻浊，又入肾补虚，配合枳壳，使浊阴降则大便通；炙甘草调和诸药。

验案十：宣肺润肠通便法治疗便秘一例

赵某，女，65岁。

初诊：2014年01月11日，患者以"大便干结5年余"为主诉门诊求治。5年前，患者无明显诱因出现大便干结，3～7日一次，排出困难，伴咳嗽，气短，活动后加重，自服通便药物，欠佳，故今日来我院求治。刻诊：神志清，精神差，纳眠差，大便干结，3～7日一次，排出困难，伴咳嗽，气短，活动后加重，舌质淡，苔白，脉弦细。专科检查：视诊：肛门部外观无异常；肛门直肠指诊、电子结肠镜：未见明显异常；排粪造影：无明显异常；结肠传输试验：80%的标记物4天未通过。

诊断：中医诊断：便秘（肺肠失和证）

西医诊断：便秘（会阴下降综合征）

治法：宣肺润肠通便。

处方：便通5号汤（宋光瑞经验方）：黄芪20g，白术20g，党参15g，麦冬12g，五味子12g，麻黄12g，槟榔9g，枳壳9g，火麻仁9g，郁李仁9g，炙甘草6g。通便栓（院内制剂）两枚日两次，纳肛。导便液去大黄加肉苁蓉12g，15剂，煎至50mL，于晨起取膝肘卧位灌肠。将大黄3g，芒硝1g等制成细粉，用陈醋调制成糊状，敷于肚脐，纱布覆盖粘贴，隔日一次。关元、气海、大肠俞、天枢等穴针刺，共14次，日一次，每次30分钟。嘱调畅情志，合理饮食，形成规律的生活、饮食习惯，多吃蔬菜水果。

二诊：2014年02月11日，用上方30剂，神志清，精神差，纳眠差，大便干结度较前改善，3～5日一次，排出较前顺畅，咳嗽、气短减轻，活动后加重，舌质淡，苔白，脉弦细。守上方，30剂。余治疗同前。

三诊：2014年03月11日，用上方30剂，神志清，精神可，纳眠可，大便成形，排出基本顺畅，每日一次。舌质淡红，苔薄白，脉缓。调方如下：肉苁蓉12g，肉桂12g，当归9g，百合9g，升麻9g，麻仁9g，炙甘草6g，30剂，水煎早晚分服。余治疗同前。

1 个月后随访，生活如常人。

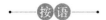

宋老认为本案患者平素体虚，肺主皮毛，肺气不足故易感冒而气短；肺与大肠相表里，肺气壅实、气机不畅致浊阴不降而食糜在肠道通过缓慢则大便干结。结合专科检查，诊断为便秘（慢传输型便秘），伴气短，活动后加重，舌质淡，苔白，脉弦细，一派肺虚之象，故四诊合参，辨证为肺肠不和。方中黄芪、白术、党参、麦冬、五味子补肺益气；麻黄润肺止咳；槟榔、枳壳行气通腑；火麻仁、郁李润肠通便；炙甘草调和诸药。

十三、大肠癌

大肠分为盲肠（包括阑尾）、结肠（包括升结肠、横结肠、降结肠和乙状结肠）和直肠（包括肛管），发生在此部位的癌肿，称为大肠癌，是人类主要的恶性肿瘤之一。大肠癌的好发部位以直肠多见（50%），其次为乙状结肠（20%）、盲肠及升结肠（16%）、横结肠和降结肠（6%），少数病例为同时多原发癌。近年来大肠癌发病率呈上升趋势，在经济发展较快的城市和地区尤其明显，且结肠癌的发病率已超过直肠癌。值得注意的是，在结肠癌中右侧结肠癌的比例亦呈明显增长之势。中医学对本病的描述散见于"肠覃""便血""积聚""脏毒""癥瘕"等疾病范畴内，其致病原因比较复杂，主要是由于忧思郁怒，饮食不节，伤及脾胃，脾失健运，气滞血瘀，或湿浊内生，热毒内蕴，下注大肠，日久成积而成。正气不足是本病发生的内在因素。宋老常以清热、利湿、解毒、补气、行气、养血、化瘀、消癥、温脾、滋肝、养肾等法取效。

验案一：槐角地榆丸加减治疗湿热蕴结型大肠癌一例

胡某，男，58 岁。

初诊：2012 年 06 月 17 日。患者以"大便带血 10 天"为主诉来诊，平素喜食肥甘油腻食物，10 天前出现腹痛腹泻，下利赤白，里急后重，大便黏液恶臭，伴有肛门坠胀，便次增多，自行购买马应龙痔疮麝香栓纳肛，症状未缓解，未有特殊治疗来诊，舌质红，苔黄腻，脉滑数。专科检查：视诊：肛门外无异常，指诊：可触及距肛门约 6cm 直肠后壁一菜花状肿物下缘，质硬，固定不移，表面凹凸不平，肿物上缘不可触及，退出指套可见指套染血；肛门镜见：直肠腔里有少量黏液，肿物呈菜花状，质脆，触之易出血。病理示：腺癌。

诊断：中医诊断：大肠癌（湿热蕴结证）

西医诊断：直肠癌

治法：清热利湿，解毒散结。

处方：槐角地榆丸加减：槐角 15g，枳壳 10g，地榆炭 10g，山栀 10g，荆芥 10g，生地 10g，黄芩 10g，黄柏 10g，白芍 10g，防风 12g，当归 12g，炙甘草 6g，7 剂，水煎早晚分服。抗癌栓（院内制剂，宋老经验方：三棱、莪术、土茯苓、半枝莲等组成）两枚日两次，纳肛。抗癌液（院内制剂，宋老经验方：黄芪 20g，党参 20g，三棱 15g，莪术 15g，土茯苓 15g，白花蛇舌草 12g，败酱草 9g，瞿麦 9g，炙甘草 6g）7 剂，水煎至 50mL，临睡前取膝肘卧位保留灌肠。

二诊：2012 年 06 月 24 日。服上方 7 剂后，患者神志清，精神差，纳眠一般，患者诉大便带血量减少。大便日 1 次，质软成形。嘱患者住院接受手术根治术。

● 按语 ●

该例患者由于平素喜食肥甘油腻，脾胃受损，运化失司，湿热内蕴，久而成瘤，故腹泻和脓血便；气机不畅则里急后重，肛门坠胀。槐角地榆丸方中地榆、槐角、槐花清热解毒，凉血止血，为君药。黄芩清热燥湿解毒，大黄泻火凉血，祛瘀生新，导滞通便，增君药凉血之功，用为臣药。当归、红花养血活血，地黄清热养阴，赤芍凉血祛瘀，共助君臣之药，祛邪而不伤正，防风、荆芥穗祛风止血，枳壳破气消积，七药合用为佐药。全方共奏疏风凉血，泻热润燥之功效。

验案二：桃红四物汤加减治疗气滞血瘀型大肠癌一例

谢某，女，67 岁。

初诊：2007 年 12 月 12 日。患者以"大便带血 2 天"为主诉来门诊求治，两天前患者排便后发现有血性分泌物，出血量较多，色紫暗，大便与血相混，便后仍有血液自肛门流出，腹胀腹痛，胸闷不舒，未给予特殊治疗来诊，大便日 3～4 次，里急后重，舌紫暗，脉涩。专科检查：视诊：肛门口有血迹，色暗；指诊：未触及肿物，退出指套有鲜血；结肠镜见：横结肠中段一肿物约 3cm×3cm×2cm，表面质脆，糜烂，触之易出血。病理示：黏液腺癌。

诊断：中医诊断：大肠癌（气滞血瘀证）

西医诊断：直肠癌

治法：行气化瘀，解毒消癥。

处方：桃红四物汤加减：熟地 15g，当归 15g，白芍 10g，川芎 8g，桃仁 9g，红花 6g，三棱 12g，莪术 12g，炙甘草 9g。7 剂，水煎早晚分服。抗癌栓（院内制剂）两枚日两次，纳肛。抗癌液（院内制剂），7 剂，水煎至 50mL，临睡前取膝肘卧位保留灌肠。

二诊：2007 年 12 月 19 日。服上方 7 剂后，患者神志清，精神差，纳眠一般，患者诉大便带血量减少，里急后重感减轻。大便日 1 次，质软成形。嘱患者住院接受手术根治术。

• 按语 •

　　该例患者气结血瘀，气结不散，瘀结成瘤，则里急后重，血瘀不行，则便后喷血，舌紫暗，脉涩。正气日衰，积块肿大，致阻塞不通。桃红四物汤出自《医宗金鉴》，以祛瘀为核心，辅以养血、行气。方中以强劲的破血之品桃仁、红花为主，力主活血化瘀；以甘温之熟地、当归滋阴补肝、养血调经；芍药养血和营，以增补血之力；川芎活血行气、调畅气血，以助活血之功。全方配伍得当，使瘀血祛、新血生、气机畅，化瘀生新是该方的显著特点。

验案三：参苓白术散加减治疗气阴两虚型大肠癌一例

陈某，男，65 岁。

初诊：2006 年 08 月 02 日。患者以"大便带血 1 月余"为主诉来诊，1 个月前无明显诱因出现大便溏泄，带血，腹痛，少气无力，伴有面色无华，消瘦，肛门坠胀，排便困难，日 4 次，质干，小便调。自行购买马应龙痔疮麝香栓纳肛和肠炎宁口服，症状未缓解，未有特殊治疗来诊，舌质红绛，苔少，脉细数。专科检查：视诊：肛门外无异常；指诊：可触及距肛门约 8cm 直肠后壁一菜花状肿物下缘，质硬，固定不移，表面凹凸不平，肿物上缘不可触及，退出指套可见指套染血；肛门镜见：肿物呈菜花状，质脆，触之易出血。病理示：腺癌。

诊断：中医诊断：大肠癌（气阴两虚证）

西医诊断：直肠癌

治法：健脾益气，散结止泻。

处方：参苓白术散加减：莲子肉 12g，薏苡仁 12g，砂仁 12g，桔梗 12g，白花蛇舌草12g，土茯苓15g，党参15g，三棱15g，莪术15g，甘草9g，7剂，水煎早晚分服。抗癌栓（院内制剂）两枚日两次，纳肛。抗癌液（院内制剂），15剂，水煎至50mL，临睡前取膝肘卧位保留灌肠。

二诊：2006年08月18日。服上方7剂，患者神志清，精神差，纳眠一般，患者诉大便带血量减少。大便日1次，质软成形。嘱患者住院接受手术根治术。

●──**按语**──●

该患者耗伤机体气血，气虚、气滞则大便不畅，腑气不畅，气血亏虚，机体失养，毒瘤积聚，则自汗、乏力、消瘦。参苓白术散出自《太平惠民和剂局方》，本方用四君子汤以补气健脾为主，加入和胃理气渗湿之品，标本兼顾。方中人参、白术、茯苓益气健脾渗湿为君。配伍山药、莲子肉助君药以健脾益气，兼能止泻；并用白扁豆、薏苡仁助白术、茯苓以健脾渗湿，均为臣药。更用砂仁醒脾和胃，行气化滞，是为佐药。桔梗宣肺利气，通调水道，又能载药上行，培土生金；炒甘草健脾和中，调和诸药，共为佐使。综观全方，补中气，渗湿浊，行气滞，使脾气健运，湿邪得去，则诸症自除。

验案四：补中益气汤加减治疗气阴两虚型大肠癌一例

张某，男，68岁。

初诊：2009年01月01日。患者以"结肠癌术后，大便带血1月余"为主诉来诊。2年前外院行"横结肠癌根治术"，术后恢复尚可。1个月前无明显诱因出现大便带血，便溏，2日1次，面色苍白，肛门坠胀，气短乏力，小便调。舌质淡，苔薄，脉沉细。专科检查：视诊：肛门外无异常，指诊：未触及肿物；结肠镜见：15cm处肠段可见一肿物呈菜花状，质脆，触之易出血。病理示：腺癌。

诊断：中医诊断：大肠癌（气阴两虚证）

   西医诊断：1.结肠癌术后；2.直肠癌

治法：补气养血，散结消瘤。

处方：补中益气汤加减：黄芪30g，白术20g，党参20g，当归12g，土茯苓9g，三棱9g，莪术9g，炙甘草6g，7剂，水煎早晚分服。抗癌栓（院内制剂）两枚日两次，纳肛。三棱15g，莪术15g，土茯苓12g，白花蛇舌草12g，败酱草9g，瞿麦9g，7剂，水煎至50mL，临睡前取膝肘卧位保留灌肠。

二诊：2009年01月08日。服上方7剂，患者神志清，精神差，纳眠一般，患者诉大便带血量减少。大便日 1 次，质软成形。嘱患者住院接受手术根治术。

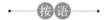

该例患者为大肠癌术后，体质尚差。耗伤机体气血，气阴亏虚，则消瘦乏力，脏腑失濡养，机能衰退。肠道失养，余毒阻滞，积聚成瘤，出现大便带血，里急后重，面色无华，肛门坠胀的症状。补中益气汤出自《东垣十书》，本方证多由饮食劳倦，损伤脾胃气虚，清阳下陷所致。脾胃为营卫气血生化之源，脾胃气虚，纳运乏力，故见饮食减少，少气懒言，大便稀溏；脾主升清，脾虚则清阳不升，中气下陷，故见脱肛，子宫脱垂等；清阳陷于下焦，郁遏不达则发热；气虚腠理不固，阴液外泄则自汗。方中黄芪味甘微温，入脾肺经，补中益气，升阳固表，故为君药。配伍人参、炙甘草、白术，补气健脾为臣药。当归养血和营，协人参、黄芪补气养血；陈皮理气和胃，使诸药补而不滞，共为佐药。少量升麻、柴胡升阳举陷，协助君药以升提下陷之中气，共为佐使。炙甘草调和诸药为使药。

验案五：滋养肝肾法治疗大肠癌一例

祁某，男，70 岁。

初诊：2016 年 06 月 20 日，患者以"大便习惯改变半年余"为主诉门诊求治。半年前，患者无明显诱因出现大便日行 3 ～ 7 次，不规律，便质干稀相间，偶带黏液脓血，前往当地卫生院求治，按结肠炎给予对症治疗，效果欠佳，为求系统治疗，故今日来我院求治。刻诊：神志清，精神欠佳，大便日行 3 ～ 7 次，不规律，便质干稀相间，偶带黏液脓血，伴有烦热，盗汗，咽干，腰酸腿软，舌红少苔，脉细。专科检查：视诊：肛门口无明显异常；肛门直肠指诊：指套染血，未见明显异常；结肠气钡造影回示：升结肠脾区有一肠腔狭窄；电子结肠镜：升结肠脾区有一直径约 2cm 肿物隆起，表面凹凸不平，触之易出血。取活检 3 块送病理，病理提示：腺癌。

诊断：中医诊断：锁肛痔病（肝肾阴虚证）

　　　　西医诊断：结肠癌

治法：滋养肝肾，清热散结止血。

处方：宋光瑞经验方：熟地 20g，白芍 20g，麦冬 15g，枸杞子 15g，丹皮 12g，知母 12g，黄柏 12g，半枝莲 12g，三棱 12g，莪术 12g，槐花炭 9g，地榆炭 9g，炙甘草 6g，7 剂，水煎早晚分服。抗癌栓（院内制剂）两枚日两次，纳肛。抗癌液（院内制剂），7剂，水煎至50mL，临睡前取膝肘卧位保留灌肠。嘱患者清淡饮食，多饮水，多吃水果蔬菜，少食辛辣刺激食物，忌饮酒，定期复查。

二诊：2016年06月28日，服上方7剂，神志清，精神稍好，大便次数减少，日行3～5次，不规律，便质干稀相间，黏液脓血量减少，烦热、盗汗减轻，咽干消失，腰酸腿软感减轻，舌红少苔，脉细数。继服上药1个月，患者大便日行1～3次，稍成形，偶有少量黏液，烦热、盗汗消失，腰酸腿软感减轻。后行结肠癌根治术，术后恢复良好，回访患者无明显症状。

•——❀**按语**❀——•

　　患者平素饮食不节，嗜食辛辣，或积劳过度，或忧思郁积，导致气机紊乱，脏腑气血失调，大肠经络阻塞，结滞积聚而发；气结肠道，肠道功能紊乱，故大便便次增多、不规律，便质时干时稀；损伤肠络故有黏液脓血；人年过四十而阴气自半，湿热壅结，结滞日久，阴津受损，故见盗汗，咽干，烦热；腰酸腿软乃肝肾阴虚之症。结合专科检查可诊断为结肠腺癌，伴腰酸腿软，舌红少苔，脉细数，一派肝肾阴虚之象，故四诊合参，辨证为肝肾阴虚。宋老认为本案肠癌已成，症状明显，癌肿已致晚期，阴津损伤及肾，根治手术时机已失；癌肿浸润，非手术有继续传变之虞；阴津亏损，正不复遗，术后预后有差。因此，暂给予滋养肝肾、止血散结中药汤剂内服，消结散瘤之栓剂纳肛。方中熟地、白芍、麦冬、枸杞子滋补肝肾阴津；丹皮、知母、黄柏、半枝莲以清阴虚所致之虚热；山茱萸、五味子收敛固肾；槐花炭、地榆炭止血；炙甘草调和诸药。使阴津复，虚热清，肝肾健，脓血止，正气强而手术，预后较好。

验案六：补气养血法治疗大肠癌一例

郑某，女，72岁。

初诊：2001年03月27日，患者以"便条变细伴腹痛1年余"为主诉门诊求治。1年前，患者无明显诱因出现大便便条变细，约小指粗细，排出困难，伴左侧腹部阵发性隐痛，当地医院按便秘治疗，效差，来我院求治。刻诊：神志清，精神欠佳，大便便条变细，约小指粗细，排出困难，伴左侧腹部阵发性隐痛，伴有气短乏力，面色苍白，舌质淡，苔薄，脉沉细。专科检查：视诊：肛门口可见一环状肿物，暗紫色；肛门直肠指诊：进指困难，仅能通过小指，可触及直肠后壁质硬；肛门镜：镜身不能通过。取活检3块送病理，病理提示：鳞癌。

诊断：中医诊断：锁肛痔病（肝肾阴虚证）

西医诊断：肛管直肠癌

治法：补气养血，消瘤散结。

处方：抗癌液（宋光瑞经验方）：黄芪 20g，党参 20g，三棱 15g，莪术 15g，土茯苓 15g，白花蛇舌草 12g，败酱草 9g，瞿麦 9g，炙甘草 6g。抗癌栓（院内制剂）两枚日两次，纳肛。三棱 15g，莪术 15g，土茯苓 12g，白花蛇舌草 12g，败酱草 9g，瞿麦 9g，7 剂，水煎至 50mL，临睡前取膝肘卧位保留灌肠。嘱患者清淡饮食，多饮水，多吃水果蔬菜，少食辛辣刺激食物，忌饮酒，定期复查。

二诊：2001 年 04 月 03 日，服上方 7 剂，神志清，精神稍好，大便便条细，约小指粗细，排出较前困难，左侧腹部阵发性隐痛较前减轻，气短乏力感减轻，面色稍红，舌质淡稍红，苔薄，脉稍沉细。专科检查：肛门直肠指诊：进指较前顺畅，仅能通过小指，可触及直肠后壁质硬。后行手术切除术，术后恢复较好。

按语

患者平素饮食不节，嗜食辛辣，或积劳过度，或忧思郁积，导致气机紊乱，脏腑气血失调，大肠经络阻塞，结滞积聚大肠之末而发；癌肿日长，阻塞肠道，大便排出困难，便条变细；气虚则气短、乏力，血虚则面色苍白。结合专科检查可诊断为直肠磷癌，伴舌质淡，苔薄，脉沉细，一派气血虚弱之象，故四诊合参，辨证为气血两虚。宋老认为，本案患者年事已高，正气亏虚，手术根治已不宜，改善症状当为主，大肠癌的发病与内因和外因都有关系，本病的发生多责之于"气"。气乃一身之根本，气行则血行，气滞则血瘀，久则郁结成瘤。大肠癌的基本病机可概括为"虚、实"两个字，虚指气虚、血虚、脏腑机能低下，表现为正气虚；实指毒盛，邪气盛，癌瘤生长迅速，脏毒蕴结于大肠，痰湿瘀血互结助长其型，表现为邪气实。虚不补则不足以抗邪，邪不祛则难以固其本，故治疗应掌握病机，辨证虚实，有的放矢，既要健脾益气，扶正固本，又兼解毒散瘀，消肿化坚。借鉴先贤之经验，结合现代药理研究成果，参合数十年临证诊治大肠癌心得，遣药组方，名曰"抗癌液"。抗癌液从古方举元煎（出自《景岳全书》）、莪术散（出自《寿世保元》）化裁而来。黄芪补气升阳，生津养血，党参大补元气、补脾益肺、生津安神共为君药；三棱、莪术为臣药，破血行气、消积止痛；土茯苓、白花蛇舌草、败酱草、瞿麦共为佐药，清热解毒，利湿通淋，祛瘀止痛；炙甘草补虚、解毒，调和诸药为使药。全方九味药，君臣有序，佐使有节，使邪去而不伤正，标本兼治，共奏益气扶正、消瘤散结之效。

验案七：理气活血法治疗大肠癌一例

吴某，男，65岁。

初诊： 2010年02月06日，患者以"便血、腹痛3月余"为主诉门诊求治。3个月前，患者无明显诱因出现腹痛疼痛，痛处固定，情绪波动时加重，大便带暗红色黏液血，未做系统治疗，来我院求治。刻下诊：神志清，精神欠佳，腹痛明显，胸闷胁痛，郁闷不适，腹胀嗳气，舌苔薄腻，舌质紫暗，脉象细涩。专科检查：视诊：肛门口无明显异常；肛门直肠指诊：无明显异常；电子结肠镜：横结肠脾区有一肿物。取活检3块送病理，病理提示：腺癌。

诊断： 中医诊断：大肠癌（气滞血瘀证）

西医诊断：结肠腺癌

治法： 理气散结，活血化瘀。

处方： 宋光瑞经验方：香附20g，川芎15g，木香12g，厚朴10g，三棱9g，莪术9g，丹参9g，土元3g，水蛭3g，当归尾12g，熟地黄15g，焦山楂12g，焦神曲12g，焦麦芽9g，炙甘草9g，15剂，水煎早晚分服。抗癌栓（院内制剂）两枚日两次，纳肛。抗癌液（院内制剂），7剂，水煎至50mL，临睡前取膝肘卧位保留灌肠。嘱患者清淡饮食，多饮水，多吃水果蔬菜，少食辛辣刺激食物，忌饮酒，定期复查。

二诊： 2010年02月22日，服上方15剂，患者神志清，精神稍好，腹痛减轻，胸闷胁痛减轻，舌苔薄腻，舌质紫暗色稍缓，脉象细涩。守上方继续治疗15天。后行手术治疗，术后恢复较好。

···· **按语** ····

宋老认为患者为平素情志所伤，所愿不遂，肝气郁结导致气机紊乱，气滞血瘀；同时肝木太过克伐脾土，脾失健运，水湿内生，郁而化热，湿热合邪，下迫大肠，日久则积生，发为大肠癌病。症见：癌痛明显，胸闷胁痛，郁闷不适，腹胀嗳气，脉象弦滑或弦细，舌苔薄白或薄腻，舌质紫暗，或舌有瘀点、瘀斑，脉象细弦或细涩等。病程日久，机体不调而近期难效、手术不痊；证因心生，情志不畅则滞气不消、瘀血难化。因此，宋老投以大剂理气活血之品，俾以气行瘀散，附以情志疗法、行为疗法，加以手术及放化疗，使癌肿去、情志畅、气血顺、阴阳调。方中香附、川芎大剂行气活血为君；木香、厚朴行气散结，三棱、莪术、丹参、土元、水蛭破血消瘀为臣，以助君药行气活血之力；熟地黄、当归尾补血活血，既佐活血之力，又能避免因行气活血太过而耗血伤阴；焦山楂、焦神曲、焦麦芽健胃消食以助正气，共为佐药；炙甘草调和诸药为使。

验案八：燥湿化痰法治疗大肠癌一例

刘某，男，72岁。

初诊：2013年10月20日，患者以"便血、腹胀半年余"为主诉门诊求治。3个月前，患者无明显诱因出现腹部胀满，大便带暗红色黏液血，自服药物治疗效差，来我院求治。刻诊：神志清，精神欠佳，胸脘痞满，食欲不振，咳嗽吐痰，或泛吐黏涎，四肢水肿，大便溏薄，小便短少，舌苔厚腻，脉象濡缓。专科检查：视诊：肛门口无明显异常；肛门直肠指诊：无明显异常；电子结肠镜：距肛门约60cm处降结肠有一肿物。取活检3块送病理，病理提示：腺癌。

诊断：中医诊断：大肠癌病（痰湿蕴结证）

西医诊断：结肠腺癌

治法：燥湿健脾，化痰软坚。

处方：化癌汤（宋光瑞经验方）：苍术20g，白术20g，半夏15g，胆南星12g，土茯苓12g，车前子12g，大腹皮9g，桃仁9g，川芎9g，陈皮9g，厚朴12g，栀子9g，黄柏6g，山药9g，当归12g，炙甘草6g，7剂，水煎早晚分服。抗癌栓（院内制剂）两枚日两次，纳肛。抗癌液（院内制剂），7剂，水煎至50mL，临睡前取膝肘卧位保留灌肠。嘱患者清淡饮食，多饮水，多吃水果蔬菜，少食辛辣刺激食物，忌饮酒，定期复查。

二诊：2013年10月27日，服上方7剂，患者神志清，精神稍好，腹痛减轻，胸闷胁痛减轻，舌苔薄腻，舌质紫暗色稍缓，脉象细涩。守上方继续治疗15天。后行手术治疗，术后恢复较好。

————【按语】————

宋老认为患者为平素嗜食辛辣食物，恣食膏粱厚味、酒酪之品，或过食生冷，或暴饮暴食，损伤脾胃，滋生水湿，或久居潮湿之地，水湿不去化热而下迫大肠，与肠中之糟粕交阻搏击或日久成毒，损伤肠络而演化为本病。故症见：胸脘痞满，食欲不振，咳嗽吐痰，或泛吐黏涎，四肢水肿，大便溏薄，小便短少，舌苔厚腻，脉象濡缓。本证湿热饮食所致，潮湿环境相关，湿结痰蕴为标，脾胃损伤为本，痰湿不化则胃纳难复，脾运不健则湿痰继生，故当燥湿健脾、化痰软坚。方中苍术、白术健脾燥湿，半夏、胆南星燥湿化痰，共奏燥湿健脾、化痰散结之功，为君；茯苓以助燥湿健脾之力，车前子、大腹皮利水渗湿，使痰湿以小便出，为臣；桃仁、川芎活血以祛痰湿久蕴之瘀，陈皮、厚朴理气以畅郁滞之气，栀子、黄柏清热以除蕴久所生之热，山药、当归补益气血以防利湿化痰太过之耗气伤阴，共为佐药；甘草生品清热化痰并能调和诸药，为使。

十四、腹痛

腹痛是指胃脘以下，耻骨毛际以上部位发生疼痛为主要表现的一种脾胃肠病证。凡外邪入侵，饮食所伤，情志失调，跌仆损伤，以及气血不足，阳气虚弱等原因，引起腹部脏腑气机不利，经脉气血阻滞，脏腑经络失养，均可发生腹痛。文献中的"脐腹痛""小腹痛""少腹痛""环脐而痛""绕脐痛"等，均属本病范畴。腹痛为临床常见的病证，各地皆有，四季皆可发生。《内经》已提出寒邪、热邪客于肠胃可引起腹痛，如《素问·举痛论》曰："寒气客于肠胃之间，膜原之下，血不得散，小络引急，故痛……热气留于小肠，肠中痛，瘅热焦渴，则坚干不得出，故痛而闭不通矣。"并提出腹痛的发生与脾胃大小肠等脏腑有关。《金匮要略·腹满寒疝宿食病脉证治》对腹痛的病因病机和症状论述颇详，并提出了虚证和实证的辨证要点，如谓："病者腹满，按之不痛为虚，痛者为实，可下之。舌黄未下者，下之黄自去。"内科腹痛作为临床上的常见症状，可见于西医学的许多疾病当中，如急慢性胰腺炎、胃肠痉挛、不完全性肠梗阻、结核性腹膜炎、腹型过敏性紫癜、肠易激综合征、消化不良性腹痛等。

验案一：小建中汤治疗中虚脏寒型腹痛一例

王某，女，32岁。

初诊：2014年01月05日。患者以"不明原因腹痛3年"为主诉来门诊求治。自诉近3年来脐周常隐痛，喜按，遇暖可缓解，大便泄泻，日3次左右，饮冷食后症状加重，四肢酸楚，手足烦热，神疲乏力。曾就诊西医门诊，诊为肠易激综合征，对症治疗，病情未见好转，因而转求中医治疗。舌淡，苔薄白，脉弦细。专科检查：视诊：肛门口无明显异常；肛门直肠指诊：未见明显异常；结肠气钡造影显示：结肠炎性改变；电子结肠镜：结肠黏膜轻度充血水肿。

诊断：中医诊断：腹痛（中虚脏寒证）

西医诊断：慢性结肠炎

治法：温中补虚，缓急止痛。

处方：小建中汤加减：白芍18g，桂枝9g，延胡索12g，炙甘草6g，生姜10g，大枣6枚，饴糖30g。15剂，每日1剂，水煎温服，分早晚服。甲硝唑栓（院内制剂）两枚日两次，纳肛。黄芪20g，白及20g，赤石脂12g，五倍子12g，15剂，煎至50mL，于临睡前取膝肘卧位保留灌肠。胃肠护腹袋疗法：将约300g生姜榨取汁液，把准备好的丝棉浸泡其中，然后将白术、苍术、佩兰、艾叶等制成细粉均匀地撒在丝棉上，24小时阴干。最后用棉布包裹含药丝棉缝制成肚兜，让患者束在腹部，一个月更换一次。穴位封闭：取天枢、上巨虚，用维生素B₁注射液，每穴注射1mL，15天一次。中脘、大肠俞、足三里、脾俞等穴针刺，共14次，日一次，每次30分钟。

二诊：2014年01月20日。患者腹痛次数较前减少，大便每日1次，便溏，仍觉神疲乏力。舌淡，苔薄白，脉细。患者因长期大便次数增多，伤津耗气，治疗方法应在原方基础上增加补养气血之药。组方如下：白芍18g，桂枝9g，炙甘草6g，生姜10g，党参15g，黄芪15g，当归15g，大枣4g，饴糖30g。15剂，每日1剂，水煎温服，分早晚服。余治疗同前。

三诊：2014年02月04日。患者前来就诊诉：服上方后腹痛症状基本消失，大便正常，日常活动渐觉体力好转，想求上方10剂继续服用。宋老观其脉象较前有力，舌淡红，苔薄白。治疗效果明确，遂上方药物不变，继服10剂。

1个月后随访，生活如常人。

••••• 按语 •••••

本病病位在脐周，涉及肝、脾、胃诸脏。中焦虚寒，肝脾不和为基本病机，脾阳不振为主要发病基础，饮食不调为主要发病诱因。小建中汤出自《伤寒论》，该方证为中焦虚寒，营卫气血不足所致。盖此因胃肠失于温煦，则脘腹挛急疼痛，导致营卫俱乏，阴阳失调，则虚劳发热，致心气不足，心阳失宣而心悸不宁。"虚劳里急"为体内阴精阳气俱不足。尤在泾说："欲求阴阳之机者，必求于中气，求中气者，必以建中也。"治痛必求于本，故立温中补虚之法，以健中焦营气。本方为桂枝汤倍芍药，重用饴糖而成。方中饴糖甘温质润，益脾气而养脾阴，温补中焦，兼可缓肝之急，润肺之燥，为主药；桂枝温阳气，芍药益阴气，并为辅药；且饴糖合桂枝，甘温相得，能温中补虚，炙甘草甘温益气，既助饴糖、桂枝益气温中，又合芍药酸甘化阴而益肝滋脾，为佐药；生姜温胃，大枣补脾，合而升腾中焦生化之气而行津液，和营卫为使药。合而成方，于辛甘化阳之中，又具酸甘化阴之用，共奏温中补虚、和里缓急之功。中气健，则五脏有所养，里急腹痛、手足烦热、心悸虚烦可除。本方且阴阳兼顾，营卫俱补，补而不闷，温而不燥，确系以阳生阴之法，可有以能促质之效。临床应用时，需注意方中各药配伍用量之比例，以符合本方立法之寓意。

验案二：温补理气法治疗腹痛一例

熊某，男，55岁。

初诊：2002年03月26日。患者以"腹痛半年余"为主诉门诊求治。半年前，患者无明显诱因出现腹痛，自服消炎药，效果欠佳，为求系统治疗，故今日来我院求治。刻诊：腹部绵绵作痛、时作时止，得温痛减、遇寒尤甚，或得温则舒、得食则轻、动则加重、休息缓解，形寒肢冷，舌质淡，苔薄白，脉沉紧。专科检查：视诊：肛门口无明显异常；肛门直肠指诊：未见明显异常；结肠气钡造影回示：结肠炎性改变；电子结肠镜：结肠黏膜轻度充血水肿。

诊断：中医诊断：腹痛病（中脏虚寒证）

西医诊断：结肠炎

治法：温中补虚，理气止痛。

处方：温腹止痛汤（宋光瑞经验方）：高良姜15g，香附子12g，吴茱萸9g，紫苏9g，乌药9g，陈皮9g，生姜9g，大枣12g，芍药9g，当归9g，生地黄9g，甘草6g，7剂，水煎早晚温服。甲硝唑栓（院内制剂）两枚日两次，纳肛。黄芪20g，肉桂20g，肉豆蔻12g，延胡索12g，7剂，煎至50mL，于临睡前取膝肘卧位保留灌肠。胃肠护腹袋疗法：将约300g生姜榨取汁液，把准备好的丝棉浸泡其中，然后将白术、苍术、佩兰、艾叶等制成细粉均匀地撒在丝棉上，24小时阴干。最后用棉布包裹含药丝棉缝制成肚兜，让患者束在腹部，一个月更换一次。穴位封闭：取天枢、上巨虚，用维生素B_1注射液，每穴注射1mL，15天一次。大肠俞、足三里、肾俞、脾俞等穴针刺，共14次，日一次，每次30分钟。嘱患者清淡饮食，多饮水，多吃水果蔬菜，少食生冷及辛辣刺激性食物，忌饮酒，定期复查。

二诊：2002年04月03日。服上方7剂，腹部绵绵作痛有所缓解，舌质淡，苔薄白，脉沉紧。继服上药 1 个月，回访患者无明显症状。

••••• 按语 •••••

宋老认为本患者过食生冷，加之素体阳气虚弱，脾肾不足，致脏腑经络失养，寒阻气滞，而发生腹痛。症见：绵绵作痛、时作时止，得温痛减、遇寒尤甚，或得温则舒、得食则轻，动则加重、休息缓解，形寒肢冷，舌质淡，苔薄白，脉沉紧。无论内寒、外寒均需温中，不管痛轻、痛重都应理气，故治当温中补虚、理气止痛。方中高良姜大剂温中，香附子重量急投，共奏温中、理气之功，以俾中温则寒祛、气顺则痛止，为君；吴茱萸、紫苏温中散寒，生姜、大枣温中补虚，乌药、陈皮理气止痛，芍药、甘草缓急止痛，以助君药温中补虚、理气止痛之功；当归、生地补血以防温中太过而耗阴，山楂、鸡内金健胃消食以强胃，共为佐药；甘草还能调和诸药，为使。

验案三：理气活血法治疗腹痛一例

艾某，女，50 岁。

初诊：2007 年 07 月 12 日，患者以"腹痛 5 年余"为主诉门诊求治。5 年前，患者无明显诱因出现腹痛，前往多家医院诊治，用药效果欠佳，为求系统治疗，故今日来我院求治。刻诊：脘腹疼痛，胀满不舒，痛引两胁，时聚时散，攻窜不定，得嗳气矢气则舒，遇忧思恼怒则剧，或痛如锥如刺，痛势较剧，痛处固定而拒按，苔薄白，舌质紫暗有瘀斑，脉弦细涩。专科检查：视诊：肛门口无明显异常；肛门直肠指诊：未见明显异常；结肠气钡造影回示：结肠炎性改变；电子结肠镜：结肠炎。

诊断：中医诊断：腹痛病（气滞血瘀证）

西医诊断：慢性结肠炎

治法：活血化瘀，理气止痛。

处方：理腹止痛汤（宋光瑞经验方）：柴胡 15g，枳壳 12g，蒲黄 12g，五灵脂 9g，香附 6g，陈皮 9g，没药 9g，延胡索 9g，白芍 9g，小茴香 6g，肉桂 3g，赤芍 6g，丹皮 6g，甘草 6g，7 剂，水煎早晚温服。甲硝唑栓（院内制剂）两枚日两次，纳肛。合欢皮 20g，玄参 20g，黄连 12g，木香 12g，7 剂，煎至 50mL，于临睡前取膝肘卧位保留灌肠。胃肠护腹袋疗法：将约 300g 生姜榨取汁液，把准备好的丝棉浸泡其中，然后将柴胡、延胡索、川芎、肉豆蔻等制成细粉均匀地撒在丝棉上，24 小时阴干。最后用棉布包裹含药丝棉缝制成肚兜，让患者束在腹部，一个月更换一次。

穴位封闭：取天枢、上巨虚，用维生素 B₁ 注射液，每穴注射 1mL，15 天一次。大肠俞、太冲、肝俞、脾俞等穴针刺，共 14 次，日一次，每次 30 分钟。嘱患者清淡饮食，多饮水，多吃水果蔬菜，少食辛辣刺激食物，忌饮酒，定期复查。

二诊：2007 年 07 月 20 日，服上方 7 剂，脘腹疼痛减轻，苔薄白，舌质暗，脉弦细。继服上药 1 个月，余治疗同前。

三诊：2007 年 08 月 20 日，患者诉偶尔腹部轻微疼痛，可耐受。二便可，舌质淡，苔薄白，脉缓。调方如下：柴胡 12g，枳壳 12g，香附 6g，陈皮 9g，没药 9g，白芍 9g，小茴香 6g，丹皮 6g，炙甘草 6g。15 剂，水煎早晚分服。余治疗同前。

后回访，患者生活如常人。

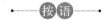

宋老认为本病证为患者情志失调，抑郁恼怒，肝失条达，气机不畅；导致瘀血内阻，而成腹痛。症见：脘腹疼痛，胀满不舒，痛引两胁，时聚时散，攻窜不定，得嗳气矢气则舒，遇忧思恼怒则剧，或痛如锥如刺，痛势较剧，痛处固定而拒按，苔薄白，舌质紫暗或有瘀斑，脉弦或细涩。情志不畅则气机不调，气机不调则瘀血不散，瘀血不散则腹痛不止，故治当活血化瘀、理气止痛。方中柴胡、枳壳疏肝解郁、理气止痛，蒲黄、五灵脂活血化瘀，共奏活血化瘀、理气止痛之功，为君；香附、陈皮疏肝理气，没药、延胡索化瘀止痛，白芍、甘草缓急止痛，共助理气化瘀止痛之力，为臣；当归、川芎养血活血，小茴香、肉桂温经止痛，赤芍、丹皮清瘀滞之热，为佐；甘草调和诸药，为使。

十五、痞满

痞满是由表邪内陷，饮食不节，痰湿阻滞，情志失调，脾胃虚弱等导致脾胃功能失调，升降失司，胃气壅塞而成的以胸脘痞塞满闷不舒，按之柔软，压之不痛，视之无胀大之形为主要临床特征的一种脾胃病证。本证按部位可划分为胸痞、心下痞等，心下即胃脘部，故心下痞又可称为胃痞。痞在《内经》称为痞、满、痞满、痞塞等。《伤寒论》对本病证的理法方药论述颇详，如谓"但满而不痛者，此为痞"，"心下痞，按之濡"，提出了痞的基本概念，并指出该病病机是正虚邪陷，升降失调，并拟定了寒热并用，辛开苦降的治疗大法，其所创诸泻心汤乃治痞满之祖方，一直为后世医家所赏用。各种原因引起脾胃损伤，升降失司，胃气壅塞，即可发生痞满，本病的基本病机是脾胃功能失调，升降失司，胃气壅塞。治疗原则是调理脾胃，理气消痞。

验案一：疏肝解郁法治疗痞满一例

任某，女，55岁。

初诊：2009年10月20日，患者以"腹部胀满1年余"为主诉门诊求治。半年前，患者无明显诱因出现腹部胀满，未治疗，为求系统治疗，故今日来我院求治。**刻诊**：胃脘痞满闷塞，脘腹不舒，胸膈胀满，心烦易怒，喜太息，恶心嗳气，大便不爽，常因情志因素而加重，苔薄白，脉弦。专科检查：视诊：肛门口无明显异常；肛门直肠指诊：未见明显异常；结肠气钡造影回示：结肠炎性改变；电子结肠镜：结肠炎。

诊断：中医诊断：痞满（肝郁脾虚证）

西医诊断：结肠炎

治法：疏肝解郁，理气消痞。

处方：消痞汤（宋光瑞经验方）：柴胡12g，香附15g，川芎9g，郁金12g，栀子12g，龙胆草12g，当归15g，赤芍12g，苍术12g，神曲9g，焦山楂9g，焦麦芽9g，炙甘草6g，7剂，水煎早晚温服。甲硝唑栓（院内制剂）两枚日两次，纳肛。川楝子20g，白芍20g，陈皮12g，延胡索12g，7剂，煎至50mL，于临睡前取膝肘卧位保留灌肠。胃肠护腹袋疗法：将约300g生姜榨取汁液，把准备好的丝棉浸泡其中，然后将柴胡、藿香、佩兰、艾叶等制成细粉均匀地撒在丝棉上，24小时阴干。最后用棉布包裹含药丝棉缝制成肚兜，让患者束在腹部，一个月更换一次。穴位封闭：取天枢、上巨虚，用维生素B₁注射液，每穴注射1mL，15天一次。大肠俞、中脘、胃俞、脾俞等穴针刺，共14次，日一次，每次30分钟。嘱患者清淡饮食，多饮水，多吃水果蔬菜，少食辛辣刺激食物，忌饮酒，定期复查。

二诊：2009年10月27日，服上方7剂，腹部胀满明显减轻，情志尚可，进食可，二便可，舌质淡，苔薄白，脉缓。调方如下：柴胡12g，香附15g，川芎9g，郁金12g，赤芍6g，苍术12g，神曲6g，焦山楂6g，焦麦芽6g，炙甘草6g。15剂，水煎早晚分服。余治疗同前。

后回访，患者生活如常人。

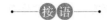

宋老认为本病证为患者平素情志失调，多思则气结，造成气机逆乱，升降失职，横犯脾胃，致胃肠气阻滞而成痞满。症见：胃脘痞满闷塞，脘腹不舒，胸膈胀满，心烦易怒，喜太息，恶心嗳气，大便不爽，常因情志因素而加重，苔薄白，脉弦。证因情省，痞以气滞，滞久必有瘀血，瘀久必生内热，肠滞必胃纳不佳，肝郁必脾运不健，故治当疏肝解郁、理气消痞，兼以化瘀、退热、开胃之品。方中柴胡、香附疏肝解郁，重用为君；郁金、川芎疏肝理气、兼以化瘀，以助君药，为臣；当归、赤芍补血活血，既能活滞久之瘀，又能泄瘀久之热，栀子、龙胆草泄热，苍术、神曲、山楂、麦芽燥湿健脾、消食除痞，诸药以助君臣化瘀、清热、消食，为佐；甘草生用泄热，还能调和诸药，为使。

验案二：健脾和胃法治疗痞满一例

王某，男，75岁。

初诊：2011年06月11日，患者以"腹部胀满1年余"为主诉门诊求治。半年前，患者无明显诱因出现腹部胀满，未治疗，为求系统治疗，故今日来我院求治。刻诊：胃脘痞闷，胀满时减，喜温喜按，食少不饥，身倦乏力，少气懒言，大便溏薄，舌质淡，苔薄白，脉沉弱。专科检查：视诊：肛门口无明显异常；肛门直肠指诊：未见明显异常；结肠气钡造影回示：结肠炎性改变；电子结肠镜：结肠炎。

诊断：中医诊断：痞满（脾胃虚弱证）

西医诊断：结肠炎

治法：健脾益气，和胃除满。

处方：和满汤（宋光瑞经验方）：党参20g，黄芪15g，白术12g，升麻9g，柴胡6g，当归12g，陈皮9g，木香9g，砂仁6g，肉桂6g，生姜9g，茯苓12g，薏苡仁9g，炙甘草9g，7剂，水煎早晚温服。甲硝唑栓（院内制剂）两枚日两次，纳肛。白术20g，苍术20g，半夏12g，陈皮12g，川芎12g，延胡索12g，7剂，煎至50mL，于临睡前取膝肘卧位保留灌肠。胃肠护腹袋疗法：将约300g生姜榨取汁液，把准备好的丝棉浸泡其中，然后将白术、苍术、佩兰、艾叶等制成细粉均匀地撒在丝棉上，24小时阴干。最后用棉布包裹含药丝棉缝制成肚兜，让患者束在腹部，一个月更换一次。穴位封闭：取天枢、上巨虚，用维生素B$_1$注射液，每穴注射1mL，15天一次。大肠俞、中脘、胃俞、脾俞等穴针刺，共14次，日一次，每次30分钟。嘱患者清淡饮食，多饮水，多吃水果蔬菜，少食辛辣刺激食物，忌饮酒，定期复查。

二诊：2011 年 06 月 18 日，服上方 7 剂，胃脘痞闷减轻，饮食尚可，身倦少气乏力，大便不成形，舌质淡，苔薄白，脉弱。继服上方 15 天，余治疗同前。

三诊：2011 年 07 月 03 日，患者自诉无明显不适，纳眠可，二便可。舌质淡，苔薄白，脉缓。调方如下：党参 15g，黄芪 12g，白术 9g，升麻 9g，陈皮 9g，木香 9g，砂仁 6g，焦三仙各 6g，炙甘草 6g。15 剂，水煎早晚温服。

后回访，患者无明显不适，生活如常人。

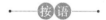

宋老认为本病证为患者素体脾胃虚弱，中气不足，或饥饱不匀，饮食不节，或久病损及脾胃，纳运失职，升降失调，胃气壅塞，而生痞满。症见：胃脘痞闷，胀满时减，喜温喜按，食少不饥，身倦乏力，少气懒言，大便溏薄，舌质淡，苔薄白，脉沉弱或虚大无力。痞因虚起，满以气滞，虚久则及阳，滞久则生热，脾乖则生湿，胃弱则有痰，故治当健脾益气、和中除满，兼以温阳、清热、化瘀、利湿、祛痰。方中党参、黄芪补中益气，重用为君；白术、甘草益气健脾，升麻、柴胡升举阳气，当归、陈皮理气化瘀，使脾气得复，清阳得升，胃浊得降，气机得顺，虚痞自除，共用为臣；木香、砂仁以理气消痞，肉桂、生姜以温阳散寒，茯苓、薏苡仁以淡渗利湿，为佐；炙甘草补益中气，并调和诸药，为使。

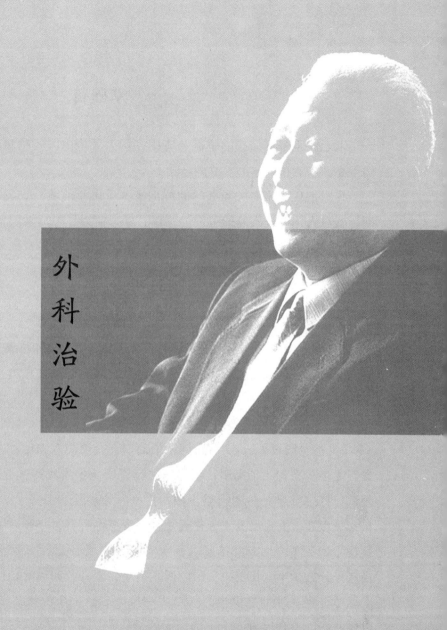

外科治验

一、基础篇

宋老注重解剖结构的掌握与应用，认为无论中医还是西医，只有对解剖结构了然于心，才能在具体手术中得心应手。

我国古代医家对大肠肛门的解剖于两千多年前就有比较详细的记载。早在商周期，就对人体做过实地的解剖。"肛门"一词首见于《难经》，言此处似车缸，故名。西晋·王叔和《脉经》和明·虞抟《医学正传》等写作"疘（音肛）"，为下部病也，俗作肛。"肛肠"一词首见于北宋·王怀隐《太平圣惠方》，距今约一千年，可为世界肛肠一词最早应用者。"直肠"一词，可能为《难经》注解者杨玄操提出，如是则出自唐代，明清时期已广泛应用。

《灵枢·经水》曰："若夫八尺之士，皮肉在此，外可度量切循而得之，其死可解剖而视之，其脏之坚脆，腑之大小，谷之多少，脉之长短，血之清浊，气之多少，十二经之多血少气，与其少血多气，与其皆多血气，与其皆少血气，皆有大数。"从而可知，当时已对人体结构积累了很多资料。

《灵枢·肠胃》云："黄帝问于伯高曰：余愿闻六腑传谷者，肠胃之大小、长短、受谷之多少奈何？伯高曰：请尽言之。谷所从出入浅深远近长短之度：唇至齿长九分，口广二寸半……咽门重十两，广一寸半，至胃长一尺六寸；胃纡曲屈，伸之，长二尺六寸，大一尺五寸，径五寸，大容三斗五升；小肠后附脊，左环，回周迭积，其注于回肠（今回肠和结肠大部）者，外附于脐上。回运环反十六曲，大二寸半，径八分分之少半，长三丈三尺。回肠当脐，左环，回周叶积而下，回运环反十六曲，大四寸，径一寸寸之少半，长二丈一尺。广肠（今乙状结肠、直肠和肛门）傅脊，以受回肠，左环叶脊，上下辟，大八寸，径二寸寸之大半，长二尺八寸。肠胃所入至所出，长六丈四寸四分，回曲环反，三十二曲也。"唐·孙思邈《备急千金要方》曰："肛门者……重十二两，长一尺二寸，广二寸二分。"

现代医学研究表明，人胚从受精卵开始，经有丝分裂方式增加细胞数量，再经迁移、分化等方式，逐渐形成三个胚层，即外胚层、内胚层和中胚层，并由三胚层再演变发展成各器官系统，从而形成一个完整的机体。从人胚发育过程来看，在第3

周以前，三胚层已完全形成。当胚盘卷折成圆柱状的胚体时，卵黄囊顶部（内胚层）也随之被卷入胚体内部，形成两端封闭的管状，这是消化器官的始基，故称为原肠或原始消化管。原肠不断向头尾两端伸延。原肠的头部称前肠，前肠颅侧端与局部升胚层内陷的原口凹相贴成为口咽膜。原肠的后部称为后肠，后肠末端膨大成为泄殖腔，它的腹侧壁与外胚层相贴成为泄殖腔膜。随着胚体的头尾卷折，原位于正前方的口咽膜及位于尾端的泄殖腔膜，均旋转至腹侧。原肠的中段为中肠，起初比较广泛地与卵黄囊相通，以后通连区逐渐缩窄，成为一条细管，称卵黄囊蒂。随着胚胎的进一步生长，前肠头端的口咽膜破裂，并与原口凹共同形成口腔。前肠的其余部分形成咽、食管、胃直到胆总管开口处的十二指肠部的黏膜上皮和腺体，该段主要由腹腔动脉供血。中肠的变化较大，将演变为自十二指肠胆总管入口处直至脾曲处的结肠部分黏膜上皮及腺体，该段由肠系膜上动脉供血。后肠将演变发展为自脾曲处的结肠部分直至直肠，该段由肠系膜下动脉供血。

1. **大肠**　分为盲肠（包括阑尾）、结肠（包括升结肠、横结肠、降结肠和乙状结肠）和直肠（包括肛管）三部分（图5-1），在腹腔内沿腹后壁外周围成"n"形。从发生学上讲，大肠是由两部分组成，即由横结肠中部至盲肠的一段为右半结肠，来源于中肠，有肠系膜上动脉分布；由横结肠中部至直肠的一段为左半结肠，来源于后肠，有肠系膜下动脉分布。

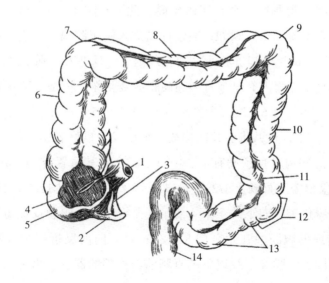

图 5-1　大肠

1. 回肠；2. 阑尾；3. 阑尾系膜；4. 回盲结肠口；5. 盲肠；6. 升结肠；7. 结肠右曲（肝曲）；8. 横结肠；9. 结肠左曲（脾曲）；10. 降结肠；11. 结肠带；12. 结肠袋；13. 乙状结肠；14. 直肠

大肠全长 120 ～ 200cm（平均约 150cm），约为小肠的 1/4。大肠宽度 5 ～ 7cm，盲肠较宽，充盈时其内径约 8.5cm，从右至左肠管逐渐变窄，至乙状结肠末端其内径仅约 2.5cm。这是降结肠及乙状结肠肿瘤出现肠道梗阻症状早于盲肠部肿瘤的因素之一。大肠生理性狭窄常见者有七处：横结肠中段，直肠、乙状结肠交界处，乙状结肠、降结肠交界处，降结肠下段，脾曲远侧，升结肠近段及盲肠、升结肠交界处。

大肠在外观上与小肠有明显的不同，其主要特征是纵肌层不像小肠分布那样均匀，而是集聚增厚，形成大约等距离的三条纵带，每条宽 0.5 ～ 1.0cm，统称为结肠带。其中一条位于横结肠系膜附着处，称系膜带；另一条在大网膜附着处，称网膜带。二者之间的一条为独立带。结肠带在盲肠、升结肠及横结肠较为清楚，从降结肠至乙状结肠逐渐不甚明显，在乙状结肠与直肠的交界处三带消失而分散为直肠纵肌。

2. 阑尾　又名蚓突，是位于盲肠后下端的细长管状器官，其长度为 5 ～ 7cm，但也有长达 20cm 或不足 2cm 者。直径大者可达 1.5cm，小者仅 0.2cm，一般多在 0.5 ～ 1cm 之间。阑尾有恒定的系膜，多呈三角形，由于系膜较阑尾为短，致使阑尾多呈盘曲状。成人阑尾壁较厚，小儿的阑尾壁较薄，故小儿阑尾炎易于穿孔。阑尾的远端为盲端，其近端开口于回盲瓣下方 2 ～ 3cm 的盲肠壁。在该口的下缘，有一个不十分显著的半月形黏膜皱襞，叫阑尾瓣。此瓣有防止粪块或异物坠入阑尾腔内的作用。如果该瓣功能不全或缺如，粪便即易进入阑尾腔内，而引起阻塞性阑尾炎。成人的阑尾腔很细，阑尾开口亦狭小，粪石或蛔虫一旦进入，则不易排除。

3. 直肠　在直肠壶腹内有呈半月形的黏膜横皱襞称直肠瓣，又称 Houston 瓣。直肠瓣宽度 1.4cm（0.8 ～ 1.6cm），长度为 3cm（1.6 ～ 5.6cm），约相当于直肠圆周的 2/3。它是由黏膜、环肌和纵肌层共同构成，纵肌发育良好者，于肠壁的表面，直肠瓣处可出现显著的凹沟。直肠瓣有上、中、下三个，其位置排列大致为左—右—左（图 5-2）。腹膜仅覆盖于直肠上 1/2 或 1/3 段，大约在距肛门 12.5cm 处开始，直肠的前面和两侧被腹膜包裹，向下约至第 4 或第 5 骶椎平面，腹膜仅覆盖于直肠的前面。在男性，直肠前面的腹膜，在距肛门 8 ～ 9cm 处，向前反折到膀胱的上面及侧面，形成直肠膀胱陷凹。腹膜反折线以下的直肠前面相邻的器官，由下向上是：前列腺、精囊腺、输精管壶腹、输尿管和膀胱壁。所以外科常通过指肛检查，隔着直肠前壁，触摸上述诸器官以诊断疾病。腹膜反折线以上的直肠前面，隔着直肠膀胱陷凹与膀胱底的上部和精囊腺相邻，有时回肠袢和乙状结肠沿着直肠壁伸入到直肠膀胱陷凹内。在女性，在距肛门 5 ～ 8cm 处，直肠前面的腹膜向前反折于阴道后壁，转而向上覆盖于子宫表面，形成直肠子宫陷凹。腹膜反折线以下，直肠直接位于阴道后壁的后方。腹膜反折线以上，直肠隔着直肠子宫陷凹与阴道后穹窿及子宫颈相邻，陷凹内也常有回肠袢和乙状结肠伸入。腹膜的反折位置有明显的个体差异，没有一个固定的标志。

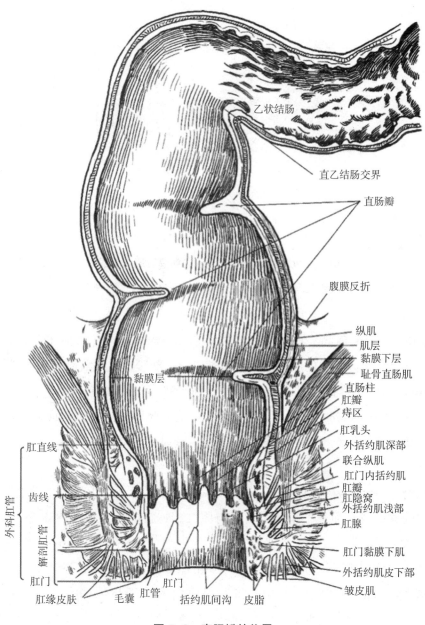

图 5-2　直肠瓣的位置

4.Waldeyer 筋膜　腹膜外直肠的后面借结缔组织与骶尾骨前面疏松结合，易钝性分离，这层包绕直肠的结缔组织称直肠固有筋膜，或称直肠的筋膜囊，是盆筋膜脏层的一部分。骶尾骨前面有一层非常强韧的筋膜，是盆筋膜壁层增厚的部分，称Waldeyer（1899 年）骶前筋膜（图 5-3）。该筋膜上方与骶骨附着紧密，但可用手指剥离；因骶中动脉和骶前静脉丛位于筋膜深面，剥离时可撕破这些血管引起难以控制的出血。

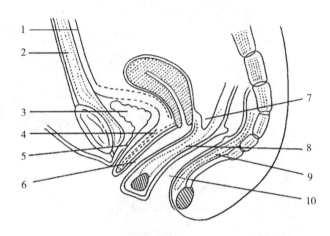

图 5-3 女性盆部矢状切面示盆筋膜脏层（虚线）

1.腹膜；2.腹横筋膜；3.膀胱；4.膀胱阴道隔；5.尿道；6.阴道；7.直肠子宫陷凹；8.Denonvilliers 筋膜；9.骶前筋膜；10.直肠

5.Denonvilliers 筋膜　1836 年，法国学者 Denonvilliers 首次描述在直肠与精囊腺之间有一层类似肉膜样的膜，故称 Denonvilliers 筋膜，它是盆脏筋膜的增厚部分。Denonvilliers 筋膜又称直肠阴道隔（女）或直肠膀胱隔，很容易辨别，它下起自会阴筋膜（perineal aponeurosis）向上与 Douglas 窝处的腹膜相连，然后向侧方与环绕血管和腹下丛的结缔组织融合。该筋膜分 2 层，较厚的前叶附着在阴道后壁或前列腺及精囊腺表面，后叶与直肠间有一层薄的疏松结缔组织。

6. 肛管　通常将齿线以下至肛缘的一段肠管称肛管，因为从发生学上看，此部是胚胎期的原肛发育而成，齿线是后肠与原肛相连接的标志线。1888 年，Syminton 将直肠壶腹部向下突然变细的部分，命名为肛管。1936 年，Milligan 和 Morgan 首次提出外科肛管的概念，其范围是：上自肛管直肠肌环平面，下达肛门，即从齿线上扩展约 1.5cm。1975 年，Shafik 将肛提肌内侧缘至齿线的一段称"直肠颈"，齿线至肛门的一段称"固有肛管"。肛管长轴和直肠壶腹形成的夹角称肛直角，呈 90°～100°。

7. 齿线　肛管内面，沿肛瓣的根部有一锯齿状的环形线，叫齿线或名梳状线，由于它是黏膜和皮肤相移行过度的境界，故又叫黏膜皮线（图5-4）。齿线距肛门约2cm，在内括约肌中部或中下 1/3 交界处的平面上，在胎儿早期有肛膜附着于此。组织学也证明，齿线为内、外胚层的移行地带。齿线附近的上皮附着十分牢固，表面光滑无毛，直肠黏膜脱垂时，就是跨过这条线而脱出。

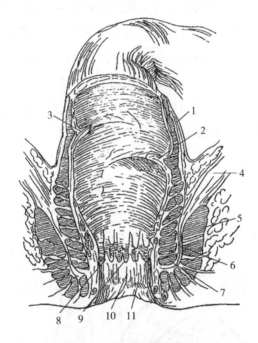

图 5-4　肛管直肠纵断面

1. 腹膜；2. 直肠下瓣；3. 直肠中瓣；4. 肛提肌；5. 外括约肌；6. 联合纵肌；7. 内括约肌；8. 直肠柱；9. 齿线；10. 栉膜；11. 括约肌间沟

齿线无论在解剖或临床上都有其重要意义。齿线以上是直肠，属内胚层；以下是解剖肛管，属外胚层，二者来源和本质不同。齿线以上为消化管黏膜上皮，即复层立方或柱状上皮；线以下为皮肤，是复层扁平上皮或移行扁平上皮。故齿线以上的直肠癌多数为腺癌；齿线以下的肛门癌则为鳞状细胞型癌。齿线以上动脉为来自肠系膜下动脉的直肠上动脉（痔上动脉）和来自髂内动脉的直肠下动脉（痔中动脉）。静脉为痔内静脉丛，汇集成直肠上静脉（痔上静脉），属门静脉系。直肠下静脉（痔中静脉）入髂内静脉。齿线以下的动脉为来自阴部内动脉的肛门动脉（痔下动脉）。静脉为痔外静脉丛，汇集成肛门静脉（痔下静脉）注入髂内静脉，最后入下腔静脉。齿线以上的淋巴管沿直肠上血管达肠系膜下淋巴结，进而至腰淋巴结；齿线以下的淋巴管入腹股沟淋巴结。故肛门癌的转移先至腹股沟淋巴结，而直肠癌是向腹腔内转移。齿线以上为自主性神经支配，无痛觉，齿线以下则由脊神经（肛门神经）支配，疼痛反应很敏锐，所以齿线以上的内痔、肛瘘、溃疡、肿瘤等，均不感疼痛。

8.肛隐窝　又称肛窦，是位于肛柱之间肛瓣之后的小憩室。它的数目、深度和形状变化较大，通常有6～8个，呈漏斗形，上口朝向肠腔的内上方，窝底伸向外下方。在窝底或肛瓣上，有肛腺的开口。肛隐窝的深度一般0.3～0.5cm，比较恒定而大的隐窝通常在肛管的后壁。肛隐窝的功能不明，据说它有存储黏液润滑排便的作用。在一般情况下，排便时肛隐窝呈闭合状，粪渣不易进入。腹泻时，稀便易进入积存，可导致肛隐窝炎。隐窝一旦受到炎症刺激，便扩张、松弛，失去收缩能力，外界病菌即可乘机侵入肛腺管而引起肛腺炎。肛腺感染可沿其分支系统蔓延形成肛门直肠周围炎，继而发生肛周脓肿，最后导致肛瘘形成。

9.肛腺　在外科的重要性在于它是感染侵入肛周组织的门户。95%的肛瘘均起源于肛腺感染。病菌经肛隐窝沿肛腺导管穿内括约肌侵入内外括约肌之间的肛腺，最初形成括约肌间脓肿；继之，肌间脓肿在肌间隙内沿联合纵肌的终末纤维向四周蔓延；最后形成不同部位的脓肿或肛瘘（图5-5）。

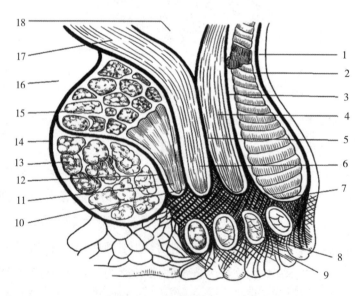

图 5-5　肛间脓肿的扩散途径

1.黏膜下间隙；2.内括约肌；3、5、10、12.括约肌间隙；4.纵肌内层；6.纵肌中间层；7.中央间隙和中央腱；8.外括约肌皮下部；9.皮下间隙和皱皮肌；11.纵肌外层；13.外括约肌浅部；14.肛外侧隔；15.外括约肌深部；16.坐骨直肠间隙；17.提肌板；18.骨盆直肠间隙

10. 栉膜 栉膜区无"栉膜带"。栉膜是指齿线与括约肌间沟之间的肛管上皮。有人称为"中间带"，是皮肤与黏膜的过渡区。上皮为移行上皮，皮薄而致密，色苍白而光滑。在肛管的纵剖面上看，对照上端的直肠柱和齿线很像梳子背，亦称梳状区。栉膜宽 0.3～0.7cm，此区皮肤借致密的结缔组织与肌层紧密附着。在临床上栉膜的含义不仅包括此区的上皮，还包括上皮下的结缔组织。其中有来自联合纵肌纤维参与组成的黏膜下肌，有肛腺及其导管以及丰富的淋巴和静脉丛。因此，它与肛周感染的发生和发展关系十分密切。此外栉膜是肛管的最狭窄区，先天或后天造成的肛管狭窄症、肛管纤维样变、肛门梳硬结和肛裂均好发于此，低位肛瘘的内口也常在此区出现。

11. 肛门括约肌（图 5-6） 肛门内括约肌是直肠环肌的延续，属平滑肌。其上界通常认为在齿状线平面，下界多数在齿状线平面以下，或距肛缘以上，未发现与肛缘平齐者。内括约肌厚度平均为（5.4±6.5）mm，全周并不一致。肛门外括约肌分 3 层，分别命名为皮下部、浅部和深部，这一称呼一直沿用至今。

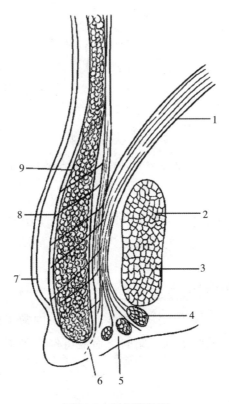

图 5-6　肛门括约肌

1. 肛提肌；2、3、4. 外括约肌；5、6. 联合纵肌终支；7. 黏膜肌层；8. 黏膜下肌；9. 内括约肌

12. 动脉 右半结肠的动脉来自肠系膜上动脉，左半结肠的动脉来自肠系膜下动脉，结肠动脉的分支沿肠系膜缘相互连合成动脉弓，通过此动脉弓使肠系膜上、下动脉的供血区相互交通（图5-7）。

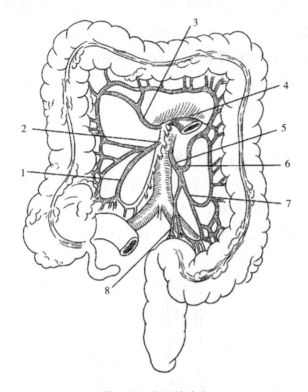

图5-7 大肠的动脉

1. 回结肠动脉；2. 右结肠动脉；3. 中结肠动脉；4. 肠系膜上动脉；5. 肠系膜下动脉；6. 左结肠动脉；7. 乙状结肠动脉；8. 直肠动脉

13. 静脉 结肠的静脉分布大致与动脉相同。右半结肠的静脉汇入肠系膜上静脉，然后注入门静脉。左半结肠的静脉汇入肠系膜下静脉，然后经脾静脉或肠系膜上静脉入门静脉（图5-8）。

直肠和肛管的静脉与同名动脉伴行，主要来自两个静脉丛，即直肠内丛和直肠外丛。肛门静脉，成对，有瓣膜，注入阴部内静脉。因为痔内、外丛自由交通，直肠上静脉内又无瓣膜，故当门静脉受阻时，血液可经直肠下静脉和肛门静脉由下腔静脉回心。

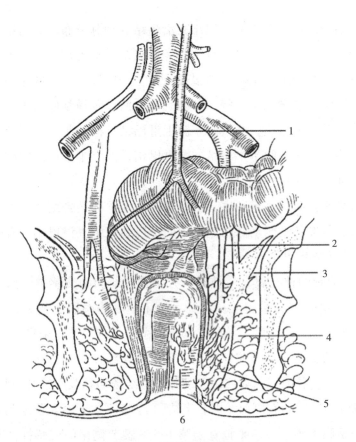

图 5-8　直肠肛管的静脉

1. 直肠上静脉；2. 直肠下静脉；3. 阴部内静脉；4. 肛门静脉；5. 痔外静脉丛；6. 痔内静脉丛

14. 淋巴

（1）盲肠和阑尾的淋巴：盲肠和阑尾根部的淋巴管可分为前后两组。前组：自盲肠前方至回盲前淋巴结，向上终于沿回结肠动脉排列的回结肠淋巴结。后组：自盲肠后方经回盲后淋巴结至回结肠淋巴结。阑尾的淋巴管较丰富，8～15条，经阑尾系膜直接或间接（经阑尾淋巴结）终于回结肠淋巴结。盲肠和阑尾的淋巴管偶尔可直接注入肠系膜上淋巴结。

（2）结肠的淋巴：结肠的淋巴组织可分壁内丛、中间丛和壁外丛。壁内丛，包括结肠黏膜、黏膜下层、肌间和腹膜下淋巴网。淋巴网上下交通不如环绕肠壁交通丰富，故肿瘤围绕肠壁环形蔓延较上下纵行蔓延为快，容易造成肠梗阻。中间丛，即连接壁内丛与壁外丛的淋巴管。壁外丛，包括结肠壁外的淋巴管和淋巴结。淋巴结可分4群：①结肠上淋巴结，位于肠壁的浆膜下及肠脂垂中。肠壁浆膜下及黏膜下淋巴管网在肌层内吻合后首先汇入此群淋巴结。②结肠旁淋巴结，位于边缘动脉附近或动脉与肠壁之间。③中间淋巴结，沿各结肠动脉分布，如右结肠淋巴结、中结肠淋巴结和左结肠淋巴结等，来自结肠旁淋巴结的淋巴均汇入此淋巴结群。④中央淋巴结，位于肠系膜上、下动脉的根部及腹主动脉周围。如肠系膜上、下淋巴结和主动脉旁淋巴结（腰淋巴结）等。升结肠和肝曲以及横结肠右侧部的淋巴管，大部伴随肠系膜上动脉的分支，终于肠系膜上淋巴结；横结肠左侧部及脾曲以下结肠的淋巴管，主要终于肠系膜下淋巴结或腰淋巴结，但有半数可沿中结肠动脉分支经中结肠淋巴结而入肠系膜上淋巴结。

结肠淋巴引流方向有一定顺序，常由壁内丛经中间丛到结肠上淋巴结，再到结肠旁淋巴结，然后经各结肠动脉附近的中间淋巴结至中央淋巴结。有时可越过一组淋巴结，直接至近侧淋巴结。

15. 神经　结肠的神经属自主神经，有交感神经和副交感神经两种。分布至结肠的交感神经主要来自肠系膜上丛和肠系膜下丛。肠系膜上丛为腹腔丛向下的连续，位于肠系膜上动脉的根部。丛的上部有肠系膜上神经节，来自脊髓第 10 胸节至第 3 腰节侧角内的交感神经节前纤维至此节交换神经元，节后纤维形成次级的神经丛，伴随肠系膜上动脉的分支如回结肠动脉、右结肠动脉及中结肠动脉分布至盲肠、阑尾、升结肠和横结肠的右侧部（即右半结肠）。肠系膜下丛，位于肠系膜下动脉根部，丛内有肠系膜下神经节。来自脊髓第 1～3 腰节侧角的交感神经节前纤维至此节交换神经元，节后纤维形成次级的神经丛，随肠系膜下动脉的分支，如左结肠动脉、乙状结肠动脉、直肠上动脉，分布于横结肠左侧部、降结肠、乙状结肠和直肠上部（即左半结肠）。

右半结肠的副交感神经一般认为来自右迷走神经的腹腔支，该支参加腹腔丛和肠系膜上丛后，伴肠系膜上动脉及其分支，分布至盲肠阑尾、升结肠及横结肠右侧部。左半结肠的副交感神经来自脊髓第 2～4 骶节侧角，经骶神经出脊髓后，合成勃起神经（盘神经）至下腹下丛，与交感神经相混。这些神经纤维除分布于直肠、膀胱等盆腔器官外，其中部分纤维向上行，经上腹下丛到肠系膜下丛，伴肠系膜下动脉及其分支，分布于结肠脾曲、降结肠、乙状结肠及直肠上部。

直肠的交感神经来源有二：①肠系膜下丛：约在肠系膜下动脉始点以下 2.5cm 处，该丛的部分纤维即伴同直肠上动脉进入直肠上部；②上腹下丛（骶前神经）：由三根组成，中央根由主动脉丛越腹主动脉分叉处直接延续而来；两个外侧根来自两侧的腰内脏神经，在腹主动脉分叉部的下方三根汇合而成上腹下丛。该丛下降至盆腔分为左右下腹下丛，位于直肠两侧。下腹下丛亦名盆丛，它还接受来自骶交感干的节后纤维和第 2 ～ 4 骶神经的副交感节前纤维，它伴随直肠下动脉的分支分布于直肠下部。直肠的副交感神经来源于盆神经。盆神经亦称勃起神经或骶部副交感神经。该神经至直肠的行程有二：①由第 2 ～ 4 骶神经分出后，向前、外、上方行，在盆外侧与下腹下丛的交感神经相混后，分布于直肠壁；②通过下腹下丛向上沿上腹下丛达肠系膜下丛，然后随肠系膜下动脉的终支——直肠上动脉，分布于直肠上部。

肛管的神经来源众多，肛周皮肤内有丰富的神经末梢，对刺激如痛觉、温觉、触压觉等特别敏锐，这就给肛门直肠区的麻醉带来了难度，容易使麻醉不够完全，患者仍有痛、胀、牵拉等不适反应。肛门有内、外括约肌，这些肌肉的松弛或紧张与手术的成功与失败有密切关系。因此必须考虑到麻醉不同来源的感觉神经和支配括约肌的运动神经，才能使手术顺利进行。

二、手术篇

大肠肛门学科是一门古老又新兴的专科。虽远在公元前它就受到了人们的重视并有了许多文献记载，几千年来不断地进步和发展，但成为一门独立的学科，从外科和消化科里分门立户，还是近百年的事。中医学对大肠肛门病的发展有很大贡献，许多国外学者在讨论肛肠学科发展史时，都引用我国古代的大量文献。

东汉·张仲景在《伤寒论》中首创了肛门栓剂和灌肠术。他发明的蜜煎导方，以食蜜炼后捻作梃，令头锐，大如指，长二寸许，冷后变硬，内谷道（肛门）中，是治疗便秘首创的肛门栓剂，并对脓血便、便秘、便血、肠痈、痔等结直肠肛门疾病确立了"辨证论治，立法用药"的原则。他又用土瓜根及大猪胆汁灌谷道中以通便，发明了灌肠术。晋·皇甫谧在《针灸甲乙经》中记述了针灸治疗脱肛、痔、下痢等肛肠病的方法。首载了"凡痔与阴相通者，死"。这是对肛肠病合并阴道、尿道漏的最早论述。宋·王怀隐的《太平圣惠方》创造了将砒溶于黄蜡中，捻为条子，纳于"痔瘘疮窍"中的枯痔钉疗法，并发展了痔的结扎术，后载有："用蜘蛛丝，缠系痔鼠乳头，不觉自落"的系痔法。南宋《魏氏家藏方》中进一步详载了使用枯痔散的具体方法和过程。从明《普济方》记载的宋朝痔科专家临安曹五，为宋高宗用取痔千金方治愈痔疾，而官至观察使的故事来看，宋代已出现治痔瘘的专家和专科。明·徐春甫《古今医统大全》引《永类钤方》肛瘘挂线术，为肛瘘的治疗开创了新路。他说："予患此疾十七年，遍览群书，悉遵古治，治疗无功，几中砒毒，寝食忧惧。后遇江右李春山，只用芫根煮线，挂破大肠，七十余日，方获全功。病间熟思，天启斯理。后用治数人，不拘数疮，上用草探一孔，引线系肠外，坠铅锤悬，取速效。药线日下，肠肌随长，僻处既补，水逐线流，未穿痔孔，鹅管内消。"

清代《古今图书集成·四部全录》系统整理了历代文献，其所集治痔方法就有内治、外治、枯痔、结扎、熏洗、熨贴、针灸、导引等十余种。所载内服方就有242首，单验方317首，计559首，为研究工作提供了方便。值得提出的是，高文晋的《外科图说》，绘有我国自己创造设计的多种手术器械，其中肛肠科器械有弯刀、钩刀、柳叶刀、笔刀、尖头剪、小烙铁、探肛筒、过肛针等，设计独特，精巧实用，至今仍被沿用。

大肠肛门疾病的治疗大部分都需要手术治疗，如痔疮、肛瘘、肛裂、肛门直肠脓肿、直肠脱垂、大肠癌、便秘、炎症性肠病等，保守治疗不佳以及急症等均需手术治疗来解决。宋老在对大肠肛门疾病诊疗60年的工作中，制定了一系列的治疗方案，其中就有对疾病的手术方法，在临床上取得较为满意的结果。下面就宋老在大肠肛门疾病的手术方法及技巧，根据解剖部位不同，采取由近及远的顺序叙述如下。

（一）阑尾炎

宋老认为，绝大多数急性阑尾炎患者明确诊断后均应采用手术治疗，以祛除病灶、促进患者尽快恢复。但应根据患者具体病理变化及患者条件采取不同手术方式处理。若急性阑尾炎诊断肯定，手术指征明确，短期准备后即可手术治疗。如已局限形成脓肿，可先行手术切开脓肿引流，待炎症消退，局部愈合后，再考虑择期手术。急性阑尾炎并发弥漫性腹膜炎时，应积极准备，改善患者条件，争取及早手术，手术不仅要切除腹腔感染源阑尾，更要将腹腔内脓液清洗干净，去除脓性纤维组织，腹腔内放置抗生素及切口放置引流管等，避免残留感染。急性阑尾炎手术时如发现腹腔内其他需要手术处理的疾病（如结肠癌等），则应根据病变性质、主次、轻重及患者一般态度决定是一期手术还是分期手术。慢性阑尾炎一旦确诊，仍应手术切除。手术既作为治疗手段，也可作为最后明确诊断的措施。发现阑尾增生变厚、系膜缩短变硬，阑尾扭曲，四周粘连严重，则可证实术前慢性阑尾炎的诊断正确。

对决定手术治疗的病人，术前应静脉补液、应用抗生素，对并发腹膜炎肠麻痹的病人，要放置胃肠减压管。麻醉以硬膜外麻醉为主，或选复合麻醉及全麻等。

手术要点：一般多采用阑尾切口，如诊断不明或患者体胖可采用右腹直肌探查切口。在打开腹腔前后，均应妥善地保护切口，以减少伤口感染的机会。

（1）取麦氏切口，成人长约5cm，过于靠近正中则变成了经腹直肌切口，过于靠近外侧则容易进入到后腹膜，因此以麦氏点外侧11cm至内侧4cm为宜。如果预计可能进行回盲部切除而需要延长切口时，应选择旁腹直肌切口。术者持手术刀和齿镊切开皮下组织和浅深筋膜，腹壁拉钩暴露术野，到达腹外斜肌腱膜后使用拉钩扩展创口。

（2）使用尖刀沿腹外斜肌腱膜的纤维走行方向切开一小口，并用剪刀向上下延长。显露腹内斜肌，使用钳子分开腹内斜肌，显露半月线（腹横肌的肌纤维与筋膜的分界线）。用同样的方法分离其外侧的肌纤维，并用拉钩进一步扩展，直至腹膜，同时使用拉钩扩展创口，以免下部创口小于皮肤创口。

（3）使用2把齿镊提起腹膜，用圆刀片切开腹膜，用钳子提起腹膜边缘，使用剪刀向上下剪开腹膜，并用钳子钳夹切开的上下两端。此时，注意腹膜不要切开过长以免给关闭腹膜造成困难。拉钩拉住腹壁全层扩大术野，如切口下能够直接看到阑尾，术者可以用镊子将其夹出，若有大网膜覆盖的话，用拉钩将大网膜和小肠拉向内侧，暴露盲肠或升结肠。寻找结肠带，在3条结肠带的汇合点可以找到阑尾根部。含有阑尾动脉的阑尾系膜虽然通过回肠末端的背面，其前面有直角三角形的脂肪组织，被称为脂肪三角，也是寻找阑尾的标记（也因此被叫做Merkmal fett）。

（4）因为很多情况下阑尾尖端炎症较重，与腹壁粘连，所以很多情况下无法直接将阑尾全部牵出。此时可以先用钳子穿过阑尾系膜以避免阑尾回缩至腹腔，应钝性分离，避免因强行分离导致阑尾撕裂。牵出阑尾后在阑尾系膜根部紧贴阑尾壁用钳子钳夹阑尾动脉并结扎切断。阑尾系膜水肿较重时可以分次结扎阑尾动脉，但应尽量一次解决，动脉保留端要有富余，并结扎确实。在距离阑尾根部数毫米处切除阑尾。远端以钳子钳夹阑尾。

（5）用1-0薇乔线结扎切断部分，并沿钳子切断阑尾，阑尾断端消毒。使用3-0薇乔缝线在盲肠行荷包缝合（亦称烟包缝合）。用镊子夹住荷包缝合的外侧，剪断阑尾结扎线。剪线时如果不夹住盲肠，可能使其滑落回腹腔。用镊子夹住阑尾断端并将其下压，提起荷包缝合线，确认阑尾完全包埋后剪断结扎线，将盲肠还纳回腹腔。荷包缝合时注意：①不要过于靠近阑尾根部以免包埋困难；②应行浆肌层缝合而不要行全层缝合以免造成肠瘘。

（6）如果是阑尾穿孔则需冲洗腹腔并留置引流管。使用3-0薇乔线连续缝合腹膜，并使用剩余缝线将腹内斜肌和腹横肌一并缝合。使用1-0薇乔线缝合腹外斜肌筋膜，共3针左右，最后缝合皮肤，手术结束。

宋老强调，在阑尾切除术中，要注意无菌操作。注意切口的保护和清洗，以免感染。结扎系膜时，一定要牢固，以免引起术后腹腔出血。对阑尾脓肿和周围粘连严重的病人，不必强迫切除阑尾，以免损伤肠管，形成肠瘘。可放置引流管，待以后再切除之。女性病人应探查右侧卵巢。术后恢复是手术成功的关键，一般在手术后的1～2天给予适当输液及抗生素，还要配合中药治疗，给予通里攻下、清热解毒之剂，以尽快恢复肠道功能，清除腹腔内感染。

阑尾切除是治疗急性阑尾炎的主要手段。手术虽小但并发症却不少，甚至可危及生命。常见的并发症有切口感染、肠粘连、肠梗阻、腹壁窦道、腹腔脓疡以及术后出血和急性阑尾炎性腹膜炎等。还有少见的阑尾周围脓肿和阑尾切除后第五日综合征等。宋老认为，对于阑尾炎术后并发症的预防和处理，应密切注意患者的生命体征，术后应采取中西医结合的处理措施，鼓励患者早期下床活动，有异常者应尽早处理。

（二）慢性溃疡性结肠炎

宋老认为，慢性溃疡性结肠炎在保守治疗无效时可考虑手术治疗，术式一般为回肠储袋＋肛管吻合术，可一次完成，也可分次手术。术前应与病人及家属充分沟通，包括手术适应证、替代疗法、并发症及储袋功能等。做好充分的术前准备，结合肠道病变范围评估病人的手术耐受力，排除克罗恩病或肿瘤癌变，重要的是要做肛门括约肌功能检查，括约肌功能不佳者，这种术式一般不推荐应用。另外，充分的肠道准备也是手术成功的关键。

麻醉一般选全身麻醉。麻醉后，病人取截石位，常规留置导尿，胃肠减压。可给予静脉预防性应用抗生素，如甲硝唑和三代头孢菌素等。

手术方法与技巧如下：

（1）结肠处理：一般取腹部正中切口，进腹后探查小肠，排除克罗恩病或恶性肿瘤。游离全结肠，贴近肠管结扎并切断肠系膜血管。如果术前发现不典型增生或癌变，或者患者病史超过10年以上，推荐高位结扎肠系膜血管。

（2）直肠处理：识别输尿管，在骨盆缘识别并保护骶前神经，沿直肠固有筋膜和骶前筋膜之间平面游离直肠后壁直达肛提肌水平。保证骶前筋膜的完整能避免损伤神经和骶前血管，从而预防性功能障碍和大出血。直肠后壁游离结束后，自腹膜反折上方 1cm 开始游离直肠前壁。游离层面位于 Denonvilliers 筋膜后方，越过精囊腺下缘后贴近直肠游离，这有助于最大程度地避免损伤位于 Denonvilliers 筋膜前方的自主神经丛。贴近直肠切断直肠侧韧带。向下游离到达前列腺下缘或阴道的下 1/3 水平，此时直肠已被充分游离达肛提肌平面，离断直肠。剖开切除标本，再次检查是否存在克罗恩病或大肠癌的表现。

（3）小肠处理：回肠储袋构架的关键在于充分游离小肠，使之无张力地到达肛提肌平面。常见的储袋结构包括 J 形（2 袢）、S 形（3 袢）或 W 形（4 袢）。其构建可用吻合器法或手工缝合法，两种方法的结果是一样的。目前多用吻合器吻合，宋老常采用手工吻合，术后效果较好。以吻合器吻合介绍如下：J 形储袋由于制作简便而被广泛应用。以温盐水清洗远端 1/2 回肠后，将末段 30 ～ 40cm 的回肠折叠成 15 ～ 20cm 的两段。在储袋尖端做一个 1.5cm 的纵行切口。使用直线切割缝合器通过切口行两段回肠间行侧 - 侧吻合 2 次。关闭 J 形储袋的盲襻，连续缝合加固残端。检查吻合口判断有无出血，在储袋尖端切口处行荷包缝合后，用生理盐水灌洗来确定储袋的完整性。当病人肠系膜较短、脂肪组织较多，或骨盆深窄时，S 形储袋可能是最佳选择，因为 S 形储袋可以比 J 形储袋多向下延伸 2 ～ 4cm。S 形储袋的制作需要 3 段长 12 ～ 15cm 的末端回肠，首先在 3 段肠襻间行浆肌层缝合，然后 S 形切开肠管前壁，分别连续缝合后壁和前壁全层，前壁浆肌层包埋，注入生理盐水试漏。储袋的出口应短于 2cm，以避免排便困难。

（4）吻合：宋老多采用手工缝合法进行储袋和肛管的吻合，首先在肛门的四个象限以牵引线牵开肛缘，置入肛门拉钩。避免过度牵拉肛管，以免损伤肛门括约肌。自齿状线向上注射 10 ～ 15mL 稀释肾上腺素（1：100000）溶液，使直肠黏膜与其下的括约肌分离，在电刀直视下切除全部黏膜。于齿状线上放射状留置缝合线，向下将储袋顶端拉至肛管边缘，将此前缝合在齿状线上的缝线全层穿过储袋的顶端完成吻合。在女性患者直肠前壁缝合时不宜过深，避免储袋 - 阴道瘘的发生。完成吻合后，肛门注入空气进行试漏试验。术后常规留置骶前负压引流 3 ～ 4 天，或当引流量小于 50mL/d 时予以拔除。

（5）回肠造口：由于大量的吻合部位存在以及病人常伴有贫血、营养不良等合并症，回肠造口行临时转流粪便是很有必要的。一般将距储袋近端 20 ～ 25cm 的回肠于右下腹处造口，可根据患者的情况 3 个月后关闭造口。抗拒造口意愿强烈的手术患者，如患者无贫血、营养不良、长期大量激素治疗（强的松大于 20mg/d）病史，吻合部位无张力，吻合部位完整无渗漏，止血较充分，在这种情况下可不强行回肠造口术。术后常规经肛留置 32 号蘑菇头引流管 4～5 天。

宋老认为，此种术式对于慢性溃疡性结肠炎患者的临床治愈和今后的生活质量提高很有意义。但本类术式也有一定的风险，如果处理不当，术后吻合口瘘的发生率很高，而且有一定的死亡率，所以术中和术后的处理都非常关键。目前有的采用吻合器法完成储袋－肛管吻合。方法为：吻合器法在肛管直肠环水平切断直肠，保留了 1～2cm 的肛管移行带黏膜以便插入吻合器头部，因此使肛管的感觉上皮得以保留，同时降低了吻合口的张力。其优点是操作简便、较低的并发症发生率和更好的排便功能。其缺点在于保留的移行带上皮存在恶变可能，肛管移行带切除理论上消除了残留上皮恶变的可能，但残留的一些"上皮岛"被包埋在储袋下，一旦恶变，反而更加难以早期发现。术前已经确诊的直肠中下段癌或不典型增生的病例，移行带切除和手工吻合应作为首选。

（三）克罗恩病

宋老认为，由于克罗恩病病因不明、临床表现复杂、患者之间异质性大，克罗恩病的临床治疗应根据具体病情以药物治疗为主。在保守治疗效果不佳而且有手术适应证的情况下可采取外科治疗，以及时缓解症状、改善病情、提高患者的生活质量为主。克罗恩病属透壁性炎症，且有复发倾向，其手术治疗与慢性溃疡性结肠炎的手术治疗有区别，一般不行回肠储袋肛管吻合。由于本病术后较高的复发率和再手术率，应在充分了解患者病情的情况下，准确掌握手术适应证，选择合理有效的手术方式和最佳手术时机施行手术。

克罗恩病的外科治疗至今仍在不断探索之中。外科治疗的目的多是解决并发症给患者带来的症状，提高生活质量。急性并发症、慢性并发症及内科治疗失败是克罗恩病的三大主要手术适应证。急性并发症是指中毒性结肠炎伴或不伴巨结肠、腹腔感染、出血、穿孔等。慢性并发症是指不典型增生、生长迟缓、肠梗阻以及肠外表现等。内科治疗无效有几种情况，包括无反应性疾病、不完全反应、药物不良反应以及药物顺应性差。

手术方法有以下几种：

（1）小肠型克罗恩病的手术治疗（小肠切除术）：最常见的累及回盲部的病变，行回结肠切除术，范围包括末端回肠和盲肠下部。适用于病变局限于小肠，狭窄段较短，切除后不至于引起短肠综合征的情况。该术式是克罗恩病手术治疗的传统术式之一，应用较为广泛，其贯彻了"肠段保留"的理念，其效果肯定。因为小肠克罗恩病常常需要多次手术治疗，故正中切口较为合适，且该切口显露好、易于延长，便于术中探查。仔细探查腹腔，尤其是小肠、结肠、膀胱。如病变局限于小肠，切除范围应包括病变肠段、两端正常肠管（不超过 2cm）及其系膜。尽量保留无病变的小肠。由于克罗恩病的肠系膜常有过度肥厚（"脂肪包裹"现象），分离切断时要缝扎过度肥厚的肠系膜，防止血管滑脱或形成系膜内血肿。克罗恩病的复发率与肿大淋巴结切除与否无关，一般不进行根治性淋巴结切除，如果已有恶变，应行根治性切除。切除肠管后，因肠管口径相差较大，多行行肠管侧 – 侧吻合。

克罗恩病有以下情况，可行狭窄成形术：①初次手术切除术后复发，小肠有单个或多个短的狭窄；②十二指肠病变引起狭窄，如有可能可行狭窄成形术；③单纯回肠切除术后，距离回盲部尚有一定距离的跳跃性病灶；④因手术切除造成短肠综合征的患者再次出现狭窄；⑤狭窄成形术仅用于较短的纤维性狭窄，而不能用于有活动性炎症的狭窄。

术中必须仔细探查，防止遗漏狭窄病变。根据具体情况，可行多个狭窄成形术，或小肠部分切除与狭窄成形术联合应用。采用腹正中切口。如果病变肠管在 10cm 以内，在拟行狭窄成形术的部位上、下端阻断肠管，于病变肠段中间两侧肠壁缝两根牵引线，轻拉牵引线，电刀纵行切开肠壁，两端达正常肠管约 3.0cm，使纵行的肠切口变为横行，全层横行间断缝合纵行切口。如果狭窄段在 10cm 以上，于前侧方切开肠管，用细丝线或 2-0 可吸收线连续或间断缝合后壁边缘，并同法关闭前壁。亦可应用吻合器来完成上述狭窄成形术。

（2）结肠型克罗恩病的手术治疗：对于孤立的结肠狭窄，建议不行狭窄成形术，应行手术切除。对于局限性结肠克罗恩病，尽管节段性肠切除术术后复发率高于全结直肠切除术，但该术式能够避免永久性肠造口，有利于术后肠道功能恢复，能有效地改善患者术后生活质量。根据切除肠段的部位选择合适的腹部切口。升结肠、横结肠及降结肠切除选择上腹部正中切口；乙状结肠切除可选择下腹正中切口，应远离病变明显的肠管 5 ～ 10cm。尽管结肠黏膜存在口疮样溃疡或点状的针尖样溃疡提示存在克罗恩病的可能，但这些表现不能成为对该区域进行扩大切除的依据。肠管吻合前应充分游离两侧肠管，保证无张力和吻合口良好的血运，碘伏擦拭吻合口肠管防止肠内容物的污染。

对于中毒性结肠炎、中毒性巨结肠经评估不能耐受直肠切除者，应行结肠次全切除加回肠造口术。在此情况下，手术应注意以下几点：①术前确定回肠造瘘的位置；②采用正中线切口；③评估并立即处理存在的腹腔或结肠穿孔；④避免意外损伤肠管；⑤对小肠病变程度进行评估；⑥乙状结肠远端的切断应采用较保守的切除，尽可能保留足够长的肠管，使远端肠管在无张力的情况下到达前腹壁。

进入腹腔后的游离方法：①先用电刀切开盲肠外侧的腹膜，然后向头侧方向延伸至肝曲，切开小肠系膜的左侧叶腹膜，向上达十二指肠 - 空肠区；②将盲肠和回肠末端向上牵引至患者的左侧，暴露右侧输尿管、精索或卵巢血管；③把肝曲向下、向中线牵引，用电刀切开后腹膜组织与胆囊的粘连，结扎腹膜上的无名血管，游离脾曲；④残端关闭后，将距残端 3cm 的肠管周围系膜缝合至残端周围的腹膜，以确保残端位于腹腔外，采用间断缝合将筋膜和肌肉的表面缝至残端，缝合间距应较宽；⑤回肠造口于腹壁。

对于结肠广泛病变，且不伴活动性肛周脓肿的生育期年轻女性患者、伴或不伴高手术风险的老年患者、经直肠内镜检查直肠正常的患者，可考虑行直肠近端 1/2 切除、回直肠吻合。对于结肠广泛受累伴直肠炎的患者，特别是直肠炎、肛门括约肌功能障碍或肛周感染较严重而不适合直肠保留和回直肠吻合的患者，应行结直肠切除加回肠造口术。该术式治疗结肠克罗恩病的术后复发率最低，是结肠病变广泛时最为彻底的手术方法。

各种克罗恩病外科治疗的术后处理方式相似。术中出血应予补充，术后早期根据需要输注全血或胶体液。保持胃肠减压管通畅，记录引流量及性状，直至肛门排气、排便，拔除胃管后予以逐步恢复饮食。记录盆腔引流液的量和性状，注意有无吻合口瘘。注意纠正水、电解质和酸碱平衡。造口者应严密观察造口的情况，及时处理各种并发症，如短肠综合征、吻合口瘘、肠瘘及造口狭窄等。外科治疗后的克罗恩病患者仍有较高的复发率。小肠切除术后 6 个月以及 12 个月可行结肠镜、小肠造影、CT 肠道造影检查是否有复发。

（四）直肠前突

直肠前突又称直肠膨出或阴道后壁膨出，是指排便时直肠前壁和阴道后壁突入阴道，导致出口梗阻性排便障碍的疾病，为出口阻塞综合征之一。属中医"便秘""大便难"范畴。好发于已婚多产女性。宋老认为本病多由于排便习惯不良，临厕努责，妇女多产，会阴产伤，以及老年女性身体功能渐衰导致正常解剖结构改变，或气机阻滞，或气阴两虚，或阳虚寒凝，致肠胃受损，大便排出不畅或排便不尽、排便困难。多数患者可经改变排便习惯、肛门功能锻炼及药物等治疗得到救治。对于有长期便秘病史，直肠前突 15mm 以上和结肠运输试验功能正常或轻度延长的患者，在保守治疗效差时可选择手术治疗。手术治疗的目的是消除薄弱区，加强直肠阴道隔的支撑作用。对于中、重度直肠前突伴阴道后壁松弛或脱垂者，可选择经阴道直肠前突修补术和经直肠闭式修补（block）手术。

1. 经阴道直肠前突修补术

操作要点：①会阴切口：用组织钳牵开两侧的小阴唇，切开两钳之间的后阴道壁与会阴部的皮肤做一椭圆形的切口（长 5～6cm、宽 1.5～2cm）；②分离阴道黏膜：在阴道黏膜下分离直肠间隙，上达直肠前突的部位以上；③剪开阴道后壁：用组织钳牵开拟切开阴道后壁的顶点，沿正中线纵行剪开阴道后壁；④分离直肠前突部位的直肠及肛提肌：分离左右两侧阴道后壁与直肠间的组织，直肠充分游离后，即可显露左右两侧的肛提肌；⑤修补直肠前突部：直肠前突部呈球形，用荷包缝合直肠前突部；如直肠前突部呈筒状，用间断缝合；缝合时仅缝合直肠表面的筋膜，勿穿透直肠黏膜；⑥缝合肛提肌：用 4-0 丝线间断缝合肛提肌 4～5 针，加强直肠阴道隔；⑦切除多余的阴道黏膜：切除时注意勿切除过多，以防阴道狭窄；⑧缝合阴道黏膜：用铬制肠线自内向外间断缝合阴道黏膜；⑨缝合会阴部皮下组织及皮肤。

2. 经直肠闭式修补手术

操作要点：①左仰卧位或折刀位；②显露直肠前壁：用肛门直肠拉钩牵开肛门和直肠的远端，探查直肠阴道隔薄弱部位；③修补直肠阴道隔：根据排粪造影所示直肠前突的宽度和深度，用 2 号铬制肠线自齿状线上方 1cm 开始，自下而上缝合直肠阴道隔修补缺损至耻骨联合处止；④手术中注意事项：缝合时注意缝合呈下宽上窄，以免在缝合的顶端形成黏膜瓣而影响排便，另外进针自左至右，缝针深度一定要达两侧肛提肌部位，这样术后才能形成一较有力的肌性柱，减少直肠前突复发的机会。亦有人在缝合前用中弯止血钳将薄弱部位的直肠黏膜用钳夹住，然后再连续缝合，有的术者在缝合完毕后，于缝合之两侧注入适当的硬化剂，使薄弱部分的黏膜与肌层粘连。

对于病理改变较轻微的患者采用硬化剂直肠黏膜下注射、直肠黏膜点状结扎及胶圈套扎术等也能收到较好的临床效果。

术中需彻底止血，防止血肿形成导致感染。术后可给予抗生素预防感染，禁食 3 天后可改流质饮食，渐至正常饮食。另外，需注意平时的排便习惯、排便姿势及排便时间等，在饮食上也需注意，少食辛辣刺激性食物。

（五）盆底失弛缓综合征

盆底失弛缓综合征是指盆底肌群在排便时舒缩功能失调，不能完成正常的排便功能而致排便困难的一种病症，表现为静息时盆底肌呈持续收缩状态，排便时盆底肌不仅不放松，反而收缩。属功能性排便障碍的一种，是最为常见的一种出口梗阻型便秘。宋老认为本病其发病与燥热内结、津液不足、情志失和、气机阻滞以及劳倦内伤、气血不足、肌肉失养、肛门挛急等有关。多数通过肛门功能锻炼、情志调摄及药物治疗等能够奏效。对于直肠指诊耻骨直肠肌显著肥大并致肛管狭窄，指诊通过时张力极高，疼痛明显，肛管直肠环僵硬、活动度小并呈"搁板"样，直肠壶腹后方扩大呈袋状。结肠传输功能检查有明显的排出功能失代偿，标志物滞留直肠过多。长期非手术治疗无效，可用耻骨直肠肌部分切断术来治疗。

操作要点：麻醉生效后，俯卧位，消毒肛管及直肠下段，取尾骨尖下方肛门后正中切口长约4cm，切开皮肤皮下组织，暴露耻骨直肠肌，以食指于肛管内导引并顶肛直角，弯止血钳从耻骨直肠肌后间隙进入，沿直肠后间隙分离，分次挑出痉挛的耻骨直肠肌，双钳钳夹并切断，断端一号线结扎止血，探查并将肛管直肠角增大呈钝角后，逐层缝合切口。术中应注意避免穿破直肠黏膜，于肛门内引导的食指应随时探查肛直角角度，以把痉挛肌束切断至肛管直肠角大于90°。并发直肠黏膜脱垂者给予松弛直肠黏膜点状或柱状结扎，或黏膜下消痔灵点状注射或柱状黏膜结扎。

术后静滴抗生素3～7天，每天切口更换敷料，切口术后7天拆线。术后保持正常饮食。术后指导患者纠正不良饮食、排便习惯，学会正确排便用力方式，给予适当心理疏导，消除恐惧心理。据临床统计80%的患者半年以上能治愈。术中需注意无菌操作及彻底止血。

（六）会阴下降综合征

会阴下降综合征是指患者在安静状态下肛管位置低于正常水平；而在用力排粪时，会阴下降，低于坐骨结节水平。会阴下降综合征是肛肠科常见的出口梗阻性疾病之一，尤多见于女性，因常与其他疾病合并存在，所以在临床上多不予诊断或不被重视。本病当属"便秘""虚秘"范畴。宋老认为本病与女性盆腔生理结构及妊娠生育有密切关系，与先天禀赋不足、体质虚弱、长期过度用力排便、生活无节等也有直接关系。本病以气虚为主，中气下降、无力升提、转输无力是根本病机，也有虚中夹实者，治疗当以益气升提为主。多数通过肛门功能锻炼、情志调摄及药物治疗等能够奏效。长期非手术治疗无效，可通过手术来达到治疗的目的。宋老针对本病主要的手术方式有盆底固定术和消痔灵注射术。

1. 盆底固定术

（1）适应证：重度会阴下降，非手术治疗无效，患者自觉症状非常痛苦。

（2）禁忌证：合并严重内科疾病者，伴有心理疾病者。

（3）操作要点：下腹正中切口或旁正中切口，从耻骨联合上缘至脐或稍左旁。开腹后探查有无内脏下垂；Douglas 陷凹及子宫（男性膀胱）直肠窝深度；疝的内容物，骶直分离及子宫后倾、下垂程度；向上提拉直肠观察会阴下降程度（一般＞4cm），为决定手术方案提供参考。还纳疝内容物，如下垂的乙状结肠、小肠等，术前检查有无结肠慢传输，可做好切除结肠行端–端吻合术的准备（最后行此步手术）；缩短直肠前壁固定黏膜；上提并缝合固定直肠，缩小骶直间距，自直肠外侧转向侧后骶前，直至骶骨的高度。同法缝对侧，处理子宫、膀胱下垂后倾，提高子宫直肠窝。

（4）术后处理：常规补液，应用抗生素，一般24～72小时拔除胃管，排气后进流食。术后96小时，可进少渣半流食或半流食，7天后进普食。进食后保持大便通畅，不用力排便。可用中药辅助机体排便功能恢复，注意规律排便习惯的训练。3个月内不从事较重体力活动，逐步进行体能锻炼。

2. 消痔灵注射术

（1）适应证：诊断明确，经过非手术治疗3个月以上无效者，身体一般情况好，无严重伴发症，血糖、血压、肝肾功能基本正常或偏高者均可接受治疗。

（2）禁忌证：肛周、直肠有明显炎症，伴有全身严重疾病，不能耐受手术创伤者。

（3）操作要点：术前，备皮、清洁灌肠；术中，常规消毒，局麻或骶麻，用消痔灵（1：1）液，在喇叭状肛门镜下，进行直肠内黏膜下、高位多点注射，一般进镜12cm开始多点自上而下开始注射，每点位注射1：1消痔灵液1～2mL，直肠内一般注射量20～30mL，然后进行直肠周围注射，一般选择三点位注射法或四点位注射法。

（4）术后处理：术后禁食3天，给予补液支持治疗，3天后可行流质饮食，渐至正常饮食，术后3天可给予中药坐浴、栓剂纳肛等治疗。

（七）先天性巨结肠

巨结肠系指肉眼或 X 线所见结肠持续扩大的状态。结肠包括直肠异常扩大并肥厚，表现为慢性顽固性便秘，先天性巨结肠是婴儿常见的消化道畸形。先天性巨结肠基本的病理改变，是受累肠管的远端肠壁肌间神经丛和黏膜下神经节丛神经细胞先天性缺如，副交感神经纤维则较正常显著增生。这一组织解剖上的病理改变，致使受累肠段发生了生理学方面的功能异常——正常蠕动消失，代之以痉挛性收缩。宋老认为手术是治疗本病最有效的方法，手术应完整切除病变肠段，根据情况选择不同的手术方式。手术的目的是通过手术切除缺乏神经节细胞的肠管，解除狭窄的同时切除神经节细胞变性的代偿扩张的肠段。

结肠造瘘对婴儿巨结肠疗效不佳而且也不易被患者家属所接受，在临床上宋老多采取根治性手术治疗本病。对于6个月以上的婴儿及低位节段性痉挛巨结肠患者，要采用手术创伤小，安全性大，减少或不破坏盆腔神经丛，术后不影响排便及生殖能力的方法。具体手术方法有以下几种。

1. 结肠与直肠黏膜剥离肌鞘内拖出法

麻醉成功后，取截石位。具体操作：进入腹腔后，在膀胱顶的水平，切断结肠，剥离直肠肛管的黏膜和皮肤，然后切除病变段结肠和直肠（注意将缺乏神经节细胞的肠段全部切除，包括痉挛段、移行段及扩张段）（图5-9），将剩余的结肠充分游离后，套入直肠肌鞘内，缝合结肠四周。多余的结肠拖出，下端与肛门上端的直肠缝合固定。先将直肠肌鞘后壁连同直肠内括约肌一起纵形切开，可以减少腹胀和术后结肠炎等并发症的发生，术后直肠鞘内留置导尿管引流，可以避免肌鞘内脓肿发生。

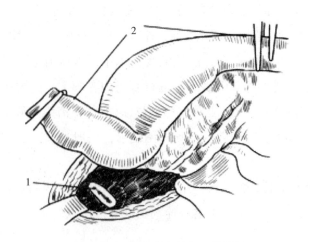

图 5-9　切除部分直肠和乙状结肠

1. 直肠残端；2. 切除的病变肠段

2. 结肠切除、直肠后结肠拖出术（Duhamel 术）

麻醉成功后，取截石位。具体操作：沿直肠膀胱凹陷的腹膜反折处切开直肠两侧腹膜，直肠前壁不切开，在耻骨联合上缘 2.0cm 处切断直肠，并在直肠后正中，钝性分离骶前筋膜与直肠固有筋膜鞘，直至会阴部皮下，扩肛后在肛门后方沿皮肤和黏膜交界处切开肛门之后半部，接着将准备好的结肠，由肛门后切口拖出，结肠的后壁缘与肛管齿线切口的下缘缝合，直肠前壁与结肠前壁用一全齿血管钳，放入肛管及直肠内 3.0 ～ 4.0cm 夹死，1 周后肠壁坏死脱落而使两管相通，新直肠腔形成（图 5-10，图 5-11）。

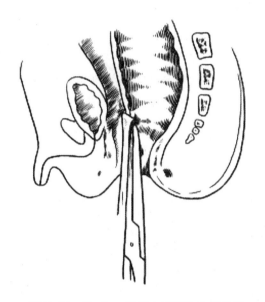 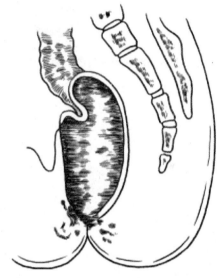

图 5-10　Kocher 钳钳夹结肠和直肠前壁　　图 5-11　Kocher 钳脱落后，新直肠腔形成

3. 直肠外翻结肠拖出肛门外结肠直肠吻合术（Swenson 法）

麻醉成功后，取截石位。具体操作：开腹后，在直肠、膀胱或子宫陷凹处切开腹膜，游离直肠周围直至游离到肛门附近。在膀胱以上切断闭合，经肛门使直肠外翻脱出。在翻出的直肠齿线上切开直肠壁，从该切口处插入长血管钳，夹住已游离的近段结肠残端缝线，拖至肛门，将直肠与结肠对端缝合 2 层，吻合口越低越好，一般距肛缘不超过 2.0cm。吻合完毕后，将结肠送还肛内（图 5-12，图 5-13）。

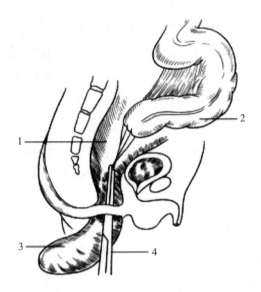

图 5-12　在直肠前壁做一切口，插入长血管钳，夹住结肠的断端闭合缝线，将结肠拖出肛门外

1.盆腔通道；2.游离结肠；3.翻出的直肠；4.插入直肠前壁的血管钳

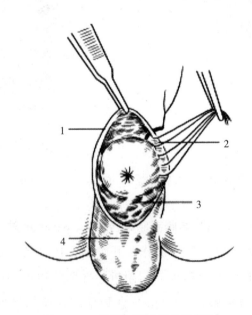

图 5-13　直肠和结肠做全层缝合

1.已切断外翻的直肠边缘；2.直肠和结肠吻合；3.结肠切断处；4.结肠

4.经骶尾部直肠基层切除法

麻醉成功后，患者取俯卧臀高位。具体操作：在肛门与尾骨之间切开皮肤约3.0cm长，将提肛肌和耻骨直肠肌分别向上分开，术者左手食指放入直肠内做引导和标志或插入带气囊的肛管使直肠膨起，在直肠后壁做纵行切口，深达黏膜下层，长度依术前钡剂灌肠检查及术中冰冻切片检查无神经节细胞肠管长短而定。为了暴露充分可将尾骨切除，这样可以切除 1 条更长的肌肉组织。在内括约肌切除后，提肛肌和耻骨直肠肌放回原处，缝合肛门尾骨筋膜，伤口内放入引流条，24 小时后拔出。

本病自然转归预后差，多因营养不良或发生结肠危象死亡。根据多方资料报道，6 个月内死亡率达 50% ～ 70%。新生儿多死亡于肠炎的并发症。未经治疗，活至成人者罕见；即使活至成人，仍有随时死于结肠危象的可能。目前，手术死亡率和严重并发症都相当高，半岁后手术效果一般较满意，术后 1 年一般可以完全恢复排粪功能。

（八）直肠脱垂

直肠脱垂，是指直肠黏膜、肛管、直肠全层和（或）部分乙状结肠向下移位而脱出于肛门外的一种疾病，又称肛管直肠脱垂。属于中医学"脱肛""盘肠痔""重叠痔""脱肛痔""截肠"等范畴。宋老在本病的治疗中多采用中西医结合的治疗方式，成人直肠脱垂应以注射疗法为主，必要时可配合针灸或括约肌电刺激疗法，对肛门括约肌松弛者也可采用肛门直肠紧缩术或括约肌折叠术。

1. 消痔灵注射术

常用的注射方法有直肠黏膜下注射法和直肠周围注射法两类。直肠黏膜下注射法可分为黏膜下点状注射法和黏膜下条状注射法两种。直肠周围注射法包括两侧直肠骨盆间隙注射和直肠后间隙注射。

（1）直肠黏膜下注射法：对于直肠脱垂较少或仅有黏膜脱垂者采用本法。①黏膜下点状注射法：取蹲位、侧卧位或截石位。一般不用麻醉，嘱患者加大腹压排出脱垂的直肠黏膜，用碘伏消毒肠腔，以 1 ～ 2 把鼠齿钳固定脱出的黏膜，由齿线以上 0.5cm 部位起进针，点状将药液注射于黏膜下层，每点注药 0.1 ～ 0.5mL，点距 0.5 ～ 1cm。在脱出直肠黏膜下均匀注射，使环状着药后，将脱出直肠送入肛门内，放置肛门栓。外用纱布加压覆固定，术后服抗生素、控制排便 5 ～ 7 天。目的是使黏膜与肌层固定粘连，不再脱出。②黏膜下条状注射法（图 5-14）：体位、消毒及术前处理同点状注射。不同点是用长针头进针直肠黏膜下层后，从上向下，边注药、边退针，在黏膜下层条状注入药液，一般可注药 3 ～ 5 条，形成几条使黏膜与肌层粘连固定的条柱，不复脱出。

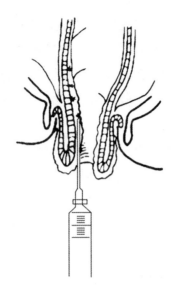

图 5-14　黏膜下条状注射法

（2）直肠周围注射法：术前全面检查患者全身情况及直肠脱出的长度、大小及肛门括约肌功能。术前 3 小时温盐水 1000mL 清洁灌肠。患者取截石位，用 0.5% ～ 1% 利多卡因在截石位 3、6、9 点肛缘处做浸润麻醉，麻醉深度宜在提肛肌以下。提肛肌以上不麻醉，是为了观察当药液注入骶骨直肠间隙和直肠后间隙，患者有无异常感出现。本操作应有严格无菌要求，注射用 3 根 22 号腰麻针头。

操作要点：直肠周围高位注射法是经直肠外将药液注入两侧骨盆直肠间隙及直肠后间隙，使直肠高位与周围组织（两侧直肠侧韧带及前筋膜）通过药物所致的无菌性炎症，产生纤维化，使直肠与周围组织固定。具体操作分 3 步进行。

①右侧骨盆直肠间隙注射：在截石位 9 点肛门皮缘外 1.5cm 处，先用 7.5cm 腰穿针做皮下穿刺，经肛门外括约肌至提肛肌，当通过提肛肌有落空感时，即进入骨盆直肠间隙。此时，用左手食指伸入直肠壶腹，触摸针尖部位，证实针位于直肠壁外侧，未穿通直肠时，再将腰穿针全部刺入，并用手紧压针柄，针全长 7.5cm，加压后可深入 1cm，约进入 8.5cm。在准确定位后再将明矾液注入骨盆直肠间隙。注药时应边退针边注药，使呈扇形均匀分布。一侧总量为 10 ～ 18mL。

②左侧骨盆直肠间隙注射：更换腰穿针头及手套后，依前法在左侧截石位 3 点处穿刺定位并注药。

③直肠后间隙注射：更换穿刺针头及手套。在肛门与尾骨间皮肤中点穿刺，针刺沿骶骨曲进行。为使穿刺部位正确，用另一手食指入直肠壶腹引导，针进入

6～7cm。证实针未穿通直肠壁、未穿入骶骨前筋膜，活动于直肠壁后，即表示已达直肠后间隙，方可边退针边注药。注药量为 5～7mL。

以上 3 个部位总量在 25～45mL。注射疗法最严重的并发症是术后感染，一旦发生轻则形成高位直肠间隙脓肿或黏膜下脓肿，重则并发脓毒血症可危及生命。所以术前、术后均应给予抗生素预防感染，如替硝唑、头孢菌素类等。为防止感染应注意以下几点：①严格执行无菌操作。②正确掌握操作方法：要反复熟悉肛管直肠及其周围组织的解剖，注意绝不能将药液误注入肠壁肌层、骶前筋膜和腹腔内，不能刺穿肠壁，这是防止感染的关键。③术后应控制排便 5～7 天：第一次排便如排出困难，则用温盐水 1000mL 灌肠。注射疗法治疗直肠脱垂的疗效机理，一般认为主要是通过药物的致炎作用和异物刺激作用，使直肠脱出的黏膜与肌层、直肠与周围组织产生纤维化而被粘连固定。

2. 黏膜下柱状注射＋肛门紧缩术

本法适用于 Ⅱ、Ⅲ 度直肠脱垂。术前常规肠道准备，取截石位，常规消毒。操作要点：吸取消痔灵注射液（生理盐水等量稀释），用长针头进针直肠黏膜下层后，从上向下，边注药、边退针，在截石位 3、7、11 点处黏膜下层柱状注入药液，使黏膜与肌层粘连固定成条柱状，还纳复位。

肛门紧缩术，又称肛门圈缩小术或环缩术。是将银丝、铬制线、硅橡胶圈植入肛门周围皮下组织，使松弛的括约肌缩紧，从而阻止直肠脱出的一种方法。对于成人完全性直肠脱垂伴肛门括约肌松弛者，宋老从 70 年代就采用此法。进行肛门紧缩的材料选用钢丝，钢丝为煅制后的牙科用钢丝，一头预先制成小环形圈，无菌消毒备用。具体操作为：肠管还纳后更换手套，在距肛缘截石位 1 点和 7 点各 1.5cm 处，沿肛缘做放射状切口，一般 1cm 左右，然后将切口分离，由 1 点处用无齿钳夹持钢丝的环形部进入，从肛门外括约肌外侧 7 点处穿出，再依前法由 7 点处穿至 1 点处引出。将食指放入肛门，以容二指为度，用骨科钳结扎钢丝圈，剪除多余部分，缝合前后切口，外敷灭菌纱布，胶布固定。

本法操作简单，损伤小，局麻下即可进行，主要适用于老年患者。宋老采用注射疗法并肛门紧缩术，治疗成人完全性直肠脱垂（特别是老年人）取得了较好效果，术后配合肛门功能锻炼，效果更佳。

3. 脱出肛管切除术

操作要点：

（1）脱出直肠的前端用艾利斯钳子钳夹牵引。脱出程度比较轻时应在麻醉前让患者憋气，最好重新钳夹。首先在距齿状线 1cm 处，用电刀将外管的"黏膜 + 肌层"沿短轴方向切开。切到深度 5mm 左右即可到达腹膜，用镊子提起，用电刀切开即可进入腹腔。在判断外管的厚度后，在距齿状线 1cm 处切开一周的"黏膜 + 肌层"。

（2）用镊子提起腹膜边缘，用直角钳紧贴于其下作为支持，向左右切开并延长，在形成囊状的腹膜的尽头返折，切至内管的浆膜部分。内管的下部半周为直肠系膜的内部，与腹腔无交通。在这个部分有许多来自直肠上动脉的细小分支。用超声刀边闭合这些血管，边从表层按顺序切开疏松结缔组织至肌层。牵拉内管使系膜紧张，在距肛门外括约肌 1cm 左右的地方切断，牵出剩余肠管，使之在体内保持一种自然的不松弛的位置。牵拉至最终位置，将腹膜的切缘以弧状缝合于内管上的浆膜，从而形成新的 douglas 腔。

（3）将左右耻骨直肠肌牵出，使用 1-0 薇乔线从接近会阴体的部分按照顺序缝合肌肉，切除剩余肠管。将外管下翻变成单管后，用肠钳子夹住 11 点和 1 点处，用电刀切开 12 点处。如果剩余肠管较肠钳子长，可分次切开。切至距腹膜缝合线 1～2cm 处停止，用 3-0 薇乔线将此处与外管断端 12 点处缝合。用肠钳子钳夹 7 点和 5 点处，用电刀切开 6 点处。同样，用 3-0 薇乔线将此处与外管断端 6 点处缝合。然后用电刀将剩余肠管沿肛缘切除。将内管的切缘和外管断端缝合，在全部缝合完成后将吻合口内翻。插入食指以确认是否张力过大。在松弛的肛门外括约肌的里面将耻骨直肠肌缝合，起到束紧新肛门的作用。术毕。

（九）直肠狭窄

宋老在治疗直肠狭窄时，早期多以扩肛治疗为主，这种方法对于位置较低、狭窄较轻微的患者效果较好；位置较高的直肠狭窄可借助扩肛器来扩张狭窄肠段。对于扩肛治疗效果较差、狭窄较为严重、直肠部位术后肉芽组织增生严重等情况，则需行手术治疗。宋老常用的手术方式有直肠内切开术、挂线疗法和直肠后位纵切横缝术三种，临床治疗多能奏效。

1. 直肠内切开术

适用于直肠下段以手指可摸到的环形狭窄和短管状狭窄。麻醉成功后，以手指摸索引导或在内镜直视下在直肠后中线处切开狭窄，楔形切除部分瘢痕组织，以不穿透肠壁为度，使狭窄舒张，宽可容二指。为防止术中出血，可先用两把血管钳将切口两侧分别钳夹，细线缝扎，然后切除中间瘢痕，也可用电刀激光或微波切开。将围以凡士林纱布的橡皮管伸入直肠切口，压迫止血，24 小时后拔出，以后定期扩肛。本术简单，但有狭窄复发和术中出血及术后感染的并发症。

2. 挂线疗法

适用于低位直肠环状狭窄或线状狭窄。麻醉成功后，以带 7 号丝线的圆针，从狭窄上方穿过狭窄部基底，在狭窄下部穿出予以结扎。如法每隔 1 ～ 2cm 可做 2 ～ 3 个缝扎，而每个结扎处的松紧度应略有不同，也可在其中一处以橡皮筋挂线。本法旨在缓慢切断狭窄，由于结扎线松紧不一，脱落时间各异，会使创面愈后产生的瘢痕不在同一截面上。术后定期扩张直肠。

3. 直肠后位纵切横缝术

适用于直肠中下段的环形或管状狭窄。患者俯卧位或侧卧位，在骶尾部中线由肛门缘上方 2cm 向上切开皮肤和皮下组织，切除尾骨，必要时可切除骶骨下缘。术者以食指插入肛门作引导，分离或切断耻骨直肠肌显露直肠，紧贴肠壁向上和向两侧钝性分离直肠至正常肠壁处。在直肠后壁做一纵切口，切开狭窄；切口应经过狭窄至上下方正常健康肠壁，也可在直视下切除部分狭窄肠壁，将切口向两侧牵开，使纵切口变成横切口，以 4 号丝线或可吸收 4-0 缝线做肠壁全层内翻结节缝合，并依次缝合各层，直肠后方置橡皮条引流，24 小时后取出。术后输液、抗感染、禁食5 天。

对于狭窄累及直肠腹膜返折以上的环形或管状狭窄，需经腹腔切除狭窄段直肠至正常健康肠管，行端 – 端吻合。肛门直肠狭窄发生急性完全性肠梗阻者可做暂时性横结肠造口术，待梗阻解除、全身状况好转后再考虑做相关手术。若肛门直肠广泛病变使括约肌功能丧失，基于年龄、健康状况或手术效果等情况可做永久性乙状结肠造口术。

（十）肛管直肠狭窄

对于有症状的肛管狭窄，经扩肛治疗无效，需行手术治疗。肛管狭窄常用的手术方法有如下几种。

1. 肛管后方切开术

适用于线形或环形狭窄。局麻或骶麻后，取截石位。在肛管后正中纵形切开狭窄瘢痕至正常皮肤与黏膜，切断部分肛门内括约肌和肛门外括约肌皮下部，缓慢扩肛至三指，使肛管松弛。术后每日坐浴、换药，定期扩肛，防止狭窄复发。

2. 直肠黏膜瓣下移术

适用于狭窄范围小且肛门括约肌正常者。局麻或骶麻后，取截石位。将牵开器放入肛管，如狭窄在肛管后方，则由齿状线至尾骨尖做纵形切开，切开皮肤与黏膜，切除瘢痕（不切断括约肌），扩肛 2～3 指，将直肠黏膜由切口下缘向上分离约 2cm（为减少出血可在黏膜下注入含肾上腺素利多卡因液），再将黏膜下牵，并将黏膜下缘与肛门缘皮下组织缝合，但不可缝于括约肌或肛缘外的皮肤，以免黏膜外翻。如肛管全周狭窄，在肛管其他部位也做相同的手术处理。

本法注意点：缝合必须无张力，以免黏膜坏死，术后继续扩肛治疗，以防再狭窄。

3. 纵切横缝术

本法适用于瘢痕少的狭窄。截石位，麻醉后于肛管直肠后正中做纵形切开，切口上至狭窄环的上端，下至正常皮肤，深度以切断纤维瘢痕而不切透肠壁为度。如瘢痕较厚，可做"人"形切开，切除部分瘢痕组织，并切断部分肛门内括约肌和外括约肌皮下部，使肠腔扩大，适当游离黏膜与皮肤，然后用 1 号丝线或可吸收 4-0 缝线将切口黏膜与皮肤行上下横行缝合，也可以在皮肤外 1.5～2cm 处做一弧形减张切口，待以后换药自行愈合。

4. 皮瓣移植术

（1）有蒂矩形皮瓣移植术：用于肛管狭窄皮肤缺损超过 1/2 周径的患者。麻醉后，截石位切除肛管瘢痕组织，以达可容二指为度，在肛缘近处选与切除瘢痕大小形状相等的带蒂皮瓣（含脂肪和血管），覆盖在被切除的创面上，周围以 1 号丝线做结节缝合，取皮创面对口缝合。

（2）肛管侧方 Y-V 皮瓣移植术：适用于肛门肛管狭窄。截石位或俯卧位，在肛门一侧皮肤画出"Y"形皮瓣的轮廓，"Y"之尖端指向肛门并越过瘢痕狭窄段。沿"Y"标志切开深达皮下，掀起皮瓣，内侧切开狭窄段，如瘢痕累及内括约肌，可切开，完全松解瘢痕，将皮瓣向肛门内推进，用 1 号丝线与切口尖端缝合，缝合后呈"V"形。注意皮瓣基底宽度应大于其长径，并应含少量皮下脂肪组织，以免皮瓣远端缺血坏死。如一侧手术尚不能完全松解肛管，可在对侧如法手术。

（3）肛管后方和前方 Y-V 皮瓣移植术：以肛管后方或前方中线的齿线处为顶点，做"V"形皮肤切口，尖端指向肛门，呈等腰三角形，边长约 2cm，底边为连接的蒂部应为边长的 2/3。切开皮肤皮下组织后将皮瓣向外翻转，再于顶点处向上切开黏膜 1～1.5cm，钝性分离，切开瘢痕使肛门直径达 2cm，将皮瓣尖端牵入肛管，与肛管切口的上端缝合,再缝合切口。宋老常用肛管后方 V 形皮瓣移植术治疗先天性肛门闭锁术后并发肛门狭窄,效果颇佳。

(4)"Z"形皮瓣转移肛门成形术:适用于肛门肛管环形狭窄瘢痕较轻者。在肛门一侧皮肤与瘢痕交界处切开约 1cm,再由切口两端向相反方向各切开 1cm,此两处切口与原第一切口的夹角应为 60°～75°,切至皮下及黏膜下,并分别游离皮瓣及黏膜瓣,然后将皮瓣与黏膜瓣互换位置,用 1 号线或 4-0 可吸收缝线做结节缝合。如一侧手术尚不能完全松解肛管,还可于对侧如法手术。

(5)"S"形皮瓣肛管成形术:适用于范围较大的肛管全周狭窄。沿黏膜与皮肤连线环形切口,沿黏膜和瘢痕组织与下方括约肌分离,向上至齿线上方,显露内括约肌,并将黏膜切断,切除瘢痕。再以肛管为中心做"S"形切口,在肛门两侧做成两个皮瓣,皮瓣应在肛门两侧相对,其底宽应与其高度相等或稍高。皮瓣厚薄一致,并带有少量脂肪。然后将一侧皮瓣的顶部牵向肛管前方,一侧牵向后方,与直肠边缘缝合。两侧皮瓣移植后,皮瓣边缘在肛管前后中线上自行对合,并缝合数针,使全部肛管由皮瓣遮盖;取皮伤口可以完全缝合或一部分开放。

本类手术成功的关键在于皮瓣的成活,另外抗感染治疗也是必须的。

(十一)畸胎瘤

宋老认为,本病的治疗主要以手术治疗为主,畸胎瘤患者,特别是小儿畸胎瘤,如果不做处理或没有完整切除,恶变的危险性相当大,随着年龄的增长风险持续增加。另外,不及时处理的畸胎瘤将来可能长到相当大的尺寸,使得外科切除更为困难。宋老治疗本病的手术方式有两种。

1. 后入路(经骶旁入路)

适用于位置较低的骶前肿瘤切除,损伤较小,术后恢复快,术后通畅的引流是保障愈合的关键。第 4 骶椎以下肿瘤体积较小者,术中可用手指在直肠内协助肿瘤的定位及分离。若为恶性肿瘤侵及骶骨者,可请骨科医师协助切除。第 3 以上骶骨不能切除,否则会损伤骶神经。

手术步骤:①一般选择折刀位,根据肿瘤位置于左右骶骨旁做一个从骶骨下部和尾骨向下到肛门的切口,同时注意避免损伤外括约肌,切开皮肤及皮下组织;②游离肿瘤组织:切开筋膜达肿瘤固有包膜,沿包膜直视下锐性或钝性分离;臀部肌肉应尽量保留;游离肿瘤后,分离肿瘤前部,前部与直肠相邻,在分离时,助手可将手指置于直肠内,在术者分离过程中起到指示作用,在肿瘤直肠间隙内仔细分离，直到肿瘤上界，注意保护直肠，以免造成损伤；③尾骨部位处理：当肿瘤较大到达尾骨内侧时或尾骨内侧肿瘤，有时需要切断尾骨，充分暴露尾骨后，切断尾骨组织；注意尾骨前骶中动静脉的走行，给予结扎，要求确实；若尾骨与肿瘤组织连接紧密，无法剥离，应在4、5骶椎处切断，连同肿瘤一并切除；④修补骶前间隙：肿瘤切除后，检查肿瘤切除是否完整，必要时将肿瘤基部行快速病理检查，以确定是否完整切除；骶前间隙残留腔隙较大，应尽量闭合此间隙，必要时请整形外科协助；在腔隙内直视下仔细止血后，将直肠周围组织与骶前筋膜缝合数针，以闭合之；恢复盆腔组织解剖关系，腔隙内放引流管一根；⑤逐层缝合后，加压包扎，术毕。术后给予预防性应用抗生素3天。

2. 前入路（经腹入路）

手术步骤：①麻醉成功后，取膀胱截石位。做耻骨上横切口，逐层切开皮肤及皮下组织；②探查肿瘤并切除：进腹后根据肿瘤部位切开直肠后间隙，分离肿瘤过程中尽量避免破坏直肠系膜及直肠血管，骶前分离要注意骶前静脉的位置，在间隙内分离肿瘤，避免盲目切割组织造成骶前大出血；分离过程中出血较多时可结扎骶动、静脉；③骶前间隙置管引流后，逐层缝合后，加压包扎，术毕。术后给予预防性应用抗生素3～5天。

对于较大的肿瘤，肿瘤跨越骶骨岬者，需经腹骶联合入路。先行腹部手术，充分游离肿瘤上部肿瘤组织，最好到达直肠中上部后缘，逐层缝合腹部切口，再行骶部手术。术中如发现肿瘤浸润直肠或乙状结肠，可同时切除部分被浸润肠管后，行肠端–端或端–侧吻合。若肿瘤侵犯直肠和（或）肛管组织，位置较低时，可行经腹会阴联合肿瘤切除术，此术式同直肠癌Miles术式（直肠经腹会阴联合切除、永久性乙状结肠造口术）。此类手术损伤较大，术中出血较多，手术操作较困难，有并发直肠、阴道瘘的危险。术中需仔细操作，术后密切观护。

（十二）痔疮

痔疮是最常见的肛肠科疾病，痔是中医学最早记载的疾病之一，素有"十男九痔""十女十痔"的说法。《秘传外科方》《古今医鉴》《外科启玄》《外科大成》《医宗金鉴》等书都采用的是二十四痔分类法（图5-15）。

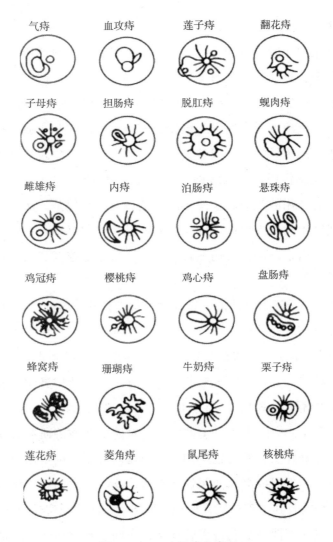

气痔	血攻痔	莲子痔	翻花痔
子母痔	担肠痔	脱肛痔	蚬肉痔
雌雄痔	内痔	泊肠痔	悬珠痔
鸡冠痔	樱桃痔	鸡心痔	盘肠痔
蜂窝痔	珊瑚痔	牛奶痔	栗子痔
莲花痔	菱角痔	鼠尾痔	核桃痔

图 5-15　二十四痔分类图

宋老认为，本病的发生多与便秘时用力排便努责、喜食辛辣食物、门静脉内压升高及循环障碍等有关，另外，也跟不良的排便姿势及作息规律有关。主要症状是出血、脱出，部分患者会有疼痛（血栓性外痔）与肛门潮湿或瘙痒。本病的保守治疗多能够奏效，如栓剂纳肛、药物坐浴、药膏外涂等，扩肛疗法对于痔疮伴肛门狭窄及嵌顿痔有效，肛管扩张法可使狭窄松解，打断充血－梗阻－充血的恶性循环，使肛管腔通畅，组织恢复正常而将痔治愈。但有些反复发作或症状较重者需手术治疗。现将宋老在临床上常用的手术方法介绍如下。

1. 注射疗法

黏膜下层硬化剂注射是常用治疗内痔的有效方法，主要适用于二、三期内痔及混合痔的内痔部分，近期疗效显著。并发症有局部疼痛、肛门部烧灼感、组织坏死溃疡或肛门狭窄、痔血栓形成、黏膜下脓肿与硬结。外痔及妊娠期应禁用。

硬化剂的治疗机理主要是通过纤维化而使痔粘连固定和止血，理想硬化剂应具备以下条件：①可通过异物胶原或致炎作用，使注射区产生较强纤维化，而不引起坏死。②无毒，无副作用。枸橼酸钠，能延缓组织吸收的低分子右旋糖酐和甘油，再加上止痛和防腐作用的三氯叔丁醇，配成消痔灵液。但是，从对注射硬化疗法治疗三期内痔的研究上看，内痔产生硬化萎缩还是坏死脱落不是绝对的，这决定于制剂的浓度和剂量。由于三期内痔病变较大，必须采取低浓度和大剂量注射，才能起到硬化萎缩作用。

注射药物及制剂：注射疗法的药物和制剂种类是非常多的，可以列举出数百种。凡能致内痔核硬化或坏死的药物都可以用来做注射剂。宋老根据内痔的不同病理变化和分期，在临床上常采用单纯注射法和四步注射法等，疗效肯定。

（1）单纯注射法：主要适应于初期内痔。方法是将消痔灵注射液单纯注射于内痔黏膜下层，使内痔硬化或坏死。优点是仅使痔区硬化或坏死，不形成大的创面。

（2）四步注射法：中国中医科学院广安门医院史兆岐等研制成功的"消痔灵注射治疗三期内痔"新疗法，并首创痔四步注射法。适用于内痔出血、各期内痔，尤其是三期内痔进一步发展成静脉曲张性混合痔。这一疗法的主要优点是不破坏肛管直肠的微细解剖结构及其生理功能，保护了肛垫。该法将消痔灵直接注射内痔部位，使痔血管收缩，以无菌性炎症使痔血管栓塞，痔间质硬化粘连萎缩消失。经一次注射，2～3天即可取得满意的效果，一周左右痔可出现中等硬化。对于外痔及肛门部皮赘禁止注射。

器械与用品：①喇叭状肛门镜一个；② 5mL 注射器工具；③ 5 号针头（5cm 长）2 个，7 号针头（麻醉用）1 个；④搪瓷圆杯（内有刻度为 40mL）2 个；⑤中号止血钳 2 把；⑥ 1% 利多卡因；⑦消痔灵液；⑧碘伏，洗必泰溶液，石蜡油，棉球，纱布块，凡士林纱条。上述器械经无菌消毒后，2 个圆杯分别装入 1∶1 浓度（1% 利多卡因与消痔灵液用量相等），2∶1 浓度（1% 利多卡因用量为消痔灵液的 1/2）。

麻醉：二、三期和混合痔病例可采用 1% 利多卡因做肛门周围的局部麻醉。

具体操作方法：麻醉成功后，患者取侧卧位或截石位。肛门会阴部用碘伏消毒，再用碘伏棉球消毒肛门痔区，用手指扩肛。在肛门镜（喇叭状型）下仔细查清内痔的部位、数目、大小、母痔与子痔的关系，以认清内痔属于临床病理哪一类型（血管肿型、静脉曲张型、纤维化型）。对于二、三期内痔和混合痔，要用指诊触摸动脉搏动，记下搏动的位置即动脉走行方向，一般在右前、右后和左侧。

①第一步注射：向内痔直肠上动脉区注射。内痔发展到晚期，直肠上动脉右前、右后、左侧三个分支增粗，动脉血流量增加是促使内痔发展的一个重要原因。将消痔灵液注射到黏膜的动脉附近，使动脉血管即刻收缩，减少内痔的供血量，动脉产生无菌性炎症栓塞，可将进入内痔的动脉血流基本阻断。

②第二、三步注射：向内痔中部注入消痔灵液使黏膜下层首先注药，待充满黏膜下层后，退针。

③第二步完成后，退针至黏膜固有层，注药。

④第四步注射：向齿线稍上内痔的最低部位注射。正常直肠上、下动脉和肛门动脉的终末走行都集中在齿线附近。细小动脉与细小静脉以直接吻合方式构成洞状静脉。洞状静脉的肌层发育不好，弹力纤维少，胶原纤维多。洞状静脉的扩张是发生内痔的基本原因。采取此部位注射消痔灵能使洞状静脉起始部更好地硬化萎缩，这对提高疗效、防止复发有积极作用。另外，加大第四步注射量可使静脉曲张性混合痔的外痔部分也同时消失。

内痔的部位不单限于黏膜下层，各期内痔的病理变化随着病变期的增加，内痔的范围也有所不同。当一期内痔时，主要表现为齿线附近的黏膜下层有痔血管丛的扩张。二期内痔在黏膜下层痔血管丛扩张的基础上，黏膜固有层也有轻度的痔血管丛增生。三期内痔的痔血管丛进一步扩张。同时痔间质和黏膜肌层有明显增生，尤其是黏膜肌层发生纤维性增生，变得肥厚而将黏膜下层和黏膜固有层的痔组织分开。向此两层注射消痔灵液，使痔体充分着药，可达到全面的硬化萎缩。

一至四步的进针法，都是先进针到痔黏膜下层的最低位，有肌性抵抗后，稍退针再注药。除在痔的黏膜下层和黏膜固有层达到注药量外，都一律边退针，边注射，至到针退出肠腔外，仍可看到一滴滴药液流到肠腔中。其目的是使药液均散的分布在注射部位中，又可使进针处的黏膜点不向外溢渗出血液。由于注射较多，已注药后痔核膨胀，影响尚未注药的小痔核，在肛门镜下用一块干棉球压迫住已注药的痔核，可使尚未注药的痔核暴露清楚。如果是内痔出血，单为止血目的，可用 1∶1 浓度，在痔出血点进针到黏膜下层，注药 2～5mL 即可。

值得注意的是，使用的器械必须完备，注射的针感要清楚，注入的浓度、剂量心中有数，注射的方法熟练，才能取得满意的效果。

2. 结扎法

结扎法是古老的疗痔方法。长沙马土堆汉墓出土的《五十二病方》中就有"牡痔居窍旁，大者如枣……絮以小绳，剖以刀"的记载。《医宗金鉴》曰："凡遇痔疮瘘瘤，顶大蒂小之证，用线一根，患大者用二根，双扣系扎患处，两头留线，日渐紧之，其患自然紫黑，冰冷不热，轻者 7 日，重者 15 日后，必枯落。"

宋老在痔的治疗中较常采用结扎疗法。根据具体病例可采取单纯结扎法和分段结扎法两种。

（1）单纯结扎法：适应证：二、三期内痔。操作要点：麻醉达效后，患者取截石位或侧卧位。肛周局部碘伏消毒，肛门内消毒。再次指诊和用肛门镜进行术前检查。设计好结扎部位后用组织钳将内痔拉出肛门外，充分暴露。用弯止血钳夹紧痔块基底部，在齿线皮肤黏膜交接处剪开一小口，至齿线以上，用 10 号丝线（或双 7 号丝线）在止血钳下方行直接结扎。或用圆针贯穿基底中点两次，用丝线"8"字形结扎，术者结扎紧线时，助手缓慢退出止血钳，依同法结扎其他痔块。术毕，直肠内放置甲硝唑栓（郑州市大肠肛门病医院内部制剂）、肛泰栓或祛腐生肌纱条等，外用纱布加压包扎固定。术后次日可正常饮食，注意排便不可过于用力及时间过长，一般结扎线 7 日左右脱落，不脱落者，可以在肛门镜下观察结扎部位情况，若痔核已萎缩，无出血可能，可将结扎线拆除。

（2）分段结扎法：适应于二、三期内痔和环形内痔。即将环形内痔设计划分为几个痔区，一般划分时应依据截石位 3、7、11 处母痔区选择结扎区，在结扎区 3～4 处。两痔区之间要留有正常黏膜，宽 0.2～0.4cm，称之为黏膜桥，这样术后就不会形成狭窄。手术时在所划分每个痔块的一侧做一切口，用止血钳夹住。在两钳中间剪开内痔。同法，剪开痔块的另一侧，然后用另一弯钳将分离出来的痔块夹住拉起，取掉两侧的钳子。在钳下剪开齿线处做一切口，用圆针 10 号丝线（或双 7 号丝线）在痔基底部做贯穿"8"字结扎（图 5-16）。同时应注意痔区不要结扎在同一水平面，应有错落如齿状。

为了使结扎的内痔加速脱落，并防止术后创面出血，可在结扎时，把痔核由基底钳夹，在钳结被结扎的内痔注入消痔灵 1∶1 浓度液（一份消痔灵液，一份 1% 利多卡因），使内痔达到膨胀，然后在痔块基底部做贯穿"8"字结扎。内痔结扎后，可在结扎部的肛管、肛缘注入长效麻药，对减轻手术反应有较好作用。术后一般无全身反应，少数患者有轻度的肛门坠胀和排尿困难。内痔脱落期大出血率占 0.05%～1%。

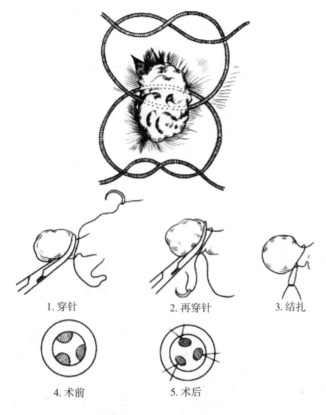

1. 穿针　　　　2. 再穿针　　　　3. 结扎

4. 术前　　　　5. 术后

图 5-16　贯穿结扎方法

3. 套扎法

内痔胶圈套扎疗法是美国 Barron1963 年提出的痔的结扎改进术。他根据 Gravlee 脐带结扎器的原理，改进了 Blaisdell 结扎器，用扩圈圆锥将胶圈套至结扎器套管上，完成套扎内痔，由于具有操作简便等优点，很快得到了推广。在临床上，胶圈套扎法与注射硬化疗法比较，在治疗痔疮时复发率较低，但并发症（虽然轻微）的发生率较高，疼痛较明显。近年来，出现了许多类型的套扎器，临床应用日益普遍，新型一次性套扎更是层出不断。套扎部位应在齿状线上区域，如操作不当，其并发症有直肠不适与坠胀感、疼痛、胶圈滑脱、迟发性出血、肛门皮肤水肿、血栓性外痔、溃疡形成、盆腔感染等。

宋老发现，可用特制结扎器将胶圈或胶环套于痔基部，通过胶圈或胶环的紧缩绞勒阻断痔的血运，使产生缺血性坏死，痔逐渐脱落，创面组织修复而愈。另外，需注意痔胶圈套扎的禁忌证：①有严重的心、肝、肾疾患及凝血功能障碍（包括正在进行抗凝治疗）；②有盆腔放疗史；③严重免疫功能缺陷；④直肠及肛管有严重感染或炎性病变；⑤近期（3个月内）有行硬化剂注射治疗史。

操作步骤：麻醉成功后，取侧卧位或截石位。充分润滑，适度扩肛，探查评估痔核大小和分布等。套扎部位：首先选择病变最严重的部位进行治疗，一般在齿状线以上1～2cm处，位于痔核上极黏膜，套扎后胶圈应完全位于齿状线上方。如出现判断困难时，可通过吸入目标组织后放开负压，观察吸入黏膜的范围，反复多次以获取满意位置再激发胶圈，完成套扎。需注意套扎部位过低会引起难以忍受的疼痛，而在同一平面或相邻部位多点套扎，易因张力过大而导致组织损伤、出血及胶圈滑脱等情况发生。应当结合病变及肛垫分布，合理布局套扎部位（图5-17）。

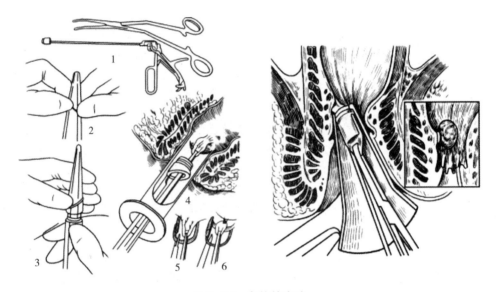

图5-17 套扎的方法

1. 牵拉式套扎器；2-3. 装圈；4. 牵拉内痔；5-6. 套扎

一次套扎痔核不宜过多，套扎点不宜在一个平面上。主要是过多套扎易引起疼痛不适和脱落期并发继发性大出血，套扎点在一个平面上容易造成排便不畅，因用力排便还可增加胶圈过早脱落及大出血的风险。

4. 手术疗法

痔的手术方法有许多种，早在公元前，人们已进行着痔的切除术。我国的《五十二病方》有"牡痔……絜以小绳，剖以刀"的结扎切除法。现代的痔切除常用手术方式可分为结扎切除术和切除缝合术两大类。结扎切除术后因部分创面开放，依靠肉芽填充二期愈合，所以又被称为开放式痔切除术，代表术式为Milligan—Morgan外剥内扎创面开放式和圣·马克医院经典式等。切除缝合术后由于全部创面术均被缝合以一期愈合而获效，所以又被称为闭锁式或封闭式痔切除术，代表性的有 Ferguson 手术等。两种方法各有优缺点，开放式痔切除术的优点是术后不易感染，操作简便，并发症较少，缺点是治愈时间长。闭锁式痔切除术的优点是治愈时间短，术后瘢痕较小，缺点是操作复杂，易于感染，并发症较多。宋老认为，只要选择好病例，把控好手术适应症，每一个术式都能取得满意的临床疗效。操作不当会出现排尿困难、坠胀感、疼痛、术后出血、迟发性出血、肛门皮肤水肿、肛管直肠狭窄、黏膜外翻、术后感染等并发症。

手术的适应证：内痔已发展至Ⅲ、Ⅳ度，或Ⅱ度内痔伴出血严重者；急性嵌顿性痔、坏死性痔、混合痔以及症状和体征显著的外痔；非手术治疗无效且无手术禁忌证者。手术的禁忌证：有严重的心、肝、肾疾患及凝血功能障碍（包括正在进行抗凝治疗）；有盆腔放疗史；严重免疫功能缺陷等。

（1）开放式结扎切除术（Parks 术式）：特点是于黏膜下切除痔核，不切除黏膜及肛管皮肤，有利于早期愈合、防止肛管狭窄，但操作较复杂，复发率较高。方法是在痔核黏膜及皮下用 1/100000 肾上腺素普鲁卡因溶液浸润麻醉。呈网球拍形切开痔黏膜及肛管、肛缘皮肤，沿切口分开两侧皮瓣，仔细剥离痔组织，从外向内使痔组织与内括约肌分离，在痔根部用细肠线结扎，剪除痔体后再将两侧皮瓣回复到原来位置，遮盖创面，用肠线缝合。本法皮肤部创面开放，术中保留了 Parks 韧带（黏膜支持韧带），肛门功能损伤较少（图 5-18）。宋老应用此种方法较多。

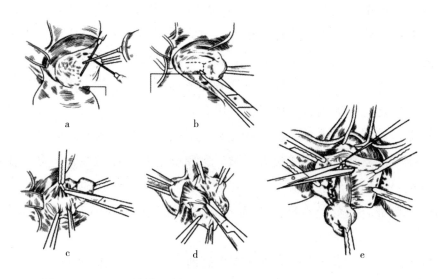

图 5-18　Parks 黏膜下痔核切除术 – 不切除黏膜及肛管皮肤的手术

（2）闭锁式痔切除术：1903 年 Mitchell 首先提出了单个痔核的切除缝合法。由于术后创面被缝合闭锁，顺利者 5～10 天即可愈合，所以受到了一些学者的重视。1971 年美 Terguson 和 Ganchrow 又改进了完全闭合式痔切除术，主张将痔核高位结扎后，再行切除，切口通常采用截石位 3、7、11 点位，外痔剥离至齿状线上，高位结扎内痔基底部，切除痔核，用肠线间断缝合或肠线连续缝合创面，使创面完全闭合，呈纵行的放针状创面。术后给予抗生素，控制排便 3～5 天，7～10 天后拆线。目前这一方法在美国及日本应用较多。

（3）半开放术式：Stone（1916 年）曾提出过一种先行内痔基底结扎然后切除缝合的由内向外术式。充分暴露痔核后先在痔核顶端根部连续贯穿两针结扎，留长线。再剥离痔并加以切除，然后贯穿缝合创面至齿线，外痔皮肤区剪除开放。后经多次改进，目前在国内应用逐渐增多，宋老应用此法在临床上也取得满意的效果。

操作要点：①麻醉成功后，取截石位。充分润滑后，先将两手食指插入肛门以使肛门括约肌得到充分松弛。将 2 把扁平钩插入肛门以显露术野，设计好手术方案，黏膜切除一般不超过 3 处，以避免术后狭窄。切除从最大的痔疮开始，首先用钳子钳夹齿状线附近的黏膜。②用钳子将痔疮提向上方，用尖刀片在肛缘呈 "V" 字形切口切开皮肤，用另一把钳子钳夹 "V" 字形尖端，左手食指抵住痔疮内侧，将 2 把钳子轻轻向上牵引以将痔核提起。为了不破坏痔核，在痔核和肛门壁间的疏松结缔组织中钝性分离。仅这一操作即可分出痔疮，用通电的电刀切断残留的结缔组织。③从外侧的分离进行到一定程度后，改为从两侧操作。将痔疮向外牵引，在触及痔疮动脉后，在其两侧用电刀切开黏膜，注意预留黏膜桥。从黏膜切开线进入黏膜下，将痔疮完整剥出，只留下含有痔疮动脉的索状物，用 3-0 薇乔线缝扎索状物。④在缝扎线远端置 2 把钳子，用 3-0 薇乔线行二重结扎。将其中一个缝扎线不剪断，作为接下来黏膜缝合的支持线。用 3-0 薇乔线行连续缝合，将最初结扎线与刚才的支持线打结，包埋断端。黏膜缝合止于齿状线，不缝合皮肤，而作为开放创口。这是为了引流，防止死腔形成。同法处理其他部位的痔核。确认无出血、黏膜缝合良好，在肛门内塞入甲硝唑栓，凡士林纱条，肛门加压包扎，术毕。

术后 3 日后，每日坐浴、换药，使开放创面愈合，缝合肠线让其自行吸收或脱落。

5. 外剥内扎注射法

适应于静脉曲张性混合痔及环状混合痔，尤其混合痔的外痔部分呈皮赘样改变。操作方法：麻醉成功后，患者取截石位或侧卧位。肛门局部和直肠内消毒。先以手指扩肛，在肛门镜下放入长条纱布至直肠壶腹内，取出肛门镜。嘱患者增加腹压做排便动作。此时，术者用手慢慢拉出纱布件，混合痔即全部翻出肛门外。仔细观察病变全貌，以决定外痔剥离部位及保留合适的黏膜桥及肛管皮桥（一般选截石位前、右后和左侧为外痔剥离区）。用食指触三个母痔区（右前、右后和左侧）有无动脉搏动，常可触到动脉搏动的部位、强弱、走行方向。如有动脉搏动，在肛门镜下，在内痔上方的动脉处，注入消痔灵 1：1 浓度 4 ～ 5mL。以促使动脉硬化、萎缩，阻断或减少进入内痔的动脉血。

外痔剥离尽量以母痔区的外痔部位为剥离区。在其外痔外侧做"V"皮切口，并沿展到稍过齿线。然后用剪刀在外痔静脉丛下剥离（能切断静脉丛，以防出血过多）。在剥离的外口底部可见外括约肌皮下层及其覆盖的联合纵肌分支纤维筋膜。将剥离的外痔皮瓣向上牵拉，同时向下外牵拉外括约皮下层，可显内括约肌。在不损伤内括约肌情况下，用弯钳在剥离的外痔基底部，连同上方的内痔，用钳夹住。用钳提起内痔，在钳下内痔的边缘，注入消痔灵 1：1 浓度 3 ～ 5mL 至边缘侧的痔黏膜下层（注药的目的是为了预防术后痔坏死脱落期引起出血），不要片状注射于整个黏膜皮桥区，以免术后形成狭窄。在钳下的内痔基底部用圆针贯穿粗丝线"8"字结扎（两次贯穿结扎）。然后，剪除外痔皮瓣和一部分被结扎的内痔。同法，处理其余两块混合痔。特别要重视保留肛管皮桥的部位、数量、长度。如在三处剥离外痔，就需保留三个肛管皮桥。每个保留的肛管皮桥，最好不小于 0.5cm 的长度。目的是为防止术后肛门狭窄的发生（因肛管皮肤过多损伤、被剥离可导致肛门狭窄）。

如环状混合痔，不易分清右前、右后和左侧三个较集中的痔区时，也要在相应的三个母痔区行外剥内扎注射法。如余留下的三个肛管皮桥区仍被混合痔占位，可在其内痔区注入消痔灵 1：1 浓度的药液 3 ～ 4mL，使其硬化、萎缩。在其外痔部分，用左右已剥离的外痔创口，分别从两侧皮下剥出外痔静脉丛，然后修剪两侧的外痔皮肤，不能损伤保留肛管皮桥的肛管皮肤区。手术中应仔细止血，最好用粗丝线结扎，保留长线头，待其自然脱离。肛内放入甲硝唑栓，生肌膏油条，外面和外括约肌部位注入长效麻药，加压包扎，术毕（图 5-19）。

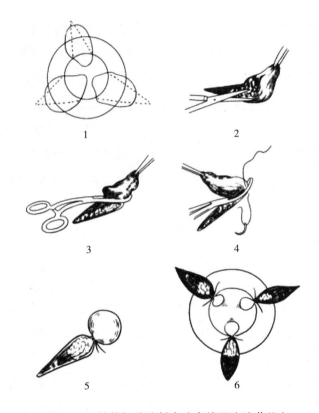

1　2　3　4　5　6

图 5-19　结扎切除注射术（虚线区为注药位）

6. 吻合器痔上黏膜环形切除钉合术（PPH 手术）

1990 年美国人 Allegra G 由痔环切术受到启发，提出使用吻合器环状切除痔，并在临床实践中取得了较好的治疗效果。之后 1993 年意大利人 Autonio Longo 和美国强生公司合作生产出现在我们临床上使用的肛痔吻合器。

技术原理是通过提高环状切除的位置，对直肠黏膜及黏膜下层组织进行环形切除，治疗重度脱垂内痔，故又称吻合器痔上黏膜环切术。主要用于Ⅲ、Ⅳ度内痔的治疗。环状混合痔，低位直肠黏膜脱垂也是适应症。其机理是依据肛垫下移成痔学说，利用特制的圆形吻合器经肛门插入直肠，环形切除直肠下端肠壁的黏膜和黏膜下层组织，并在切除同时进行吻合，使脱垂的肛垫上提，恢复肛垫的正常解剖位置，起"悬吊"作用，同时切断供应痔核的动脉血液分支，起"断流"作用，从而达到治疗的目的（图 5-20）。手术时先扩开肛门，于齿状线上方约 4cm 处将直肠黏膜环形缝合一圈，然后将 PPH 吻合器插入肛门，吻合器可将脱垂的黏膜带切除下来，整个过程约需半小时左右。从手术结果来看，近期疗效不错，具有术后见效快、恢复快、痛苦小等特点。但随着时间推移，和环切术几近相同的一些并发症和后遗症逐渐显出，如吻合口出血、吻合口感染、皮赘或痔脱出、尿潴留、疼痛、坠胀感等，有些并发症罕见但相当严重，如盆腔感染引起败血症，包括肠瘘、直肠阴道瘘等，而且还有死亡的报道。近年来，临床上应用逐渐减少。

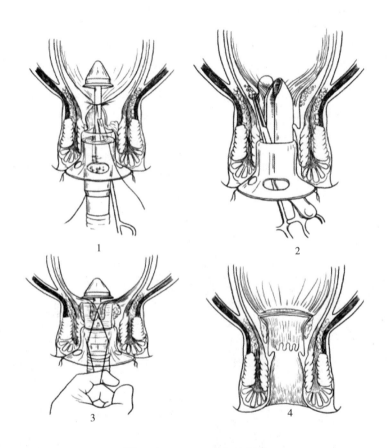

图 5-20　PPH 手术示意图

1. 将吻合器置入切除区；2. 在齿状线上 3～4cm 处缝荷包线；3. 向下牵拉荷包线同时闭合吻合线；4. 术后直肠内呈环状钉合圈

7. 选择性痔上黏膜吻合术（TST）

TST 技术是以"分段齿形结扎术"为理论基础，发挥其合理的保留皮桥、黏膜桥及结扎区呈齿形分布这一优势而设计的吻合术。TST 术式设计的肛肠镜分为单开式肛门镜、双开式肛门镜和三开式肛门镜。术者可根据痔核的形态、数目和大小，选择肛门镜。痔核以两侧为主者选两开口肛门镜，痔核三个或以上者选三开口肛门镜。

然后利用吻合探头，锁定缺口中的痔核，针对痔核的大小和多少来调节痔黏膜的切除范围，这样就能变环切为不同水平面的半环切，较大限度的留存一些黏膜桥，以防止术后瘢痕狭窄，保护了肛门的正常功能。TST 技术是在 PPH 技术的基础上研发而成，是对 PPH 术式的纠偏。相比 PPH 术能较好地保留正常黏膜桥，维护了肛门的功能，减少了手术创伤。经临床观察的治疗效果评估和术后跟踪，具有创伤小，术后疼痛少，恢复快，术后并发症少及复发率低的优点。但临床应用时间不长，有无并发症和后遗症尚待进一步评价。

操作要点：麻醉后，取截石位。①选择适合的肛门镜插入肛门内，拔除内筒后，使拟切除的痔上黏膜位于开环式的窗口内。②单个与多个痔核采取不同缝合，缝合仅在黏膜及黏膜下层进行，避免伤及肌层。③打开机身保险，击发，完成切割和吻合。固定吻合器本体等待 30s 后，逆时针旋松尾翼 3 圈，将吻合器拔出。④观察吻合口，如两个吻合口间存在缝合线搭桥，则可以直接剪断；两端凸起部分分别上钳后用 7 号丝线双重结扎。若有活动性出血则行"8"字缝扎止血（图 5-21）。

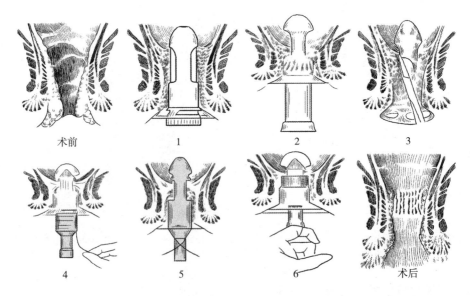

术前　　　　　　　1　　　　　　　2　　　　　　　3

4　　　　　　　5　　　　　　　6　　　　　　　术后

图 5-21　选择性痔上黏膜吻合术（TST）

（十三）肛门直肠周围脓肿

肛门直肠周围脓肿是指直肠肛管周围软组织内或其周围间隙发生的急、慢性化脓性感染，并形成脓肿。宋老认为本病主要由于肛窦炎及肛门腺的感染而引起，若早期能控制感染源及致病菌则不会发病。而保守治疗多不能奏效，手术是治疗本病的主要方法。具体的手术方式多种多样。但手术必须注意以下问题：①定位准确：一般在脓肿切开前应先穿刺，抽出脓液后再行切开引流；②切口：浅部脓肿行放射状切口，深部脓肿距肛缘旁 2.5～3cm 行前后方向的切口，避免损伤括约肌，但切口应尽可能靠近内侧；③引流彻底：切开脓肿后，用食指深入脓腔，分开脓肿间的纤维隔，以利引流；④脓液送培养：术中应将脓液送需氧菌及厌氧菌培养及细菌药敏试验，以便术后有针对性地应用抗生素，控制感染。

能否找到脓肿的原发病灶（内口）是脓肿根治术成功与否的关键，我们的体会是应综合运用以下方法：①压迫排脓法：即用双叶肛门镜或扩张器暴露脓肿部位的肛隐窝，然后压迫脓肿，仔细观察脓液排出的部位，即内口所在，该法是确定原发病灶的最简单可靠手段。②双合诊法：用食指插入肛管，拇指在皮肤，触摸脓肿波动最明显、皮肤及黏膜最薄区，即是内口及外口的位置。③肛门镜检查：一般原发病灶处有隐窝炎，局部充血明显，隐窝加深形成凹陷。可见有脓性分泌物或肛乳头炎。④探针检查：一般采用有钩圆头探针，在双叶肛门镜下探查脓肿部位的肛隐窝，感染隐窝多凹陷加深，探针进入容易，如有脓液溢出即是内口；也可切开脓肿内探查，用食指在肛管内触摸，探针头下最薄、只隔一层黏膜处，即是内口。但要切忌盲目乱戳，人为造成假内口，使手术失败。

宋老治疗本病时常用的手术方法包括切开排脓法，脓肿根治法和脓肿引流法。

1. 切开排脓法

这是治疗脓肿使用最悠久的方法，小的脓肿采用切口皮下浸润麻醉方法即可，而深部脓肿宜用腰麻或骶麻。切口应选择在脓肿波动最明显，即自然破溃的位置。切口方式有环状、放射状和两侧切开法等。一般距肛缘近的采用环状，较远的用放射状，大而深的用两侧切开、对口引流法。脓肿切开后应将左手食指插入肛管内，右手持血管钳分离切口，使切口扩大，排脓通畅。脓液排净后再用生理盐水或甲硝唑溶液冲洗脓腔。如脓腔内有间隔，应用手指将间隔分离，使引流通畅。术后留置引流胶条或纱条，术后每日坐浴换药。

对于高位黏膜下脓肿，可采取黏膜下切开法。宜在肛门镜下沿直肠纵轴平行切开直肠内脓肿区最膨隆部位。切开时可不用麻醉，但要注意有无损伤血管，排脓后如无出血，留置胶条引流。如有出血，应寻找出血点结扎止血。

对于骨盆直肠窝脓肿，也可采用切开法，宜在骶麻或腰麻下进行。内口在齿线附近的耻骨直肠肌或提肛肌上脓肿，为保存肛门括约肌，切口应选择在患侧坐骨直肠窝，外括约肌外侧。切开皮肤及皮下组织后，宜用血管钳分离至耻骨直肠肌，在食指插入直肠内导引下，分离开耻骨直肠肌，使脓液由坐骨直肠窝溢出，脓汁溢净后用双氧水和生理盐水冲洗脓腔，如已发现内口，可由内口经脓腔留置一标志线，待脓净炎症控制后，再行第二次手术。对提肛肌上脓肿不能一次切开，这样会造成肛门失禁。处理方法有两种，一种是能找到内口的可行切开挂线术或留置线作标志等待二次手术；另一种是找不到明确的内口，切开引流，待后按高位肛瘘处理。

2. 脓肿根治法

（1）低位肌间脓肿根治术：对脓肿位于低位内、外括约肌之间，穿越外括约肌皮下部、浅部的脓肿，找到原发内口后，可行一次性切开。操作要点：局麻或骶麻下，取侧卧位。首先寻找感染原发病灶（内口）。一般内口多位于脓肿的放射状肛隐窝处，压迫脓肿后，如此处有脓汁溢出，既是内口。若内口不明确，可在有明显波动或充血水肿的肛隐窝处用有钩探针进一步寻找，钩出脓液处即是内口。然后沿探针放射状切开全部脓肿，切除或结扎切除原发病灶处肛隐窝，切断部分内括约肌、外括约肌皮下部或浅部（图5-22）。扩大创面，使呈三角形，引流通畅。术后换药，通过肉芽填充愈合。

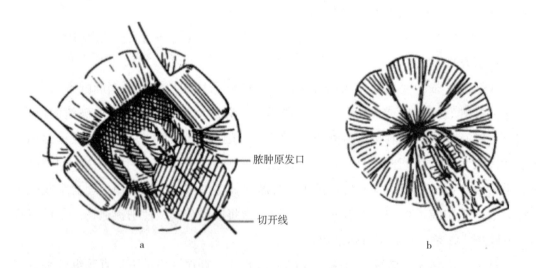

脓肿原发口

切开线

a   b

图5-22　低位肌间脓肿根治术

a.一次性切开脓肿及原发内口；b.修整创面使引流通畅

（2）高位肌间脓肿根治术：操作要点：骶麻下，取侧卧位。用双叶式扩张器扩开肛管，暴露脓肿、压迫脓肿观察肛隐窝脓液溢出部位，寻找原发病灶。由原发病灶处插入探针，沿探针纵行切开直肠黏膜及内括约肌，使脓腔引流通畅，脓汁排空后，如有出血，应结扎出血点或电凝止血。然后沿皮肤做一放射状引流切口，并切开部分内括约肌，使引流创面扩大（图5-23）。术后由基底部留置引流纱条，每日坐浴后换药至创口愈合。

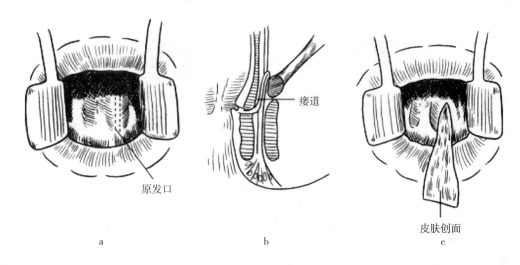

图 5-23 高位肌间脓肿根治术

a、b.沿直肠纵轴切开脓肿及脓肿原发口；c.延长切口至肛缘皮肤

（3）坐骨直肠窝脓肿根治术：操作要点：骶麻，截石位。先在后正中处肛隐窝用有钩探针寻找原发病灶，压迫脓肿见有脓汁溢出后，沿探针切开原发部位的肛隐窝、内括约肌、外括约肌皮下部、浅部及深部，结扎内口两侧黏膜及感染病灶，扩创使呈三角形，引流通畅。此时可在脓肿的两侧做两个半环形切口，用盐水冲洗脓腔后，做对口引流，不再切开皮肤。优点是可缩短愈合时间，减少瘢痕（图5-24a～d）。如脓腔深、比较复杂，也可将其全部切开开放（图5-24e）。

坐骨直肠窝可采用切开挂线术。找到原发病灶后，沿坐骨直肠窝皮肤做切口，用血管钳分离耻骨直肠肌排脓，然后按切开挂线原则，切开外括约皮下部及浅部，在深部和耻骨直肠肌挂线。术后处理同高位肛瘘。

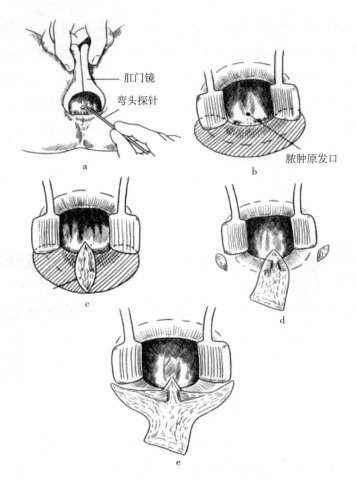

图 5-24　双侧坐骨直肠窝脓肿根治术

a. 用弯头探针寻找内口；b. 确定脓肿原发内口；c. 沿内口切开脓肿及部分内、外括约肌；d. 在脓肿两侧做一半环状切口，做对口引流，不再完全切开开放脓腔；e. 如脓腔深而大，必要时可完全切开开放

（4）低位切开开窗高挂术：对高位马蹄状脓肿，先用电刀自后正中位齿线下约1cm切至肛缘外约3cm放出脓液，食指进入分离上方及左右脓腔，在后位创口内向左右各扩切1cm，根据窦道腔洞的长短在左右两侧分别选开窗口点位（一般在3和对侧9点位）。在合适的点位上做等腰三角形窗口，刮匙进入刮清窦道内腐烂组织，同法处理对侧。双氧水和盐水冲洗后，左手食指伸入肛内导引，右手持探针自深洞腔插入，从高位内口缓慢探出。探针球头系上10号丝线呈对等双线状，抽回探针连同丝线，用剪刀从探针头部剪断，从线另一头根上系上橡皮筋，原方向回拉出橡皮筋并适当收提紧橡皮筋，中弯血管钳钳夹底部，用剪下来的回拉丝线扎紧，不剪除钳上部分，以便更好地引流观察、使活动挂线不至于长于创口内，另一根拖线两头系连住，既能引流又

作标志。一旦橡皮筋断开或松弛做备用紧线，既安全又在特殊情况下减少了病人的恐慌和痛苦，一举多得。挂线完毕后，进一步检查肛内及各创面情况，并进一步清洁消毒，创口腔道内填充祛腐生肌纱条，加压包扎。术后除常规和对症处理外，注意适时紧线。

3. 脓肿引流法

（1）复杂性脓肿切开引流术：对肛提肌以上深部脓肿、后蹄铁型脓肿等复杂性肛门直肠周围脓肿，防止一次性根治切断括约肌引起排便失禁等后遗症，也可采用切开排脓。用生理盐水彻底清洗脓腔后，对肛提肌以上部分通过外口经脓腔仔细找到原发内口后引出橡皮筋引流处理，对后蹄铁型或较大脓肿也可采用留置橡皮筋对口引流处理。

如果肛周脓肿在双侧出现（图 5-25），则这两个脓腔总是通过浅或深部的肛门后间隙而相通。第一次手术必须处理好。对于双侧脓肿，肛腺隐窝具有一个指向肛门后间隙的深陷处，脓肿可扩展到双侧坐骨直肠窝。因此找到齿状线处的内口及潜在的肛门后深部间隙中的瘘道十分重要，压迫齿状线对发现内口有帮助。引流方法复杂，需要切开中线两侧的任何一侧并进入肛门后间隙，做一距肛缘 2.0cm 的近后中线切口，向深方进入肛门后间隙。对体型较大的患者需要很深的切入，进入肛门后深部间隙后，再将两侧脓肿切开，明确脓腔与深部后间隙的关系。分别在后中线切口与两侧脓肿切口之间的深部后间隙中的瘘道内放置环状引流管。齿状线内口与深部后间隙之间的瘘道穿过内及外括约肌的，也应予以挂线处理，通过紧线使肛周逐渐切割内、外括约肌，这样不会引起肛门失控。

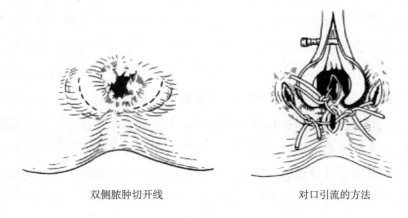

双侧脓肿切开线　　　　　　　对口引流的方法

图 5-25　双侧浓肿旳切开引流法

（2）切开缝合引流术：对于某些类型的大切口在清创后远端做适当的缝合，既可以缩短愈合时间，也可避免肛门变形。而对于多间隙脓肿多采用弧形加放射状切口，即坐骨直肠间隙部位做弧形切口，内口与肛管后间隙部位做放射状切口。先在一侧坐骨直肠间隙脓肿顶部，距肛缘2cm处，由前向后做弧形切口。排脓后，沿小切口向肛门后做弧形切口，切开两侧坐骨直肠间隙，显露脓腔。再用探针从肛管后深间隙脓腔探入，由内口出，然后从内口与肛管后间隙之间做放射状切口。然后用双氧水及甲硝唑冲洗伤口，用丝线全层间断缝合两侧坐骨间隙的切口，最后适当向上方和肛门后延长切口，使其引流通畅。此术式短期疗效很好，但在临床上肛周脓肿愈合后到再次复发积脓的时间无法测定，所以此种手术的远期疗效不能判定。

（十四）肛门直肠瘘

肛门直肠瘘简称肛瘘，是指肛门直肠因肛门周围间隙感染、损伤、异物等病理因素形成的与肛门周围皮肤相通，形成异常通道的一种疾病。一般多为肛门周围脓肿破溃后的后遗疾患。肛瘘一般由原发性内口、瘘管和继发性外口三部分组成。内口为原发性，绝大多数在肛管齿线处的肛隐窝内；外口是继发性的，在肛门周围皮肤上，常不止一个。肛瘘是临床常见的肛肠疾病，多由肛门直肠周围脓肿溃破后形成。宋老认为，肛瘘的发病原因多为肛痈溃后久不收口，湿热余毒未尽；或痨虫内侵，肺、脾、肾三脏亏损；或因肛裂损伤日久染毒而成。包括外感风、寒、湿、热等邪，饮食不节，肺、脾、肾三阴亏损，负重奔走，劳碌不停，妇女生产用力，房劳过度，体弱病衰，虚劳久嗽等，导致机体阴阳失调，经络壅塞，气血不畅，正气内伤，毒邪乘虚而入；或机体脾胃功能受损，内生湿热，湿热下注，郁久不化，热腐成脓，穿肠穿臀而成脓肿、肛瘘。肛瘘的主要临床表现是流脓，局部流脓多少和炎症情况有关，急性炎症期流脓多，且常有臭味，由于瘘管弯曲，多有肛门湿痒及疼痛。分支多，引流不畅，常有积脓。慢性炎症期流脓少，时有时无，脓汁稀淡或呈米泔样分泌物。由于分泌物刺激，肛门部瘙痒，潮湿不适，有时形成湿疹。当瘘管通畅时，一般无疼痛，而仅有局部坠胀感。如果外口自行闭合，脓液积聚，可出现局部疼痛，或有寒热，如果溃破后脓水流出，症状可迅速减轻或消失。但也有因内口较大，粪便流入管道而引起疼痛，尤其是排便时疼痛加剧。长期化脓的复杂肛瘘，可伴有贫血、消瘦、食欲不振。继发于克罗恩病、肠结核、溃疡性结肠炎或放线菌病的患者，常有发热、贫血、消瘦、腹痛、腹泻、食欲不振等全身症状。

根据国家中医药管理局行业诊疗标准及中华中医学会肛肠分会诊断标准，本病分为如下几类：

（1）低位单纯性肛瘘：只有一条管道，且位于肛管直肠环以下。

（2）低位复杂性肛瘘：具有两条以上管道，位于肛管直肠环以下，且有两个以上外口或内口。

（3）高位单纯性肛瘘：只有一条管道，穿越肛管直肠环或位于其上。

（4）高位复杂性肛瘘：管道有两条以上，位于肛管直肠环以上，且有两个以上外口或内口。

此外，瘘管主管在肛提肌以下，呈环形或半环形的称低位蹄铁形肛瘘；瘘管主管在肛提肌以上，呈环形或半环形的称高位蹄铁形肛瘘；且内口多在截石位6点（称后蹄铁形），或12点（称前蹄铁形）。

宋老认为，肛瘘难以自愈，绝大多数需要手术治疗。复杂性肛瘘的治疗一直是一个严峻的挑战，既要提高肛瘘治疗成功率、减少复发，同时还要避免损伤肛门功能。在临床上常用的手术方法有以下几种。

1. 切开法

《五十二病方》记载有"杀狗、取其脬、穿签、入直（直肠）中，饮（吹）之"，再牵拉使痔瘘灶暴露之后，加以切除的肛瘘牵引切开术。《外科正宗》主张"凡创毒即已成，当托其脓；脓即已成，当用针通，此举世自然之良规也"。《外科图说》还发明了镰形刀切开法。我国医生是在世界上最早命名认识痔瘘病的，中医也是最早主张开展痔瘘手术的，目前仍在世界上保持着绝对的领先水平（图5-26）。

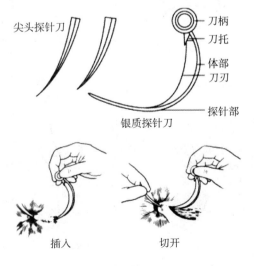

图 5-26 中医传统的镰形刀切开法

2.挂线法

挂线法首见于明代《古今医统》，引《永类钤方》挂线术，"至于成漏穿肠，串臀中，有鹅管，年久深远者，必用永类钤方挂线法，庶可除根"。清代《外科图说》又创造探肛筒、过肛针、弯刀等，使挂线法更为完善。该疗法是中医传统的特色疗法，对高位脓肿及肛瘘，目前世界上仍在普遍使用，并有所发展。

（1）切开挂线法：是在继承了切开术和挂线疗法基础上，吸收现代医学解剖知识发展起来的中西医结合的治疗方法。适用于瘘道主管贯穿外括约肌深层和耻骨直肠肌以上的高位肛瘘。包括骨盆直肠窝肛瘘、高位后马蹄型肛瘘、高位直肠后间隙肛瘘等。凡波及外括约肌皮下层和浅层的管道和支管采用切开法。凡主管贯穿外括约肌深层和耻骨直肠肌以上的管道与直肠内口相通的部分，采用橡皮筋挂线，以一次或多次紧线的方法缓慢勒开高位括约肌。

操作方法：麻醉成功后，患者取截石位。肛门直肠常规消毒，经指诊、探针、肛门镜检查，亚甲蓝着色，查清管道走行和内口位置后，将高位肛瘘的低位部分，即通过外括约肌皮下层、浅层和内括约肌的管道先预切开；同时切开肛瘘支管和空腔，搔扒、清除腐肉（图5-27）。

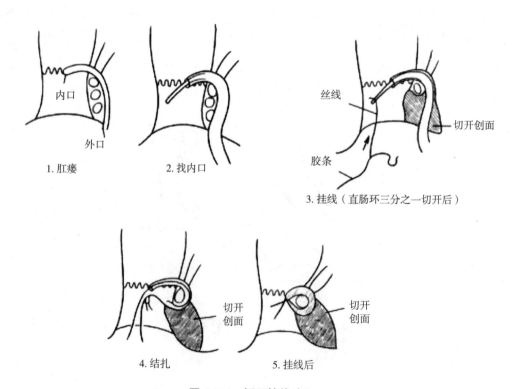

图 5-27　切开挂线法

对贯穿外括约肌深层和耻骨直肠肌与内口相通的管道高位部分采用挂线方法。即先以探针从高位管道至内口穿出，在探针头结扎一粗丝线，再在粗线末端结扎一橡皮筋。然后将探针从管道退出，使橡皮筋被留置在管道内。根据具体病变，决定拉紧橡皮筋的程度，用一把止血钳夹住橡皮筋两端根部，再在钳下方用一条粗丝线将橡皮筋结扎。在低位管道切开后，高位管道挂线前，做内口（感染的肛隐窝）处理，切开内口以下肛管皮肤，内括约肌、外括约肌皮下层，搔扒、清除感染的肛门腺，修整创面。对创面两侧的黏膜部分，分别给予粗丝线结扎，以扩大切开内口部位的创面，有利于引流。对切开后创面，也可采用瘘管摘除后大部分缝合，只留肛缘挂线外创面开放引流，这样可缩短治愈天数，减少肛门皮肤形成较大瘢痕（图 5-28）。术后应用中医"化腐生肌"换药原则，加速创口愈合。由于挂线术不切除管壁，尤其结扎血管壁给组织修复带来了不利影响。单纯使用凡士林纱条，创面愈合较慢。

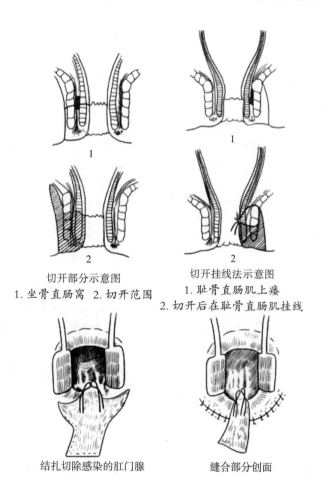

切开部分示意图
1. 坐骨直肠窝　2. 切开范围

切开挂线法示意图
1. 耻骨直肠肌上瘘
2. 切开后在耻骨直肠肌挂线

结扎切除感染的肛门腺

缝合部分创面

图 5-28　高位肛瘘的切开挂线方法

挂线疗法不易引起肛门失禁，因为线的异物刺激作用，可引起括约肌周围产生炎性反应，而使局部纤维化，将肌端粘连固定；线的机械勒割、缓慢分离作用，可使局部组织边分离、边生长修复。当肌端缓慢分离后，由于获得了与周围组织附着固定的支点，所以断端的距离小，创面瘢痕小，只有轻度功能障碍，不会引起排便失禁。此外，线的良好引流和标志作用，有利于创面的愈合和分期处理（图5-29）。

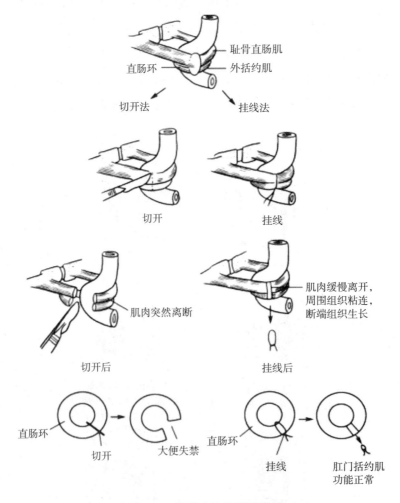

图5-29 挂线疗法机理示意图

（2）浅切深挂法

①浅切法：主要适用于瘘管在耻骨直肠肌以下的瘘。如皮下瘘、外括约肌浅部皮下部间瘘，外括约肌深部肌间瘘。手术方法：麻醉成功后，患者取侧卧位或

截石位，常规消毒。因大多是单纯型较浅的肛瘘，首先要用探针结合触诊找准内口，弄清瘘管的走行方向及分支情况。然后沿由外口贯穿内口的探针切开整个瘘管，使其充分暴露，将其底部及瘘管壁周围的腐烂组织，用锐匙搔刮干净，剪除内口两侧的炎性肛窦（即原发病灶区），修剪边缘，使伤口呈底小口大的"V"字形创面，引流通畅，便于组织由基底部向上生长。术中出血可用止血散压迫敷压止血，术后上祛腐生肌散3～5日以推陈出新，待腐肉净后上生肌散纱条收口。因术中运用搔刮，术后运用中药祛腐生肌散溶解管壁腐败组织，故术中不必完全切除瘘管。

②深挂法：主要适用于瘘管在耻骨直肠肌以上的深部肛瘘，如外括约肌深部及提肛肌间瘘，提肛肌以上的瘘。手术方法：麻醉成功后，患者取侧卧位或截石位。切开浅部组织时与浅切法同。对深部要挂线的肌群，先在寻清内口及管道方向后，将拴有橡皮条的深针，通过瘘道由内口拉出，把留在肛门外两端的橡皮条充分拉紧后，用止血钳夹着，于钳下部用丝线一次扎紧，使其紧紧地压迫于肛管直肠环肌群上，留长线头和另一条附线，以便观察及必要时紧线。由于高位瘘管多弯曲和多有支管，所以术中要细致探察清瘘管走行方向及分支情况，对一下找不清内口的弯曲瘘道可边切边找，先切开皮下组织后再细致寻找，切忌用力乱捣，造成人工内口，致术后复发。对所有分支要切开，加以处理，勿使遗留，形成后遗症。术后每日中药坐浴换药，方法及用药同浅切术，一般8～10日内橡皮条脱落，若10日后尚未脱落，可拉出线头紧线，若大部分已剖开，也可剪开组织取出。

运用浅切深挂法或其他方法治疗肛瘘，手术要获得成功，关键在于正确地处理内口和瘘道以及防止大便失禁。关键在于正确处理肛管直肠环和重要肌肉，清楚局部解剖及肛周生理关系。还要正确处理创面，使其充分引流通畅，让伤口由底部向上生长，防止桥状假愈合。

（3）内口切开药线管道引流法：用60克8号粗丝线，浸泡于江子油中27小时，取出晒干备用；将白砒、犀牛黄、梅片磨细备用；将其他药物煮沸、熬浓，将研细的白砒等混匀，加入熬浓的药液中，用金墨在药液中缓慢磨动，直至全部药水变黑，将晒干备用的丝线入内，让全部浸湿后，取出晒干，再浸入直到药水浸完为止，丝线晒干后，可放入密闭瓶中，加入少许麝香保存备用。

手术方法：麻醉成功后，患者取侧卧位，常规消毒。括约肌较松弛后利于粗探针从外口直达内口，用美兰注入瘘道染色。①内口在后位者（6点位）：切开瘘道，切口与肛缘成正角，并向后延伸直至管道向前弯曲处。②内口在其他处者，同法切开内口段瘘道，并将肛门外括约肌横行切断 1/3 ～ 1/2。用圆头粗软探针从外口深入瘘道，从切口穿出，将探针两端弯曲向内成环，用力向外牵引，用特制挖耳式刮匙搔刮瘘道，依次刮尽已染色的管壁，抽去探针，顺势将药线引入瘘道，于内口端结扎一黄豆大油纱布球，压入切口内，药线则留入瘘道内，既有化腐作用，又可引流瘘道。外口处同样可结扎一干纱布块，吸收瘘道流出的分泌物，另外可于创面和外口处覆盖干纱布，胶布固定。

术后不需特殊处理，饮食照常，行动不受限制，每日便后可用清热利湿的中药液坐浴，术后 2 日将切口内纱布球拉出剪断药线，外口处则松解和去除纱布球，仅将药线留置瘘道中，切口处用油纱压迫，以防粪便再次进入瘘道，术后 4 ～ 5 日抽出药线，切口每日用九华膏纱布换药，直至痊愈。

（4）旷置引流术：本法主要适用于复杂性肛瘘的治疗。操作方法：麻醉成功后，患者取侧卧位或截石位，扩肛，清洁消毒直肠腔。准确寻找内口，并探明瘘管走向及位置，先处理内口，切开内口及内口下的部分内括约肌，扩创至肛缘，使内口充分畅开，引流通畅，呈三角形，以彻底清除原发病灶。然后将外口及部分肛外瘘管剔除，用锐勺搔剜经括约肌的瘘管，清除部分坏死组织及瘢痕，不切断、损伤肛门外括约肌群，只在内、外口之间，留置一较粗手术线或橡皮筋，不紧线结扎，作为引流物和标志物。旷置创口，开放换药，让创面通过肉芽填充而愈合。此法集中医挂线、切开、脱管疗法之长，吸取现代医学保留括约肌的优点，既彻底清创，拔根塞源，保持创口引流通畅，使邪有出路，又能维护肛门主体结构（图 5-30）。

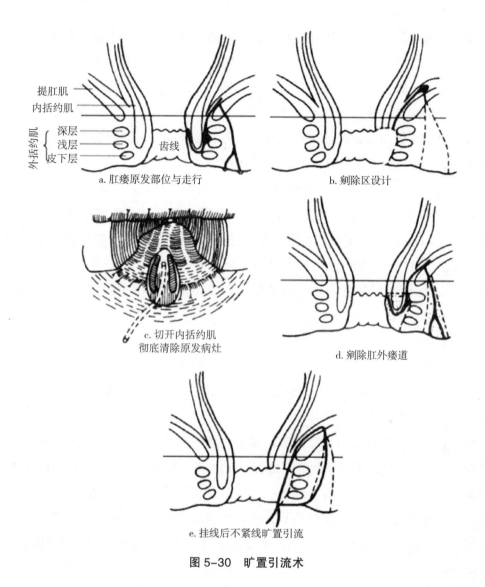

图 5-30　旷置引流术

（5）对口开窗引流＋高位挂线术（花瓣样切口肛瘘根治术）：在腰俞穴麻醉或硬膜外麻醉成功后，患者取患侧卧位或加强截石位，消毒肛门及肠管。先触诊了解瘘管走行分布情况，再用探针自外向瘘管走向的方向及内口探入，若不能顺利通达内口及分支，可用双氧水冲洗管道，冲洗后注入 2% 美兰做标记，沿美兰显示的主管道行放射花瓣样切开，用探针或弯止血钳探查管道内口及病灶腔和支管的分布。左手食指扩开皮下组织及肌肉间隙，直达内口及病灶腔，化脓期要将脓腔内的间隔全部分开。彻底清除病灶、管壁、肛隐窝、肛腺导管及肛腺。采用冲洗、搔扒，或用干纱布擦拭等。若病灶腔位置高于内口或超过耻骨直肠肌，可在病灶腔的顶端造一个内口挂一个橡皮筋，使括约肌缓慢切断，原发内口也同样挂一个橡皮筋留置，待第一个橡皮筋脱落后，再紧缩第二个橡皮筋，防止内外括约肌同时切断。要注意观察主管向两旁蔓延扩大的支管及病灶，对一侧通向肛门后正中的高位瘘要考虑对侧也有同时存在的可能，根据支管及病灶腔的分布，沿肛缘，选择 3～4 个呈花瓣状放射切口，以使主管与支管病灶腔和主管道与各花瓣样切口之间通畅，这是彻底清除病灶保护引流通畅根治的关键。

手术原则：①外口的形状为放射花瓣状，大小为病灶腔的两倍，内腔病灶清除要彻底；②花瓣状切口之间要保留充足的健康皮桥；③花瓣状引流口要保持距肛缘 0.5～1.0cm；④花瓣状切口和病灶腔之间不能存在直角，防止滞留感染物及粪便残渣。最后查无残留病灶及支管后，将皮瓣修剪成"花瓣样"，查无活动性出血及病灶腔和支管存在后，油纱条填塞、纱布覆盖，加压固定。丁字带包扎，术毕。

5. 经肛直肠黏膜瓣修补术

经肛直肠黏膜瓣修补术是治疗复杂性肛瘘一种保护括约肌的技术，核心是切除内口及其周围约 1cm 左右厚的直肠组织，然后游离其上方直肠瓣，并下移修复内口处缺损。

操作要点：麻醉成功后，取侧卧位或截石位。充分暴露，明确内口部位，完整切除内口及周围病变组织，搔刮清理瘘管。在内口上方行"U"形切口，游离一段正常的近端黏膜瓣（包括肛管直肠黏膜、黏膜下层和肌层），黏膜瓣呈"U"形，底部宽度应约为顶部两倍，覆盖瘘管内口，无张力情况下以可吸收线缝合固定。在肛周皮肤行"V"形切口，于皮下脂肪层游离皮瓣，向上方推移覆盖内口，以可吸收线无张力缝合固定。

术中注意要点：①术前精确定位，明确瘘管走行；②术前充分引流可使瘘管简单化；③手术成功的关键在于黏膜瓣或皮瓣的血运是否良好及与周围组织是否无张力缝合，为达到这个目的，应将黏膜瓣向近端游离至少 4cm，并保证黏膜瓣的基底部（头侧）宽度是顶部（尾侧）的两倍；④分层缝合内口，避免死腔、张力下缝合及组织缺血；⑤彻底处理瘘管避免感染组织残留；⑥外口至外括约肌之间的瘘管可采取隧道式挖除，经过括约肌的瘘管可进行搔刮，避免处理瘘管时造成医源性肛门括约肌损伤；⑦黏膜瓣厚度的选择：黏膜瓣厚度分为含少量内括约肌的部分层瓣，包含黏膜层、黏膜下层和全层内括约肌和部分直肠环肌的全层瓣和不含肌层的黏膜瓣。全层瓣的游离操作有一定的手术风险，而部分层瓣操作相对简便安全。全层瓣和部分层瓣可能对术后肛门造成一定的影响，术后有部分患者可能出现轻、中度肛门失禁。

6.其他类型的肛瘘及术式

（1）蹄铁形肛瘘：蹄铁形肛瘘是指肛瘘形成后蔓延至肛门两侧，包围肛管，形成蹄铁状的一种半环形复杂瘘。一般在肛门两侧可见到两个或数个外口，可有两支或数支分布在肛门左右的支管。所以实质上蹄铁形肛瘘就是双侧性的坐骨直肠窝瘘或黏膜下瘘，国外又称为复杂性或双侧性的坐骨直肠窝瘘。认为是肛门周围脓肿经由肛门直肠后间隙（后交通隙）扩散至双侧坐骨直肠窝而形成的一种环状或半环状的复杂性肛瘘。虽然脓肿也可以经由肛管前深间隙向左右两侧扩散形成前蹄铁形肛瘘，但远较后方少见。宋老针对本病的治疗方法主要有 4 种。

①切开开放术：是传统的经典处理方法，即充分彻底切开所有瘘管，通过肉芽填充逐渐愈合。缺点是术后瘢痕大，易引起肛门变形，向前移位、溢液、不完全性失禁，且治愈天数比较长（图 5-31）。

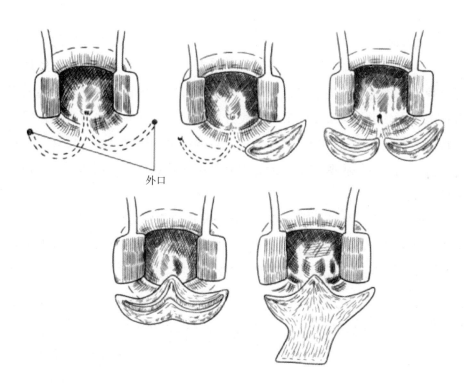

外口

图 5-31　蹄铁形肛瘘的切开开放术

②半开放半闭锁法：即将两侧瘘管切除后加以缝合，肛缘切开引流，二期愈合。

优点是缩短了疗程，瘢痕小，损伤轻。

③不全切除术：即将原发内口处瘘道切开引流，两侧外口切除，搔刮清除瘘道内污染组织，不切开瘘管。通过原发病灶根治，促进瘘管愈合。优点是减少了组织损伤，缩短了疗程。为引流通畅应将切开面扩创成 A 形。

④二次性切开术：即第一次先充分切开瘘管，不切断越过括约肌的瘘道，在瘘道留置一丝线为标志，待瘘道纤维化后再做二次切开。

对于高位后蹄铁形肛瘘多采用切开、挂线加缝合术。方法是切开所有支管，摘除瘘管。在后正中切开皮下层和浅层外括约肌，在外括约肌深层和耻骨直肠部分挂橡皮筋。慢性分离肌层，对肛尾韧带也采用挂橡皮筋的方法慢性分离。切开的创面采用半缝合，后正中位开放。对多外口的后马蹄瘘，可采用切除内口及主管道，不切除支管的手术方法，优点是愈合时间较短，术后瘢痕较小。

（2）婴幼儿肛瘘：在治疗上有保守治疗和手术治疗两种方法。一般应先通过中药液坐浴，药物外敷和瘘管内注射轻度腐蚀剂等对症处理，等到 15 岁以后仍不能自愈而且严重影响生活时再采用手术，不要轻率手术。

（3）黏膜下瘘：黏膜下瘘有的是只在齿线附近有内口，没有外口的内盲瘘，有的是有内、外口的完全瘘。多数比较简单、垂直，少数弯曲、复杂。虽然理论上可以采用完全切开瘘管的根治手术，但由于黏膜下有丰富血管，直接切开容易引起大出血，且术中止血困难，所以以采用挂线分离和部分切开的方法为宜。挂线方法是将探针从内口探到外口或盲端，再从外口或盲端穿出，用双粗线向瘘管两侧挂线结扎即可。待结扎线自行脱落或十几天后剪开纤维化管道取线，创面开放，换药。这样就不易引起出血。

对弯曲复杂的高位黏膜下瘘，可采用将原发内口彻底切除，并扩创至肛缘皮肤，使引流通畅，大部分瘘道不切开，仅切除直肠内部分外口的方法。切除的创口应为纵向，并切开部分内括约肌使直肠肛管狭窄松解（图 5-32）。

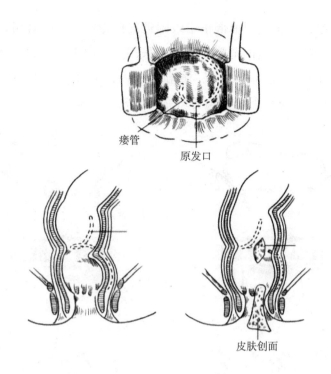

瘘管　　　　原发口

皮肤创面

图 5-32　黏膜下瘘的处理方法

（4）多内口瘘：如果两个或两个以上的内口都在外括约肌深层以下的齿线位，可以一次切开，同期处理。如果有两个内口均在耻骨直肠肌以上，就应分期处理，可以同时挂线，分别紧线，即一侧紧线，一侧暂做标志不紧线，待一侧创面基本愈合后，再行另侧紧线（图 5-33）。一次处理易引起肛门失禁，最好采用括约肌保存手术分期处理。

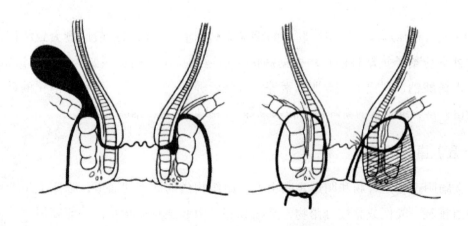

图 5-33　多内口应同时挂线分期处埋

（5）前正中瘘：位于肛门前部正中线附近的前正中瘘，瘘管切开或摘除术有引起直肠、阴道瘘或损伤尿道的危险，所以宜采用保护性手术方法处理。彻底切除原发病灶后，不切开瘘道，仅切除外口，搔刮瘘道内污染肉芽，用红粉纱条脱管 3～5天，改用玉红膏收口，使瘘管通过肉芽填充而愈合（图 5-34）。

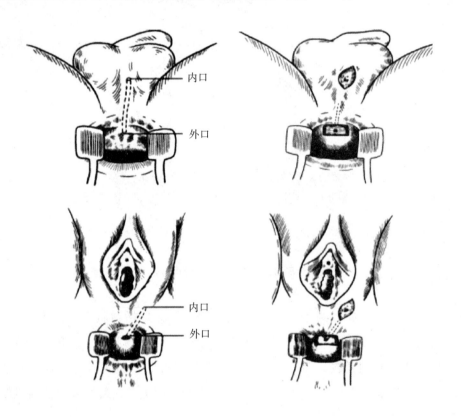

图 5-34　前正中瘘手术只处理内口与外口（上两图为男性，下两图为女性）

（6）结核性肛瘘：结核性肛瘘的手术原则和治疗方法与一般肛瘘大致相同，不同之处是应给予抗结核治疗。根据病情选用适当抗结核药物，如异烟肼、链霉素、对氨水杨酸钠、利福平、卡那霉素等。加强营养和支持治疗，多吃易消化的动、植物蛋白，富含维生素的新鲜蔬菜和水果等。宜少吃多餐，细嚼慢咽。

（十五）直肠阴道瘘

直肠阴道瘘是直肠和阴道之间由上皮组织构成的病理性通道，临床上患者可出现阴道排气、粪便或脓性分泌物，炎症和刺激引起全身症状及性功能障碍，从而出现严重的社会心理问题。直肠阴道瘘按病因可分为先天性直肠阴道瘘和后天性直肠阴道瘘，先天性直肠阴道瘘多见于儿童，往往还伴有肛门直肠畸形；后天性直肠阴道瘘多见于成人，多不合并肛门直肠畸形。随着结直肠癌发病率升高，吻合器使用的推广，直肠阴道瘘的发生有上升趋势。直肠阴道瘘不仅对患者来说是个灾难性的疾病，由于其治疗的复杂性，对肛肠科及妇科医生来说也是个挑战。直肠阴道瘘常见病因包括产伤、炎性肠病、手术创伤、感染、恶性肿瘤和盆底放疗后等。

目前，没有证据支持直肠阴道瘘能自愈，创伤导致的直肠阴道瘘在近侧肠道造口后常能自愈，尤其是部位较高者。非手术治疗以减轻局部症状为主。多数患者须经手术治疗才能达到治愈的可能。对于后天性直肠阴道瘘，特别是医源性引起瘘者应慎重选择修补，切勿因患者迫切要求而立即手术。对于炎症较重者，控制炎症最好的办法是近侧肠道行功能性造口，使粪便改道。一般认为，在确认直肠阴道瘘愈合后 6～8 周再将肠道造口关闭。但若吻合器吻合时含有阴道壁，则单纯转流性造口不能治愈。瘘的急性期一般不主张尽早手术，待上皮覆盖、瘘管成熟、瘢痕软化后，一般 3～6 个月后才行局部修补手术。修补失败者可于术后 3 个月再次修补。放射治疗所致的直肠阴道瘘由于直肠阴道（膀胱）瘘周围组织受到放射性损伤且多存有感染，瘘自愈的可能性极小，直接手术修补难以成功，且可使瘘口进一步扩大，应及时行近侧肠道造口，等待约 1 年后，肿瘤复发可能性小时考虑局部手术。

手术修补是直肠阴道瘘的治愈手段，宋老在治疗本病时多采用瘘口修补术。根据具体病例，术式略有不同，直肠阴道瘘的手术方式取决于其病因、瘘的部位及手术难度、大小、肛门括约肌功能状况、有无局部手术史、患者的整体健康情况，以及外科医师的技术和判断等。血供差、瘢痕及张力缝合是影响愈合的主要因素，有修补史会进一步损害局部血供。术前应仔细评价瘘、周围组织、肛门括约肌情况。治疗伴随疾病，并行充分阴道冲洗和肠道准备等。生育年龄患者，应在月经后 5～7 天手术。常用的手术方式介绍如下。

1. 经阴道瘘口修补术

本术式适用于中、低位直肠阴道瘘患者。操作要点：麻醉成功后，取截石位，常规消毒皮肤及阴道和直肠腔。经阴道显露瘘口后，在阴道黏膜下注射肾上腺素，便于向瘘口周围切开。切开直肠阴道间连接处黏膜（或切除瘘管），适当游离瘘管周围直肠阴道隔后，分别缝合两层黏膜。

该手术操作容易，显露优于经肛手术，不需分离括约肌，可同时行括约肌成形术，多数不需造口，无会阴切口，愈合快，不导致会阴及肛管畸形，并发症发生率低。缺点是瘘口周围瘢痕切除不足则血供差，切除过多则缝合时有张力，而且复发率高，不适用于有手术修补史或伤口感染者，部分患者术后可能存在性交困难。

2. 经肛门直肠推移瓣修补术

本术式是本病的主要术式，是简单性、低位直肠阴道瘘的首选方法。操作要点：麻醉成功后，取截石位，常规消毒皮肤及阴道和直肠腔。经肛管显露直肠侧瘘口，然后用电刀烧灼直肠黏膜瘘口处，用 2-0 可吸收线缝合瘘口。距瘘口上方 0.5cm 处游离出矩形直肠黏膜肌瓣（黏膜层、黏膜下层和部分肌层），将黏膜肌瓣向下推移缝合修补，阴道侧不修补做引流。

既往认为直肠阴道瘘高压区（直肠）和低压区（阴道）之间存在分流，直肠内高压是直肠阴道瘘的原因，直肠侧瘘口是原发部位，强调关闭高压侧瘘口的重要性，认为重点在直肠一侧。本法的优点是避免粪便转流，保护会阴及肛门括约肌，无会阴或肛管切口，减轻术后疼痛，即使首次失败后仍能再次应用。缺点是该手术对合并括约肌缺损者不能同时处理。

3. 经会阴瘘口修补术

经会阴途径可行前方括约肌修复，或间置正常健康组织，或转皮瓣等，适用于中低位直肠阴道瘘合并括约肌损伤和肛门失禁的患者。操作要点：麻醉成功后，取截石位，常规消毒皮肤及阴道和直肠腔。沿直肠阴道瘘的阴道瘘口和直肠瘘口之间切开，依次切开皮肤、皮下组织及肛管直肠环。显露瘘管后，将整个瘘管、两个瘘口及周围不健康组织一并切除。用无菌生理盐水冲洗创口，彻底止血后，7 号丝线水平褥式分层缝合内、外括约肌和会阴部肌肉。用 1 号丝线缝合会阴部皮下组织及皮肤，重建会阴体。然后分别缝合阴道和直肠的黏膜缺损。

本术式的优点是经会阴途径显露清楚，可同时行多种肌肉间置或皮瓣转移，缺点是切口并发症发生率较高。

4. 直肠袖套移行术

本术式包括远端直肠的环状游离及瘘管肛门侧的覆盖前移术。这种技术对于那些瘘管占据较大部分肛管或直肠壁的病人以及瘘管有多个内口的病人比较有效。操作要点：麻醉成功后，取截石位，常规消毒皮肤及阴道和直肠腔。首先在齿线位置做深入到黏膜下层至内括约肌的环形切口，分离层面向头侧进行延伸，一直游离至健康的、血运较好的组织，可以使游离的皮瓣在没有明显张力的情况下被拉下至齿线的位置，有病变的直肠黏膜被拉出切除，其余健康的直肠黏膜被缝合至肛管的皮肤上。

本术式成功的关键在于皮瓣的成活，所以缝合时应注意皮瓣的血供和缝合张力。另外，由于创面较大，需注意术后感染的可能，感染就会导致手术的失败，一般术后给予抗生素应用 7 天左右。

5. 近端肠管造瘘术

本术式分为临时性造瘘和永久性造瘘。临时性造瘘适用于重度感染患者，后期有修补机会的患者，行近端肠管造瘘，可达到粪便转流的目的，进而有利于直肠阴道瘘周围组织的恢复。对于恶性肿瘤引起的直肠阴道瘘，多建议行永久性造瘘，以期改善患者的生活质量。

（十六）肛裂

肛裂是肛肠疾病中的一种常见病，即齿状线下肛管黏膜纵形全层裂开后形成的缺血性溃疡，以排便时和排便后周期性剧烈锐痛、少量鲜红色血便为主要临床症状，常有便秘时用力过度努责或特发性上腹泻病史。以肛裂出现 8 ～ 12 周为界，分为急性和慢性两大类。中医多将肛裂列在痔门，称为"钩肠痔""裂痔"或"裂口痔"等。《外科大成·下部后》曰："钩肠痔：肛门内外有痔，摺缝破烂，便如羊粪，粪后出血，秽臭大痛。"宋老认为，肛裂的发生多由风热肠燥、湿热蕴结和血虚肠燥而致。肛裂多伴有肛隐窝炎、肛乳头炎和皮下潜行性瘘管，说明肛裂是感染后形成的皮下溃疡，而肛门腺感染是引起绝大多数肛裂的根本原因。另外，干硬粗大粪便擦伤，妇女分娩时撕裂肛管，肛门镜操作粗暴，肛门手术后引起肛管狭窄或伤口感染及肛门外伤，都可以引起肛管裂开，裂开创面一旦感染，形成久不愈合的溃疡，则形成肛裂；由于肛管部位的慢性刺激，使肛门括约肌处于痉挛状态，黏膜肌层和肌管皮肤弹性减弱，紧张力增强，致肛管皮肤撕裂。从解剖学分析，肛门外括约肌从尾骨起始，分左右两部分包围肛管，在肛管前又会合在一起，与会阴部肌肉连结。由于肌群在前后分开处留有一定空隙，相对不如两侧坚强，而排便时因直肠走形向下向前，肛管走行向下向后，形成一较大角度，所以肛管后方承受压力较大，此处最易被撕裂。临床上肛裂发生在后正中 6 点位最多，前正中 12 点位次之。临床上将肛裂伴有乳头肥大和前哨痔者称为"肛裂三联症"；将乳头肥大、肛裂、溃疡、前哨痔和皮下脓肿称为"肛裂四联症"；将肛管裂口、前哨痔、肛隐窝炎、乳头肥大和皮下瘘称为"肛裂五联症"。

宋老对肛裂的治疗，强调以止痛和促进溃疡愈合为目的，对不同的肛裂病变给予合理施治。早期应重视食疗，多吃含纤维素食品和适当饮水，保持大便通畅，防止便秘和腹泻。对于早期肛裂保守治疗既能奏效，又比较可靠的方法有保持大便稀软，局部用药，扩肛等。对于经保守治疗效差或陈旧性肛裂应采用手术方法治疗。扩肛时应在手法上下功夫，先采用食指下压、弧形向外拉的手法，刚柔相济逐渐加压，先扩张肛门后，再扩张肛管直肠环，这样可达到预期的效果。对于单纯性肛裂、溃疡性肛裂、无皮赘外痔，可采用侧方内括约肌切开术；肛管瘢痕性狭窄的陈旧性肛裂，包括痔环切术引起的肛管上皮缺损，可采用肛裂切除加内括约肌切开的皮瓣移动术；脱出性混合痔，在其外痔部分伴有陈旧性肛裂，行混合痔的外痔剥离、内痔结扎术，同时可采用肛裂切除加内括约肌切断术，创口开放。关键在于一定要解除肛门括约肌的痉挛状态，而解除痉挛状态就必须切断内括约肌，创口开放。对于潜在的肛瘘必须充分处理好肛裂，须切断外括约肌的皮下部。

宋老在临床上使用最多的手术方法主要有4种：①肛门扩张术；②括约肌切断术；③肛裂切除内括约肌切断术；④纵切横缝皮肤移动术。

1. 肛门扩张术

操作要点：在局麻或全麻成功后，患者取侧卧位。肛门部润滑后，首先在肛门内插入一指，继进入两指缓慢扩张接着进入三指，最后进入四指，向前后、左右牵拉肛门4～5分钟，使肛门括约肌松弛。扩肛器和肛门镜进行扩肛时也是先从小型号（细的）开始，慢慢增大型号，时间同手指扩肛法。

由于方法简单易行，无严重并发症和痛苦，所以本术式得到了广泛采用。但其缺点是扩张后原肛裂部位肛管皮肤缺损可增大，有时还会使肛缘表皮剥离形成皮下出血，血栓和肛管撕裂，平均需3～4周方可愈合。

2. 括约肌切断术

本术式分为后正中内括约肌切断术和侧方内括约肌切断术两种。

（1）后正中内括约肌切断术：操作要点是，局麻或全麻成功后，取截石位或侧卧位。首先用双叶扩张肛门器将肛管分开，于后正中6点位，直接经肛裂处切断内括约肌下缘，由齿线至肛缘，切开长度约1.5cm，并分离内、外括约肌之间组织，切除前哨痔和肥大肛乳头。

后正中切开术治疗肛裂是有效的，但该手术有两个主要缺点：一是肛管皮肤缺损愈合困难，需长达6～7周；二是最终愈合后手术部位可继发形成一"钥匙孔"

形的肛管变形，妨碍肛管闭合。此术式较侧方内括约肌切断术应用少。

（2）侧方内括约肌切断术：宋老采用侧方内括约肌挑出切断术。方法是在肛缘做一个 1～1.5cm 纵行切口显露内括约肌后，用纹式钳挑出内括约肌下缘，在钳上切断内括约肌（图 5-35），然后止血缝合切口。优点是切断肌束清晰，操作简单可靠，但应注意挑出的肌束要深达齿线，为此可用食指深入肛管直肠触摸齿线处内括约肌下缘，顶起内括约肌使之易于挑出。

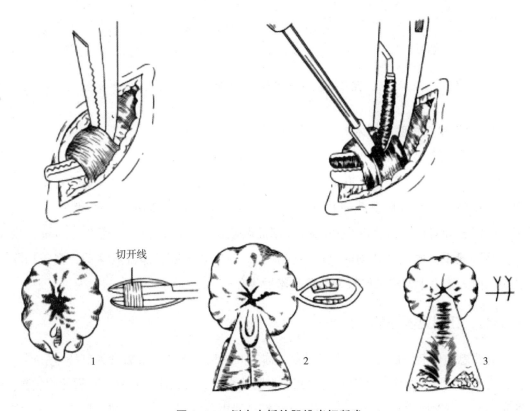

图 5-35　侧方内括约肌挑出切断术

　　如果施术方法掌握不好，如不能充分解除括约肌痉挛，常需再度行侧方皮下内括约肌切断术。对有潜行瘘道和前哨痔的肛裂仍以后方切除术为妥。

3. 肛裂切除内括约肌切断术

　　对具有潜行瘘道、前哨痔和肥大乳头的肛裂，肛裂切除术能一次性根治，具有创面引流良好，复发率低等优点。操作要点：该方法是做一小"△"形皮肤切口，切除肛裂后将内括约肌夹起切断。优点是可一次切除肛裂创面、前哨痔和乳头，创面引流通畅，便于组织由基层生长，创面较快愈合（图 5-36）。

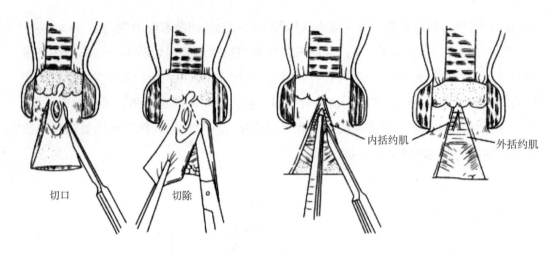

切口　　　　切除　　　　　　　　内括约肌　　　　　外括约肌

图 5-36　肛裂切除内括约肌切断术

4. 纵切横缝皮肤移动术

本术式优点是可加快创面愈合，缩短疗程，减少局部瘢痕；缺点是操作复杂，有时不易成功。操作要点：麻醉成功后，取侧卧位或截石位。该方法是纵行切除肛裂、前哨痔后，将皮肤黏膜牵拉在一起，横缝成半环状或翻方形，一般 3～4 针，用 3 号线缝和对位。然后由半环状缝合创面两侧切开皮肤，在距肛管 3～5cm 处做一与缝合线平行的浅切开创面，以减轻张力，使皮肤向肛管部自然移动，覆盖切除肛裂创面。该手术方法操作较为简单，术后疼痛轻，皮肤不易坏死。

（十七）肛周克罗恩病

克罗恩病以肛周病变为主要表现者，称为肛周克罗恩病，常表现为肛瘘、肛周脓肿、浅表的裂口、溃疡、肛周皮赘和肛门直肠狭窄等。其临床表现复杂，误诊率较高。发病主要与克罗恩病有关。属于中医"肠结""泄泻""肛漏""谷道狭窄"等范畴。宋老认为，本病的病因病机尚未完全清楚，多和克罗恩病的病因病机一样，如感染、自身免疫、食物过敏，以及环境、遗传、精神、血管、淋巴阻塞等多种学说有关。其病变特点为：①皮赘：皮赘外痔通常继发于局部淋巴管堵塞而导致淋巴水肿。覆盖的是肛管上皮而不是肛管黏膜。②肛裂：基底较宽、底深、边缘在内括约肌下方潜行，并可扩展到齿状线上方，肛管结构纤维化。多数裂口位于后正中，少数有侧方及多发肛裂。③肛瘘：低位肛瘘可视为腺源性肛瘘中的括约肌间瘘；具有高位内口或复杂瘘道的高位复杂性肛瘘与非克罗恩病患者的腺源性肛瘘不同，它们有复杂的相互连通的管道。

肛周克罗恩病治疗的目的是减轻局部症状，保护肛门功能。症状的有无是决定治疗的重要因素，仅有体征而没有症状不应强行治疗。治疗的程度取决于症状和体征的严重程度以及潜在的病理性质。肛周克罗恩病的治疗应遵循综合治疗与个体化治疗相结合，有肠道克罗恩活动者需要首先或同时控制肠道病变的活动。经内科保守治疗效差时需选择手术治疗。肛周克罗恩病的外科处理可参照如下基本原则：①肛周 CD 未引起临床症状或症状较轻时无需处理，应予以随访观察。②伴有活动性的肠道克罗恩病者予以全身治疗和局部治疗；③低位括约肌间瘘或经括约肌瘘者予以瘘管切开术；④复杂性肛瘘者予以引流并考虑在适当时期选择挂线治疗或黏膜瓣推移技术。同时避免治疗副作用、肛门功能损伤、永久性造口等。宋老在治疗本病时，针对肛周具体病变有不同的手术方法，介绍如下。

1. 肛周皮赘和痔

克罗恩病肛周皮赘最为常见，若是肛瘘或肛裂痊愈后遗留下的病变，手术切除后伤口难以愈合，因此是手术禁忌。痔常无特殊不适，由于手术切除常常导致伤口不愈合、感染、肛门狭窄等，一般也应避免行包括外剥内扎、PPH、套扎等在内的痔手术，对经过审慎选择的患者也可进行手术切除或套扎。

2. 克罗恩病肛裂

克罗恩病肛裂病例不应施行肛裂切除术，单纯肛裂如存在肛管压力过高、不伴直肠炎症时可能对内括约肌侧切术有效。经内科治疗不愈合的肛裂，如无合并直肠炎，大部分可经内括约肌侧切术治愈。如不进行内括约肌切开，最终可能形成脓肿或肛瘘。如同时存在直肠炎，应避免手术。部分克罗恩病患者出现一种特殊类型的肛管溃疡，溃疡面宽大而且呈穿透性，可累及大部分肛管，甚至呈环状，对常规的局部治疗无效。大溃疡形成空洞常引起肛周剧烈疼痛和排便困难。局部治疗如肉芽组织清创术以及局部注射糖皮质激素（同时口服硫唑嘌呤）有效，但这些患者常常最终需要切除直肠，并行粪便转流。

3. 肛门狭窄

克罗恩病引起的肛门狭窄可以是较短的肛管狭窄，也可以是较长的直肠狭窄，引起排便困难、里急后重、失禁等症状。克罗恩病肛门狭窄常继发于慢性肛周炎症或既往手术引起的环状瘢痕收缩。在粪便柔软时，肛门狭窄可以相对无症状。症状更可能由邻近的肛裂、脓肿或瘘管引起，而非肛门狭窄本身，如无症状无需处理。肛门狭窄出现症状时可用单手指或球囊扩张，但可能出现伤口延迟愈合。应减少器械扩肛，以降低括约肌损伤的风险。如症状持续或发展为严重的肛门狭窄，则须行回肠造口术。一些患者可能还须行直肠切除术或结直肠切除术。直肠狭窄是克罗恩病患者直肠切除的重要危险因素，单纯粪便转流可导致狭窄进一步加重以及出现因为直肠液体潴留带来的其他并发症。

4. 肛周脓肿

肛周克罗恩病出现肛周脓肿时，首选肛周脓肿切开引流术。对肛周脓肿，首要的措施是切开排脓，过度使用非手术方法可能由于急慢性感染而导致括约肌损伤和肛门狭窄。如脓肿位置表浅，可在门诊手术，一旦发现深在脓肿，应到手术室以进行有效而彻底的引流，折刀位对手术操作有利。同时，应对肛管和远端直肠进行仔细检查以明确是否伴随肛瘘、肛裂或炎症。麻醉成功后，先用10%的碘伏溶液对皮肤进行消毒。排脓切口尽量靠近肛缘，减少肛瘘形成或缩短肛瘘。对脓腔做1cm的放射状切口，减少损伤支配肛门括约肌的阴部神经分支的可能。用手指轻柔探查脓腔，去除脓腔分隔，用10～16#的蘑菇头引流管经切口插入脓肿，将导管切断留下2～3cm突出于切口，必要时将其放置在脓腔里长达数月。用2-0或者3-0的可吸收缝线将导管缝在适当的位置，给予切口敷料包扎。由于胶布粘合固定效果差，撕开时会引起疼痛，建议使用网孔内裤来固定切口敷料。如果能明确瘘管的走行，可以放置非切割性挂线以保证充分引流，此时不宜行瘘管切开术。如果出现蜂窝织炎，给予应用广谱抗生素。

5. 肛瘘

（1）低位肛瘘：低位肛瘘首选肛瘘切开术。操作要点：麻醉成功后，取侧卧位、截石位或折刀位，皮肤用10%碘伏溶液消毒。用一瘘管探针小心地从外口插入通过瘘管直到从内口穿出，切忌粗暴、盲目推进探针，如难以确定瘘管走向或内口位置，可从外口注入亚甲蓝以助于确定瘘管和内口。瘘管切开在探针引导下从外口开始，术中细心止血，在遇到外括约肌的重要部分时停止切开，放置挂线以引流剩余部分瘘管，同时对切开的瘘管必须进行搔刮。术后给予广谱抗生素预防感染，密切观察伤口愈合情况。

（2）复杂性肛瘘：对于复杂性肛瘘通常采用挂线引流术。引流线可以较长时间放置或直到瘘管内皮形成允许移除引流线为止。通过良好地控制引流能使急性化脓性瘘管转为慢性瘘管，再进行下一步治疗。直肠炎合并高位复杂性肛瘘，则需要结合使用药物治疗、挂线引流、临时性造口或直肠切除。

在肠道炎症得到控制的情况下，也可以采用直肠前移瓣修补术来达到关闭瘘管内口的目的。操作要点：麻醉成功后，采用侧卧位、折刀位（如果内口在前面）或者截石位（如果内口在后面），常规消毒。从瘘管内口开始向头侧延伸分离起一片较厚（包括黏膜层、黏膜下层、内括约肌肌纤维、直肠壁的肌层）、4～5cm大小的"U"型皮瓣，对皮瓣远端进行修剪，抬起皮瓣，经被修补的缺口向下拉，覆盖瘘管内口并用2-0或3-0的可吸收缝线分层缝合。然后搔刮瘘管，将一蘑菇头引流管从外口插入以保证充分引流。在手术的过程中，充分止血，控制感染，可大大减少皮瓣坏死的发生率。

6. 克罗恩病直肠阴道瘘

克罗恩病直肠阴道瘘可累及阴道的任何位置，大小不一，直径可在0.5～3cm之间，大部分直肠阴道瘘为经括约肌瘘，常常起源于齿线前部。直肠阴道瘘治疗比较棘手，对生物制剂反应差。手术治疗一般只能在没有结直肠活动性炎症的情况下进行，一般不采用瘘管切除术，多采用一期修补、经肛直肠前移瓣、袖状前移瓣以及经阴道前移瓣（具体操作同肛门直肠瘘的操作）。一期修补与前移瓣对于CD直肠阴道瘘的治愈率比较高。对于合并直肠炎症的患者，可考虑使用肛门皮瓣修补术。手术后需注意感染的情况，一般给予抗生素应用7天左右。

克罗恩病本身存在一定的诊疗难度，肛周克罗恩病同样也是，复发率及并发症较多，现行的治疗多为对症治疗，因此，本病的诊疗还需进一步的研究。

（十八）藏毛窦

藏毛窦是一种少见的皮肤上含有毛发的窦道，内含毛发为其特点。这类窦道可发生于骶尾部、顶枕部，最常见骶尾部。发生在骶尾部者称为骶尾部藏毛窦。第二次世界大战中，此病在英美军人中发病率高，这些患者均有长期乘坐吉普车的经历，故有"吉普车病"之称。在我国，本病的发病率有明显增高趋势。急性发作时也可表现为骶尾部急性脓肿，破溃后形成慢性窦道，常反复发作，经久不愈。宋老认为，本病多是后天获得性疾病，窦和囊肿是由于损伤、手术、异物刺激和慢性感染引起的肉芽肿疾病，窦道不易愈合。藏毛窦病程很长者甚至可发生癌变，以鳞状细胞癌为主；因此目前主张藏毛窦持续在10年以上者必须进行手术切除。

宋老在临床中发现，藏毛窦的治疗经保守多不能奏效，主要方法是外科手术。在小儿或青年中常规体检时发现者，症状轻微者可不予处理。选择治疗的方法和时机很重要，这取决于窦道的数量、分布及有无并发感染，如果骶尾部藏毛窦并发感染，应先行抗感染治疗，待炎症控制后再行手术治疗。如出现脓肿，应先行切开引流，切口要够大，尽量将腔内的肉芽组织和毛发完全清除，争取治愈，若脓肿较小，感染病灶局限，也可以完整切除病灶，切口行一期缝合。临床上常用的术式有以下几种，详细介绍如下。

1. 切除和一期缝合术

此法是治疗藏毛窦的主要术式，如病变范围较小，局部无急性炎症，保守治疗失败者应采用此法。操作要点：麻醉成功后，取侧卧位或折刀位，常规消毒皮肤及周围。围绕窦口做椭圆形切口，切除范围应包括窦口、窦道在内的全部炎性组织并深达骶骨筋膜浅面。电刀充分止血后，放置引流，间断缝合，避免残留死腔。切除后，缝合创口的方法有分层缝合加用皮肤减张缝合，切除后缺损范围大者，须用全层皮瓣转移缝合术或用"Z"字形皮瓣缝合术，减少切口张力，防止切口裂开。术后给予抗生素3天预防感染，常规换药。一般2周左右可临床愈合。

2. 脓肿（中线凹陷）切除术

操作要点：麻醉成功后，取侧卧位或折刀位，常规消毒皮肤及周围。在臀裂旁1cm处的脓肿表面做一纵向切口，去除全部病变组织及毛发等异物、保留纤维条索，找到窦道和中线凹陷处之间的纤维组织，破坏两者之间的皮肤，从而更好地为切口引流。采用钻石形切口切除中线处的凹陷，最后用缝线固定切口和中线之间被破坏的皮瓣。术后给予抗生素5～7天预防感染，常规换药。一般3周左右可临床愈合。

3. 不对称切除皮内缝合术（Karydakis术式）

该术式于1965年由Karydakis首创，他提出预防病因是治疗的重要组成部分，只要精确地阻止毛发侵入就有可能预防复发。操作要点：麻醉成功后，取侧卧位或折刀位，常规消毒皮肤及周围。做一个偏离中心的梭形切口，游离皮下增生的肉芽组织直至骶筋膜，切口的下段尤其是靠近臀沟的部分应向深部分离4～5cm，完整清除术区感染坏死物和肉芽组织及毛发等异物。创面深部放置负压引流管，可吸收缝合线缝合皮下组织，皮肤做皮内缝合。缝合切口后中线被牵向一侧，偏离中心1.5～2cm。由于中线被牵向一侧，使臀沟和后正中线变平，因而局部可能产生的吸力被消除。这种手术的主要优势为使切口缝合线远离臀裂，皮内缝合避免了因传统缝合而使缝针多次刺入皮肤所导致的早期毛发附着而复发，从而利于切口愈合。术后给予抗生素5～7天预防感染，常规换药。一般2～3周可临床治愈。

4. V-Y 形皮瓣成形术

这种皮瓣成形术主要适用于病灶切除后皮肤缺损比较大的患者。操作要点：麻醉成功后，取侧卧位或折刀位，常规消毒皮肤及周围。先将术区感染坏死物和肉芽组织及毛发等异物完整清除后，于切口近侧方做一"V"形皮瓣，延着皮瓣纵轴牵拉，利用健康的组织来填充术区，将皮瓣前移缝合成"Y"形。皮瓣的大小应该根据手术区域的血运情况决定而不是长宽比例决定，同时尽量避免距离肛门太近。该术式的主要优点是可以有效降低术区缝合口的张力，对于缺损范围比较大，多次皮瓣手术后失败的患者，可以考虑用这种方法来进行重建。手术成功的关键是皮瓣的成活，一般建议术后给予抗生素 5 ～ 7 天预防感染，常规换药。一般 3 周左右可临床治愈。

对于复杂性藏毛窦，在病变组织被切除后，也可采用皮瓣 Z 成形法进行了重建。在手术区域做弧形切口，完整切除病变组织，于切口上下端各做一个与弧形切口纵轴呈约30°～45°的直线切口，将全层皮肤及皮下组织形成的皮瓣分别向对侧牵拉，从而翻转缝合呈"Z"形。

（十九）大便失禁

大便失禁是指肛门不能随便控制大便和气体排出，难以辨认直肠内容物的物理性质，属于排便功能紊乱的一种，是临床常见的排便障碍性疾病，是肛肠外科手术后最严重的并发症之一。属于中医学"大便失禁""遗失"或"大便滑脱"等范畴。但大便失禁不是单一的疾病，它是由于不同病因导致的有类似临床表现的一类综合征，包括"充溢性大便失禁"和"便污"，罗马Ⅲ（2006 年）标准制定委员会将"充溢性大便失禁"定义为 4 岁或 4 岁以上的儿童有正常排便功能，但不能随意控制粪便且症状反复发作；将"便污"定义为不自主地漏出少量粪便。本病主要发生于高龄患者、危重患者、截瘫患者及手术患者，另外，发育不良的小儿，经阴道分娩并有肛门括约肌损伤的产妇也常发生本病。宋老认为，肛门失禁的治疗应针对引起该病的原因采取适当的治疗，另外，还应考虑患者损伤部位、程度、范围，年龄，生活习惯等。对神经功能障碍性失禁，可采用中药、针灸、心理疗法、生物反馈等非手术治疗等保守治疗；肌肉损伤或严重功能障碍者，可采用适当的手术治疗及治疗后功能康复。

宋老采取手术方法治疗本病时主要治疗因肌源性引起的肛门失禁，目的是将直肠和括约肌恢复到正常解剖和生理状态。常用的手术疗法是肛门括约肌成形术，行此手术必须严格掌握手术适应症，部分患者术后仍然不理想的原因可能跟其他原因有关。还要注意术后感染的情况，感染即意味着手术失败。

括约肌成形术主要适应于产伤及肛门直肠手术（如肛瘘切开、括约肌切开、痔切除或外伤）所致括约肌损伤引起大便失禁者。产伤是括约肌损伤最为常见的原因，前中线发生Ⅲ度Ⅳ度撕裂伤，在分娩后立即实施修复，可通过间断的肌肉端 – 端缝合或折叠缝合技术。若分娩后不能即时修复，在没有其他并发症的情况括约肌修复可延迟至24小时；除非有严重的污染和（或）明显的组织缺损，需推至分娩后3～6个月，待会阴炎症和水肿完全消退后治疗。

操作要点：全麻或骶部麻醉成功后，放置导尿管，可采用截石位或折刀位，充分显露术野，常规消毒皮肤及近端肠腔。首先在黏膜下层分离肛内皮瓣，然后在前面从括约肌复合体上游离，自下而上直到显露耻骨直肠肌纤维，游离正常的括约肌侧方至缺损，开始游离瘢痕，从侧方到中间游离比较简单。继续两侧分离直至足够的肌肉来完成无张力的修复，手术中需避免超过冠状位中线外的侧方分离以防止损伤直肠下神经。当游离括约肌复合体时需锐性分离瘢痕，应避免切除瘢痕组织以预防缝合撕脱，然后松开臀部的牵拉胶带以降低修复张力。为重建肌性管道，将正常的肌肉端相互重叠并且褥式缝合。重叠肌肉的范围无标准，但总原则是修复后无张力。这种手术术后短期的效果不错，但远期效果会有减弱的趋势。

术后预防感染，给予抗生素应用3～5天。禁食3天，后改流质饮食，渐至正常饮食。另外，保持大便通畅不干燥，以免修复后的括约肌再次损伤。在日常生活中，也需注意避免大便和控制排便时间。

（二十）大肠癌

大肠分为盲肠（包括阑尾）、结肠（包括升结肠、横结肠、降结肠和乙状结肠）和直肠（包括肛管），发生在此部位的癌肿，称为大肠癌，是人类主要的恶性肿瘤之一。大肠癌的好发部位以直肠多见（50%），其次为乙状结肠（20%）、盲肠及升结肠（16%）、横结肠和降结肠（6%），少数病例为同时多原发癌。近年来，右半结肠癌的发生率有所上升，而直肠、乙状结肠癌则相对下降。大肠癌严重危害人类的健康，国家提倡"三早"，即早发现、早诊断、早治疗，目前很有必要提倡"四早"，既"三早"加早普及。"早普及"即医护人员尽早将大肠肛门恶性肿瘤的发病机制及处理手段普及给患者，从疾病源头上增加诊治本病的力量。根据全国肿瘤登记中心的统计，我国 2007 年大肠癌发病率为 29.6/10 万人，居第三位，死亡率为 14.15/10 万，居第五位。大肠癌发病明显呈现出城市高于农村、高收入地区高于低收入地区、男性高于女性、老年人高发的特征。

中医学认为肿瘤是全身性疾病的局部表现，是一类病而不是一个病。中医学对大肠癌的记述散见于"肠积""积聚""肠蕈""肠风""癥瘕""脏结""脏毒便血""下痢""锁肛痔"等疾病的范围之内。《外科大成》中说："锁肛痔，肛门内外如竹节锁紧，形如海蛇，里急后重，粪便细而带扁，时流臭水……"与大肠癌症状颇为相似。其致病因素是比较复杂的。中医学比较重视内因，认为本病是由于下述原因致成：忧思郁怒，饮食不节，久痢久泻，脾失健运，气机不畅，毒邪侵入，湿热蕴结，下注大肠，滞留积聚，凝结成积。如《灵枢·水胀》："肠蕈者，寒气客于肠外，与卫气相搏，气不得荣，因有所系，癖而内著，恶气乃起，息肉乃生……"是指机体失调，再加上外来的因素，是诱发大肠癌的原因之一。然邪毒侵入主因是正气虚弱不足，即"邪之所凑，其气必虚"。《医宗必读》中所说："积之成也，正气不足，而后邪气踞之。"这说明人体正气不足，机体阴阳失调，脏腑、经络、气血功能失调，引起气滞、血瘀、痰凝、热毒、湿聚等互相交结，再加外来因素，以致形成肿瘤的发生。现代医学研究发现，大肠癌的发生是一个多基因、多步骤、多途径的过程，大肠从正常上皮到异常增生、腺瘤、癌变及癌的转移，先后发生了一系列基因的突变、错配、癌基因的活化及抑癌基因的失活。但事实上，只有部分大肠癌是通过此途径发生发展的，其余则有着不同的发生机制。

大肠癌的临床表现与肿瘤发生的部位、病理学特性，以及病程的早晚、有无并发症有很大关系。一般来说，大肠癌生长较为缓慢，从肿瘤发生至产生临床症状时，肿瘤已经历了较长时间的生长和发展。早期肿瘤发生时，大约需 620 天才能形成肿块，以后大约在 1 个月内可以环腔生长。在其生长的过程中，会出现不同的临床症状。总的临床表现为大便习惯和性状改变、腹痛和腹部不适、腹部包块、肠梗阻及慢性消耗性表现等。

大肠癌的治疗，首先必须明确定性诊断：①是不是肿瘤；②是良性肿瘤还是恶性肿瘤；③是恶性肿瘤的哪种类型。这些决定了肿瘤治疗方案的选择：是否可以手术，是否先行新辅助治疗后再手术，手术切除的范围等。定性诊断依靠的是在纤维结肠镜下的病理学活检，是诊断结直肠癌的金标准。需要注意的是，病理诊断为恶性肿瘤时，除了极少数误诊外，恶性诊断基本是肯定的。但如果病理诊断为良性肿瘤时，则不能轻易排除恶性肿瘤的可能性，因为组织活检时可能未能取到病灶处，或病灶处于糜烂、坏死时无法诊断，或肿瘤表面组织为良性病变，浸润深处为恶性病变。有些早期恶性肿瘤在病理学分期上的差异，也可能导致恶性肿瘤诊断的遗漏。因此在临床上怀疑为恶性肿瘤而病理学报告为良性病变时，应多次、多点活检才能加以明确。对结直肠癌术前病理有以下要求：对结肠癌和肯定可以保留肛门的直肠癌，术前的病理可以是不确定的，但一定要有明确的肿瘤病灶，而且达到一定的大小，或者出现肠梗阻表现时，可以直接手术切除病灶；但对于不能保留肛门的直肠癌，术前一定要有明确的病理学诊断，方可实施手术，否则一旦切除肛门，后果是无法弥补的。

目前，诊治大肠癌的诊疗比较推崇多学科协作团队的治疗模式。多学科协作诊治模式（multidisciplinary team，MDT）在欧洲许多国家和美国已被广泛接受，是一种国际上新型的团队合作医疗模式。1993年，英国政府的医疗卫生部门就已将MDT模式应用于社区医疗卫生保健，1997年被推广应用于结直肠癌。

如果大肠癌选择手术治疗，就需要掌握手术治疗原则并应用到具体的手术中去。临床上应用的有4个手术原则，即无瘤原则、无菌原则、无血原则和根治原则。

（1）无瘤原则：肿瘤手术与非肿瘤手术最主要的差别就是无瘤操作，因为一旦肿瘤细胞由于外科医生的操作不当而造成医源性扩散，可能会导致早期的复发与转移。对于结直肠癌手术的操作而言，"无瘤"并不仅仅指手术中不直接接触肿瘤，而是在"无瘤思想"的指导下贯穿整个手术中的每一步，这是无瘤操作原则。必须严格遵循无瘤原则。

①切口保护：一旦完成切口操作，就要立即应用切口保护膜或纱布垫严密保护好切口。

②探查顺序：先探查远离肿瘤部分的腹腔脏器，最后探查肿瘤部位。可以在不直接接触肿瘤的情况下完成探查。对较大的、明显外侵的肿瘤探查后，要更换手套。

③肿瘤保护：最好将肿瘤侵犯的浆膜区保护起来，做到"不接触肿瘤技术"，尤其是当肿瘤已突破浆膜层时，必须用干纱布覆盖肿瘤，并四周缝合固定或使用各种蛋白保护胶敷在肿瘤侵犯的浆膜表面，以避免癌细胞脱落造成腹腔内种植和播散。

④结扎肿瘤上段肠管：结扎肿瘤上段肠管可以有效防止脱落的肿瘤细胞在肠腔的创面上形成种植转移，是一个简单有效的方法。原则上结肠手术要结扎上下段肠

管，直肠癌仅需结扎肿瘤上段肠管。

⑤不挤压肿瘤：在手术过程中尽可能不挤压肿瘤，以免造成肿瘤细胞脱落或沿血管、淋巴管播散。

⑥先结扎血管：在确定肿瘤切除范围后，首先结扎预切除肠段全供动静脉血管，以预防因术中肿瘤可能受到挤压而造成肿瘤的细胞脱落，防止其沿血管、淋巴管播散，避免肿瘤血行播散的危险。

⑦清洗腹腔和创面：手术过程中脱落的肿瘤细胞，或经血管、淋巴管流出的肿瘤细胞可能进入组织或包裹在间隙里，因此在标本离体后进行创面清洗是最恰当的时机。目前通常采用双蒸馏水清洗并加温至43℃，至少保留浸泡10分钟。有条件的可开展热灌注治疗。

⑧术后腹腔化疗：临床常应用的腹腔化疗药物有：5-FU或5-FU植入剂。是在手术结束关腹前腹腔内放入化疗药，而5-FU植入剂放置要远离吻合口至少5cm。注意在应用腹腔化疗后，腹腔引流管要关闭4小时后再开放。

（2）无菌原则：无菌原则是手术的最基本原则，它包括各种无菌操作技术，贯穿手术全过程，目前无菌技术已经发展成为常规技术。

①术前肠道准备：肠道清洁准备，术前晚口服肠道清肠药行全肠道灌洗，清除肠道内容物以达到清洁。为减少肠道细菌，临床常用新霉素和甲硝唑等抗生素。

②术中抗生素应用：最佳时间是在手术开始前30分钟。在切开皮肤切口时，使抗生素达到较高血药浓度，可望达到最大抗菌效果。

③避免接触或不接触污染物：大肠手术在手术全过程中尽量不接触肠内容物，尤其是开放肠腔时要用碘伏消毒待吻合肠端肠腔，避免内容物外溢，保持无菌状态。对待吻合肠端肠腔开放时，要做到认真清洁肠内容物并严格消毒待吻合肠端肠腔，始终保持无菌状态操作。

④清洗腹腔：手术结束时，要使用大量双蒸馏水和生理盐水彻底清洗腹腔，或最后加用甲硝唑液100～200mL冲洗，以减少感染。

⑤术后预防性应用抗生素：肠道手术属于污染性手术，鉴于腹腔肠道细菌多属于革兰阴性菌和厌氧菌，临床上多选用抗革兰阴性菌和抗厌氧菌药物的组合，联合应用预防性抗生素，一般3～5天。

（3）无血原则：随着外科操作技术的发展及相关器械的发展与应用，如腔镜、电刀和超声刀等，手术技巧的越发精准，临床可以达到大肠癌手术相对无出血，手术出血量小于100mL甚至更少已经成为现实。这样既可以减少输血造成的不必要的血源性传染性疾病，又可避免输血抑制机体免疫力，增加肿瘤复发的机会。但最重要的是，手术野出血极少甚至无血，可以显示清晰的组织层面，有利于手术精细操作，有效避免副损伤和手术并发症的发生。

（4）根治原则：大肠癌手术的目的是为了根治肿瘤，进而延长患者的生存时间，提高生活质量，预防术后的复发与转移。外科手术治疗原则是肿瘤切除的根治性和淋巴结清扫的彻底性，因为肿瘤切除能否达到根治、淋巴结清扫能否达到彻底是决定手术治疗效果的关键。肿瘤根治原则包括整块切除、不接触技术、无瘤操作技术和防止医源性肿瘤播散技术以及采取的相应措施等。手术治疗的目的是保留生理解剖结构的连续性和功能的完整性，肠管重建是解剖连续性的基本操作，重建的好坏决定了短期肠管和组织的愈合。重视规范化的肿瘤根治性切除，遵循肿瘤根治原则，以获得外科手术治疗的最佳效果是关键。

大肠癌因癌肿发生的部位不同，其手术方式有一定的区别。宋老认为，无论哪个部位肿瘤，在具体手术中必须牢记4个基本原则并很好地应用出来，严格掌握手术适应症，针对具体的病症选取合适的术式，只有这样才能将手术做好，进而提高患者的预后。宋老在临床上治疗大肠癌常用的术式介绍如下。

1.右半结肠癌切除术手术

适应证：盲肠、升结肠、结肠肝曲癌以及阑尾癌。麻醉与体位：气管内插管，全身麻醉或连续硬脊膜外阻滞麻醉。取截石位或平卧位（右侧腹部垫高），常规消毒术区，留置导尿。具体手术步骤如下。

（1）术者立于右侧，行肋弓下经腹直肌旁切口，上达肋弓，下至髂嵴水平。开腹后，上腹膜保护圈或缝腹膜保护巾，以避免癌细胞切口播种。右半结肠切除术仍然属于上腹部手术。详细探查腹腔，腹腔探查顺序：首先探查肝、胆、脾、胰、胃、十二指肠、盆腔脏器、直肠、膀胱、子宫、卵巢、盆底腹膜，再探查乙状结肠、降结肠、横结肠、腹主动脉旁、小肠系膜、肿瘤处肠段。注意肿瘤周围及系膜血管根部有无淋巴结转移，肿瘤是否浸出浆膜，是否有腹膜播种，探查肿瘤与其周围脏器的关系，以决定是否需要联合脏器切除。整个探查过程中，应严格遵守无瘤术探查原则。上开腹器，内侧入径。根部处理血管①后尽可能由腹膜后游离肠系膜，再与升结肠外侧②及横结肠③会合的顺序进行手术（图5-37）。

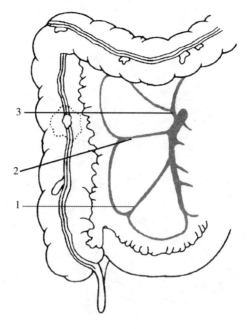

图 5-37　右半结肠癌示意图

1. 回结肠动脉；2. 右结肠动脉；3. 中结肠动脉

（2）在盲肠外侧确认后腹膜与脏侧腹膜边界（Monk's white line），近盲肠侧电刀切开并绕过盲肠下缘，距回肠 3cm 切开小肠系膜根，并朝距回肠末端 10 ~ 15cm 口侧为预定切断线向上切开。不同病例，有时由于小肠系膜根形成不完全，回盲部可从后腹膜游离。将小肠推向左下腹，向头侧翻转横结肠并展开系膜，确认透过系膜可以看到十二指肠水平部前面。沿回肠预定切断线向上切开回结肠动脉左侧达肠系膜上动脉主干前面，绕过十二指肠左缘进一步沿中结肠动静脉的右侧至横结肠切开腹膜。剥离出中间层。

（3）腹膜切开后，在剥离出回肠系膜中间层内离开肠管的无血管区开口。腹膜切开后依次可看到中结肠动脉（MCA）右支、右结肠动脉（RCA）、回结肠动脉（ICA）等，稍深层面隐约可见肠系膜上静脉（图 5-38）。处理回结肠动静脉的根部。向切除侧廓清回结肠动静脉根部周围淋巴结，露出动脉壁后结扎、切断，接着结扎、切断静脉。注意不要损伤回结肠静脉至 Henle 胃结肠静脉干之间的 SMV。处理结肠右动静脉的根部及廓清淋巴结。

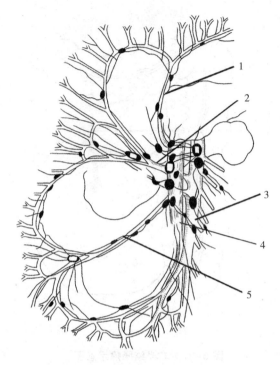

图 5-38　右半结肠淋巴循环

1.中结肠动脉；2.右结肠动脉；3.肠系膜上动脉；4.肠系膜上静脉；5.回结肠动脉
　　回盲部淋巴管沿回结肠动脉汇集于该动脉的回肠支及结肠支分盆部淋巴结。升结肠和横结肠右半淋巴管沿右结肠动脉和中结肠动脉先入其共同干处淋巴结，继而入肠系膜上静脉右侧缘的淋巴结，随之横行于肠系膜上静脉前面至肠系膜上动脉前面的淋巴结

　　（4）用镊子翻开提起切开的腹膜缘，显露肠系膜底部并廓清血管根部的淋巴结。多数情况下自然切开 Toldt 融合筋膜，游离至输尿管外侧，置入一块纱布。肠系膜游离中途，开始从外侧迎合进行。在升结肠外侧确认后腹膜与脏侧腹膜的边界线，稍靠近肠管切开腹膜，从结肠右曲附近最容易层次分离。有时向右延伸的大网膜与膈肌的左膈结肠韧带及肝下面的肝结肠韧带相融合，用电刀切断快速分离（图 5-39）。

　　（5）翻转结肠，从外侧游离肠系膜。越过腰大肌附近，透过筋膜可以看到前期

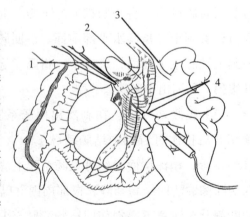

图 5-39　处理肝结肠韧带

1.十二指肠水平部；2.十二指肠升部；3.Treitz 韧带；4.Toldt 融合筋膜

放入的纱布。电刀切开贯通游离肠系膜，游离向胰十二指肠延伸的右侧横结肠系膜。癌肿局限在盲肠及升结肠下半部且没有浆膜浸润时，可以保留大网膜。自横结肠系膜右侧游离大网膜。如果保留中结肠动脉就没有必要越过网膜囊右侧进行游离。手术进行至与十二指肠水平部相连接区域，用组织剪刀剥离剩下的十二指肠水平部与横结肠系膜间的部分（图 5-40）。

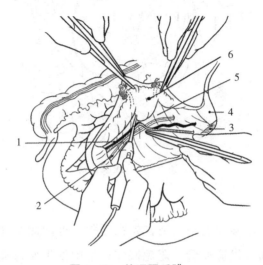

图 5-40　处理肠系膜

1. 精索动静脉；2. 右输尿管；3.SMV；4. 十二指肠水平部；5. 后腹膜下筋膜；6.Toldt 融合筋膜（背面）

（6）确认进入 Henle 胃结肠静脉干的副右结肠静脉，给予结扎、切断。再次展开结肠系膜，切断与十二指肠相连的部分。结扎、切断中结肠动静脉及结肠、回肠预定切断线附近的边缘动静脉。在结肠及回肠的各自切断部位，处理直动静脉。回肠系膜的边缘动静脉形成多层袢状，该处直动静脉短且数量多，要保证止血确实。

（7）稍稍离开上直肠钳及断端钳，沿肠钳尖刀切断肠管，进行回肠 – 横结肠吻合，如果口径差稍小，可以进行端 – 端吻合。使用直线切割缝合器进行功能性的端 – 端吻合很简单，用直线切割缝合器分别切断结肠、回肠后，在肠系膜对侧缘开一小口，插入新的直线切割缝合器，击发后形成"V"字形吻合口，分别距离切断肠管缝合线 1cm，在对角线位置上缝 2 根支持线，向相反方向牵拉，再于中央部缝 1 根支持线，计 3 根支持线。提起开口部，用直线切割缝合器闭锁，这样 4 个缝合线稍稍离开，形成完好的吻合口。

（8）吻合后，排肠。用 3–0 薇乔无菌缝线结节缝合闭锁肠系膜，冲洗腹腔，右结肠旁沟留置双腔引流管，3 层缝合关腹，手术结束（图 5-41）。

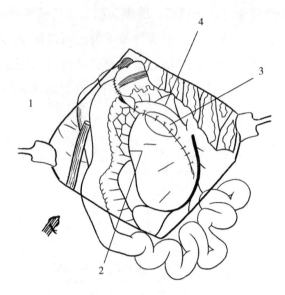

图 5-41　腹膜重建

1.右结肠旁沟；2.回结肠动静脉支；3.关闭后的系膜；4.中结肠动静脉左支

术中需注意：①在移除癌肿之前，先在癌肿远近两侧结扎关闭肠腔。②处理血管时，首先处理结肠各供应血管，避免操作过程中发生血行播散。③在从胃大弯切除全部或部分大网膜时，要清扫幽门下淋巴结群。④在解剖肠系膜上静脉外科干时，结扎切断供应右半结肠的各血管分支，同时清除根部区域的淋巴组织，避免损伤肠系膜上静脉外科干血管。⑤游离右半结肠时，注意在腹膜下筋膜前方进行剥离，以保护右侧输尿管，避免损伤。⑥游离结肠肝曲时不宜过深，在筋膜层次间进行，避免损伤十二指肠肠管。

术后处理需注意：①禁食、胃肠减压及静脉补液，维持水、电解质平衡，至少维持至肠蠕动恢复、肛门排气。②肠蠕动恢复、肛门排气后拔出胃管，可进流汁，2天后可进行低脂半流饮食，3～5天可改为低渣普食。③腹腔引流管，在出现肛门排气和排便后如无吻合口瘘征象时即可拔出引流管。④留置导尿管，接灭菌集尿袋，每天更换集尿袋和管。1～3天即可去除导尿管。

2. 横结肠癌根治术

本术式主要适用于切除横结肠中部的癌肿，切除范围包括大网膜、横结肠及其系膜、部分升结肠、降结肠以及癌肿引流区域内的淋巴组织（图 5-42）。气管内插管，全身麻醉或连续硬脊膜外阻滞麻醉，取截石位或平卧位（右侧腹部垫高），常规消毒术区，留置导尿。具体手术步骤如下。

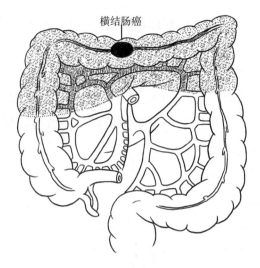

横结肠癌

图 5-42　横结肠癌的切除范围

（1）术者立于右侧，上腹正中绕脐切口。开腹后，上腹膜保护圈或缝膜保护巾，以避免癌细胞切口播种。腹腔探查：首先探查肝、胆、脾、胰、胃、十二指肠、盆腔脏器、直肠、膀胱、子宫、卵巢、盆底腹膜，再探查乙状结肠、降结肠、腹主动脉旁、小肠系膜、横结肠、肿瘤处肠段。探查肿瘤与其周围脏器的关系，以决定是否需要联合脏器切除。整个探查过程中，应严格遵守无瘤术探查原则。

（2）隔离脏器：用盐水纱布将小肠推向腹腔下部，在横结肠肿瘤区域系膜无血管区穿过两条结扎带，分别在肿瘤远近端约5cm处结扎肠管及边缘血管，如肿瘤侵出浆膜则一并以纱布包裹结扎，做到无瘤操作。

（3）处理血管及清扫淋巴结：将横结肠向下方展开，将胃上提，沿胃大弯胃网膜左右血管切断大网膜分支，清除胃大弯及幽门下区淋巴结，切除全部大网膜。结扎、切断肝结肠韧带及脾结肠韧带。游离结肠肝曲和脾曲时注意保护肝脏和脾脏。

（4）"V"形切断横结肠系膜，显露结肠中动静脉及其分支血管，在胰腺下缘结肠中动脉根部，打开横结肠系膜前叶，清扫结肠中动脉根部周围淋巴结，并在其根部切断结扎。

（5）游离横结肠：打开横结肠系膜的前后叶，切断全部系膜，注意勿损伤十二指肠。向左、右扇形游离升降结肠系膜，至此整个肝曲、横结肠、脾曲结肠以及相应系膜淋巴组织及全部大网膜已充分游离。此操作注意勿损伤左右结肠血管。分别于升结肠和降结肠切断肠管，移去标本。

（6）横结肠端 - 端吻合：结肠对拢无张力，行端 - 端两层吻合，先用可吸收线全层内翻连续或间断缝合，在浆肌层间断缝合。放置引流与关腹检查吻合口通畅程度，观察无出血、渗漏时，缝闭肠间系膜，创面确认止血后以大量温热蒸馏水冲洗腹腔，置两根引流管于吻合口旁，清查纱布器械无误，排列好小肠，逐层关腹。

术中注意事项：①游离结肠肝曲时，不宜用力牵拉以免撕破脾包膜，切断的肝、脾结肠韧带要逐一结扎。②结肠端 – 端吻合不应有张力，必要时进一步游离右半结肠和肝曲结肠以减轻张力。

术后处理同"右半结肠切除术"。

3. 左半结肠癌根治术

本术式主要适应于降结肠癌、结肠脾曲癌肿的切除，切除范围包括左半横结肠、降结肠、大网膜及癌肿的引流区域内淋巴组织（图 5-43）。麻醉与体位：气管内插管，全身麻醉或连续硬脊膜外阻滞麻醉。取截石位或平卧位（左侧腹部垫高），常规消毒术区，留置导尿。具体手术步骤如下。

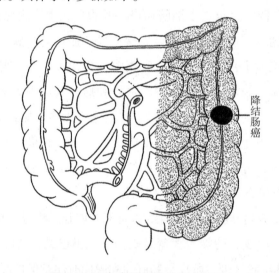

降结肠癌

图 5-43　左半结肠癌的切除范围

（1）术者立于左侧，左旁正中切口，上至肋弓，下至髂嵴水平开腹后，上腹膜保护垫或缝腹膜保护巾，以避免癌细胞切口播种。腹腔探查：首先探查肝、胆、脾、胰、胃、十二指肠、盆腔脏器、直肠、膀胱、子宫、卵巢、盆底腹膜，再探查乙状结肠、横结肠，腹主动脉旁、小肠系膜、降结肠、肿瘤处肠段。探查肿瘤与其周围脏器的关系，以决定是否需要联合脏器切除。整个探查过程中，应严格遵守无瘤术探查原则。

（2）隔离脏器：用盐水纱布将小肠推向腹腔上部，在降乙状结肠肿瘤区域系膜无血管区穿过两条结扎带。分别在肿瘤远近端约5cm处结扎肠管及边缘血管，如肿瘤侵出浆膜则一并以纱布包裹结扎，做到无瘤操作。

（3）处理血管及清扫淋巴结：自胃大弯胃网膜血管弓下无血管区剪开，切除大网膜左半部，使胃与横结肠分离，然后将结肠脾曲向下方牵拉，使脾结肠韧带紧张，钳夹切断，使结肠脾曲从腹后壁分离，将降结肠向外上展开辨认结肠中动脉及其分支，在胰腺下缘清除结肠中动脉根部淋巴结，并清扫其周围淋巴结至结肠中动脉左支，继而沿切口向上剪开横结肠系膜至横结肠预切定线，横结肠左半及结肠脾曲解剖游离完毕。切开降结肠、乙状结肠外侧腹膜，游离左侧结肠并内侧翻转。将降结肠、乙状结肠向外下方展开，自 Treitz 韧带外侧至肠系膜下动脉根部剪开系膜，显露并清扫肠系膜下静脉淋巴结，并清扫其周围淋巴结，切断、结扎肠系膜下动脉。暴露 Toldt 筋膜间隙，由内侧向外侧游离，尽量保护分离并保留肠管，勿损伤左侧输尿管及左侧生殖血管（图 5-44）。

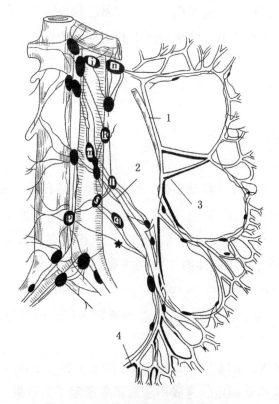

图 5-44　左半结肠淋巴结（黑点处）

1. 肠系膜下静脉；2. 肠系膜下动脉；3. 左结肠动脉；4. 直肠上动脉

横结肠左半和脾曲的淋巴管入主动脉中部的主动脉前淋巴结（m），至主动、静脉间淋巴结的最上部淋巴结（i）。降结肠淋巴管上行至主动脉左侧的淋巴结（n）。乙状结肠淋巴管至主动脉下方入肠系膜下动脉根部的淋巴结，其淋巴管途中右至主动脉前淋巴结（o），与右侧主动、静脉间淋巴结（p）、左前下部的主动脉外侧淋巴结（q）相联系。直肠上动脉起始部淋巴结（i）收集直肠淋巴，其输出管（★）横行于上腹下丛的前面至肠系膜下动脉根部下方的淋巴结（Ⅰ）

（4）游离左侧结肠：从脾曲向下锐性分离。沿左 Toldt 筋膜切除左侧结肠及其所属区域淋巴组织，做到整块切除，注意保护左侧输尿管和左卵巢（精索）动静脉。如肿瘤侵犯左侧肾脂肪囊，可一并切除，否则勿切除。

（5）切除吻合：于横结肠、乙状结肠处切断，移去标本。断端用 0.5% 碘伏消毒液处理后，手工吻合宜采用端－端两层吻合，注意吻合口张力及血运情况。检查吻合口通畅程度，观察无出血、渗漏，缝闭肠间系膜，创面确认止血后以大量温热蒸馏水冲洗腹腔，置两根引流管于吻合口旁，清查纱布器械无误，排列好小肠，逐层关腹。

术中注意事项：①游离脾曲结肠时，注意不可用力过大牵拉结肠，以免撕破脾下包膜，引起出血。②将左半结肠系膜从后腹膜壁层分离时，应常规显露左侧输尿管和生殖血管，加以保护，避免损伤。③在游离乙状结肠时，若发现系膜有明显的淋巴结转移，应清扫肠系膜下动脉根部周围和主动脉旁淋巴结。④在切断肠系膜下动脉根部时要注意避免损伤自主神经主干，以免术后发生性功能障碍。⑤横结肠与乙状结肠或直肠吻合应在无张力状态下进行，必要时游离结肠肝曲，保证吻合安全。

术后处理同"右半结肠切除术"。

4. 乙状结肠癌根治术

本术式主要适用于切除乙状结肠癌，切除范围包括直肠上段、乙状结肠、降结肠及肿瘤引流区域的淋巴组织，有时要根据乙状结肠的长度来决定切除范围。平脐高度切开的话难以处理肠系膜下动脉（IMA），但过多切开会导致小肠脱出，反而影响操作，下方切开腹膜时注意不要切进膀胱，根据病变部位及廓清范围也可以适当缩小切口。麻醉与体位：气管内插管，全身麻醉或连续硬脊膜外阻滞麻醉。取截石位或平卧位（左侧腹部垫高），常规消毒术区，留置导尿。具体手术步骤如下。

（1）术者立于左侧，取脐上 3cm 至耻骨上缘的下腹正中切口。切到耻骨上缘时，切口下方腹膜和皮肤两点固定，缝线不靠近正中则起不到效果。腹腔探查：首先探查肝、胆、脾、胰、胃、十二指肠、盆腔脏器、直肠、膀胱、子宫、卵巢、盆底腹膜，再探查横结肠、降结肠、腹主动脉旁、小肠系膜、乙状结肠、肿瘤处肠段。探查肿瘤与其周围脏器的关系，以决定是否需要联合脏器切除。整个探查过程中，应严格遵守无瘤术探查原则。提起乙状结肠，湿纱布覆盖小肠，弯钩拉向头侧。

（2）黏膜内癌的话，$D_0 \sim D_1$ 廓清即可；约 10% 黏膜下癌有淋巴结转移，可以见到中间淋巴结的转移，进行 D_2 廓清，可以保留 LCA；进展期癌基本上行 D_3 廓清，根部结扎、切断 IMA，因此切断 LCA 后固定地沿 LCA 与 S1 间的边缘动脉进行，但是乙状结肠短且癌肿靠近直肠时要在中间位切断 S1，横断后可以确保边缘动脉延长（虚线路径）（图 5-45）。开始由内侧松动乙状结肠可以进入直肠后间隙；助手向左外侧牵拉直肠乙状部（Rs），充分展开系膜右叶，术者在含有直肠上动脉（SRA）条索状物的 2～3cm 下方，电刀切开浅层腹膜，直肠后间隙上界在骶骨三角附近。

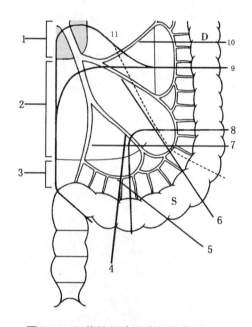

图 5-45 乙状结肠癌手术切除范围

1. 主淋巴结；2. 中间淋巴结；3. 肠管旁淋巴结；4. 第 2 乙状结肠动脉；5. 最下乙状结肠动脉；6. 第 1 乙状结肠动脉；7. 直肠上动脉；8. D_1 切除范围；9. D_2 切除范围；10. 左结肠动脉；11. D_3 切除范围

（3）切开腹膜即显露下方的后腹膜下筋膜，透过筋膜可见数条细小神经（下腹神经直肠支）及血管向肠管走行。镊子夹持，电刀切开筋膜，显露出下腹神经前筋膜。确认右下腹神经，松解于剥离层面下。接着切开疏松结缔组织向深部进行，进入到直肠后间隙。Rs 水平进入直肠后间隙后，处理乙状结肠系膜根部，电刀切开后腹膜下筋膜，在腹主动脉神经丛前剥离肠系膜脂肪越过骶骨三角，延续至 IMA 根部附近（图 5-46）。

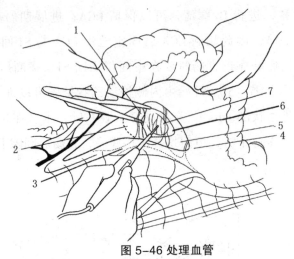

图 5-46 处理血管

1. 直肠支；2. 直肠后间隙上界；3. 右腹下神经；4. 腹膜；5. 后腹膜下筋膜；6. 下腹神经前筋膜；7. 直肠后间隙

（4）电刀切断伸向结肠系膜内的神经束，并向切除侧廓清包括 IMA 根部周围淋巴结在内的脂肪组织，显露动脉壁后结扎、切断，注意不要切进到肠系膜下动脉神经丛。展开乙状结肠系膜，朝肠管预定切断线切开表面腹膜，接着切开相当于肠系膜的脂肪至边缘动静脉，中途显露出肠系膜下静脉（IMV）和左结肠动脉（LCA），顺次结扎、切断（图5-47）。

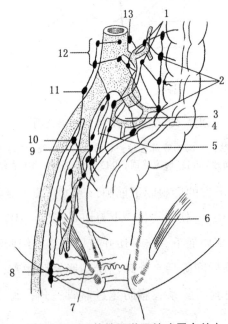

图 5-47 乙状结肠淋巴结（黑点处）

1. 直乙结肠淋巴结；2. 结肠周围淋巴结；3. 骶中淋巴结；4. 直乙结肠淋巴结；5. 骶外淋巴结；6. 侧方淋巴结；7. 下方淋巴结；8. 腹股沟淋巴结；9. 髂内淋巴结；10. 髂外淋巴结；11. 髂总淋巴结；12. 腹主动脉淋巴结；13. 肠系膜下淋巴结

（5）处理完血管后进行肠系膜游离。由外侧游离肠系膜，进行至剥离层的正对面，在与 Gerota 筋膜相连的后腹膜下筋膜的下方有左侧输尿管，输尿管与结肠系膜最接近，越过输尿管即露出精索（卵巢）动静脉进行游离。癌肿浸润合并切除时，同输尿管相比更多的是合并切除精索（卵巢）动静脉。剥离越过该动静脉范围时置入 1 块纱布。由外侧迎向游离至中途的肠系膜进行剥离。提起乙状结肠及腹膜，确认乙状结肠左叶的边界线，近肠管切开腹膜，头侧沿 Monk's white line 至降结肠中部，肛门侧至 Rs 附近切开腹膜。

（6）在外侧游离到一定程度时可透过后腹膜见到先前置入的纱布，电刀切开贯通后腹膜，取出纱布。结扎、切断靠近结肠头侧预定切断线的边缘动静脉，处理数根直动静脉后清理结肠壁，如果想长点保留口侧结肠时，切断 S1，朝 S1 与 S2 间的边缘动脉方向操作，同样清理肛门侧切断线附近的肠壁。

（7）上直肠钳及断端钳，沿肠钳尖刀切断肠管。吻合部位过于紧张时，可向上切开 Monk's white line 至结肠左曲，切断脾结肠韧带，这样就能充分向下松解降结肠。可行手工缝合法进行肠吻合及吻合器吻合，低位吻合时使用 "L" 形直肠钳比较好。缝合闭锁肠系膜，冲洗腹腔，Douglas 窝内留置双腔引流经左侧腹引出，3 层缝合闭锁腹壁，结束手术。

术中注意事项：①游离乙状结肠，其系膜从后腹膜壁层分离时，必须先显露左侧输尿管和生殖血管加以保护，以避免损伤。②在游离乙状结肠时，若发现系膜有明显的淋巴结转移，应清扫肠系膜下动脉根部周围和主动脉旁淋巴结。③在切断肠系膜下动脉根部时注意避免损伤自主神经主干，以免术后发生性功能障碍。④降结肠 – 直肠的端 – 端吻合不应有张力，可游离部分降结肠予以松解。

术后处理同 "右半结肠切除术"。

5. 直肠癌低位前切除术（Dixon 术）

本术式主要适用于切除直肠癌。麻醉与体位：气管内插管，全身麻醉或连续硬脊膜外阻滞麻醉。取截石位或平卧位（左侧腹部垫高），常规消毒术区，留置导尿。具体手术步骤如下。

（1）术者站在左侧，取脐上 3cm 至耻骨联合上方的下腹正中切口。腹腔探查：首先探查肝、胆、脾、胰、胃、十二指肠、盆腔脏器、膀胱、子宫、卵巢、盆底腹膜，再探查升结肠、横结肠、降结肠、腹主动脉旁、小肠系膜、乙状结肠、肿瘤处肠段。探查肿瘤与其周围脏器的关系，以决定是否需要联合脏器切除。整个探查过程中，应严格遵守无瘤术探查原则。开腹后首先进入直肠后间隙，顺序为乙状结肠切除，将直肠乙状部（Rs）拉向左外侧，增加系膜右叶张力。术者在含有直肠上动脉的索条状物的下方2～3cm处用电刀切开腹膜，其下即可见后腹膜下筋膜，用镊子提起电灼腹下神经直肠支和血管分支，电刀切开其下筋膜后进入腹下神经前筋膜。将牵拉起来的右腹下神经推向剥离面的下方，进入直肠后间隙（图5-48）。

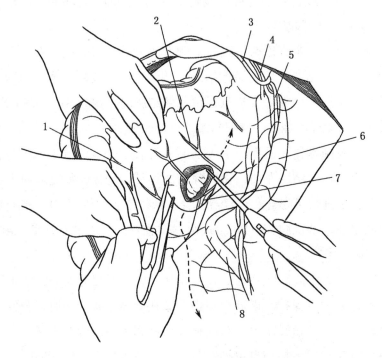

图5-48　处理筋膜

1.SAR；2.直肠支；3.输精管；4.腹壁下动脉；5.精索动静脉；6.右髂外动静脉；7.右腹下神经

（2）将直肠系膜右叶的切开线向头侧延长，游离乙状结肠系膜。确认在剥离面下保留了位于腹下神经上方的上下腹神经丛、腹主动脉神经丛，向上切至肠系膜上动脉（IMA）根部附近。廓清范围和动脉处理的部位如图所示（图5-49）。除了No.252淋巴结转移阳性病例之外，低位前切除术时考虑到近端肠管的血运，尽可能保留左结肠动脉（LCA），只廓清IMA根部周围的No.253淋巴结，切断位置在发出LCA分支以下水平。第1乙状结肠动脉（S1）通常与LCA形成共干，此时可以保留S1，如虚线所示缩小廓清范围。但低位吻合时比起近端肠管，更常见的是系膜牵拉造成的过度紧张，切断S1。分别切断第2乙状结肠动脉（S2）、最下乙状结肠动脉（St），确保留有足够长度的边缘动脉弓。

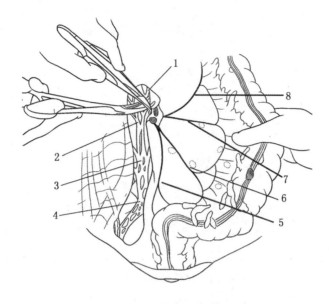

图 5-49　处理血管及淋巴结

　　1. 左腹内脏神经；2. 肠系膜下动脉神经丛；3. 腹主动脉神经丛；4. 下腹上神经丛；5. 直肠上动脉；6. 第 2 乙状结肠动脉；7. 第 1 乙状结肠动脉；8. 左结肠动脉

　　（3）用电刀剥离包含 No.253 淋巴结的脂肪组织，避免切断肠系膜下动脉神经丛以保留腰神经。在发出 LCA 分支后结扎切断。IMV 也在相同位置结扎切断。此时确认 S1 走行，距分叉部 1cm 处结扎切断。然后从内侧游离肠系膜，剥离至超过左输尿管和左精索（卵巢）动静脉范围。接着沿 Monk's white line 切开乙状结肠系膜左叶，剥离生理性粘连并与对侧贯通，进行直肠后方剥离。助手将直肠上提并向远端牵拉，从直肠后间隙的开口处进入，随着逐渐深入剥离到一定程度后，开始进行侧方剥离。直肠两侧的腹膜切开延长至腹膜返折处后，注意不要误伤腹下神经及临近此处的输尿管（图 5-50，图 5-51）。

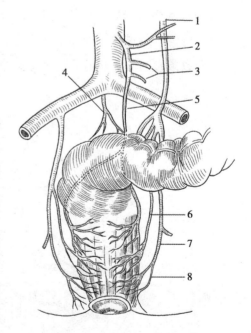

图 5-50　直肠和肛管的血管

　　1. 左输尿管；2. 肠系膜下动脉；3. 乙状结肠动脉；4. 骶中动脉；5. 直肠上动脉；6. 直肠下动脉；7. 阴部内动脉；8. 肛门动脉

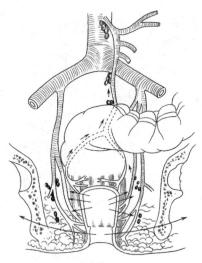

图 5-51 肛门部淋巴结（黑点）

（4）侧方剥离到一定程度返回到直肠后继续剥离，进一步向尾侧深入至骶直肠筋膜，电刀切开进入肛提肌上间隙，越过尾骨和肛提肌背侧筋膜。腹下神经前筋膜与沿骶骨下行的骶前筋膜常粘连一起，在肛提肌抵止腱肛尾韧带的筋膜与沿直肠侧下行的直肠固有筋膜之间用电刀切开，直肠后间隙的剥离即结束。进一步向深处剥离直肠两侧，越过腹下神经前筋膜进入盆丛的 S_2-S_4 骶神经，用电刀切断盆丛由此处发出的数条直肠支，盆丛下落至骨盆壁侧与直肠分离开（图 5-52）。

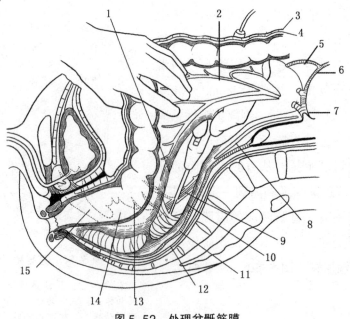

图 5-52　处理盆骶筋膜

1.直肠固有筋膜；2.SRA；3.腹膜；4.右腹膜下筋膜；5.S1；6.LCA；7.IMA；8.上下腹神经丛；9.腹下神经；10.腹下神经前筋膜；11.骶中动脉；12.骶前筋膜；13.直肠支；14.盆丛；15.NVB

（5）助手用力将直肠向头侧牵引，则可显露腹膜返折部的皱壁。切开道格拉斯腔的腹膜时由凹陷的外方进入，保持直肠的侧前方精囊腺和腹膜的后面之间张力，以电刀切开剥离。向左右充分扩展剥离，应避免盲目剥离两侧的神经血管束（neuro-vascular bundle，NVB）。助手将精囊腺和骨盆侧壁向外牵拉，术者以食指和中指夹持侧韧带，将直肠向头内侧牵拉，可用电刀切断侧韧带。

（6）突破侧韧带后，转入 Denonvilliers 筋膜前面，将 Denonvilliers 筋膜正中部分切开一小口，用电刀将其分离切断，进一步向左右延伸逐步切断。根据肿瘤的位置再向下剥离到适当的位置，前方剥离结束。男性骨盆相对狭小而女性骨盆宽，对于直肠癌手术来讲，比较有利于进行分离。

（7）肿瘤的肛门侧上"L"形直肠钳，清洗直肠，剥离肠管切断线附近的脂肪，在直肠钳的肛门侧用直线闭合器切断。超低位前切除术时切断部位为直肠膨大部，如果判断无法一次切断时，可有计划地分两次切断，第 2 次切断时应绝对避免还有残留肠管未切断，以直角钳牵拉肠管，确保完整切除。处理乙状结肠系膜血管，S2 结扎切断后再切断与 St 之间的边缘动脉。肠管切断线附近处理完成后上荷包缝合器，2-0 尼龙线缝合距此稍远处于切除侧上断端钳，以尖刀切断肠管用 3 把组织钳将乙状结肠展开成三角形，插入管状吻合器钉座，结扎尼龙线将结肠固定于钉座中心杆肛门插入管状吻合器，缓慢旋转出抵钉座。在穿透肠壁之前先暂停，进行微调使抵钉座尖端在切缘旁穿出。与钉座对合后，确认结肠无扭转及吻合部位无多余组织夹入后进行吻合。

（8）冲洗盆腔，确切止血。缝合右侧后腹膜切缘与乙状结肠系膜切缘，重建后吻合口埋于后腹膜下方。此外万一吻合口瘘时脓肿形成也局限于盆腔，经左侧腹于骶前吻合口附近留置双腔引流管，3 层缝合腹壁后结束手术。

术中注意事项：①游离乙状结肠，其系膜从后腹膜壁层分离时，必须先显露左侧输尿管和生殖血管加以保护，以避免损伤。②在游离乙状结肠时，若发现系膜有明显的淋巴结转移，应清扫肠系膜下动脉根部周围和主动脉旁淋巴结。③注意避免损伤自主神经主干，以免术后发生性功能障碍。④注意直肠吻合部位的张力及盆底腹膜的重建。

术后处理：考虑到吻合口的愈合需要 7～9 天，因此此双套管也要放置 7～9 天后逐渐拔出。有了该双套管，一旦发生吻合口漏，多数可以经保守治疗愈合。其他术后处理同"右半结肠切除术"。

6. 腹会阴联合直肠癌根治术（abdominoperineal resection，APR）（Miles 术）

本术式主要用来切除低位直肠癌。麻醉与体位：气管内插管，全身麻醉或连续硬脊膜外阻滞麻醉。取截石位或平卧位（左侧腹部垫高），常规消毒术区，留置导尿。具体手术步骤如下。

（1）术者立于左侧，取脐下至耻骨联合上方的下腹正中切口，腹部短者需绕延长切口至脐上。腹腔探查：首先探查肝、胆、脾、胰、胃、十二指肠、盆腔脏器、膀胱、子宫、卵巢、盆底腹膜，再探查升结肠、横结肠、降结肠、腹主动脉旁、小肠系膜、乙状结肠、直肠上段等。探查肿瘤与其周围脏器的关系，以决定是否需要联合脏器切除。整个探查过程中，应严格遵守无瘤术探查原则。首先进行直肠的剥离，方法同直肠癌低位前切除术，直肠剥离结束后处理乙状结肠系膜血管，用直线切割闭合器切断肠管。

（2）将术前标记的预订行人工肛门造口处的皮肤用钳子提起，用圆刀切取直径2～3cm的皮肤，注意不要切得过大。用皮肤拉钩将皮下组织拉开，到达腹直肌鞘前层，以尖刀行十字切开，切缘用蚊氏钳提起（后期将造口肠管壁和前层固定时有帮助）。将左手食指和中指经乙状结肠系膜左叶切缘伸入后腹膜腔中，制作造口肠管通道，延伸至前腹壁，剥离至之前预定造口部位皮肤切开处正下方。以拉钩纵行拉开腹直肌肌束，切开腹直肌鞘后层，开口大小以食指和中指能够进入为标准。用两个手指从后方垫起，只切开腹直肌鞘后层，不切开腹膜。从腹腔外用钳子夹持乙状结肠断端，将其无扭转自腹腔提出。为防止造口处之后回缩，可将肠管多提出一些（图5-53）。腹直肌鞘前层和乙状结肠浆肌层以3-0薇乔缝线固定数针。

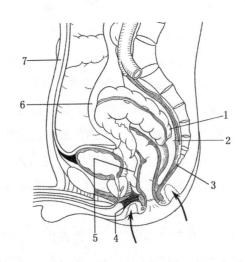

图5-53　Miles术

1. 直肠残端；2. 切断的Waldeyer筋膜；3. 肛提肌上间隙；4. 会阴中心腱；5. 切断的Denonvilliers筋膜；6. 后腹膜；7. 人工肛门口

（3）肛门以荷包缝合闭锁。女性则应仔细消毒阴道。行上至尾骨下缘，下至会阴中心腱的纺锤形皮肤切口。以电刀切开肛门外括约肌外周的脂肪组织，逐步向深层切开，若直肠下动脉分支出血，应给予结扎。直至隐约看到肛尾韧带和肛提肌，以钳子挑起韧带，电刀切断（图 5-54）。

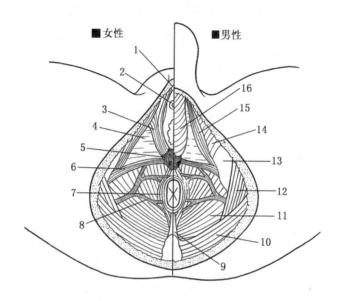

图 5-54　肛门部解剖图

1. 阴蒂；2. 阴道外口；3. 球海绵体肌；4. 尿生殖膈；5. 会阴中心腱；6. 会阴浅横肌；7. 肛门外括约肌；8. 直肠下动脉；9. 尾骨；10. 臀大肌；11. 肛提肌；12. 闭孔内肌；13. 坐骨结节；14. 阔筋膜；15. 坐骨海绵体；16. 球海绵体

（4）将食指深入腹腔确认肛提肌厚度后用钳子从腹腔侧指引下以电刀切断，最后以电刀切断会阴中心腱，取出标本。充分冲洗盆腔，确切止血。以 3-0 薇乔缝线连续缝合后腹膜进行盆底重建，女性则将子宫后倾，将后腹膜与其两端缝合后再行闭合腹膜。在切口右侧骶前插入双腔引流管并固定，腹壁 3 层缝合关腹。肛门侧的缝合，为了尽量减少死腔，从皮下深层开始用 3-0 薇乔缝线分两层缝合，最后用 3-0 尼龙线缝合皮肤。也可以不进行肛门侧缝合，用纱巾填塞，术后 3 日拔出，中药冲洗坐浴，让盆腔组织自行生长闭合。

（5）切开闭合器闭锁的肠管断端，或者 3 天左右换药时剪开，与皮肤之间以 3-0 薇乔线缝合固定 8～12 针，皮肤固定时，如果缝合于肠壁处则制成突出型造口。或者不固定，只需稍多出 3cm 于腹壁，以凡士林油纱布保护创口。手术结束。

术中注意事项：①膀胱损伤：切开腹膜下部时，要先推开膀胱以防损伤。②无瘤操作原则：进入腹腔后先要在肿瘤近端结扎阻断直肠腔。以减少因挤压肿瘤导致细胞的溢出、脱落、播散和种植。③输尿管损伤：术中游离乙状结肠系膜时需注意在 Toldt 筋膜表面，左侧生殖血管和输尿管均在此筋膜平面深面。输尿管在髂内外血管交叉处最表浅，容易损伤，术中应将双侧输尿管仔细显露加以保护。④术中大出血：术中应注意髂前静脉丛以及前列腺后方静脉丛或阴道后壁静脉丛的损伤，避免大出血。⑤后尿道损伤：会阴部游离肛门前方时容易损伤男性后尿道，应在切断后方、侧方肛提肌后进行。⑥阴道后壁损伤：会阴部游离肛门前方时容易损伤女性阴道后壁，分离平面应为会阴浅、深横肌后缘，必要时术者左手食指可伸入阴道触及后壁作为引导，可避免损伤阴道后壁。⑦盆神经丛和自主神经干损伤：在分离结扎、切断直肠侧韧带时，靠近直肠系膜缘以免损伤盆神经丛。在分离解剖肠系膜下动脉结扎、切断时注意保护自主神经干，使其免受损伤。

术后处理：① Miles 手术创伤较大，术后应严密观察生命体征，应密切注意休克发生及电解质平衡失调，维持比较稳定的血压及适当的尿量，必要时可以输血。②注意观察结肠造口血循环，有无回缩、狭窄等情况。③术后应留置导尿管 5～7 天，拔管前夹闭 1～2 天，每 3～4 小时开放 1 次，以促进膀胱排尿功能恢复。④观察骶前引流液的量和性状，注意有无短时间内大量引流出血液，一般引流 24 小时，引流液逐渐减少、颜色变淡，引流液少于 50mL 时，即可拔除引流管。

7. 直肠癌经腹肛门拖出切除术

直肠癌经腹肛门拖出切除术（改良 Bacon 术），由 Babcock 于 1939 年首创，后由 Bacon1945 年推广，之后又经过多次改良，改良的根本目的是在根治的前提下，应用于直肠更低位的肿瘤患者。改良 Bacon 术，主张保留齿状线以下的内括约肌和全部的外括约肌，由于该手术破坏了排便的结构性，因此术后排便控制功能不甚理想，拖出肛门外的乙状结肠需在 10～14 天后切除，理论上讲在腹腔或盆腔内无吻合口，故原则上可以减少或避免吻合口瘘发生。但由于手术操作比较繁琐，术后肛门括约肌功能又不满意，控便功能相对较差，只对位置很低无法吻合的个别患者适用，目前临床上已较少采用。

8. 直肠癌局部切除术

直肠癌的局部切除术由于兼有手术创伤小、风险低、能保肛以及术后无性功能和泌尿功能的障碍等多项优点而广受医生和患者的欢迎。因此，多年来，直肠癌局部切除术一直是外科医生们研究和探索的课题之一。常见的直肠癌局部切除术有 4 种术式：①经肛门括约肌途径的直肠癌局部切除术（transsphinctric excision）；②经骶部的直肠癌局部切除术（tran-sacral excision）；③经肛门途径的直肠癌局部切除术（transanal excision）；④经肛门内镜的显微手术（transanal endoscopic microsurgery，TEM）。

目前早期直肠癌局部切除的手术方式有多种，究竟采用何种术式常根据术者所在的医院条件、术者的习惯和经验不同各异。2011年，美国国立综合癌症网络（NCCN）将早期直肠癌经肛门局部切除术的具体指征总结为以下十种：①肿瘤占据肠腔小于30%；②肿瘤直径小于3cm；③保证切缘净（距离肿瘤缘大于3mm）；④肿瘤可活动、不固定；⑤肿瘤距肛缘在8cm以内（特指经肛门途径的切除术）；⑥仅适合T1期直肠癌；⑦内镜切除的息肉，伴癌浸润或病理学不确定；⑧无血管淋巴管浸润（LV1）或神经周围浸润；⑨高、中分化癌；⑩治疗前无淋巴结肿大的影像学证据。另外，直肠内充分显露的肿瘤可采用TEM。

对早期直肠癌切除范围而言，大多数学者认为切缘至少距肿瘤边缘1cm以上，深度应是直肠壁的全层，甚至包括部分病变处的肠壁外脂肪。该切缘如<3mm即可被认为切缘未净或切缘阳性，如此此类患者在术后2年内的肿瘤复发概率可达50%。

硬膜外麻醉和全身麻醉以及静脉复合麻醉均可采用，但对于那些在术中必须采取俯卧位的患者，选择全身麻醉可能会让患者更舒适和安全。

术中体位：由于该术式显露相对有限，手术时只有将肿瘤安置于术野正下方时，才可使手术得以顺利进行。按照这一原则，术中体位应根据肿瘤所在直肠内的方位，将患者摆放成相应的体位，如肿瘤在直肠后壁时应将患者摆放成膀胱截石位，当肿瘤位于直肠前壁时则将患者摆放成俯卧位，当肿瘤位于直肠侧壁时则摆放成左侧或右侧卧位。具体术式及操作介绍如下。

（1）经肛门括约肌途径的直肠癌局部切除术（Mason术）：麻醉成功后，患者取俯卧位。手术步骤：①肠道准备及预防性抗生素应用的原则同上。切口通常选择以臀沟为标志的骶尾正中切口或臀沟旁正中切口。上端起自骶尾关节上3～4cm，下端直至肛门上缘。②切开皮肤后，根据肿瘤在直肠内的高度来决定是否要切除尾骨。肿瘤下缘距肛缘在6cm以内者，可不切除尾骨，否则，切除尾骨会有利于术野的显露。③用止血钳在距肛缘上4～5mm处向骶尾关节方向平行钝性分离肛门外括约肌，并从该肌的上缘伸出，以此为引导，上钳切断该肌。在外括约肌的两断端予以缝扎做标记。④切开手术野近侧的直肠固有筋膜，在正中切开耻骨直肠肌。在肛缘做两针牵引线，在牵引线间，自肛缘向上切开直肠后壁，至完全显露直肠内病灶。根据肿瘤在直肠内的方位采取以横梭形切口为主的切除术。对位于直肠后壁的肿瘤，在切断耻骨直肠肌后不宜直接切开直肠后壁，以免切破瘤体。术者可以先经肛门指检后再根据肿瘤在直肠后壁的投影来设计切口。⑤移去标本、缝合修复缺损的直肠创面后，如遇因缺损多致缝合张力大者，可将缺损近侧的肠壁做适当的潜行分离以减小缝合的张力。最后，用两层间断内翻缝合来修复切开的直肠后壁。

术中注意事项：①切除尾骨后会在术后一段时期内引起骶尾部的隐痛不适和造成局部伤口积液感染，故只要术野能清楚显露病灶，就尽量不切除尾骨。②切开直肠后壁时应严格遵照无菌术原则，严密保护伤口避免被肠内容物污染，以减少术后伤口感染。③术后并发的直肠皮肤炎，除与局部感染外大多与直肠后壁的缝合不良有关，故直肠后壁高质量的缝合是预防该并发症的关键。宋老习惯做两层间断内翻缝合，内层用可吸收线，肌层用丝线。④术后肛门和直肠括约肌功能的恢复决定于被切断括约肌的修复，故各组外括约肌的精确对位缝合十分重要，只有做到解剖性修复，术后的肛门功能才能获得满意恢复。⑤切除尾骨者在局部留下一骨性缺损，术毕时不可能予以缝合，若术后局部发生积液而又不引流则极可能引发感染，故对此类患者，术毕时尾骨窝处放置引流物实属必要。

术后处理：①为保持肠道的空虚和清洁，保证直肠创面顺利愈合，术后应禁食3天，按人体生理需要静脉全量补液，至术后第4天开始进流食并循序渐进至半流饮食。②术后1周内括约肌的功能较弱，尤其是老年人，时常会有直肠内残余内容物自肛门外溢污染伤口，故应每天检查伤口，一旦发现伤口被污染应及时更换无菌敷料。③伤口感染是本手术较常见的术后并发症，故术后第3天起应密切注意检查伤口情况，一旦发生感染应及时予以伤口敞开和引流。④若术后发生直肠皮肤瘘，应根据瘘口的大小、患者的病情和经济状况来决定处理方法。通常情况下，直径在1.0cm以内的瘘口，可通过伤口换药、禁食和肠外营养等进行保守治疗；对于瘘口直径大于1cm或经济条件拮据者，临时的结肠造口可能是更为经济有效的治疗手段。⑤出院时必须告知患者术后在门诊定期复查。

（2）**经骶部的直肠癌局部切除术**：麻醉成功后，患者取俯卧位。手术步骤：①术前1～2天肠道准备，手术前30分钟从静脉输入足量敏感的抗生素。手术一般取俯卧折刀位，双侧臀部用胶布拉开固定。②消毒、铺巾后取后旁正中切口，由尾骨旁至外括约肌上缘，切断尾骨两侧附着的肌肉及韧带，去除尾骨，必要时可以去除部分骶骨。切断并标记肛提肌，显露其下的Waldeyer筋膜，打开此层筋膜，进入直肠周围脂肪组织及直肠后壁。充分游离直肠。③对于直肠后壁肿瘤，可以直肠内手指为指引，在距离肿瘤边缘至少1cm处完整切除肿瘤；对于直肠前壁肿瘤，可以行直肠切开，暴露肿瘤，在距离肿瘤边缘至少 1cm 处完整切除肿瘤。④直肠切口使用可吸收缝线横向缝合，亦可使用间断褥式缝合以减少局部张力。行充气试验检查后，髓前放置引流管，解开固定胶布，将肛提肌重新对位缝合，将肛尾韧带固定于骶骨，缝合皮下组织和皮肤后结束手术。

引流管可于术后 2～3 天引流液基本消失后拔除。此手术的并发症发生率明显高于经肛门手术，常见的并发症包括：粪瘘、大便失禁、排尿功能障碍、伤口感染等。注意事项及术后处理，同"Mason 术"。

（3）经肛门途径的直肠癌局部切除术：麻醉成功后，患者取截石位或俯卧位。手术步骤：①术前 1～2 天进行肠道清洁准备，手术前 30 分钟从静脉输入足量敏感的抗生素，术后如无感染的症状和体征可不再用抗生素。双手食指交叉插入肛门，轻缓持续扩肛至两指宽后插入牵开器，显露肛管和直肠。②找到病灶后，围绕病灶用细线在距病灶边缘 1cm 处缝 8 针牵引线，病灶上下各 3 针，两侧各 1 针。缝线深度为 0.5～0.6cm。另外，在距该缝线圈外 1cm 的四个角，再缝 4 根牵引线，以做反牵引用。③术者将 8 根缝线打成一个中国结后向外下牵引，再在缝线圈外缘，用电刀电灼出拟切除标记线，然后用电刀沿标记线加深切口至肠壁全层和肠壁外脂肪，逐渐将病灶完整切除，在此过程中，助手牵紧另 4 根缝线，以保持组织张力。帮助术者完成组织切割。④取走标本后，创面仔细止血，并仔细检查是否有邻近器官如阴道和前列腺等的损伤。直肠壁的缺损可用两层间断或连续缝合予以修复。如缺损太大，可将缺损近侧肠壁适当潜行分离，以减小缝合处的张力。⑤根据手术和创面大小以及缝合的满意程度等因素，选择在肛管和直肠内是否填塞纱布团，以防术后创面渗血。

术中注意事项：①直肠黏膜面的缝合最好采用可吸收线，以免丝线缝合后长久不脱落，造成黏膜的慢性炎症和渗血。②直肠壁缺损的修复，应遵循横向行进缝合的原则，以防缝合后肠腔狭窄。③在行直肠前壁癌局部切除时，需提防损伤前列腺和阴道后壁。④对于因各种原因造成术野严重显露不清或肿瘤距肛缘位置太高导致手术操作困难以致有可能影响手术质量时，应放弃该手术方式。

术后处理：①术后第 1～2 天应予以静脉补液，同时可以适量饮水，第 3 天即可进流食，如病情无异常，术后第 4 天即可出院。②术后引起的肛门疼痛有时会导致排尿困难，尤其在男性患者，故适时适量予以止痛药镇痛非常必要。如已发生尿潴留应及时予以导尿。③在住院观察期间应注意患者是否有经肛门的便血，少量（<50mL/24h）的出血可继续观察；大量（>200mL/24h）的出血应在麻醉下对直肠的创面予以检查，视情况予以处理；介于两者之间的视病情或观察或予以内镜检查和处理。④出院时，务必告知其术后在门诊做病情的定期复查。

（4）经肛门内镜的显微手术（TEM术）：麻醉成功后，患者取截石位。手术步骤：①肠道准备及预防性抗生素应用原则同上。缓慢扩肛至两指宽后插入长度适当的专用直肠镜（共有120mm和200mm两种长度的直肠镜供选择），在光源照明配合下找到病灶后，将直肠镜固定在床架的Martin臂上。②盖上直肠镜后面板，插入双目立体视镜，接上各种管线并连接监视器。开始向直肠内输送CO_2，将气压维持在12～15mmHg。③从直肠镜后面板插入针形电刀和组织钳，先用针形电刀在病灶四周电灼出拟切除的标记线，标记线距病灶边缘的距离应在1cm之上。④用针形电刀从病灶的右下开始加深切口至肠壁全层，再用组织钳牵住病灶沿标记线由右向左、由浅入深、由远及近地将病灶完整切除。⑤取出病灶后，对直肠创面进行仔细止血并估计缝合张力，对直径超过3cm的创面，在缝合前可将近侧肠壁做适当的潜行分离，以减小缝合张力，增加缝合后的安全性。⑥选用可吸收线，从创面的右侧开始做横向行进的连续缝合，确保每针缝合严密，这是预防术后创面出血最有效的措施。

术中注意事项：①用针形电刀切割组织在遇较大血管时可能会发生出血，此时选用5mm的超声刀做切割器械可有效预防术中出血。②在缝合直肠缺损时，如遇直肠创面和缝合张力较大的情况，缝合中先前的缝线易自动松开，使创面的缝合不能保持严密。此时可在创面的中间先缝合1针，将1个大的创面变成2个小的创面，如此可解决上述缝合时缝线易松开的问题。③对于那些腹膜反折以上的、位于直肠前壁和侧壁的病灶，在做肠壁全层切除时极易切破直肠进入盆腔，溢入盆腔的气体和肠内容物极可能造成盆腔感染，对于此类病例在术前应有周全的应对措施。④对于那些切破直肠后盆腔遭受严重污染的病例，腹腔镜辅助下盆腔冲洗并放置引流管可明显减轻术后可能出现的感染和中毒症状。

术后处理：①术后第1天即可下床活动并拔除尿管，可饮水和进流食，适量静脉补液。②经过3天观察如病情稳定，术中又无不良事件如误伤和切破肠腔等，即可出院。③经肛门出血是该技术应用初期比较常见的并发症，通常的原因是缝合技术不够完善，其处理方法同经肛门直肠癌局部切除术。④出院时务必告知患者，术后在门诊做病情定期复查。

9. 全盆腔脏器切除术

全盆腔脏器切除术（total pelvic exenteration，TPE）是指，在男性整块切除包括直肠、膀胱、输尿管下段、前列腺和精囊；女性包括直肠、膀胱、输尿管下段、子宫和阴道。盆腔脏器切除术范围广、创伤大，是一种破坏性极大、很复杂的手术。泌尿系重建一般采用回肠代膀胱，消化道重建一般采用永久性乙状结肠造口，术后生活质量明显下降。故应严格掌握手术适应证，以获得较好的治疗效果。

（二十一）大肠肠造口术和造口关闭术

肠造口术在消化道疾病的治疗中有着极其重要的地位，它不仅在肛肠肿瘤的治疗中是一种公认的有效治疗手段，在某些肛肠先天性畸形、炎症、外伤或战伤中亦有着无可替代的作用。结肠造口术的目的是使粪流改道，根据用途可分为永久性造口和暂时性造口两种。永久性造口又称为腹部人工肛门，患者将终生使用；暂时性造口又称预防性造瘘，为临时性措施，以后容易恢复肠道的连续性。但临床上因造口会出现其特有的并发症，如造瘘口狭窄及内陷、造口旁疝等严重影响患者日后的生活，随着对造口术的研究及造口技术的革新，其并发症得到了大大的控制和预防，而且从术后造口的美观及功能都有很大的提高。目前，虽然有些患者不得不终生接受造口，但造口术是一些腹部急症和大肠癌手术后从危急向安全过渡的很好办法。

大肠肠造口的类型分盲肠、横结肠和乙状结肠，后两者常用造口的类型又分单腔、双腔及袢式肠造口。低位直肠癌术后，常采用乙状结肠单腔造口；晚期直肠癌未能切除者，多采用乙状结肠双腔造口；左侧结肠病变未能切除者，采用横结肠双腔造口；结肠梗阻紧急减压时，也可行盲肠造口术。宋老在临床上常用的造口术式介绍如下。

1. 盲肠造口术

盲肠造口有盲肠插管造口及经皮肤切开盲肠造口两种。主要适应于：①急性肠梗阻（尤其是升结肠癌和横结肠癌所致梗阻），患者情况差，并伴有心、肺、脑、肝等功能不全，不能一期切除，或不能耐受其他经腹减压手术的结肠梗阻者，行暂时性盲肠造口术。②在结肠吻合术中，若吻合不太满意，可同时做盲肠造口术，以利术后短期内减压，保证吻合口愈合。③腹部 X 线平片见盲肠异常扩张，若直径>13cm 者，应立即行盲肠造口，防止穿孔。

术前准备：①结肠急性梗阻者，及时纠正水和电解质紊乱，并做胃肠道持续减压，必要时输血或蛋白。②如病情允许，应做肠道准备，以减少肠道内细菌，有利于防止感染。

具体手术步骤如下：

（1）硬膜外麻醉或局部浸润麻醉成功后，患者取平卧位。右下腹部麦氏切口，进腹后找到膨胀或穿孔的盲肠，周围用盐水纱布保护，在穿孔周围或盲肠前壁结肠带处做双荷包缝合，间距为1cm，在荷包缝合中央做一小切口。从切口处插入双套管吸引管，吸出肠内容物。

（2）肠道减压后取出吸引管，插入一蕈状导管，结扎第一道荷包缝线，使盲肠壁内翻，剪去线尾，结扎第二道荷包线。再将盲肠浆肌层与腹膜结节缝合数针，使盲肠壁固定于腹膜，引流管从腹壁原切口或右下腹另戳口引出。

（3）逐层缝合腹壁切口并将造口管固定于皮肤。如梗阻严重，固体粪便或粪渣不易排出，不能满意地解除梗阻，准备术后切开盲肠减压时，可将盲肠的浆肌层与腹膜间断缝合，并将腹壁切口的壁腹膜与皮肤的真皮层行间断缝合并以凡士林纱布覆盖。

术中注意事项：①严格无菌操作，否则将引起难以控制的感染，甚至危及生命。②所有缝线均不应穿入肠腔内，尤其是穿过膨胀盲肠时要特别小心，以免发生漏液或破裂，引起严重的感染或腹膜炎，后果严重。

术后处理：①造口引流管接引流袋或引流瓶，24小时后可用盐水低压冲洗引流管，以保证管腔通畅。②根据病情，造口引流管可于手术后1～2周拔除，创口如有粪便流出，需及时更换敷料。③需要切开盲肠进行减压的盲肠造口，可于术后3天将蕈状引流管拔除，沿结肠带扩大切口，将其开放，以便尽快解除梗阻，待梗阻解除后，盲肠瘘可择期手术闭合。

2. 横结肠双腔造口术

横结肠双腔造口大部分为暂时性造口，横结肠造口可完全转流粪便，达到完全减压，应用较普遍，其中以肝曲结肠样式造口使用最多。由于大部分患者还要进行二期关闭造口，因而手术时要考虑到为以后的造口还纳提供方便。主要适应于：①左半结肠、直肠切除术后，或左侧结肠直肠损伤，为保证修补处的愈合，预防吻合口瘘而做的预防性造瘘。②伴有梗阻的左半结肠癌、直肠癌或狭窄者，不宜行一期切除手术时，行切除前的术前准备。③左半结肠有炎症、水肿，估计吻合后吻合口愈合不良或血循环欠佳者，做预防性横结肠造瘘。④作为复杂性肛瘘、直肠膀胱瘘或直肠阴道瘘的术前准备。⑤不做切除的左半结肠癌或狭窄，伴有梗阻者，需要做永久性横结肠双腔造口。

如果是正在进行左半结肠及直肠的手术，可在具体手术做完后直接行该造口术。如果是其他情况，则需完整的造口术，包括尽量行肠道准备等。具体手术步骤如下：

（1）全麻或硬膜外麻醉成功后，患者取平卧位。术者立于右侧，取脐与剑突连线中点的右侧，腹直肌切口（纵切口或横切口）长 6～8cm，分开腹直肌（或横断腹直肌）。进入腹腔后，有时横结肠不易寻找，由于横结肠上附着大网膜，沿大网膜很容易找到横结肠，将横结肠肝区提出至切口外，沿结肠壁游离或切除大网膜。术者左手固定外置的横结肠系膜缘，右手用止血钳在拟造口的肠系膜靠近肠壁的无血管区戳一小孔，孔内引入乳胶管。

（2）通过该孔穿过一根较硬的腹腔引流管或双 10 号丝线牵拉提起肠管，至肠管全部露于腹壁外而无张力后，用 1 号丝线，将肠壁浆肌层与腹膜缝合固定数针。分别将后鞘腹膜及前鞘与肠壁浆肌层缝合固定数针，注意不要贯穿结肠，以免肠内容物溢出引起腹膜炎。视切口大小行皮下、皮肤间断缝合，松紧度要适宜，以防狭窄。沿结肠带纵行切开横结肠，吸出肠内容物并消毒。造口肠管与皮肤间断一期缝合，先从皮肤进针，再从肠管出针，一般缝合 16～20 针。

（3）如结肠胀气明显，可在结肠壁上做一荷包缝合，于荷包中央切开肠壁，插入一根乳胶引流管到近端结肠减压，结扎荷包线，固定引流管。可暂时不切开肠管待术后 2～3 天在外置肠管上纵行或横行切开肠管，排除肠内容物，外用纱布垫包扎或覆盖造口袋。

术中注意事项：①必须保证造口肠管有良好血运，尽量减少供应血管分支的结扎、切断，使之保持良好的血液循环，保证造口肠管与腹壁切口的一期愈合。②造口肠管应无张力地提至腹膜外，以防回缩。防止肠管回缩主要决定于肠管提至腹壁外时无张力和肠管与腹壁的粘连愈着，而非依赖于肠管与腹壁的多层缝合固定。③外置肠管途径将肠管引出体外时，腹壁切口不宜过小、过紧，以免影响肠管通畅，出现不全肠梗阻症状。同时由于出口过紧，还会出现腹壁外肠管出血、水肿、感染，甚至坏死，特别是肠管经腹直肌引出腹壁外时，腹直肌前鞘直行十字形切开，皮肤应松紧适宜或制作一圆形小缺口，但缺损也不能过大，以 2～3cm 为宜，以免形成造口旁疝，一般以缝合后结肠旁能容一食指为合适。④肠襻与腹膜缝合前，应认真辨别其近、远端，以防肠扭转。腹膜与结肠缝合时，结肠侧切记不可缝合过深，最好缝在肠系膜上，以免肠壁撕裂发生切口或腹腔内感染。

术后处理：对于梗阻病例，术中做插管减压者，应予以固定完好、防止脱出，以免粪便污染腹壁切口，及时更换切口敷料并观察外置肠管的血运情况，术后连接引流瓶或引流袋，术后 3 天切开结肠时拔除。非梗阻病例，术后 3 天切开腹壁，置造瘘袋，如造口处粪袋粘贴不牢、有粪便滋出时，需及时更换粪袋。

3. 乙状结肠单腔造口术

本术式一般适用于低位直肠癌根治术后，做永久性人工肛门（Miles术）或低位直肠癌保肛根治术后，肠吻合不满意，行预防性造瘘。Hartmann手术后近端肠管造口，可为永久性的，也可为暂时性的。

如果是正在做的直肠手术，可在具体手术做完后直接行该造口术。如果是其他情况，则需完整的造口术，包括尽量行肠道准备等。具体手术步骤如下：

（1）麻醉成功后，取平卧位。术者立于左侧，按术前标志部位，用组织钳提起皮肤，做一直径2.5～3cm的圆形切口，并切除同样范围的皮下组织，达到腹外斜肌腱膜或腹直肌前鞘，切口过大容易发生切口旁疝，过小易狭窄。

（2）切开腹直肌，十字切开或切除相应腹外肌腱膜，顺肌纤维方向分开腹内斜肌和腹横肌，腹内斜肌、腹横肌双手钝性分离3～4横指，以防术后造瘘口狭窄，切开腹膜。

（3）切开左侧腹膜，游离乙状结肠，用一把有齿止血钳自此造口处伸入腹腔内，夹住预定切断的近端乙状结肠，在其远侧再夹一把有齿止血钳，在两钳间切断乙状结肠。将近端乙状结肠断端自造口处拖至腹壁外4～6crn，用作人造肛门。远端肠管缝合。

（4）拉出时注意不要使结肠扭曲，将造口肠管的浆肌层或肠脂垂分别与侧腹膜以4号丝线间断缝合以防止腹内疝。近端结肠壁的浆肌层或肠脂垂与腹膜、筋膜和皮下组织分别用不吸收细线间断缝合数针，缝合腹壁切口皮肤，修剪多余肠管。

（5）造口肠管与皮肤缝合：切除被有齿止血钳钳夹的结肠断端，碘伏消毒后，用细丝线或可吸收线行肠管全层与皮肤一期缝合，结扎缝线使外置肠管外翻，形成高于皮肤1.5～2.0cm的凸出形人工肛门。

（6）如遇肠道准备不满意或肠梗阻急诊手术患者，肠腔张力较大，为防止人工肛门一期开放后粪汁流出、污染切口造成感染，可与近端结肠壁的脂肪垂与腹膜筋膜和皮下组织间断缝合，拉出腹外的结肠仍用有齿止血钳夹住，拖至腹壁外部分可留稍长些，必要时可置蕈状引流管减压。术后48～72小时松开血管钳，根据肠管血运情况进行修剪外置部分肠管，松开血管钳后其外置肠管于24～48小时即可自然外翻与腹壁切口粘连造成凸出形人工肛门。人工肛门完成后，用纱布擦净造口周围皮肤，立即使用一件或两件人造肛门袋，可预防切口感染。

术中注意事项：①必须保持造口肠管有良好的血运，尽量避免或减少供应血管分支的结扎切断，使之保持良好的血液循环，保证造口肠管与腹壁切口的一期愈合，预防肠管坏死。特别是升结肠远端、乙状结肠呈单支血管供给时，在造口时不宜结扎过多，以免引起局部肠管坏死。②造口肠管应无张力提至腹膜外，以防肠管回缩，腹腔内部分肠壁浆肌层与侧腹膜细丝线间断缝合以防止内疝形成，愈合后的造口肠管在腹壁外的长度最好为 1.0～1.5cm。防止肠管回缩主要取决于肠管提至腹膜外时有无张力、肠壁与侧腹膜的粘连愈着，而非依赖肠管与腹壁的多层缝合固定。③造口肠管经腹壁引出体外时，腹壁出口处不宜过小、过紧，过小、过紧会影响肠道通畅，出现不全梗阻症状，还会出现腹壁外肠管出血、水肿、感染，甚至坏死。特别是经腹直肌引至腹壁外时，腹直肌前鞘与皮肤做一圆形小缺口，直径以 2cm 为宜，或前鞘十字形切开，但缺损不能过大，特别是对于永久性人工肛门，过大对患者节制粪便不利，并可形成造口旁疝。

术后处理：①持续胃肠减压，待肠鸣音恢复、人造肛门排气后可进流食，禁食期间应补液。②术后应每日观察造口的颜色，以了解造口存活情况。正常肠管应为红色或暗红色，由于术中肠钳的钳夹，肠管会有一定的水肿。造口呈粉红色提示贫血，应根据血色素的情况，必要时给予补血。造口颜色呈暗紫色或黑色表示造口肠管有可能发生坏死，应严密观察及时采取补救措施。③疑有肠管坏死时，应判明坏死范围，如坏死部位表浅、局限，不影响肛管收缩，则仅需清除坏死组织，局部放引流，全身应用抗生素，如坏死区已延至腹腔内，不能清楚看到正常肠管，则应立即再手术，以免结肠坏死、回缩至腹腔内、肠内容物外溢造成严重后果。④术后 3 天内由于肠蠕动未恢复，除术前有梗阻或肠道准备不充分外，一般造口处很少有内容物泄出。术后 3～4 天，造口处开始有粪便排出，应耐心地指导患者及其家属正确使用造口器具的方法。⑤术后 10 天左右应以手指检查造口有无狭窄倾向，如有狭窄倾向应予手指扩张治疗，如无效且排便困难，则应环形切除造口部瘢痕组织，将肠管全层与皮缘用细的可吸收线间断缝合或采用放射状切口及 "Z" 形切口重建缝合边缘。

4. 乙状结肠双腔造口术

乙状结肠双腔造口主要用于低位乙状结肠癌或直肠癌发生梗阻而无法手术切除，又无法行捷径转流术解除肠梗阻的情况，是于其肿瘤近端所做的姑息性手术。由于是永久性造口，因此造口的近侧肠管和远侧肠管必须完全分开，近侧排出粪便，远侧排出肠管内黏液。对于此类患者，不应行乙状结肠单腔造口术，以免形成盲襻远端肠管内黏液积聚，给患者增加不必要的痛苦。

具体手术步骤：有条件的话尽量行肠道准备，麻醉成功后，取平卧位。术者立于左侧，在下腹脐稍下方沿腹直肌外侧部纵行向下切开 7～8cm 逐层切开腹壁进入腹腔，若梗阻肠管膨胀明显可适当延长切口。根据肠脂垂的存在确认乙状结肠，辨明远、近侧后，将其提出腹腔外，腹腔内部分肠壁浆肌层与侧腹膜间断缝合以防内疝，将输出、输入段肠管对拢，肠襻浆肌层缝合数针。以纱垫保护切口，将肠管完全横断，如肠管扩张应先行肠管减压，吸净肠管内容物后再切断肠管。以可吸收线缝合肠管与皮肤，从皮肤进针，肠管出针，一般缝合 16～20 针。造口处粘盖大小适宜的造口袋，切口其他部位用无菌敷料覆盖。

术中注意事项：①乙状结肠造口位置，一般应选择乙状结肠移动度较大部位以能拖至腹壁外，应使其位置自然以免发生扭曲或牵拉过紧。②腹壁切口缝合松紧要适宜，以免影响血运，导致排便障碍及肠脱出。③腹膜与结肠系膜缝合时，深浅要适宜，以免发生肠壁撕裂，形成结肠侧壁疝，造成切口感染或严重的腹膜炎。④肠系膜戳孔的支撑棒一定要固定妥当，以免滑脱造成外置肠管内陷。

术后处理：①低位肠梗阻，腹胀严重时肠腔内放置的蕈状引流管应妥善固定，防止滑脱，术后连接引流瓶或引流袋，并及时更换切口敷料，以免粪便污染腹壁切口。②一般在术后 7 小时，切口与外置肠管间已形成粘连。故可于 7 小时后切开肠壁，使肠内容物顺利排出。肠壁横行切开后可自动外翻，一般无需再与皮肤缝合。需勤换敷料。③支撑肠襻的支撑棒，一般在术后 7～10 天拔除，不宜过早，以免外置的肠管缩回腹腔。其他处理同乙状结肠单腔造口术。

5. 大肠造口关闭术

由于各种原因，行肠造口的最佳关闭时间尚有争论，多数主张以造口 4 个月以上为安全，但是闭合时机应取决于下列条件：①造口周围组织及肠道有无炎症，腹腔内或伤口炎症是否完全消退；②患者全身状态，有无贫血、低蛋白血症、发热及原来的疾病情况等。宋老认为，造口关闭的时间不宜过早，不能因为患者的央求及其他原因而关闭造口，较理想的关闭时间是在第一次手术后半年到一年关闭造口。

关闭术前需要进行充分的准备：①全面了解病史及体格检查，尤其是在肠造口由非造口关闭术者亲自实施时，必须详细了解造口前后的完整病史及参阅有关病历记录，明确造口的具体原因、术后是否有并发症等具体情况，来决定造口是否关闭及关闭时间、术式等。②术前常规行纤维结肠镜及钡造影检查，以了解造瘘口远端肠道通畅情况。凡造口远端有梗阻者，不宜行造口关闭。③进行严格的肠道准备，对 Hartmann 手术，术前要应用抗生素液自肛门冲洗远端肠管。对袢式或双腔造口，应行造口远侧端肠管冲洗。宋老在具体关闭造口术的操作步骤如下：

（1）麻醉成功后，患者取平卧位。常规皮肤消毒、铺巾，沿造口周围梭形切开皮肤及皮下，分离结肠，用刀切除肠管黏膜边缘和其上附着的皮肤和瘢痕组织。将结肠造口结肠襻自腹直肌鞘上游离下来，分离结肠与腹壁的粘连，直达腹腔，使结肠与腹壁完全分开。修剪肠端边缘上附着的皮肤和瘢痕组织。

（2）结肠关闭方法：采用可吸收线做纵行全层连续内翻缝合，再行间断浆肌层缝合，关闭造口。然后将肠段道送回腹腔，缝合腹膜，冲洗切口后，逐层关腹。

（3）如果造口周围肠管有广泛的纤维化、狭窄、炎症、水肿或在游离过程中造成结肠损伤，应切除造口部位的部分结肠，使吻合肠端有良好的血供，以保证吻合口安全。采用可吸收线做结肠端–端吻合，先行结肠后壁全层间断吻合，再行前壁吻合，继之间断浆肌层缝合。吻合肠段送回腹腔，用可吸收线连续缝合腹膜，冲洗创口，逐层关腹。

术中注意事项：①术中游离结肠时，应避免肠管损伤。②造口闭合时，应将腹膜内翻，肠管应充分游离，避免有张力，吻合口要通畅。③肠吻合时，应注意肠管血运，以免术后发生吻合口瘘及肠坏死，从而导致腹腔内感染、腹膜炎。

术后处理：如果患者术前身体调理较好，术后只需常规预防感染，换药，拆线等；如果有其他原因或并发症，根据具体情况进行处理即可。

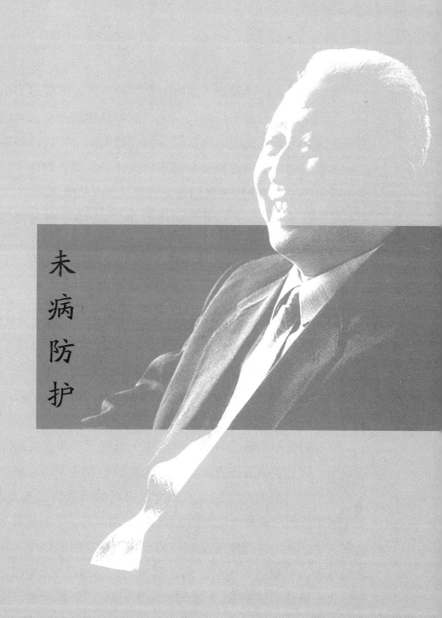

未病防护

新中国成立后，国家"预防为主"的方针政策促进了中医"治未病"学术的发展。特别是进入习近平新时代以来，随着科学的进步、人民对美好生活的需要不断增长，医学模式正由"治疗医学"向"健康医学"逐步转变，中医"治未病"在这个医学模式的转变中受到越来越多的关注。人类在解除了饥饿、寒冷、战争等对生命的威胁之后，健康成为我们要面对的最严峻的挑战。

在新石器时代，人们就开始使用盘、釜、盆、钵等陶制食具，既提高了饮食营养，又加强了饮食卫生，从而有利于防治食源性胃肠疾病。到了夏商时期，随着生产力水平的大幅提高，人们积累了更多的防治疾病的经验。战国时期的扁鹊，堪称该期"治未病"学术的代表人物。《史记·扁鹊仓公列传》的齐桓侯病案，集中突现了扁鹊见微知著，预知疾病发展转归的能力，强调应防微杜渐，"使圣人预知微，能使良医得早从事，则疾可已，身可活。人之所病，病疾多，而医之所病，病道少"。在《盐铁论·大论》中也列举到"扁鹊攻于腠理，绝邪气，故痈疽不得成形"的治未病例子，指出"圣人从事于未然，故乱原无由生。是以贬石藏而不施，法令设而不用。断已然，凿已发者，凡人也。治未形，睹未萌者，君子也"。

治未病成形于秦汉时期，中医史上具有里程碑意义的几部经典著作在此期成书或成编。这些经典著作充分汲取了先秦以前相关"治未病"的思想，从而明确提出并形成中医"治未病"的学术概念。宋老的治未病思想及治未病措施多借鉴于此，如《素问·四气调神大论》曰："故阴阳四时者，万物之终始也，死生之本也，逆之则灾害生，从之则苛疾不起，是谓得道……从阴阳则生。逆之则死，从之则治，逆之则乱……是故圣人不治已病，治未病，不治已乱，治未乱，此之谓也。"此"未病"状态指的是健康态。《素问·刺热》曰："肝热病者，左颊先赤；心热病者，颜先赤；脾热病者，鼻先赤；肺热病者，右颊先赤；肾热病者，颐先赤。病虽未发，见赤色者刺之，名曰治未病。"此"未病"状态指的是欲病态。《灵枢·逆顺》曰："黄帝曰：候其可刺奈何？伯高曰：上工，刺其未生者也。其次，刺其未盛者也。其次，刺其已衰者也。下工，刺其方袭者也，与其形之盛者也，与其病之与脉相逆者也。故曰，方其盛也，勿敢毁伤，刺其已衰，事必大昌。故曰，上工治未病，不治已病，此之谓也。"此"未病"状态既包括健康态也包括欲病态。

宋老重视疾病的转归变化，并提前掌握疾病的脏腑传变规律，根据五行相生关系、相克关系和反侮关系等超前治疗未病之脏腑。如《难经·七十七难》曰："经言上工治未病，中工治已病者，何谓也？然，所谓治未病者，见肝之病，则知肝当传之于脾，故先实其脾气，无令得受肝之邪，故曰治未病焉。中工者，见肝之病，不晓相传，但一心治肝，故曰治已病也。"宋老对张仲景的"治未病"学术理论很是赞同，其"治未病"的思想主要源于张仲景的思想。如《金匮要略·藏府经络先后病脉证》曰："问曰：上工治未病，何也？师曰：夫治未病者，见肝之病，知肝传脾，当先实脾，四季脾旺不受邪，即勿补之。中工不晓相传，见肝之病，不解实脾，惟治肝也。

夫人禀五常，因风气而生长，风气虽能生万物，亦能害万物，如水能浮舟，亦能覆舟。若五藏元真通畅，人即安和。客气邪风，中人多死。千般疢难，不越三条；一者，经络受邪，入藏府，为内所因也；二者，四肢九窍，血脉相传，壅塞不通，为外皮肤所中也；三者，房室、金刃、虫兽所伤。以此详之，病由都尽。

若人能养慎，不令邪风干忤经络；适中经络，未流传藏府，即医治之，四肢才觉重滞，即导引、吐纳、针灸、膏摩，勿令九窍闭塞；更能无犯王法、禽兽灾伤，房室勿令竭乏，服食节其冷、热、苦、酸、辛、甘，不遗形体有衰，病则无由入其腠理。"

宋老认为"治未病"的含义当有广义和狭义之分。"未病"从广义的意义上理解，应该包括健康和介于健康与疾病之间的状态，广义上的"治未病"是指各种养生预防方法，以及对任何病证的正确的辨证论治，这是随着"未病"涵义的扩大而得出的结论。狭义上的"未病"指的不是"无病"，应该是"已疾之后，未病之前"的一种状态。此时，身体已经出现了阴阳、气血、脏腑、营卫的不平衡状态，如果不治疗，就会发展成可见的"病"。"整体观念、四时调养"贯穿于养生、预防、治疗和康复的全过程，主要体现在未病先防、已病防变、瘥后防复三个方面。

宋老在人们日常的健康防护中先后总结出自己的一套行之有效的方法，在对肠腑调护和制衡上认同李东垣重视脾胃调摄的思想，强调饮食、劳倦伤脾致病。如《兰室秘藏·饮食劳倦门·劳倦所伤论因》曰："推其百病之源，皆因饮食劳倦而胃气元气散解，不能滋荣百脉，灌溉脏腑，卫护周身之所致也。"人们平时应注意"慎言语、节饮食"，在没有疾病的时候要积极预防疾病的发生。未病先防与现代"预防为主"的医学模式高度吻合，包含调摄精神、体育锻炼、合理饮食、适时养生、科学用药等内容。已经发病要及时治疗，已病早治，防其传变。疾病发生后，必须认识疾病的原因和病变机理，把握疾病由表入里、由浅入深、由简单到复杂的演变规律，掌握治疗的主动权，以防止其传变。在发病之初要积极采取措施，将疾病控制在局部，不使其传变至其他脏腑和更深的层次，防止疾病进一步发展和恶化。疾病痊愈后防止复发，就是指在病愈或病情稳定之后，要注意预防复发。一般情况下，病人初愈后，大多身体虚弱，针对此阶段患者气血虚弱、津液亏虚等病理特点，采取综合调理措施，促使脏腑组织功能尽快恢复正常，达到邪尽病愈，病不复发的目的。

因年龄、季节、气候、地域等是不可改变的东西，所以选择接受；因体质、性格以及某些家族性与环境因素相结合而产生的疾病等属于较难改变的东西，可以指导其合理应对；因吸烟、饮酒、缺少运动及膳食结构不合理等相对好改变的不良习惯，劝其尽力改善。主要通过以下几点来阐述：

（一）体质辨识

体质不仅与疾病的预防有关，而且影响着疾病的发展和治疗。《内经》提出"邪之所凑，其气必虚""正气存内，邪不可干"的正虚邪侵发病基本原理，因此中医对治未病，调体质的防治原则中，扶正祛邪是一重要法则。在治疗过程中，根据患者的体质不同而采取不同的方法是中医学因人制宜原则的优势。宋老认为，个人体质不同，其所患疾病不同，而且患病的病情变化也不相同，所以细辨体质对健康、亚健康调护及阻止疾病的传变是有重要意义的。

1. 平和质　体形匀称健壮、性格随和开朗、平素患病较少。阴阳气血调和，以面色、肤色润泽，头发稠密有光泽，目光有神，鼻色明润，嗅觉通利，味觉正常，唇色红润，精力充沛，不易疲劳，耐受寒热，睡眠安和，胃纳良好，二便正常等为主要特征。对自然环境和社会环境适应能力较强。

2. 气虚质　肌肉松软不实，性格内向，不喜冒险，易患感冒、内脏下垂等病，病后康复缓慢。元气不足，以平素语音低怯，气短懒言，肢体容易疲乏，精神不振，目光少神，头晕，健忘，易出汗，舌体胖大、边有齿痕等气虚表现为主要特征。不耐受风、寒、暑、湿邪等。

3. 阳虚质　肌肉松软不实，性格多沉静、内向，易患痰饮、肿胀、泄泻等病；感邪易从寒化。阳气不足，以平素畏冷，手足不温，喜热饮食，易出汗，精神不振，睡眠偏多，小便清长，大便溏薄，舌淡胖嫩，边有齿痕等虚寒表现为主要特征。耐夏不耐冬；易感风、寒、湿邪。

4. 阴虚质　体形偏瘦，性情急躁，外向好动、活泼，易患疲劳、不寐等病；感邪易从热化。阴液亏少，以面色潮红、有烘热感，手足心热，目干涩，视物花，鼻微干，唇红微干，平素易口燥咽干，口渴喜冷饮，眩晕耳鸣，睡眠差，小便短涩，大便干燥等虚热表现为主要特征。耐冬不耐夏；不耐受暑、热、燥邪。

5.**痰湿质** 体形肥胖，腹部肥满松软，性格偏温和、稳重，多善于忍耐，易患消渴、中风、胸痹、咳喘等病。痰湿凝聚，以形体肥胖，尤其腹部肥满松软，性格温和，稳重，但也容易情志不畅、抑郁，常自觉胸闷、气短、乏力，食欲不振，活动时喜出黏汗，嘴里常有黏腻或甜腻感，伴随有口臭、嗳气、气喘、腹胀等痰湿表现为主要特征。对梅雨季节及湿重环境适应能力差。

6.**湿热质** 形体中等或偏瘦，容易心烦急躁，易患疮疖、黄疸、热淋等病。湿热内蕴，以形体偏胖或苍瘦，性格多急躁易怒，口苦口干，身重困倦，心烦懈怠，眼睛红赤，男易阴囊潮湿，小便短赤，大便燥结或黏滞等湿热表现为主要特征。对夏末秋初湿热气候，湿重和气温偏高环境较难适应。

7.**血瘀质** 胖瘦均见，易烦，健忘，易患癥瘕及痛证、血证等。血行不畅，以瘦人居多，口唇暗淡或紫，舌质暗有点、片状瘀斑，舌下静脉曲张。不耐受寒邪。

8.**气郁质** 形体瘦者为多，性格内向不稳定、敏感多虑，易患脏躁、梅核气、百合病及郁证等。气机郁滞，以平素忧郁面貌，神情多烦闷不乐，胸胁胀满，或走窜疼痛，喜叹息，或嗳气呃逆，或咽喉部有异物感，或乳房胀痛，食欲减退，睡眠较差，惊悸怔忡，健忘等气郁表现为主要特征。对精神刺激适应能力较差；不适应阴雨天气。

9.**特禀质** 过敏体质者一般无特殊；先天禀赋异常者或有畸形，或有生理缺陷，性格各异。易患过敏性疾病如哮喘、荨麻疹、花粉症及药物过敏等；遗传性疾病如血友病、先天愚型等；胎传性疾病如五迟、五软、解颅、胎惊等。适应能力差，如过敏体质者对易致过敏季节适应能力差，易引发宿疾。

（二）情志调摄

联合国世界卫生组织把心理健康定义为不仅没有精神疾病，而且个体能够认识到自己的能力，可以应付正常的生活压力，富有成效地工作，能够为他人和社会做出贡献。迄今为止，对心理健康还没有一个明确且让众人都能接受的定义。人的心理活动，中医统称为情志，或叫作情绪，它是人在接触客观事物时的一种本能的综合反应，合理的心理保健是人体健康的一个重要环节，在人生中有重要的价值。历代医家都十分注重情志的调摄。情志是指"七情"和"五志"。七情包括喜、怒、忧、思、悲、恐、惊，是人体对客观外界事物和现象所做出的七种不同的情感反应；五志指喜、怒、思、忧、恐，属于七情的范畴。在一般情况下，情志属于正常精神活动和心理表现，是人体脏腑机能的正常体现，只有突然、强烈或长期持久的情志刺激超过了人体正常生理活动范围，使人体气机紊乱，脏腑气血功能失调，才会导致疾病的发生。

《内经·阴阳应象大论》云："人有五脏化五气，以生喜、怒、悲、忧、恐。"阐释了五志与人体生理、病理的关系，反映了精神活动是以五脏精气为物质基础的功能活动。五脏藏精化气生神，神接受外界刺激而生情，神活动于内，情表现于外，这便是情志活动产生的全过程。五脏精气充盛，机能正常，则为情志的产生提供了良好的生理基础。若五脏精气发生虚实盛衰变化，往往对外界刺激极为敏感，会直接影响到人的情志活动，产生相应的变化。

宋老在情志调摄时通过语言、表情、态度、行为等，去影响患者的认知、情绪、态度、行为，促进或调整机体的功能活动，从而达到纠正体质偏颇的目的。主要采用以情胜情、移情易性、语言开导三种方法。①以情胜情法：是指医生有意识地运用一种或多种情志刺激，以制约、调整体质偏颇。根据中医五行相克理论，当某种情绪过甚时，可以用另一种"相胜"的情志来制约它，从而使过度的情绪得到调和，以维持人体的生理平衡。②移情易性法：也就是转移注意疗法。指通过分散其注意力，或通过精神转移，改变其内心虑恋的指向性，从而排遣情思，改变心志。③语言开导法：采取语言交谈方式进行疏导，以消除心因性致病因素，纠正不良情绪和情感活动的一种心理干预方法。另外，还指导患者利用舒缓的音乐和慢跑以及旅游等来达到情志的调节。

（三）饮食起居

《素问·上古天真论》云："上古之人，其知道者，法于阴阳，和于术数，食饮有节，起居有常，不妄作劳，故能形与神俱，而尽终其天年，度百岁乃去。"即适应自然规律，根据天地阴阳法则来有节制、有规律地安排饮食和起居。高度重视"形与神俱"，即形神统一，形神结合，在养生思想方面达到了很高的境界。关于饮食，《素问·五脏生成》有云："心之合脉也，其荣色也，其主肾也。肺之合皮也，其荣毛也，其主心也。肝之合筋也，其荣爪也，其主肺也。脾之合肉也，其荣唇也，其主肝也。肾之合骨也，其荣发也，其主脾也。是故多食咸，则脉凝泣而变色；多食苦，则皮槁而毛拔；多食辛，则筋急而爪枯；多食酸，则肉胝而唇揭；多食甘，则骨痛而发落，此五味之所伤也。故心欲苦，肺欲辛，肝欲酸，脾欲甘，肾欲咸，此五味之所合也。"《素问·生气通天论》云："阴之所生，本在五味，阴之五宫，伤在五味。是故味过于酸，肝气以津，脾气乃绝。味过于咸，大骨气劳，短肌，心气抑。味过于甘，心气喘满，色黑，肾气不衡。味过于苦，脾气不濡，胃气乃厚。味过于辛，筋脉沮弛，精神乃央。是故谨和五味，骨正筋柔，气血以流，腠理以密，如是，则骨气以精，谨道如法，长有天命。"

宋老强调饮食养生要因时、因地、因人而异地正确选用饮食，提倡五味合和，主张节制饮食。具体来说，就是以五谷为养，五果为助，五畜为益，五菜为充，使气味相和，达到补养调节人体的效果。同时应避免进食对身体有害的食物，这类食物包括一些本来并不是食物，但被错误地当成了食物的物质，如果误食，可能"害人""杀人"。注意食物的合理搭配和进食时间，食物之宜忌受到进食时间的影响，有些食物在特定的时间内服用于身体有益，若在不适宜的时间内进食，则对身体有害。如"春不食肝，夏不食心，秋不食肺，冬不食肾，四季不食脾"，又如"凡蟹未遇霜，多毒，不可食"。注意食量，不可不及，亦不可太过，过犹不及。即使对生命有益的饮食，多食亦为害。食物应与身体状态相宜，应因身体之虚实而用补泻饮食，补不足，损有余。

宋老很重视天地阴阳变化、寒暑消长对人的影响，认为应该顺应四时阴阳以养生，而不可逆之，否则便会产生疾病。如张仲景所说："君子春夏养阳，秋冬养阴，顺天地之刚柔也。"主张起居有时，顺应四季变化。

（四）运动保健

宋老在运动养生保健时即坚持传统的健身形式如太极拳、八段锦、五禽戏，又有自己创立的肛肠健身保健操。随着年龄的增长，人体的各项机能会出现下降趋势，一些健身形式如太极拳和八段锦等越来越受到人们的喜爱，特别是中老年人。太极拳运动是中国传统的养生运动项目，有着良好的群众基础，其中24式太极拳集合了其他太极拳的益处，在中国是最具代表性的一种太极拳运动种类。据研究发现，24式太极拳运动能提高或保持中年人身体的平衡能力、柔韧性、肌肉力量以及肌肉抗疲劳能力，它作为一种中等强度的有氧锻炼对练习者的身体会产生良好的效果。太极拳运动过程中强调腹式呼吸，长期练习太极拳会对情绪调节起到积极作用，能够提高注意力，而且改善脑功能。八段锦运动强度适中，其"攒拳怒目增力气"等动作要求手指用力，能够充分锻炼前臂及手部肌群。八段锦锻炼时要求"神形结合，气寓其中"，要求锻炼者意动形随、神形皆备，能提高注意力，促进神经系统与肢体动作的和谐一致。

1.痔疮功法（提肛功） 两脚分开，与肩同宽，脚尖微内扣，两膝屈曲，并微内扣，使裆圆。两手自然下垂，身体中正，全身放松，调匀呼吸，舌尖抵上腭，目光由远及近，轻轻闭上，意守丹田，吸气时两膝慢慢伸直，双手用力握拳，两肩顺势上耸，牙关紧闭，同时腹部内收，肛门内缩上提，如强忍大便状；稍停，呼气时两膝屈曲，下腹部充气，两手放松还原，如此反复练习36息。此功配合深长呼吸，有利于改善肛周气滞血行不畅，及括约肌松弛现象，增强胃肠蠕动。

2.肛裂功法（运肛转腹功） 第一步：转腹左右各100次。方法为两脚与肩同宽，自然站立，下肢微曲，两手叉腰，头部和下肢不动，口眼微闭，舌舔上腭，用双手自左向右转腹共100次，然后自右向左转腹100次，转腹时配合呼吸，呼吸应缓慢而匀长。每一呼或每一吸需要完成5次转腹，意念集中于丹田，排除杂念。第二步：气功提肛沉肛运动。站法和呼吸要求同上，两手自然下垂，随吸气缓缓提肛时，意念由肛门升至百会，再随着呼吸缓缓沉肛时，意念由百会降至肛门，一呼一吸为一次，早晚各做15分钟。

3.直肠脱垂功法（运气提肛法） 每天早晨于空气新鲜安静处，面东而立。两足自然分开，与肩同宽，两手重叠（左下右上），按于丹田。两眼微闭视鼻尖，舌尖轻抵上腭，精神高度集中，默然存意于丹田处。起动时，意念气从头顶百会穴入（用鼻做深吸气），领气沿督脉循行路线下行，至任脉承浆穴，沿该经循行路线下行至丹田。此时，两手顺时针方向旋摩丹田处2～5转。在气下行至会阴穴时，两手向曲骨穴（耻骨联合上）下推按。呼气时，两足跟提起，足尖着地，两侧臀部肌肉尽力收缩上提。此时，意念气由会阴过肛至长强穴，沿督脉上行，至头顶百会穴而出，此为一遍。每次治疗可做15～50遍，由少而多，循序渐进。

4.肠炎功法（跷步运化功）

（1）起式：站式身法，平足屈膝片刻。

（2）呼字诀：宁神调息，气沉丹田。先扣齿36遍，使津液满口，徐徐咽之，使津液流入丹田。随后口呼鼻吸，呼气时默念"呼"字声，呼气后自然吸一口气，如此反复练习20～30次。

（3）辅助功：①双手搓热，重叠于脐腹间，由内到外，由小圈到大圈，顺时针方向摩81次，再由外到内，由大圈到小圈，逆时针方向摩81次。②按摩双侧足三里穴，各81次。

（4）急性发作时，可暂停练功，卧床休息，并以药物治疗。或练功与服药配合治疗。避免生气发怒，保持轻松情绪。饮食应节制，实行少食多餐，忌食生、冷、酸、辣、油腻及不易消化食物。

5. 便秘功法（腹部按摩法） 患者仰卧位，全身放松，心静气平，双目微闭，意守丹田。约 3 分钟后患者以左手掌、右手指，两手交替从左侧腹部向肛门方向按摩，由轻到重，再由重到轻，由慢到快，再由快到慢，不间断地按摩，操作 15 分钟，每日按摩 1～2 次，最好睡前进行，过饱过饥时不宜操作。尽可能自行按摩，由他人按摩也可。20 次为一疗程，休息 5 天，可再按摩。

6. 大肠癌功法（松静功） 松静功主要是练习放松和入静。松静是练好气功最基本的要求，所以是一种入门打基础的功法。决心用气功保健的病人，首先要把松静功练好。有卧式、坐式和站式，一般来说卧式最易做到松静。呼吸由自然呼吸（呼吸与平时一样，但注意自然、柔和、细缓、均匀）慢慢转换为深长呼吸（在柔和、细缓、均匀的基础上，逐步达到深长的地步），自然地把意念活动集中在身体的某一部位或别的地方。

（1）卧式：常用的卧式有两种。①仰卧式：仰躺在床上，枕头的高低以舒适为度。两手放在身两侧，肘臂放松，手臂微曲，或虚握两掌，放于大腿两侧，或两手交叉相握，轻放在小腹上。两腿自然平伸，两脚自然分开，两目轻闭，注视两脚上方。口齿轻闭。②侧卧式：向左右侧卧均可。以右侧卧式为例，右肩向下，面向右侧躺卧。右腿平伸，左腿弯曲轻放在右腿上。右手自然地放在眼睛前方的枕头上，手距离面部两拳头左右，左手轻放在左腿上。两眼轻轻闭合，或微留一线之缝，自然地意视着两脚的前方。口齿轻闭。

（2）坐式：常用的坐式也有两种。①普通坐式：上体端正，腰脊放松，肘臂微曲，肩肘稍向下沉，但不用力。手心向下，自然轻放在两大腿上。头向前倾，两眼微闭，舌要自然，不必强做上下舔舌活动。②盘膝打坐式：把两小腿依照自己的习惯盘起来，一般是把两小腿交叉，左小腿在上，右小腿在下。也可将两小腿置于两大腿的下面，脚跟抵于两大腿背面的中部。上体端正，松肩，屈肘，虚腋（肩臂放松，腋窝部保持空虚），含胸（呈有利于腰、背、脊放松的姿势），两手相合，轻放在靠近小腹的大腿根部。

（3）站式：常用的站式有两种。①自然站式：身体自然站立，两膝微屈，两脚平行分开，同肩宽，平均着力，臀稍向下坐，劲合于腰髋部。上体保持端正，腰脊放松，肩肘稍向下沉，但不用力，虚腋，屈肘，两臂自然下垂，稍向外撑，掌心向下，五指分开，微作弯曲，意如轻按水上之浮球。②抱球站式：在自然站式的基础上，两手呈环抱状，两手之间相距约为尺许，掌心向里，手指微曲，五指之间各离开少许。两手高度，低不下脐，高不过乳。

（五）药膳调理

根据体质的特点以及食物治疗学的理论，恰当地选择相应的食物来预防疾病是从古沿用至今的法宝。根据人体体质状况，见微知著，及早预防，可以防患于未然，这也是中医"治未病"的重要内容之一。

宋老在药膳调养时注重辨证施治，以不同的体质施以不同的药膳。不同体质类型与疾病关系的研究揭示了疾病发生发展的内在本质规律，而体质可调性的研究，可以指导从改善体质入手，恢复患病个体的病理状态。体质是相对稳定的个体特性，但它也具有可变性。从调整体质入手，恢复健康，正是人类医学所追求的目标之一。

1. 平和质　对于阴阳平和的人应丰富饮食的种类，形成多样化的饮食习惯，多吃五谷杂粮、蔬菜瓜果，少食过于油腻及辛辣之物。建议选择具有健脾、滋肾作用的饮食。常用药膳为山药芝麻糊等。山药芝麻糊：山药15g，黑芝麻、冰糖各120g，玫瑰酱6g，鲜牛奶200mL，粳米60g。制作：粳米洗净，浸泡1小时，捞出；山药洗净，去皮，切成小粒；黑芝麻炒香；把粳米、山药粒、黑芝麻放入搅拌器，加水和鲜牛奶打成糊；锅中加入清水、冰糖，溶化过滤后烧沸，将芝麻糊慢慢倒入锅内，放入玫瑰酱不断搅拌，煮熟即可。长期服用，理气健脾，益寿延年。

2. 气虚质　对于气虚体质的人应多吃具有益气健脾作用的食物，如粳米、小米、黄米、大麦、黄豆、白扁豆、豇豆、蚕豆、豌豆、土豆、白薯、红薯、山药、胡萝卜、香菇、鲫鱼、鹌鹑、鹅肉、羊心、羊肚、莲子、蘑菇、芡实、栗子、人参等。少吃具有耗气作用的食物，如槟榔、空心菜等。常用药膳为红枣山药炖南瓜等。红枣山药炖南瓜：山药300g，南瓜300g，枣（干）100g，赤砂糖15g。制作：鲜山药、南瓜分别用水洗净，鲜山药削去皮，切成3cm见方的块，南瓜去皮和内瓤，也切成相同大小的块，红枣用水洗净，划开后去除枣核，将山药块、南瓜块及红枣加红糖，放入炖盅内，加入水，放在火上烧开，盖好盖，改用小火炖1小时左右，至山药、南瓜熟烂时即可。

3. 阳虚质　对于阳虚体质的亚健康人应多吃甘温益气的食物，比如牛羊狗肉、葱、姜、蒜、花椒、鳝鱼、韭菜、辣椒、胡椒等。少食生冷寒凉食物，如黄瓜、藕、梨、西瓜等。常用药膳为苁蓉羊肉粥等。苁蓉羊肉粥：肉苁蓉30g，羊肉500g，狗肉

200g，红枣 10 个，料酒、食盐适量。制作：肉苁蓉清水浸泡，红枣洗净，羊肉、狗肉剔去筋膜，放入开水锅中略烫，除去血水后捞出，切块备用；肉苁蓉、羊肉、狗肉、红枣放入砂锅中，加清水、料酒、食盐，旺火烧沸后撇去浮沫，再改用小火炖至羊肉、狗肉熟烂即成。本品能温肾阳，补脾气。

4. 阴虚质 对于阴虚体质的亚健康人可以多吃甘凉滋润的食物，比如黑大豆、黑芝麻、蚌肉、兔肉、鸭肉、百合、豆腐、豆浆、猪头、猪髓、燕窝、银耳、木耳、甲鱼、牡蛎肉、鱼翅、干贝、麻油、番茄、葡萄、柑橘、荸荠、香蕉、梨、苹果、桑椹、柿子、甘蔗等。少吃羊肉、狗肉、辣椒、葱、蒜等性温燥烈之品。常用药膳为沙参山药粥等。沙参山药粥：沙参、山药、莲子、葡萄干各 20g，粳米 50g，糖适量。制作：先将山药切成小片，与莲子、沙参一起泡透后，再加入所有材料，放入砂锅内加水用火煮沸后，再用小火熬成粥。本粥益气养阴，健脾养胃，清心安神。

5. 痰湿质 对于痰湿体质的亚健康人饮食应以清淡为原则，多吃具有健脾、化痰、祛湿功用的食物如薏米、菌类、紫菜、竹笋、冬瓜、萝卜、金橘、芥末等食物。少吃肥肉、甜及油腻的食物。常用药膳为赤豆鲤鱼汤等。赤豆鲤鱼汤：活鲤鱼 1 尾（约 800g），赤小豆 50g，陈皮 10g，辣椒 6g，草果 6g，料酒、生姜、葱段、胡椒、食盐少许。制作：将活鲤鱼去鳞、鳃、内脏；将赤小豆、陈皮、辣椒、草果填入鱼腹，放入盆内，加适量料酒、生姜、葱段、胡椒，食盐少许，上笼蒸熟即成。本汤有健脾除湿化痰的功效。

6. 湿热质 对于湿热体质的亚健康人应提倡饮食清淡，多吃甘寒、甘平、清利湿热的食物。不宜暴饮暴食、酗酒，少吃肥腻食品、甜味品，以保持良好的消化功能。适度饮水，避免水湿内停或湿从外入。常用药膳为茯苓车前粥等。茯苓车前粥：茯苓粉、车前子各 30g，粳米 60g。制作：车前子用纱布包好，水煎半小时，去渣取汁，加粳米煮粥，粥成时加茯苓粉、白糖适量稍煮即可，每日空腹服 2 次。本粥具有利水渗湿、清热解毒的功效。

7. 血瘀质 对于血瘀体质的亚健康人建议多吃可活血化瘀的食物，如黑豆、黄豆、香菇、茄子、油菜、羊血、芒果、木瓜、海藻、海带、紫菜、萝卜、胡萝卜、金橘、橙子、柚子、桃子、李子、山楂、醋、玫瑰花、绿茶、红糖、黄酒、葡萄酒、白酒等具有活血、散结、行气、疏肝解郁作用的食物。少吃肥猪肉等滋腻之品。应戒除烟酒。常用药膳为川芎海带萝卜粥等。川芎海带萝卜粥：川芎 12g，海带 30g，萝卜 50g，紫菜 20g，香菇 20g，食盐、料酒适量。将所有食材洗净加水煮熟，加适量盐和料酒慢炖 10 分钟，挑出川芎，温服。本粥具有活血祛瘀、行气止痛的功用。

8. 气郁质 对于气郁体质的亚健康人建议多吃小麦、高粱、蒿子秆、香菜、葱、蒜、萝卜、洋葱、苦瓜、黄花菜、海带、海藻、橘子、柚子、槟榔、玫瑰花、梅花等行气、解郁、消食、醒神之品。睡前避免饮茶、咖啡等提神醒脑的饮料。常用药膳为柴胡苦瓜瘦肉汤等。柴胡苦瓜瘦肉汤：柴胡 12g，川贝 10g，苦瓜 200g，猪瘦肉 200g。制作：苦瓜切段，猪瘦肉切丁，备用，砂锅中注水烧开，倒入柴胡、川贝、瘦肉丁，淋入适量料酒，撇去浮沫，放入苦瓜，烧开后用小火炖 1 小时，至食材熟透，放入少许盐、鸡粉搅拌片刻，至食材入味，将汤料盛出，装入碗中即可。本品行气解郁、和解表里、疏肝升阳。

9. 特禀质 对于特禀体质的亚健康人饮食宜清淡、均衡、粗细搭配适当、荤素配伍合理。少饮食荞麦、蚕豆、白扁豆、牛肉、鹅肉、鲤鱼、虾、蟹、茄子、酒、辣椒、浓茶、咖啡等辛辣之品、腥发及含致敏物质的食品。常用药膳为黄芪首乌藤炖猪瘦肉等。黄芪首乌藤炖猪瘦肉：黄芪 20g，首乌藤 15g，猪瘦肉 150g，食盐、葱、生姜、料酒、味精各适量。制作：猪瘦肉洗净切片备用，首乌藤、黄芪浸软备用，将猪瘦肉、黄芪、首乌藤放入砂锅，加入清水熬煮，适当加入食盐、葱、生姜、料酒、味精，文火慢炖。本品具有益气养血、祛风脱敏功效，适合过敏体质者食用。

除了根据不同的体质进行食疗外，宋老还总结了肛肠疾病症候选膳食疗，充分体现了"治未病"中既病防变的重要思想，他将肛肠疾病的症候总结为十二种证型，从而归纳出治疗十二法。

（1）清热凉血法：适用于便血，血下如溅，色鲜红，或发热口渴，面红目赤，便秘溲黄，舌质红，苔黄厚，脉洪数者。常用药膳：一杯鲜、牡丹鸡蛋汤、鸡冠藕汁汤等。

一杯鲜：鲜藕 200g，鲜荸荠、鲜菱各 250g，鲜荠菜 300g，鲜葡萄、鲜猕猴桃各 100g，冰糖适量。制法：各味洗净，菱去壳，均切细捣烂如泥，绞取鲜汁，装瓶备用。用法：饭后浓米汤，溶化冰糖后送服鲜汁，每次 500mL。一日 2～3 次，连服 2～3 天，夏季随服随制，秋季放不超过 2 天。用于治疗血热妄行，内痔便血、滴血、射血，血红、量多。

（2）清热利湿法：适用于症见肛门肿痛坠胀，大便壅滞不畅；或腹痛泻痢，脓血混下，里急后重，口苦纳呆，小便短赤，舌红苔黄而厚腻，脉濡滑而数者。常用药膳：黄柏饮、鲜马齿苋粥、桃仁秦皮炖大肠等。

黄柏饮：黄柏 10g，苦参 6g，饴糖 30g。制法：上二味药入砂锅添清水 500mL，文火煎至约 300mL 时离火，加入饴糖调味即成。用法：每日晨起空腹，一次饮之。

黄柏苦寒入大肠经，清热燥湿，泻火解毒，苦参苦寒入肝大肠经，清热利湿，饴糖益气补脾。用于治疗内痔、外痔、肛门肿痛。

（3）清热解毒法：适用于症见肛门焮红灼热，肿胀高突，疼痛剧烈，恶寒发热，口渴喜饮，尿赤便结，舌红苔黄燥，脉洪数者。常用药膳：金银花粥、马齿苋丸、银黄通便茶等。

金银花粥：金银花10g，绿豆20g，糯米50g。制法：上三味入砂锅添清水800mL，先用武火煮沸，改文火，再至小火，煮至500mL，成粥状；或先将金银花入锅，添清水800mL煎至约500mL时，弃去金银花渣，再入绿豆，糯米，熬成粥状即可。用法：早、晚各一次，佐餐食用。金银花甘、寒入肺、胃、心经。清热解毒，行血散瘀。绿豆甘、凉，归心、胃经，清热解毒。糯米甘、温入脾、胃、肺经，补中益气。用于治疗痔疮下血。

（4）清热通腑法：适用于症见腑实热结便秘，发热烦渴，舌红苔黄腻，脉洪数者。常用药膳：番泻鸡蛋汤、决明炖茄子、鲜笋拌芹菜等。

番泻鸡蛋汤：番泻叶10g，鸡蛋1个，菠菜少许，食盐、味精适量。制法：番泻叶，水煎去渣取汁，倒入搅散的鸡蛋，加菠菜食盐味精，煮沸即成。用法：煎汤每日2～3次。番泻叶甘苦寒，泻下导滞，清导实热。鸡蛋性甘平，益气养血。菠菜甘凉，润燥通便。

（5）养阴润燥法：适用于症见津液亏损，血虚肠燥便秘，舌红少津，脉细数者。常用药膳：当归柏仁粥、生地炖香蕉、柏子仁汤等。

当归柏仁粥：当归20g，柏子仁15g，粳米100g，冰糖适量。制法：将当归、柏子仁洗净，锅内放入水1碗，微火煎至半碗，去渣留汁，备用，粳米淘洗干净，加水适量和药汁同入锅内煮粥，先用大火煮沸再改用微火熬至粥香熟时，加冰糖适量继续熬至汁稠黏为度。用法：佐餐服用。功效养血、润燥、通便。用于血虚便秘者。方中当归补血润肠，柏子仁润肠通便，粳米、冰糖和中调味。

（6）滋阴清热法：适用于症见久病伤阴，疮口脓水清稀，体瘦纳差，五心烦热，颧红盗汗，舌红少津，少苔或无苔，脉细数者。常用药膳：桑椹地黄膏、太子参银耳汤、凉拌双耳等。

桑椹地黄膏：桑椹500g，生地黄200g，蜂蜜适量。制法：将桑椹、生地黄洗净加水适量煎煮。每30min取煎液一次，加水再煎，共取煎液两次，合并煎液，再以小火煎熬浓缩，至较黏稠时，加蜂蜜1倍，至沸停火，待冷装瓶备用。用法：每日1汤匙，以水冲化，日服三次。功效：养阴清热，润肠通便。适宜阴虚肠燥者用之。

方中桑椹甘寒，滋阴补血，生津润肠通便。

（7）活血祛瘀法：适用于症见气滞血瘀，肛痛初起，或内痔嵌顿，外痔血栓，舌质紫暗，苔黄，脉弦滑者。常用药膳：红七酒、鸡蛋汤、金银花粥等。

红七酒：红花100g，三七200g，白酒2000mL。制法：将三七碎为粗粒状与红花一同用细纱布包之，入酒内，浸泡30天，并隔天晃动一次。用法：早、晚各一次，每次20mL。红花辛、温，入心肝经，散瘀活血、消肿止痛；三七微苦、温，入肝、胃、大肠经，化瘀止血、活血、消肿，两药共奏化瘀活血止血、消肿止痛之效。用于治疗湿热、久坐而成痔，及咳血，便血。

（8）温阳健脾法：适用于症见脾肾阳虚，或五更泄泻，完谷不化，肠鸣腹痛，四肢冷，畏寒喜暖，舌淡苔白腻，脉沉迟者。常用药膳：四神腰花、黄芪山药莲子粥、羊肉山药粥等。

四神腰花：猪腰子（羊腰子亦可）1对，补骨脂10g，豆蔻10g，花椒10g，大茴香10g，食盐少许。制法：将猪腰子筋膜臊腺去掉，切划细花与其余四味加水适量，煎煮半小时，再放食盐少许煮10min即可。用法：吃腰花不喝汤。补骨脂温肾壮阳、温脾止泻，肉豆蔻温中行气，涩肠止泻，花椒温中暖脾止泻，大茴香温肾祛寒，猪腰子补肾利湿，合用有温肾壮阳、补脾止泻之功效。

（9）补益气血法：适用于症见久痔下血，或痔瘘术后创口愈合迟缓，面色无华，神疲气短，头晕目眩，心悸失眠，脉细数无力者。常用药膳：参芪粥、菠菜猪血汤、人参猪肉汤等。

参芪粥：生黄芪200g，党参50g，甘草5g，粳米100g，大枣10枚。制法：将黄芪、党参、甘草浓煎取汁。粳米、大枣同煮，待粥成后兑入药汁调匀即可。用法：早晚服用。连服10～15天。功效：补气养血。

（10）补中益气法：适用于症见老人气血衰弱，或直肠脱垂，肛门下坠，时有黏液溢出，面色㿠白，便溏食少，舌质淡，苔薄白，脉细弱无力者。常用药膳：健脾糕、参芪粥、黄芪山茱萸汤等。

健脾糕：党参150g，山药150g，莲子肉60g，茯苓80g，芡实60g，炼蜜500g，薏苡仁60g，白糖1250g，糯米（炒）1500g，粳米（炒）3500g。制法：将各药与米磨成细粉，混合均匀，入蜜、白糖，加水和匀，蒸熟切成条糕。用法：每日清晨空腹食数条。党参补中益气，山药、茯苓、薏苡仁、芡实、莲子肉皆为健脾渗湿止泻之品，炼蜜、白糖、粳米、糯米补中益气，滋养润燥，诸药合而为糕，有益气补中、健脾养胃、渗湿止泻之功效。

（11）驱蛲虫法：适用于症见肛门瘙痒疣蛲虫者。常用药膳：地肤粥、赤小豆马齿苋粥、赤豆苦参粥等。

地肤粥：地肤嫩苗 200g，面粉 100g，葱花 10g，精盐、味精、香油适量。制法：将地肤苗洗净切成小段，炒锅上火，放入麻油烧热，先下葱花煸香，再放入地肤苗煸炒，加精盐味精炒至入味出锅，将面粉加适量水搅拌成糊状，放入沸水锅中，边下边搅成糊状，放入炒好的地肤苗，烧沸 5min 即成。用法：早晚分服。功效：清热利湿，疏风止痒。适用于湿热浸淫型肛门湿疹。

（12）抗癌防癌法：适用于症见大肠癌初起，大便无规律，脓血夹杂，或晚期不能手术根治者，或放疗化疗后白细胞减少者。常用药膳：青木香橘皮粉、佛手萝卜汤、桃花薏米粥等。

青木香橘皮粉：青木香 100g，鲜橘皮 100g。制法：将青木香、鲜橘皮分别拣杂，洗净，晒干或烘干，青木香切成极薄片并剁碎，鲜橘皮切碎，共研成细末，瓶装，防潮，备用。用法：每日 3 次，每次 15g，温开水送服。功效：行气止痛，抗癌解毒。本食疗方适用于大肠癌患者腹部胀痛。

（六）针灸调理

宋老注重针灸调理人体的阴阳平衡，虚者补之，实者泻之，以求平衡而养生长寿。《灵枢》云："伯高曰：上工，刺其未生者也；其次，刺其未盛者也；其次，刺其已衰者也。下工，刺其方袭者也；与其形之盛者也；与其病之与脉相逆者也。故曰：方其盛也，勿敢毁伤，刺其已衰，事必大昌。故曰：上工治未病，不治已病，此之谓也。"至明代《针灸聚英》首提"逆针灸"，"无病而先针灸曰逆。逆，未至而迎之也"，认为可用针灸预防疾病的发生，并为这种针灸"治未病"理念做了"逆针灸"的命名。"既病防变"也是中医"治未病"理论里的一个重要观点。如《伤寒论》中有"太阳病，头痛至七日以上自愈者……针足阳明，使经不传则愈"。提到使用针灸干预，阻断疾病的传变，"既病防变"而治愈疾病。《金匮要略》有"适中经络，未流传脏腑，即医治之。四肢才觉重滞，即导引、吐纳、针灸、膏摩，勿令九窍闭塞"。认为可通过针灸、导引等疗法，阻断疾病通过经络向脏腑传变。此处指出了高明的医生善治未发之病。但是，一旦疾病发作，病邪正盛之时，应该先等邪气衰退再行针刺，此时邪气衰，正气强，是治疗疾病的好时机。在疾病进展过程中要主动采取措施，防变于先，控制疾病发展。

宋老按叶天士"先安未受邪之地"的思想从整体观念出发，依据疾病的传变规律，在治疗时应照顾未病之地，截断或扭转疾病的传变途径。在实际临床中，宋老按照五行相生相克关系及经络传变规律，结合相应的补泻针法及灸法，对肛肠疾病的治疗取得了很好的疗效，而且在预防肛肠疾病的发生、发展及疾病预后等方面应用针灸技术进行调节阴阳平衡优势明显。另外宋老特别注重局部穴位的针刺，如长强穴、会阴穴、次髎穴等，对肛肠疾病能起到止疼、通便、促进伤口愈合、减轻水肿等作用。